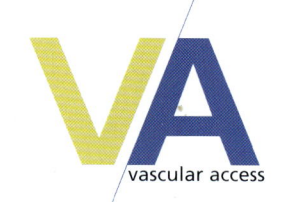

VA
vascular access

バスキュラーアクセス
超音波テキスト

編著 春口洋昭
Hiroaki Haruguchi

医歯薬出版株式会社

序文

　現在30万人近い患者が血液透析を受けているが，糖尿病や高齢者，長期透析患者の増加に伴い，バスキュラーアクセス（VA）のトラブルが大きな問題となっている．VAトラブルに対しては，主に外科手術が行われてきたが，近年インターベンション治療が飛躍的に普及してきている．インターベンション治療を行うには，VAの形態と機能を正確に把握して，治療のタイミングを決定する必要がある．VAの診断には従来，血管造影が行われており，現在でも血管造影は主流となっているが，他の分野と同様，VAの領域でも超音波検査が行われるようになってきている．

　無侵襲でリアルタイムに形態と機能を観察できる超音波検査は，VAの検査法として理想的であり，VAの作製・維持管理・合併症の診断のいずれの点においても，超音波検査は有用と考える．しかしVAの領域では，超音波検査をどのように適用していくかに関するテキストはなく，医師や技師がそれぞれのバックグラウンドの知識を活用して検査を行っているのが現状である．

　通常，超音波検査は正常の解剖や機能からどれだけ逸脱しているかを診断するが，VAはもともと身体にはない非生理的な血行動態を有している．そのため比較する正常な対象がなく，血管エコーを多く手がけている技師の方でも戸惑うことが多い．それぞれの施設で異なったルーティーン検査を行っており，機能評価法も定まっていない．VA診療にかかわる医師や検査技師から「VAエコーのテキストはないのか」といった声が多く聞かれるようになってきた．VAエコーに関するデータも集積されつつあり，今まさにテキストを発刊すべき時期と考え，本テキストの編集にふみきった．

　本テキストは，医師のみならず，臨床検査技師，看護師，臨床工学技士にも読んで活用してもらいたいと思っている．読者層としては，（1）末梢血管エコーは行っているが，VAの知識が足りない方，（2）透析やVAの知識はあるが，血管エコーそのものをあまり行っていない方，の両者を想定した．そのためVAに対する超音波検査の技術的な側面だけではなく，VAと血管エコーのそれぞれの基礎知識を盛り込んだ内容となった．

　また，他のモダリティーとの比較，超音波検査前に行っておくべき理学的検査，さまざまな合併症の病態など，超音波検査を行ううえで最低限必要な知識を網羅するように工夫した．さらには，近年少しずつ広まってきた超音波ガイド下のPTA治療の実際についても取り入れた．そのため，かなり欲張ったテキストになっているが，VAエコーに少しでも興味がある方は，自分の技量や知識に基づいて必要な項目を読んでいただければ幸いである．

　VA専門の超音波テキストは国内外を含めても最初のものであり，今後このテキストがスタンダードとなって，さらにこの分野が進歩し，多くの透析患者の福音になることを望んでいる．

2011年2月

編　者　**春口　洋昭**

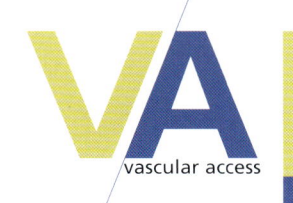

VA バスキュラーアクセス超音波テキスト

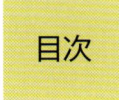

目次 Contents

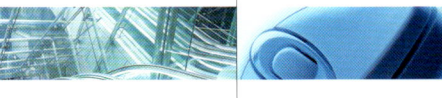

序文 ⋯⋯ iii
略語一覧 ⋯⋯ viii

1 バスキュラーアクセスにおける超音波検査の位置づけ ⋯⋯ 1

2 バスキュラーアクセスの特徴および種類と血行動態 ⋯⋯ 5

3 血管超音波とバスキュラーアクセス ⋯⋯ 9

 1 血管エコーの基礎 ⋯⋯ 9
  ① 末梢血管エコーの基本 ⋯⋯ 9
  ② 超音波装置の設定とプローブの選択 ⋯⋯ 18
 2 バスキュラーアクセスエコーの基礎 ⋯⋯ 28
  ① バスキュラーアクセスエコーのための装置設定 ⋯⋯ 28
  ② バスキュラーアクセスエコーのための基本走査法 ⋯⋯ 35
  ③ 検査の進め方 ⋯⋯ 47
  ④ 血流, RI ⋯⋯ 53
 3 レポートの記載方法 ⋯⋯ 63
  総論 ⋯⋯ 63
  主訴別のポイント ⋯⋯ 65
  報告書作成のポイント ⋯⋯ 70

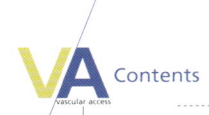

4 他の画像診断との比較 … 73

1 血管造影との比較 … 73
2 3D-CTAとの比較 … 79

5 術前の血管評価 … 85

1 上肢の動静脈の解剖 … 85
2 理学的検査 … 89
3 術前の超音波検査による血管評価 … 93

6 日常管理における超音波検査 … 97

総論 … 97

各論
1 AVF … 103
　① 理学的検査 … 103
　② 超音波検査 … 108
2 AVG … 115
　① 理学的検査 … 115
　② 超音波検査 … 118
3 表在化動脈 … 127
　① 理学的検査 … 127
　② 超音波検査 … 130

7 透析針穿刺とカテーテル挿入における超音波 … 135

1 透析針穿刺における超音波 … 135
2 透析カテーテル挿入における超音波 … 140

8 合併症の診断における超音波検査　145

1 狭窄・閉塞 …………145
　① 病態と症状…………145
　② 超音波検査…………149

2 静脈高血圧症 …………160
　① 病態と症状…………160
　② 超音波検査…………163

3 瘤 …………169
　① 病態と症状…………169
　② 超音波検査…………172

4 穿刺困難 …………180
　① 病態と症状…………180
　② 超音波検査…………185

5 スチール症候群 …………191
　① 病態と症状…………191
　② 超音波検査…………194

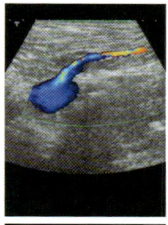

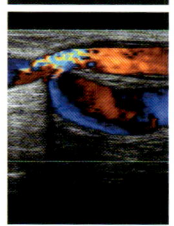

6 感染 …………197
　① 病態と症状・治療…………197
　② 超音波検査…………200

9 超音波ガイド下PTA　205

1 超音波ガイド下PTAの基礎…………205
　装置と配置，利点と欠点…………205

2 超音波ガイド下PTAの実際…………208
　① 治療の進め方…………208
　② 超音波補助下の透視下PTA…………212
　③ 超音波のみ使用PTA…………214
　④ 閉塞病変に対するPTA…………220

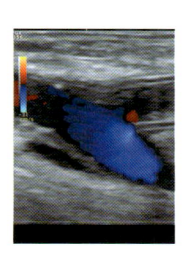

索引…………225

略語一覧表 （略語・正式名称・和訳の順で記載）

A	artery	動脈
ABF	arteria branchialis blood flow	上腕動脈血〔液〕流量
ACT	activated whole blood clotting time	全血凝固時間
AcT	acceleration time	収縮期立ち上がり時間
ADF	Advanced Dynamic Flow	血流表示技術の一つ
AVF	arteriovenous fistula	自己血管内シャント
AVG	arteriovenous graft	人工血管内シャント
CAS	cephalic arch stenosis	〜狭窄
CDI	color Doppler imaging	カラードプラ
Cr	creatinine	クレアチニン
CSA	cross sectional area	血管断面積
CSN	Canadian Society of Nephrology	カナダ腎臓学会
CTO	chronic total occlusion	慢性完全閉塞
DcT	deceleration time	収縮期血流の減速時間
DRIL	distal revascularization–interval ligation	
DSA	digital subtraction angiography	デジタル・サブトラクション血管造影
EDV	end diastolic velocity	拡張期最小流速, 拡張末期血流速度
EF	ejection fraction	駆出率
EOG	ethylene oxide gas	エチレンオキサイドガス
ePTFE	expanded polytetrafluoroethylene	人工血管の材質の種類
FV	flow volume	血流量
GL	guideline	ガイドライン
GPI	graft pressure index	静的静脈内圧測定法の一つ
K/DOQI	Kidney Disease Outcomes Quality Initiative	
MDCT	multi detector-row commputed tomography	多重検出器列CT
MR	mitral regurgitation	僧帽弁閉鎖不全症
MRSA	methicillin-resistant *Staphylococcus aureus*	メチシリン耐性黄色ブドウ球菌
M-VEL	mean-velocity	平均血流速度
NASCET	North American Symptomatic Carotid Endarterectomy Trial	
PWD	pulsed wave Doppler	パルスドプラ
PI	pulsatility index	拍動係数
PSV	peak systolic velocity	収縮期最大流速, 収縮期最高血流速度
PTA	percutaneous transluminal angioplasty	経皮的血管形成術
QB	quantity of blood flow = blood flow rate	血〔液〕流量
RCAVF	radiocephalic AVF	橈骨動脈−橈側皮静脈間のAVF
RI	resistive index あるいは resistance index	抵抗係数
SIRS	systemic inflammatory response syndrome	全身性炎症反応症候群
SLE	systemic lupus erythematosus	全身性エリテマトーデス
SPP	skin perfusion pressure	皮膚組織灌流圧
STC	sensitive time control	
TGC	time gain control	
THE	tissue harmonic echo	
THI	tissue harmonic imaging	
UN	urea nitrogen	尿素窒素
V	vein	静脈
VA	vascular access	バスキュラーアクセス
VAIVT	vascular access intervention therapy	バスキュラーアクセスインターベンション治療

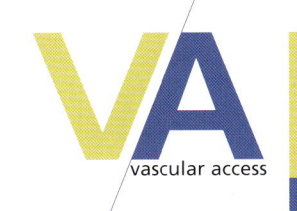

VA 1 バスキュラーアクセスにおける超音波検査の位置づけ

はじめに

血液浄化療法では，一定の血流を取り出し，なんらかの血液浄化を行い，再度体内に血液を戻す必要が生じる．慢性腎臓病に対する血液透析療法では通常 200ml/min の血液を取り出すが，これだけの血液量を取り出すためには，皮下の静脈では不十分で，持続的な血流を脱血するためにはバスキュラーアクセス（vascular access；VA）が必要になる．VA とは，血液浄化を行うために必要な血液の出入り口のことである．

血液透析が開始されたころは，血液透析を行うたびに大腿動・静脈にカニュレーションを行っていたが，1960 年に Quinton と Scribner が外シャントを発明してから，持続的な血液透析療法が可能になった[1]．しかし，外シャントは血栓形成のリスクが高く，他のアクセスの形態が求められていた．1966 年に Brescia と Cimino が皮下で動静脈を吻合する，いわゆる"内シャント"を発明した[2]．この発明により，安定した維持透析が可能となり，現在にいたっている．

VA は血液浄化療法にとっては必要不可欠なものである．しかし，VA はもともと生体には存在しないものであり，シャントや表在化は頻回の穿刺（血液透析であれば通常週 3 回）にさらされ，血管の狭窄や閉塞，瘤形成などの合併症を生じる危険がある．血液透析では，適切な VA を作製して管理することが，重要な課題となっている．

VA に対して，近年，超音波検査が行われるようになってきた．通常，超音波検査は，形態上もしくは機能上の異常の有無を描出することが目的になるが，それには比較すべき"正常解剖"や"正常の機能"の存在が必要となる．しかし，シャントはもともと体内にあるものではなく，比較すべき"正常"がない．超音波検査にかかわる検査技師はそのことに最初は戸惑うことになるが，検査を続けていくことで，いくつかのパターンがあることに気づく．狭窄や閉塞をきたしやすい部位は何カ所かあり，狭窄部と穿刺部の関係によって，脱血不良や静脈圧上昇などの特有な症状が出現する．シャントには透析に必要な血流量があることが求められるが，狭窄の程度と血流量にはある程度の相関が認められる．以下，VA における超音波検査の役割について概説する．

1 バスキュラーアクセス（VA）における超音波検査の役割

VA における超音波検査は次にあげる 3 つのステージに分けて考えることができる．

第一は，VA 作製時における血管評価である．機能的な VA を作製するには，適正なサイズの動静脈が必要であり，さらにその連続性が重要になる．上腕動脈表在化では，動脈の穿刺が可能かどうかをチェックする．また，カテーテル挿入術においては，穿刺可能な静脈のサイズと走行を術前にチェックすることが必要になる．

第二は，日常の管理である．透析では，必要な血液を脱血して，スムーズに返血する必要があるが，シャント機能が低下すると，脱血や返血に支障が生じる．シャントになんらかの理学的な異常所見があった場合には，超音波検査で狭窄病変やシャントの走行・分岐などを描出することで，スムーズに透析が行えるようになる．また，頻回に VA トラブルをきたす患者では，脱血不良を生じる前に超音波検査で機能評価すること

が有用になる．

第三は，合併症の診断である．適切な治療を行うには，病態を正確に把握する必要があるが，それには超音波検査が非常に有用である．

1 VA作製時における超音波検査

VAを，自己動静脈内シャント（arteriovenous fistula：AVF），人工血管内シャント（arteriovenous graft：AVG），動脈表在化に分けて，その作製時の超音波検査の役割について解説する．

① AVFの作製における超音波検査

2008年現在，日本では約90％の透析患者がAVFで透析を受けている．諸外国と比べてもAVFの割合が高いのが特徴である．AVFは，皮下の動脈と静脈を直接吻合し，シャント化された静脈に穿刺するものであり，穿刺部位は作製部位と患者の血管走行に依存する．VAのなかではAVFが最も開存率が高く，合併症も少ない．管理も比較的容易であり，可能なかぎりAVF作製を第一選択とする．初回に作製するAVFの成否が，その後の透析ライフに大きな影響を与えるため，慎重に作製部位を決定する必要がある．

超音波検査で，吻合部予定部の動静脈の血管径を測定する．機能的なAVFを作製するには，ある程度の血管径が必要である．さまざまな報告があるが，おおむね動脈径が1.5mm以上，駆血した静脈径2.0mm以上が必要とされている[3,4]．もちろん，吻合部の血管径だけでなく，その連続性が重要な要素になる．

AVFでは通常，前腕の橈骨動脈と橈側皮静脈を吻合するため，特にこれらの血管の精査が必要となる．ただ，症例によっては尺骨動脈や上腕動脈を使用することがある．静脈としては前腕の尺側皮静脈，肘窩部の肘正中皮静脈，上腕部の橈側皮静脈に吻合することもあり，上記の動静脈は可能なかぎりすべてマッピングしておくのがよい．

② AVGの作製における超音波検査

AVFが作製できない場合にAVGを作製する．AVGは，AVFに比べると開存率が低く，かつ感染症などの合併症の割合が高いため，可能なかぎりAVFを作製するように努める．AVGでは主に深部を走行している静脈に吻合するため，その部の静脈を術前に超音波検査で把握しておく．肘部の動脈の伴走静脈と上腕部の尺側皮静脈に吻合することが多く，超音波検査では，特にその部位の静脈を検査する．AVFと比べると，太い静脈が必要で，駆血して3mm以上が望ましい．

③ 動脈表在化手術における超音波検査

肘部の中枢の上腕動脈を表在化することが多い．表在化した動脈に直接穿刺するため，穿刺可能な血管径が必要である．おおむね3.5mmあれば穿刺は可能である．壁の石灰化が著明な場合は，穿刺が困難になるため，壁の性状をチェックする．また，非常に深い位置を走行している場合は，表在化できる動脈の距離が少なく，動脈の深さも重要なポイントになる．

④ カテーテル挿入における超音波検査

AVF・AVG・上腕動脈表在化の作製が困難な場合は，中心静脈に直接カテーテルを挿入して透析を行う．留置する静脈としては，主に内頸静脈・大腿静脈が選択される．静脈の走行は症例ごとに異なり，穿刺する前に必ず超音波検査を行い，血管走行を確認する必要がある．また穿刺時も，可能であれば超音波ガイド下に行うことが推奨されている．

2 VAの日常管理における超音波検査

VAの日常管理における超音波の役割は，現状では確定していない．施設ごとに必要に応じて行っているのが現状である．もちろん，透析患者全例で超音波検査による日常管理が必要ではないが，頻回に経皮的血管形成術（percutaneous transluminal angioplasty：PTA）を要する患者では，シャント血流量（上腕動脈血流量），血管抵抗指数，狭窄径を定期的にチェックするのがよい．また，瘤でフォローアップしている患者では，瘤のサイズや壁在血栓の状態，皮膚から瘤の壁までの距離などをチェックする．

後述するように，VAはトラブルを避けることができない．なんらかのトラブルを生じた場合，もともとのVAの状態がわかっていれば，対処法が定まりやすい．そのため，すべての透析患者においてVAのマッピングを行い，それに応じて管理することが望まれる．

血液透析では，200ml/min程度の脱血が必要であり，少なくとも300〜350ml/min程度のシャント血流が必要になる．脱血不良がなくても，シャント音やスリルが

表 1-1 シャントトラブルの種類

透析に生じるトラブル	・脱血不良 ・静脈圧上昇 ・再循環 ・穿刺困難
患者に生じるトラブル	・瘤 ・感染 ・静脈高血圧症 ・スチール症候群 ・過剰血流

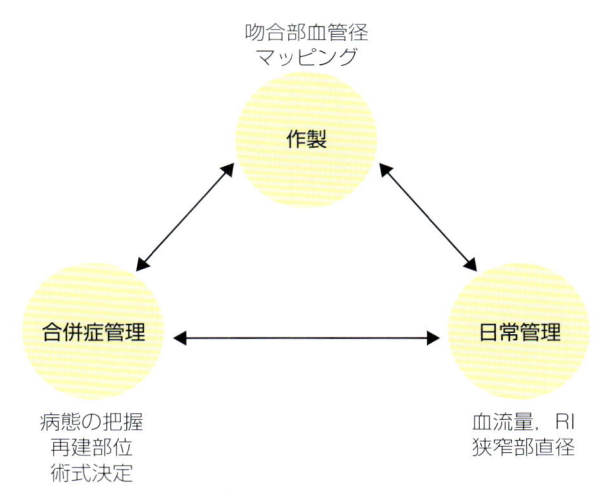

図 1-1 VA における超音波検査の役割

（作製：吻合部血管径マッピング／合併症管理：病態の把握，再建部位，術式決定／日常管理：血流量，RI，狭窄部直径）

弱い場合は，エコーで上腕動脈の血流量を測定し，血流量が一定以下になった場合は，予防的にPTAを行うことも可能である．

また，シャント機能が低下しており，高度な狭窄があって，血流量が低下している場合でも，狭窄部の手前で穿刺していれば，問題なく脱血・返血が可能である．このようなシャントは，聴診や触診を行うことで，機能低下を疑うことができる．シャントの日常管理として，聴診・触診を行い，異常所見を認めたら，超音波検査で異常所見の有無をチェックする必要がある．

3 VAトラブルに対する超音波検査

VAにはさまざまなトラブルがあるが，大きく"透析に生じるトラブル"と"患者に生じるトラブル"に分類することができる（**表 1-1**）．脱血不良・静脈圧上昇・再循環・穿刺困難などは，透析を行う際に問題となるトラブルであり，それ自体があっても，患者には何の症状も生じない．

一方，瘤・感染・静脈高血圧症・過剰血流・スチール症候群は患者に生じるトラブルであり，これらの症状があっても，多くは問題なく透析が行える．患者に生じるトラブルのなかでも，静脈高血圧症・過剰血流・スチール症候群は，シャントの非生理的血流が原因であり，上腕動脈表在化では生じない．

トラブルの病態と超音波検査に関しては第8章で詳しく述べるが，超音波検査は，その病態を把握し，手術法や再建部位の決定に有用となる．**図 1-1** に作製・日常管理・合併症時の超音波検査の役割をまとめた．

2 検査技師と透析スタッフとのかかわり

検査技師は，透析医から依頼を受けて超音波検査を行うが，依頼の意味合いを熟知していないと検査するポイントがずれる．シャントの場合は，使用法によって同じシャントでも症状が異なるからである．検査技師は，どの部位を穿刺して，どのような透析の症状があるかを知っておく必要がある．超音波検査で得られた情報で臨床症状（透析での症状）を説明することができなければ，どこかに見落としや思い違いがあると考えなければならない．

状況が許せば，超音波検査を行うときに透析スタッフに立ち会ってもらい，具体的な症状について説明を受けるとよい．そうすることで，見当違いなレポートを作成することがなくなる．また，透析スタッフも超音波検査を見ることで，シャントの状態を詳しく知ることができ，日常の穿刺においても有用と考える．

VAの超音波検査は，どのようにVAを使用しているかを知ってはじめて正確な情報を提供できる．検査技師は，透析療法やVAの使用法についての知識を得るとともに，普段から，透析スタッフと綿密な連携をとることが重要になる．

● 文献

1) Quinton, W. et al. : Cannulation of blood vessels for prolonged hemodialysis. *Trans Am Soc Artif Intern Organs*, **6** : 104～113, 1960.
2) Brescia, M. J. et al. : Chronic hemodialysis using venipuncture and a surgically created arteriovenous

fistula. *N Engl J Med*, **275**：1089〜1092, 1966.
3) Malovrh, M.：Native arteriovenous fistula：preoperative evaluation. *Am J Kidney Dis*, **39**：1218〜1225, 2002.
4) Mendes, R. R. et al.：Prediction of wrist arteriovenous fistula maturation with preoperative vein mapping with ultrasonography. *J Vasc Surg*, **36**：460〜463, 2002.

〔春口洋昭〕

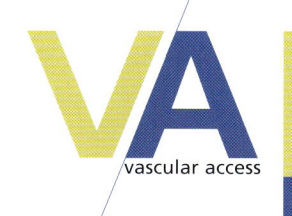

VA 2 バスキュラーアクセスの特徴および種類と血行動態

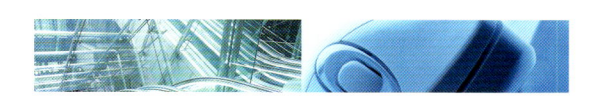

1 透析とアクセス

慢性透析患者数は増加の一途をたどっているが,個々の患者に合った腎不全治療が選択されることが望まれる.透析を行うために身体と透析装置を接続する方法・手段を透析アクセス (dialysis access) と呼び,**図2-1**のように示すことができる.血液透析(**図2-2**)におけるバスキュラーアクセス(vascular access;VA)と,腹膜透析(**図2-3**)におけるペリトニールアクセス(peritoneal access)があり,よりよい透析を行うために透析アクセスが良好に維持できるかが非常に重要となってくる.

dialysis access（透析アクセス）
- vascular access（血液透析）
  - (内・外) シャント
  - 動脈表在化
  - 血管内留置カテーテル（短期型・長期型）
- peritoneal access（腹膜透析）
  - 腹腔内留置カテーテル

日本では"blood access"という言葉が一般に用いられていたが,日本透析医学会によるガイドライン作成時(2005年)に"vascular access"という言葉の使用が明確にされた

図 2-1 透析療法におけるアクセス方法

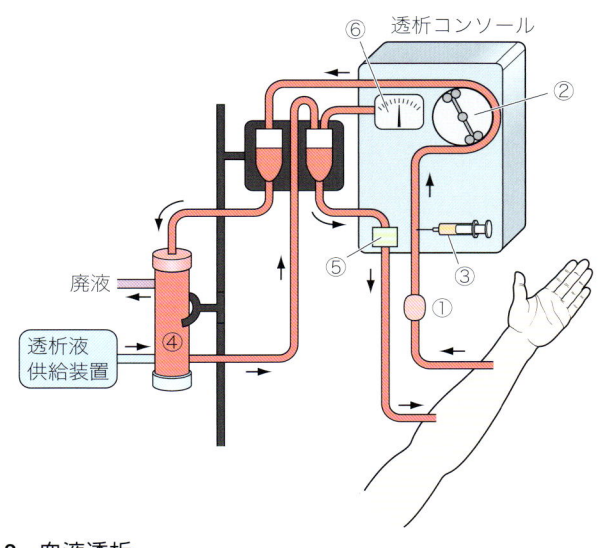

図 2-2 血液透析
脱血ポンプ (②) の回転によって,患者の透析アクセスから血液が脱血され,ダイアライザ (④) を通過し,体へ返血される.血液が凝固しないようにヘパリンなどの抗凝固剤を注入している (③).空気の混入を防ぐため安全装置 (⑤) が取り付けられている.十分な脱血ができるかを判断するためにピロー (①) のふくらみを観察したり,スムーズに返血できているか静脈圧を監視している (⑥)

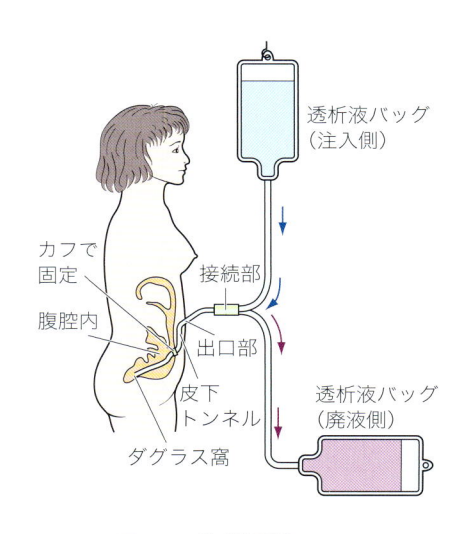

図 2-3 腹膜透析

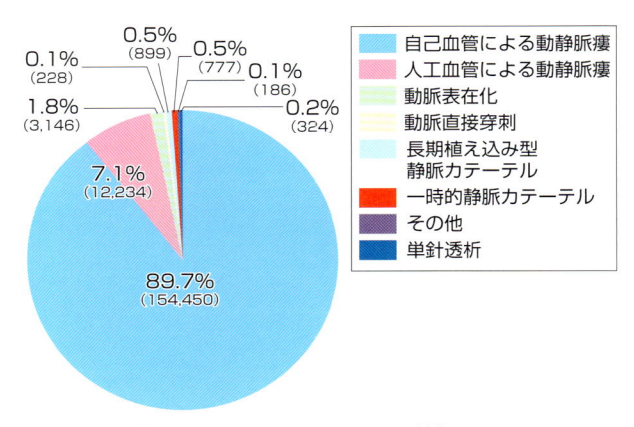

図2-4 わが国で用いられているVAの種類
（日本透析医学会統計調査委員会資料）

図2-5 動脈表在化
深部に走行している動脈を表在に転位することで，脱血側の穿刺を容易にする

2　血液透析に必要なバスキュラーアクセス（VA）

血液透析を行う患者は一般的に週3回4時間の透析を行う必要があり，近年ではさらに長時間や頻回に行われることも珍しくない．血液透析を簡単に図解すると**図2-2**のようになる．血液が流れるラインと透析液が流れるラインが存在し，VAにかかわってくるのは血液が流れるラインである．身体から血液を引くことを脱血といい，身体に血液を返すことを返血という．血流量が少ないと血液凝固を起こしやすいが，血流量が多いと返血圧が上がりやすくなる．脱血の評価はピロー（**図2-2**）がしっかり膨らんでいるかをみており，静脈圧は透析機器の表示から判断している．わが国では，脱血する血液流量は200 ml/min前後に設定されることが多い（ちなみに透析膜を通過する透析液は500 ml/min前後）．

血液透析に耐えられるVAの要件をまとめると次のようになる．

① アクセスが容易（穿刺や接続が容易）である．
② 必要な血流量が確保でき，返血できる．
③ 長期間，安定して使用できる．

この条件を維持するために，さまざまな努力が必要となってくる．

3　バスキュラーアクセス（VA）の種類

前項のVAに必要な条件を満たせば，どのようなVAでもいいわけであるが，開存や感染などの影響はVAの種類によっても異なる．日本透析医学会統計調査委員会のデータによると，わが国でのVAの現況は，シャントでは，自己血管内シャント（AVF）が約90％，人工血管内シャント（AVG）が約7％であり，全体の約97％を占めている．一方で非シャントでは，動脈表在化法，留置カテーテル，直接穿刺などを合わせても5％にも満たない（**図2-4**）．

近年，シャントと非シャントに分類することがあるが，シャントはAVF・AVGとも心負荷を考慮する必要があるものの，長期使用の観点からは非シャントより優れていると考えられており，VAの主流になっている．心機能低下症例では動脈表在化法を選択されることが多いが，長期型バスキュラーカテーテルも選択されるようになってきた．

動脈表在化法（**図2-5**）は，深部にある動脈を表在にまで転位をすることで週3回の穿刺リスクを軽減することが主目的である．動脈表在化の管理法はシャントに準じて扱っている施設が多いので，透析現場では比較的安定して使用されている．ただ，返血する静脈に苦慮する症例では継続困難になりやすい．

留置カテーテルはバスキュラーカテーテルとも呼ばれ，皮下トンネルの有無によって非カフ型（短期型）とカフ型（長期型）に分類されている（**図2-6,-7**）．非カフ型は，恒久的VAとしては適さないが，緊急透析導入やアクセス不全など緊急事態の症例で短期間（およそ1〜3週間）に限定して使用することが推奨されており，すみやかに恒久的アクセスを作製するように努めるべきといわれている．カフ型は，中期から長期の使用を念頭に恒久的VAとして考えられているが，シャントよりは開存や感染においても劣っているため，心機能低下症例，血管荒廃症例，全身状態不良症例などの限

非カフ型（短期型）：皮下トンネルを設置しないで直接挿入

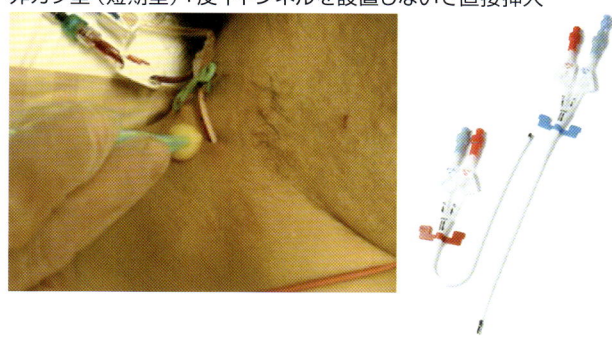

カフ型（長期型）：皮下トンネルを設置して血管内挿入

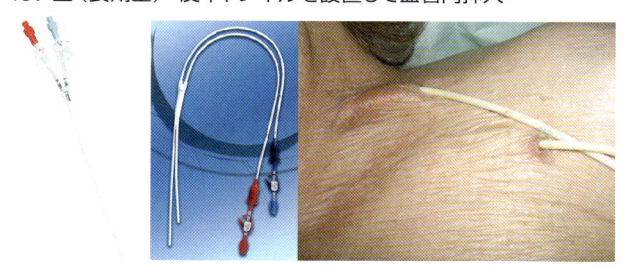

図 2-6　血管内留置カテーテル

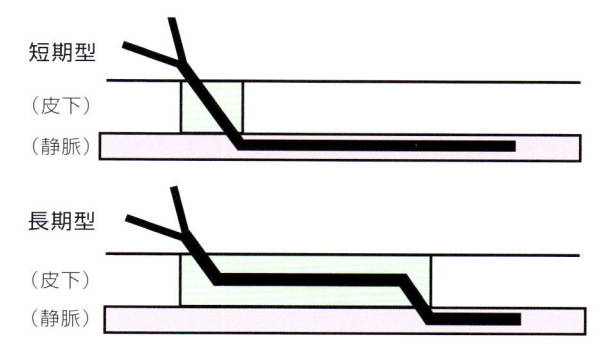

図 2-7　カテーテル留置の違い（皮下の距離が異なる：緑色の部分）

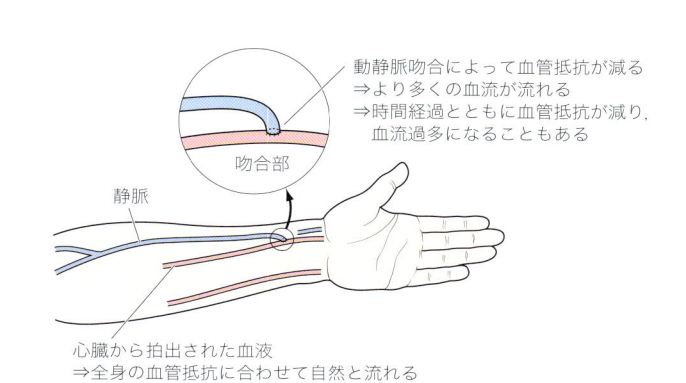

図 2-8　内シャントの基本原理

られた症例で活用されている．

4　シャントとは……

　透析のVAを総称してシャントといわれることがあるが，正確には間違った使い方である．"シャント"とは"短絡"を意味し，VAにおいては動静脈の短絡を指している．つまり，シャントとは動脈と静脈を短絡されたVAの総称である．短絡している部位が皮下にあるなら内シャントであり，皮膚の外にあるなら外シャントである．現在は内シャントが主流となっており，自己血管で短絡されたものを自己血管内シャント（AVF），人工血管で短絡されたものを人工血管内シャント（AVG）として分類されている．

　一般的なAVFを図解すると図 2-8のようになり，接続しているところを吻合部と呼んでいる．透析時は吻合部に穿刺をするのではなく，少し離れたところから穿刺をする．血液透析を行うためには脱血ができればいいので，吻合部にあえて穿刺する必要はないし，長期開存のために吻合部から穿刺部位を離すほうがいいといわれている．

5　シャントの原理

　シャント血流は循環動態に影響を受けることは容易に想像できる．シャントをもたない場合，心臓から拍出された血液は《心臓→動脈→毛細血管→静脈→心臓》と流れる．シャントをもつということは，動脈と静脈の短絡によって毛細血管を介さなくなることを意味する．その結果，血管抵抗が軽減し，静脈への血流量が増加すると考えられる．このことは図解するとわかりやすくなる．図 2-9-aのように回路図でみると，心臓（左心）を電池，それぞれの臓器や組織を抵抗と考える．上肢のシャント作製によって，毛細血管を介さない分だけ血管抵抗値が下がり，抵抗値が低いということは流れやすくなるということから，結果としてシャント血流が増加し，表在にある皮静脈から動脈と同等の血流量が得られるようになる（図 2-9-b）．

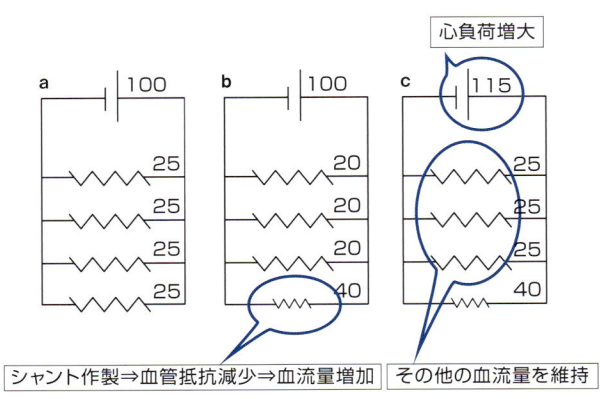

図 2-9　シャントの原理

図 2-10　血流量測定装置 HD02(Transonic Systems 社)の系統配置図
(実血流量，再循環率，シャント血流量の測定)

6　シャントと心負荷

　シャントの原理で静脈への血流量増加を説明したが，増加した血流量がある一方で，その他の組織への血流量は相対的に低下しているはずである．低下した血流量を補うためには，その分，心臓の仕事量を増やさないといけない．そのことを示した図が**図 2-9-c** である．つまり，短絡によってシャント血流量が増加した分は，気がつかないうちに心臓で補われているということである．透析患者はもともと心臓に病気をもっているケースが多く，そのうえでシャントをもっているということであり，相当大きな心負荷が出現することを示している．血管抵抗を減らしたゆえ，血流が増加するものの，その結果として心負荷が増加しているという認識が必要である．

7　シャントの機能評価

　「透析に足りるだけの脱血ができれば，シャントの機能を果たせている」とよく言われる．当然のことながら，脱血の程度だけで透析評価をすることは困難であり，もう少し詳細なシャント評価方法が必要である．わかりやすくする方法として"機能評価"と"形態評価"を分けてシャント評価を考えると理解しやすい．"形態評価"とは血管の姿を評価するもので，狭窄・瘤などの有無やその程度を評価することである．一方で"機能評価"とはシャント血流量を評価するもので，大きくとらえるなら透析の効率にまで踏み込んで検討できる．超音波機器は"形態評価""機能評価"ともに行える装置であることを認識する必要がある．

8　シャントに起因して透析不足に陥る

　普通に穿刺ができて，脱血もでき，返血もでき，循環動態が安定していると，よい透析ができていると判断しがちである．しかし，落とし穴があることも知らなければならない．いくつか例をあげたい．
　脱血ができているとピローが膨らんでいるが，もしかすると返血ラインから帰ってきた血液がそのまま脱血されている可能性もあるわけである．たとえば，返血ラインの先に強い狭窄があったとする．このときは，返血圧，つまり静脈圧が上昇してくる．このようなときには返血された血液は狭窄によって心臓に戻るのを妨げられるため，脱血部位に逆流しやすくなる．このことを再循環というが，意外と見落とされている可能性もある．
　透析コンソールでの血流量設定で 200 ml/min とし，ピローが膨らんでいるにもかかわらず，HD02（**図 2-10**）のような血流測定装置を接続すると 190 ml/min と低下した状態を見受けられる．透析回路での実際の血流量は実血流量と呼ばれているが，実血流量が低下していても気がつかないこともある．針の選択や穿刺部位の選択によっても変化するが，シャントの状態によって大きく影響が出ることも知っておく必要がある．
　VA の状態によって，透析現場では予期しにくいことが起こることもある．VA にかかわるスタッフはいつでもそのことを念頭に置いて取り組む必要がある．

〔小川智也〕

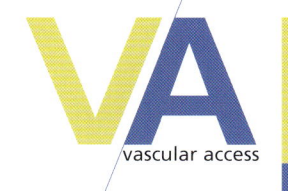

3 血管超音波とバスキュラーアクセス

1 血管エコーの基礎
①末梢血管エコーの基本

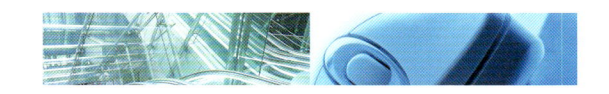

1 血管の構造と特徴

血管壁は内膜・中膜・外膜の3層からなる．直接血液と接触する内膜は単層の内皮細胞からなり，動脈では内膜の外側に弾性線維網からなる内弾性板（膜）が備わる．静脈は，内弾性板がないため動脈に比べて容易に伸展する．中膜は平滑筋と弾性線維網からなり，心臓に近い太い動脈には弾性線維網が多く，心臓から離れた中・小動脈では弾性線維網が漸減し，平滑筋が多勢を占める．中膜は静脈に比べ動脈においてより発達しており，そのため動脈では内膜と中膜を明瞭に分離描出しやすい．外膜は結合組織細胞と線維の格子からなり，動脈では中膜と外膜の境界に外弾性膜が存在する．

動脈は体表から圧迫しても内腔の変形がわずかであるのに対し，静脈は低圧で外部からの圧迫により容易に虚脱するのが特徴である（図3-1）．

2 血管エコーでの診断方法

血管エコーでの末梢血管の評価は，管腔内・外の血管壁の性状や輝度，ドプラ法による血流情報から判定する．超音波の特性と装置やプローブの特徴を理解したうえで複数のプローブを使い分ける．血管の一部だけでなく血管の走行に沿って観察し，さらに触診・視診や聴診所見を含めて総合的に診断する．

3 血管エコーの進め方

検査対象の血管とともに周辺臓器（骨や筋肉）が同一断面に描出される．さらに，側副血行路，血管の拡張や途絶，動静脈短路など，通常とは異なる血管走行の可能性も念頭に入れて，検査目的の血管を同定する．

正常な末梢動脈では，拍動を有する左右差のない血

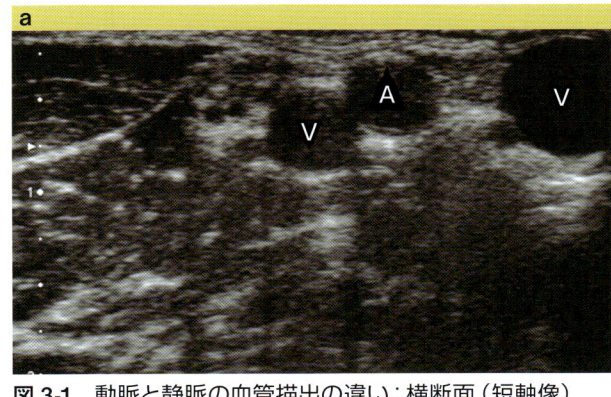

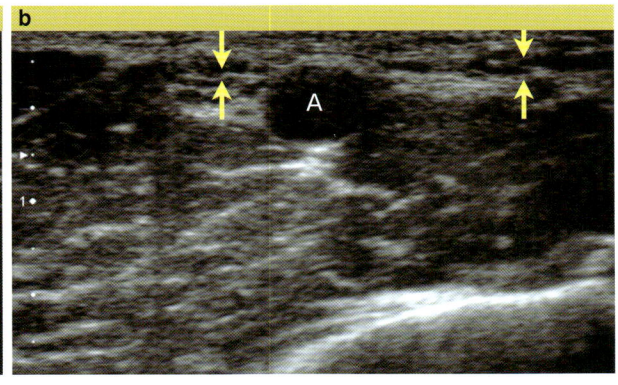

図3-1 動脈と静脈の血管描出の違い：横断面（短軸像）
a：安静時．静脈は虚脱しない
b：プローブによる圧迫時．静脈は低圧であるため，外部からの圧迫により容易に虚脱する（↑）
A：動脈，V：静脈

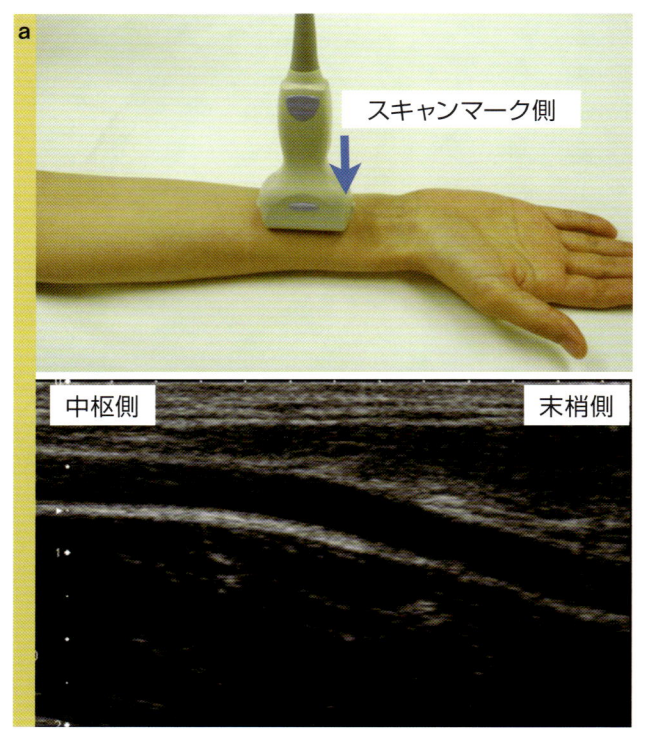

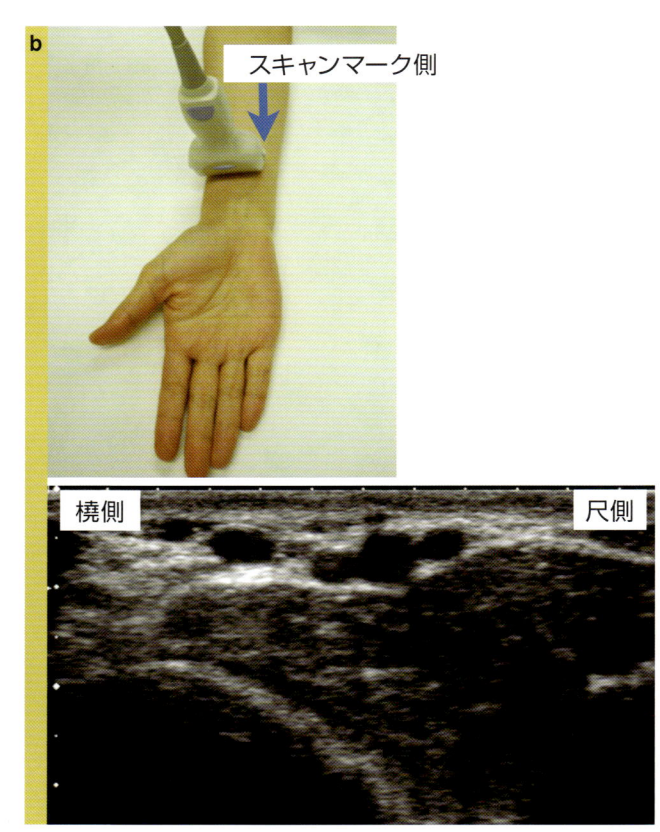

図 3-2　エコーによる画面表示：橈骨動脈例
a：縦断アプローチと縦断面（長軸像）
b：横断アプローチと横断面（短軸像）
↑：スキャンマーク側．被検者に正対する場合，横断面（短軸像）ではスキャンマークを患者の左側に，縦断面（長軸像）ではスキャンマークを末梢側にしてプローブを置く

流が超音波検査で観察できる．カラードプラの血流情報をガイドに動脈と静脈を区別する．横断面（短軸像）の走査で比較的簡単に動脈を描出できる．横断面（短軸像）で目的血管を同定し，血管径や血管壁の病変やその広がり，狭窄の有無や程度を観察する．血管病変の長軸方向への広がりを観察するには縦断面（長軸像）が有利である．細い動脈で走行がわかりにくい場合はカラードプラの血流情報を参考にする．狭窄部位では，血流速度がカラー流速レンジを凌駕すると赤色表示が青色に反転したり（aliasing），乱流が生じ，赤青混在のモザイク血流シグナルが観察される．完全に閉塞し血流が途絶すればカラーシグナルが消失する．

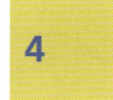

4　エコーによる画面表示

　横断面（短軸像）の描出画像は，CTと同じく尾側から見上げた表示とする．すなわち，画面の左が被検者の右側，画面の右が被検者の左側となる．縦断面（長軸像）では画面の左を中枢（心臓側），右を末梢とする描出方法が一般的である．その際，プローブにあるスキャンマークに注意する．被検者に正対する場合，横断面（短軸像）ではスキャンマークを患者の左側に，縦断面（長軸像）ではスキャンマークを末梢側にしてプローブを置くと前述の画像表示となる（図3-2）．

5　血管走行に対するプローブの置き方

　プローブの方向が血管走行と平行（0°）の縦断面（長軸像）の場合，画面上には血管径がほぼ均一な横断面として表示される．しかし，左右の血管径が大きく異なった横断面の場合，血管走行とプローブの方向が平行（0°）でないか，血管の蛇行または瘤形成を疑う．一方，血管走行に対してプローブ方向が直交（90°）する横断面（短軸像）の場合，血管は正円として描出される．

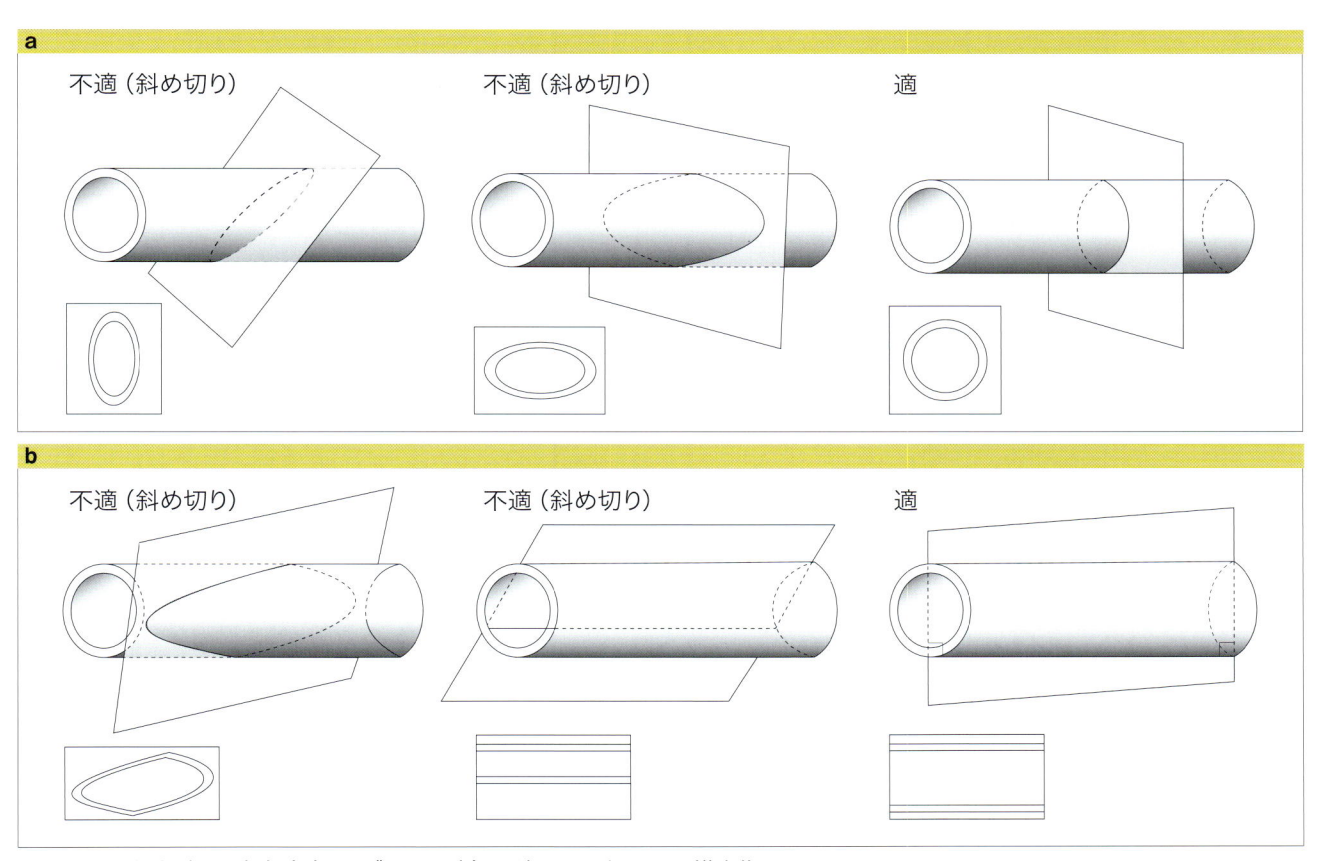

図 3-3 超音波ビーム方向（プローブの置き方）の違いから得られる描出像
a：縦断面（長軸像）超音波ビーム方向（プローブの置き方）と描出像
b：横断面（短軸像）超音波ビーム方向（プローブの置き方）と描出像

横断面（短軸像）で血管が楕円に表示される場合は，血管走行に対してプローブの方向が直行（90°）でないか，血管の蛇行や瘤形成を疑う（**図 3-3**）．

6 超音波断層法

超音波は，媒質中を伝搬し，媒質の性質が異なる部位を超音波が通過する際に反射・減衰・屈折などが生じる．超音波プローブの振動子から送信された超音波が密度や性状（音速）が異なる媒質の境界面で反射し，その反射波を受信し電気信号に変換する．多くの振動子を用いてこれらの操作を行い，何度も順に走査することで1枚の超音波断層像が得られる．

超音波断層像における反射の強さは白黒のグレー階調で表現される．反射が強いと白く，反射が弱いと黒く描出される．反射の強弱は生体内の媒質固有の密度や音速によって決定される．これは音響インピーダンスと呼ばれ，反射の強さは媒質それぞれの音響インピーダンスの差が大きいほど強くなる．骨は生体内で最も音響インピーダンスが高く，超音波をほとんど反射してしまう．そのため，骨の後面に位置する組織は無エコー，いわゆる音響陰影（後述）となってしまい，評価困難となる（**図 3-4**）．超音波による音響陰影は石灰化病変でも起こる．

7 超音波断層法でみられる虚像（アーチファクト）

超音波検査の記録時にはアーチファクト発生が不可避で，実画像に重なり紛らわしい場合がある．実像とアーチファクトは，超音波装置の設定を調整し，多方向からアプローチした画像を比較することで鑑別する．一方で，超音波特性を理解していれば，アーチファクトが診断に役立つ情報となることもある．末梢血管エコー撮像の際に出現するアーチファクトについて解説する．

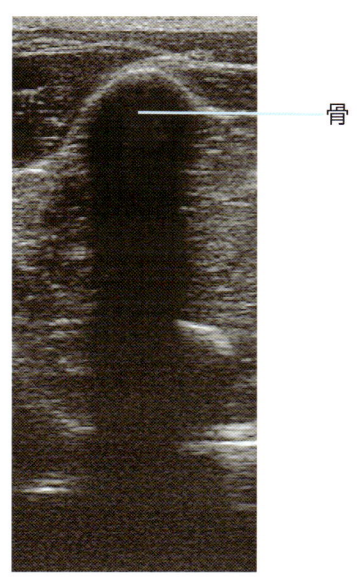

図 3-4 反射：生体軟部組織と骨
生体軟部組織と骨のように音響インピーダンスが大きく異なる場合は、超音波波長が伝搬（透過）できず、反射体後方は無エコーとなる（音響陰影）

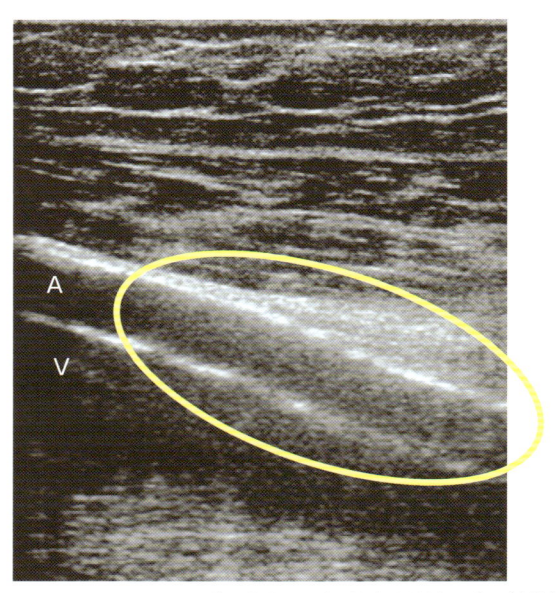

図 3-5 サイドローブ：浅大腿動脈例・縦断面（長軸像）
末梢血管領域では，画像描出上，血管走行が斜めに描出されたときに出現しやすい
A：動脈，V：静脈

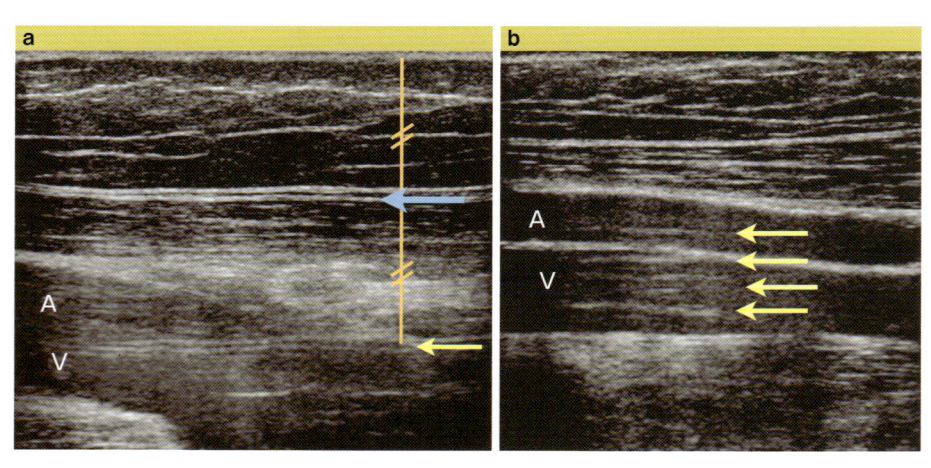

図 3-6 多重反射：浅大腿動静脈例・縦断面（長軸像）
a：筋膜の多重反射
b：血管壁の多重反射
末梢血管領域では筋膜や血管壁，石灰化病変，カテーテル挿入時などで出現しやすい
A：動脈，V：静脈，⬅：多重反射，⬅：筋膜

1 サイドローブ（side lobe）（図3-5）

超音波ビームは，メインローブ（主極）が真っ直ぐ0°方向に放射されるが，斜め方向へのサイドローブ（副極）も放射される．超音波診断装置は0°方向のメインローブの反射を記録するように設定されているが，電子スキャンの場合ではサイドローブの方向に強い反射体が存在すると，その反射像がメインローブの記録上に重なって描出される場合がある．末梢血管エコーでは画像描出上，斜めに血管走行を描出したときにサイドローブが出現しやすい．

2 多重反射（multiple reflection）（図3-6）

多重反射とは，反射体からの超音波ビームが，プローブ面と反射体との間を何度も往復して反射を繰り返す

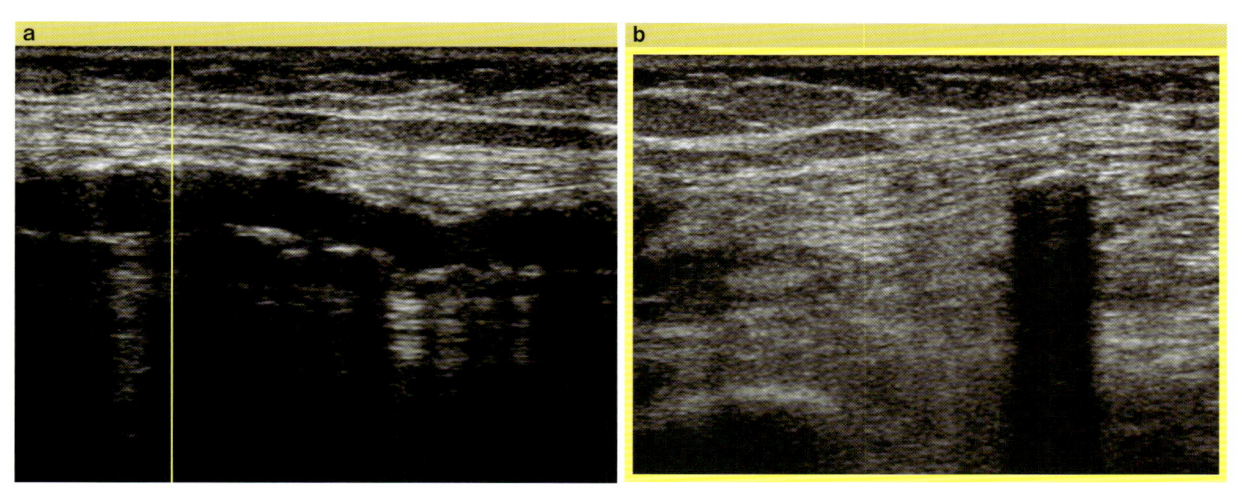

図 3-7 音響陰影：石灰化病変を伴った浅大腿動脈像例
a：縦断面（長軸像）
b：左黄色線部位の横断面（短軸像）
隣り合う皮下組織や筋組織と石灰化を伴った血管では，音響インピーダンスが大きく，超音波波長が伝搬（透過）できず描出されない．
末梢血管領域では骨や石灰化を伴った血管病変，留置針などで出現する

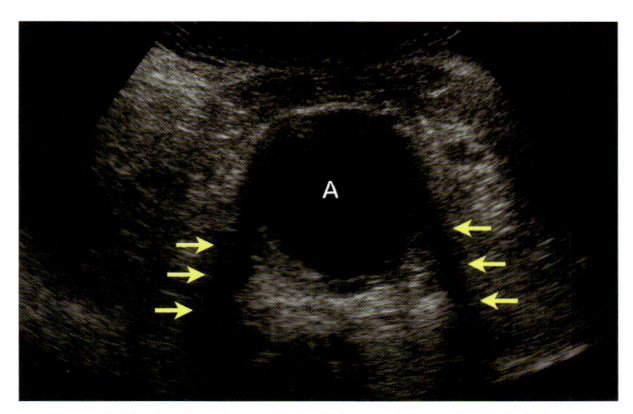

図 3-8 側方陰影：腹部大動脈例・横断面（短軸像）
血管描出の際の横断面（短軸像）で出現する
A：動脈，→：側方陰影

現象のことで，等間隔で相似した像が重なって描出される．石灰化の強い血管病変では強い反射が生じ，その結果，反射体内で多重反射が起こる場合がある．多重反射は，原因となる反射体の後方に記録される場合が多く，徐々に減衰して弱く表示される．末梢血管の記録では，筋膜や血管壁，石灰化病変，カテーテル挿入時に多重反射が出現しやすい．近傍の組織の形との近似や，その動きと連動した像が描出されれば多重反射を疑う．

3 音響陰影（acoustic shadow）（図3-7）

音響陰影とは，強い反射体に超音波ビームの大部分が反射し，その結果，超音波ビームが反射体を通過できず，反射体の後方が無エコー帯となることをいう．隣り合う媒質の音響インピーダンスが大きく異なる場合に音響陰影が生じる．末梢血管の記録では，骨や石灰化を伴った血管病変，留置針などを描出する際に音響陰影が出現する．

4 側方陰影（lateral shadow）（図3-8）

側方陰影は，辺縁が平滑な球状組織と，その周囲組織との間の音響インピーダンスが異なるときに生じる．球状組織の側方で超音波ビームの屈折が大きくなり，超音波ビームの入射角が臨界角（90°）を超えるため全

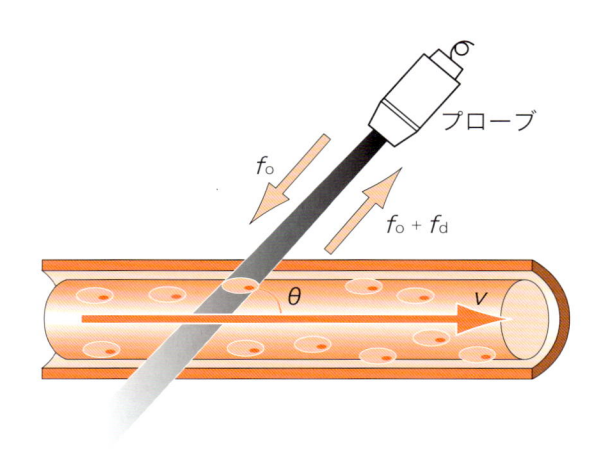

図 3-9 ドプラ法の原理
v：物体の速度（血流速度），**cos θ**：血流に対する超音波ビームの入射角（ドプラ入射角），***f*d**：ドプラ偏位周波数，***f*o**：ドプラ参照周波数（リファレンス周波数）

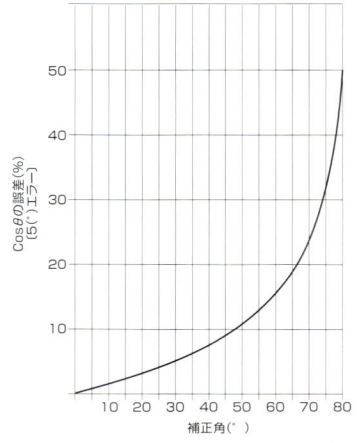

図 3-10 ドプラ入射角（θ）の角度補正誤差[2]
ドプラ入射角（θ）が大きくなるほど角度補正誤差が大きくなる．特に60°以上では急速に大きくなる．検者が適時変更可能な超音波装置のドプラ角度補正は0°に近いほうが好ましい

反射してしまい，その結果，球状組織の側方部から後方が無エコー帯となる．側方陰影は血管の横断面（短軸像）を描出する際に出現しやすい．

8 超音波ドプラ法

超音波ドプラ法は，送信した周波数がドプラ効果を利用し，生体内を移動する散乱体（血液中の赤血球）の方向と速度をドプラ偏位周波数としてとらえるもので，散乱体の動く速度は次式で表される．

$$v = \frac{c}{2\cos\theta} \times \frac{f_d}{f_o}$$

（v：散乱体の速度（血流速度），
c：生体内の媒質固有の音速，
$\cos\theta$：血流に対する超音波ビームの入射角（ドプラ入射角），
f_d：ドプラ偏位周波数，
f_o：ドプラ参照周波数（リファレンス周波数））

> **ONE POINT ADVICE**
> **ドプラ効果：**
> 波源に観測者が近づくとき，波源から出た光や音の周波数は高くなり，波源から観測者が遠ざかるとき，周波数が低くなる現象のこと．

生体内の媒質固有の音速（c）は1,530m/sで，cが一定である前提で設定されている．ドプラ送信周波数（f_o）はプローブから送信される超音波の周波数であり，分母のドプラ参照周波数が増大するほど血流速度（v）が増加する．また，血流速度（v）は角度依存性でドプラ入射角（$θ$）に依存し，$\cos\theta$が小さい（ドプラ入射角が大きい）ほど大きくなる（**図 3-9**）．

> **ONE POINT ADVICE**
> **ドプラ法の角度依存性：**
> ドプラ法は先述の式より角度依存性である．ドプラ法はドプラ入射角（$θ$）に依存し，$\cos\theta$が小さい（ドプラ入射角が大きい）ほど血流速度（v）は大きくなる．これを補うため，超音波装置では血流方向に対してドプラ入射角度が平行（0°）になるよう角度補正できる機能を有する．ただし，ドプラ入射角（$θ$）が大きくなるほど角度補正誤差が大きくなり，特に60°以上では角度補正誤差が急速に大きくなる（**図 3-10**）．

9 ドプラ法の種類とその特徴

1 パルスドプラ法

パルスドプラ法は，中心周波数で決まる波長と波数の積からなるパルス幅をもつバースト波を，一定の間隔で同一振動子から繰り返し送受信することで目的部位との距離の認識を可能とした方法である．

パルスドプラ法の周波数分析には，高速フーリエ変換（fast Fourier transform；FFT）法を用い，血流速度（ドプラ偏位周波数）を時間で掃引するスペクトラム表示が一般的である．パルスドプラ法はカラードプラ法に比べて，血流の方向や血流の時間変化と流速の分布を定量的に評価でき時間分解能に優れている．

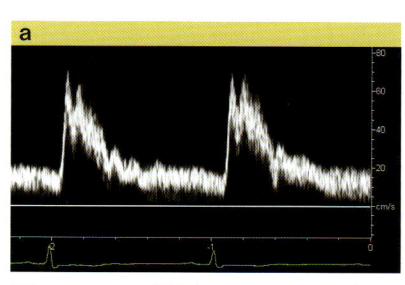

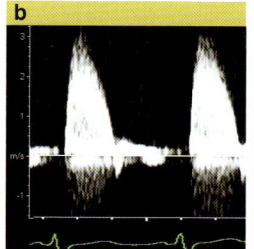

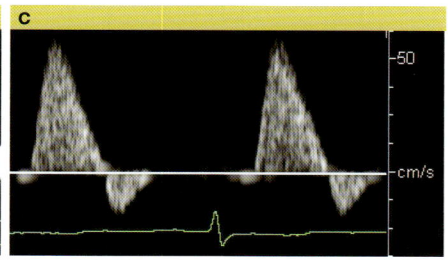

図3-11　FFT波形のスペクトラム表示
a：パルスドプラ法．均一な血流速度分布であることから，血流分布の幅は狭いスペクトラム表示となる（層流・サンプルボリュームサイズ小）
b：連続波ドプラ法．送受信ビーム上の低流速から高流速までのすべての血流速度分布を表示することから幅広いスペクトラム表示となる
c：パルスドプラ法（乱流）．血流速度分布が低流速から高流速まで広く存在するため，連続波ドプラ法のような幅広いスペクトラム表示となる

2　連続波ドプラ法

　連続波ドプラ法は，周波数（周期）と振幅（強さ）が一定な中心周波数のみからなる連続波を，送信と受信を別々の専用の振動子を用いて連続的に超音波ビームを送信，受信する方法である．連続波ドプラ法は，深度方向の分解能はないものの高速血流を計測できる利点を有する．連続波ドプラ法の周波数分析にはパルスドプラ法と同様にFFT法を用い，スペクトラム表示する．

> **ONE POINT ADVICE**
>
> **スペクトラム表示の意味（図3-11）**（p.25「ドプラサンプルボリューム」の項も参照）：
> 　パルスドプラ法や連続波ドプラ法では高速フーリエ変換（FFT法）から得られるFFT波形はスペクトラム表示である．スペクトラムの明るさは速度成分の強さを意味し，スペクトラムの幅は血流速度分布を示す．したがって連続波ドプラ法では，深度方向の分解能がないため，送受信ビーム上の低流速から高流速までのすべての血流速度分布を表示することとなり，幅広いスペクトラム表示となる．一方，特定部位におけるサンプルボリューム内の血流情報を得ることができるパルスドプラ法では，血流速度分布が均一な場合，スペクトラム表示幅は狭くなる．しかし，サンプルゲート内の血流速度分布が不均一な場合，血流速度分布が低流速から高流速まで広く存在するため，連続波ドプラ法のような幅広いスペクトラム表示となる．血流が層流の場合，サンプルボリュームサイズを小さくすると血流速度分布が均一になり，サンプルボリュームサイズを大きくすると血流速度分布が不均一になる．一方で乱流の場合には血流速度分布は常に不均一である．

3　カラードプラ断層法

　カラードプラ法は，同一振動子で送受信を行い，多方向に超音波ビームをパルス状に送信する．基本原理は前述のパルスドプラ法と同様で，受信ビームを多数の点で表示するため一度に多くの送受信を行う必要がある．物体（血球）の動く方向で反射波の位相が変化することを利用し，自己相関法によりドプラ偏移周波数の平均値を時間算出し，平均流速と血流方向をリアルタイムにカラー表示する．また，速度表示におけるカラー表示の明暗はドプラ周波数分布を速度に換算したもので，高速血流の場合は高周波であるため明るいカラー表示となる．

10　パルスドプラ法およびカラードプラ法の特徴（表3-1）

1　折り返し現象（aliasing）

　送信されるパルス間隔（T）と，その繰り返し周波数（PRF）は次の関係で表される．

$$PRF = \frac{1}{T}$$

（PRF：パルス繰り返し周波数，
T：パルス間隔）

　パルスドプラ法は，反射体の動きをパルス間隔で観測しているため，パルス繰り返し周波数（PRF）ごとの受信信号を得るには送信周波数に応じて最大検出速度が制限される．この最大検出速度における周波数をナイキスト周波数と呼び，ドプラ偏位周波数がナイキスト周波数を超えると折り返し現象（aliasing）が生じる．aliasingは次式で表される．

$$F_{dmax} = \frac{PRF}{2}$$

（F_{dmax}：最大検出周波数（ナイキスト周波数），
PRF：パルス繰り返し周波数）

表 3-1　パルスドプラ法およびカラードプラ法の特徴

	改善策	留意
折り返し現象	・PW ではベースラインを変える ・PRF を上げる ・低周波プローブに変える	・順行性の血流が優位となる ・視野深度が浅くなる ・分解能が低下する
最大計測可能速度	・PRF を上げる ・低周波プローブに変える ・ドプラ入射角度を大きくする	・視野深度が浅くなる ・分解能が低下する ・60°以上では誤差が大きくなる
最低検出可能速度	・PRF を下げる ・高周波プローブに変える ・同一方向への受診回数を増やす ・ドプラ入射角度を小さくする	・リアルタイム性が低下する ・視野深度が浅くなる ・分解能が低下する
最大計測可能距離	・PRF を下げる ・高周波プローブに変える	・リアルタイム性が低下する ・視野深度が浅くなる

PW：パルスドプラ法，PRF：パルス繰り返し周波数

　パルスドプラ法ではパルス繰り返し周波数（PRF）の1/2までの速度しか計測することができない．そのため，最大計測可能速度を上げるにはパルス繰り返し周波数（PRF）を上げることが必要となる．

2　最大計測可能速度と最低検出可能速度

　最大計測可能速度（V_{max}）は次式で求められる．

$$V_{max} = \frac{c \cdot PRF}{4\cos\theta} \cdot f_\circ$$

（V_{max}：最大計測可能速度，
　c：媒質固有の音速，
　PRF：パルス繰り返し周波数，
　$\cos\theta$：血流に対する超音波ビーム
　　　　　の入射角（ドプラ入射角），
　$f_\circ$：ドプラ参照周波数）

　最大計測可能速度（V_{max}）を上げるには，パルス繰り返し周波数（PRF）を上げる，プローブの送信周波数を低くする，ドプラ入射角（θ）を大きくすることで可能となる．しかし，ドプラ入射角が大きくなれば$\cos\theta$が小さくなるので，血流速度（v）は大きく表示され角度補正誤差が大きくなる．

> **ONE POINT ADVICE**
> 「ドプラ法の角度依存性」の項（p.14）参照．

　最低検出可能速度（V_{min}）は次式で表される．

$$V_{min} = \frac{c \cdot PRF}{2n\cos\theta} \cdot f_\circ$$

（V_{min}：最低検出可能速度，
　c：媒質固有の音速，
　PRF：パルス繰り返し周波数，
　n：同一方向への受信回数，
　$\cos\theta$：血流に対する超音波ビームの入射角
　　　　　（ドプラ入射角），
　$f_\circ$：ドプラ参照周波数）

　最低検出可能速度（V_{min}）を下げるには最大計測可能速度（V_{max}）を上げる場合と反対の操作を行い，同一方向への受信回数を多くする．しかし，このような操作はフレームレートを低下させるのでリアルタイム性が低下し，超音波減衰を大きくする欠点を有する．

3　最大計測可能距離

　パルスドプラ法では，1回のパルス波を送受信が終わるまで次のパルスの送信ができないため計測可能距離が限られる．最大計測可能距離（D_{max}）はパルス繰り返し周波数（PRF）に依存し，次式で表される．

$$D_{max} = \frac{c}{2PRF}$$

（D_{max}：最大計測可能距離，
　c：媒質固有の音速，
　PRF：パルス繰り返し周波数）

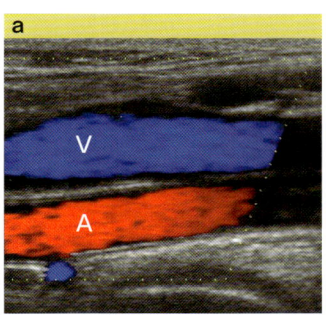

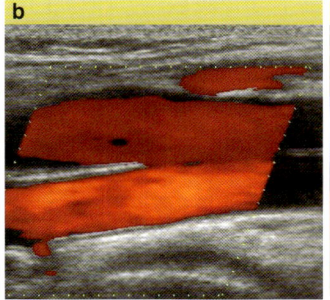

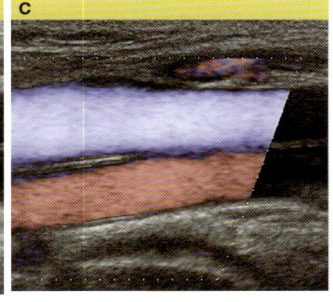

図 3-12 カラードプラ法の種類：膝窩動静脈例・縦断面（長軸像）
 a：血流方向＋平均流速表示法．プローブに近づく血流を赤色，遠ざかる血流を青色として表示．一般に用いられる表示法
 b：反射強度（パワー）表示．血流方向をもたない表示法
 c：Directional eFLOW．空間分解能がよく，パワー表示よりノイズの低減された血流表示
 A：動脈，V：静脈

すなわち，パルス繰り返し周波数（PRF）を大きく設定すると最大計測可能距離（D_{max}）が小さくなってしまう．

最近の超音波装置では，血流速度の表示幅（カラー流速レンジ）の設定を変更すれば，パルス繰り返し周波数（PRF）や受信回数が自動的に調整される．

11　カラードプラ法の種類（図3-12）

カラードプラ法は，断層法と併せて用いられ，血流方向，平均流速，反射強度（パワー），分散などの血流情報が得られる．よく用いられる血流方向＋平均流速表示法（速度表示）の設定は画面上にカラーバーとして表示され，プローブに近づく血流を赤色，遠ざかる血流を青色として表示する．カラーバーの上下には，検出可能な血流速度の最大値と最小値が表示される．

ドプラ信号の強さをカラー表示した反射強度（パワー）表示は，血流方向に関する情報（空間分解能）をもたない反面，血流方向＋平均流速表示法（速度表示）に比べ感度がよく，ノイズが低減された血流を表示できる．ただ，反射強度（パワー）表示は，高感度なゆえに血流腔外にも血流が表示される場合がしばしばあり，特異度に問題がある．最近の装置ではこの短所が改善され，より高分解能な高精細血流イメージング法が登場した．末梢血管の多くは超音波ビームに対し直交して走行するため，この高精細血流イメージング法は今後ますます用いられるであろう．メーカーにより呼称はさまざまで，Advanced Dinamic Flow や Directional eFLOW と命名されている．

●文献
1) 甲子乃人：超音波の基礎．ベクトルコア，1994．
2) 佐藤　洋：血管超音波検査における装置設定と基本走査，アーチファクト．月刊Medical Technology別冊／超音波エキスパート1，19〜42，2004．
3) 小谷敦志：超音波装置のセットアップ．月刊Medical Technology別冊／超音波エキスパート9，53〜70，2009．
4) 小谷敦志：下肢静脈エコー．重松宏，松尾汎編：下肢動静脈エコー実戦テキスト，南江堂，131〜192，2008．
5) 小谷敦志：超音波装置のセットアップ．月刊Medical Technology別冊／超音波エキスパート6，57〜64，2006．

〔小谷敦志〕

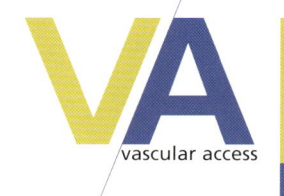

VA 3 血管超音波とバスキュラーアクセス

1 血管エコーの基礎
②超音波装置の設定とプローブの選択

1 プローブの選択（図3-13）

末梢血管エコーに使用する主なプローブには，リニア型プローブ・コンベックス型プローブ・セクタ型プローブがある．プローブの選択には，検査の対象となる血管の深さを考慮する．血管の深さが体表から5～6cmの場合は，頸動脈エコーに用いる高周波リニア型プローブ，中心周波数7～8MHz程度のものが適当である．さらに高周波数の10MHz以上のリニア型プローブは，上腕や前腕の動脈，足背動脈や後脛骨動脈のように体表から3cmくらいまでの浅在部血管の描出に用いる．骨盤内の血管や高度肥満，四肢腫脹を有する被検者を検査する場合はコンベックス型プローブの使用を試みる．腹部領域の検査で用いる中心周波数3.5MHz前後のコンベックス型プローブを用いることが一般的であるが，血管用としては，より高周波の6MHz前後のプローブが有利である．血管狭窄やシャントの速い流速を記録するには，連続波ドプラ法の使用可能な中心周波数3～5MHzのセクタ型プローブが必要となる場合がある．

2 超音波装置の設定

超音波装置のプリセットメニューに血管用設定があれば，その設定を使用する．血管用設定がない場合は，白黒コントラストが鮮明な断層画像に調整することで

	リニア型	コンベックス型	セクタ型
主な周波数帯域	7～12MHz	3.5～6.0MHz	3.5～5.0MHz
分解能	良	リニア型より劣る	コンベックス型より劣る
視野幅	近距離の視野幅は広い 広域の視野幅は狭い	広い	近距離の視野幅は狭い 広域の視野幅は広い
減衰	強い	しにくい	しにくい
パルスドプラ	使用可	使用可	使用可
連続波ドプラ	使用不可	使用不可	使用可
ドプラ入射角	ビームステアリング機能あり	ビームステアリング機能なし	ビームステアリング機能なし：ただしプローブの自由度が大きい
操作性	プローブの幅方向への傾けがしにくい	プローブ接地面が大きく，観察部位が限られる	プローブが小さく，操作しやすい

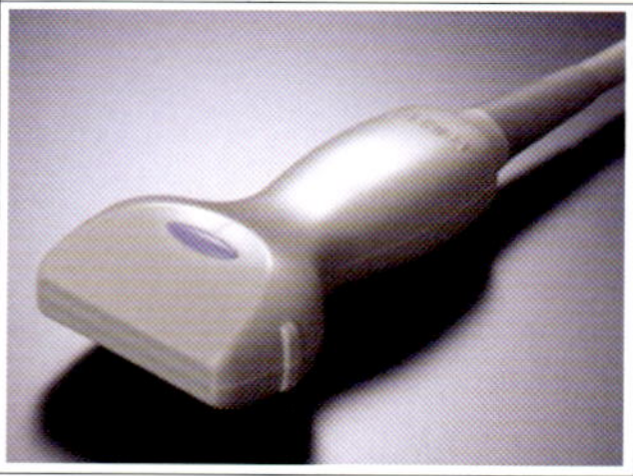

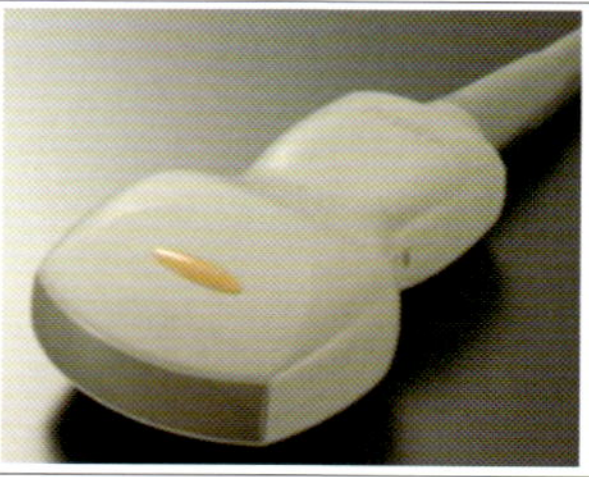

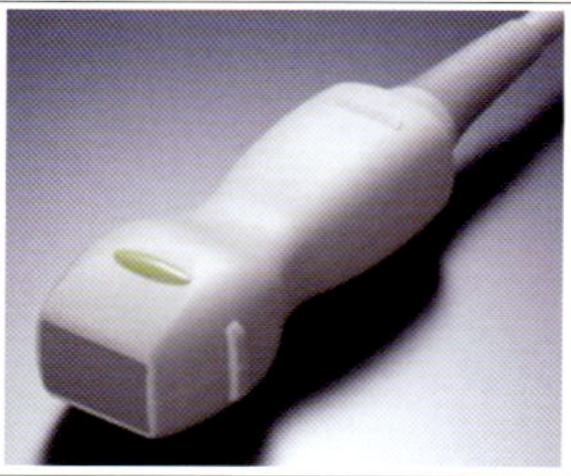

図3-13 末梢血管エコーに使用する主なプローブの種類と特徴

ONE POINT ADVICE

浅在部末梢血管の描出（図3-14）：

リニア型プローブで浅在部の末梢血管を観察する際は，空間分解能と視野深度を考慮すれば，中心周波数7〜10MHz前後のプローブが適する．しかし，前腕の動脈や足背動脈のように体表から1cm以内を走行する末梢血管では，電子フォーカスや音響レンズの厚み（スライス幅）の影響で分解能が低下し，多重反射などのアーチファクトのため良好な画像描出が困難なことがある．中心周波数が10MHz超のプローブを用いることでこの問題は多少解決できるが，10MHz超のプローブが高額のため超音波装置に付随していない場合も少なくない．その場合，市販の**音響カプラ（超音波ゲルカプラ）**[*]を用いて血管を描出する．超音波ゲルカプラを体表に密着させ，その上からプローブを当てることで，プローブの焦点距離を目的血管の深さに近づけ，良好な画像を得ることができる．音響カプラの代わりに水袋を用いることもできる．

[*]音響カプラ（超音波ゲルカプラ）：音響結合用高分子ゲルのこと．生体への形状適合性がよく皮膚への密着性が優れ，甲状腺や乳房などの凹凸のある表層部位での超音波検査に使用される．この音響カプラは生体組織と同様の超音波伝播速度を有し，形状復元性に優れた耐久性を有する．

血管病変の評価が容易となる．

超音波装置の性能を最大限に引き出し，末梢血管疾患を診断するのに最適な画像を得るための装置設定について述べる．

1 断層像の設定

①エコーゲイン（gain）（図 3-15）

エコーゲインは生体からの超音波信号を増幅させる機能で，反射信号の強さで断層像の輝度が変化するため，適時エコーゲインを調節する必要がある．エコーゲインが高いとノイズが多くなり，逆にエコーゲインが低いと血管内膜などの微細な構造物が描出できない．通常は，血管内腔が無エコーになるようエコーゲインを設定する．

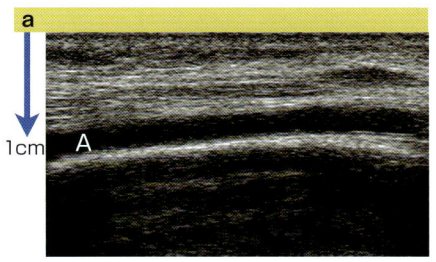

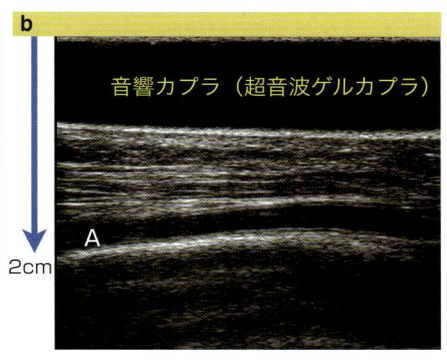

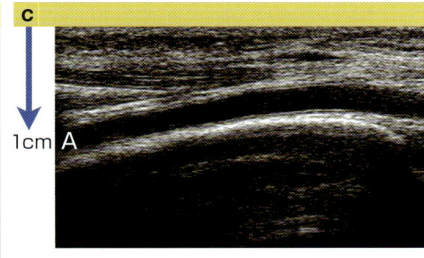

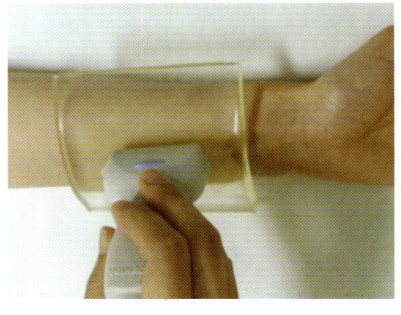

図3-14　浅在部末梢血管の観察：縦断面（長軸像）
a：7.5MHz リニア型プローブ．内中膜の描出が不明瞭
b：音響カプラ（超音波ゲルカプラ）使用 7.5MHz リニア型プローブと使用例．対象血管が音響レンズの厚み（スライス幅）の焦点距離に近づくため，直接プローブを置いた場合（左上）より描出が明瞭
c：12MHz リニア型プローブ．高周波であることと7.5MHz リニア型プローブよりもプローブ近位に音響レンズの厚み（スライス幅）の焦点があるため明瞭に内中膜が描出できる
A：動脈，→：プローブからの距離

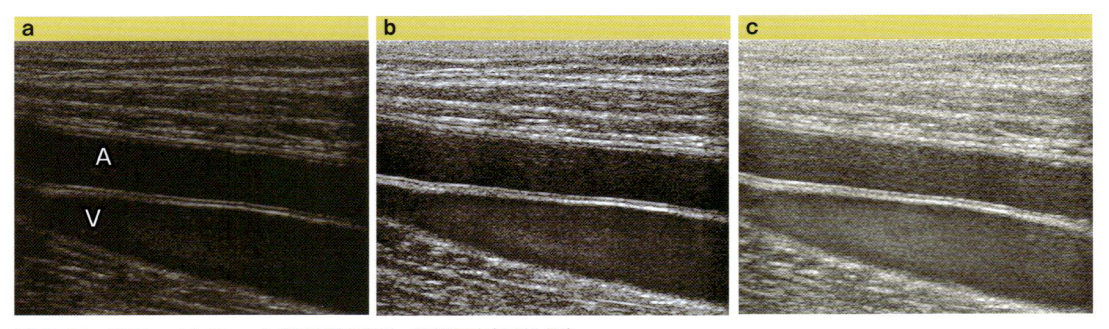

図 3-15　エコーゲイン：大腿動静脈例・縦断面（長軸像）
a：低い，b：適，c：高い
A：動脈，V：静脈

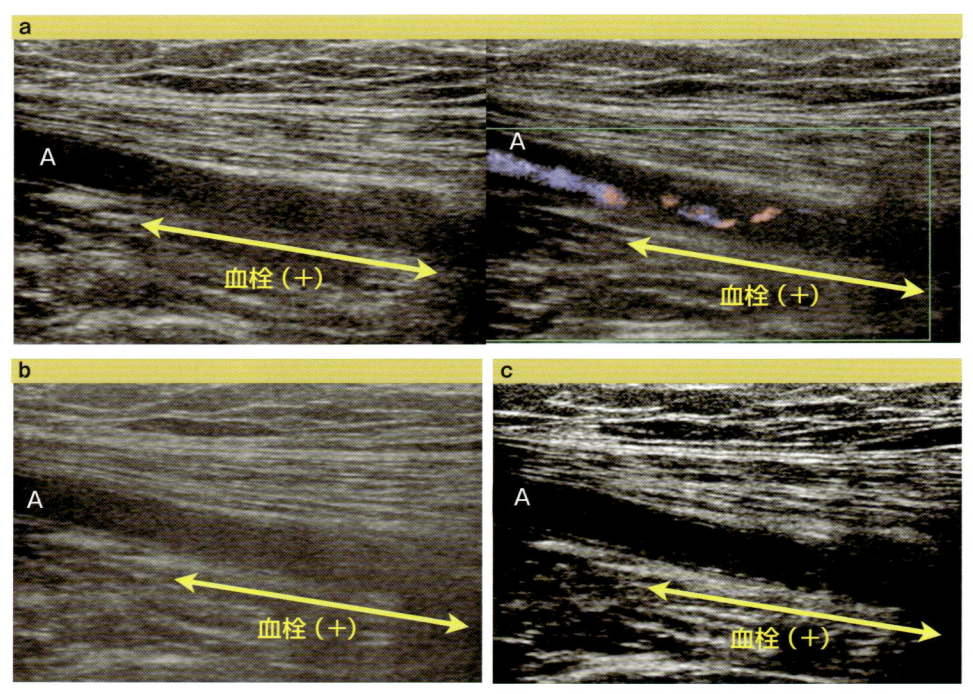

図 3-16　ダイナミックレンジの違いによる輝度階調の差：浅大腿動脈血栓像・横縦断面（長軸像）
a：ダイナミックレンジ 60dB とダイナミックフロー表示．断層像だけでも血栓の存在を疑うことができる
b：ダイナミックレンジ 90dB．階調が高すぎるため血栓が近傍組織と同化し区別できない
c：ダイナミックレンジ 30dB．階調が低いため血栓が描出されていない
a＝適，b,c＝不適
A：動脈

　超音波装置に付随する STC（sensitivity time control）や TGC（time gain control）といった機能を用いて，視野深度方向の近位部から遠位部にわたり均一なエコー輝度を有する画像を描出することができる．

② **ダイナミックレンジ（Contrast（B），2D-DR など）**
（図 3-16）
　ダイナミックレンジは入力信号の強さの表示幅であり，超音波画像のコントラストに最も強く影響する．ダイナミックレンジが大きいと，輝度の階調が広くなるため繊細な画像表示となる（**図 3-16-b**）．逆にダイナミックレンジが小さいと，輝度の階調が狭くなるため鮮明な表示となるが，微細な信号が消失し表示されない（**図 3-16-c**）．腹部や表在領域の観察では繊細な組織性状を評価することからダイナミックレンジを 70dB 付近とする場合が多い．一方，心臓超音波検査では，心筋や弁の動きと心腔を明瞭に区別する必要があるため，ダイナミックレンジを 50dB 付近に設定する．末梢血管を

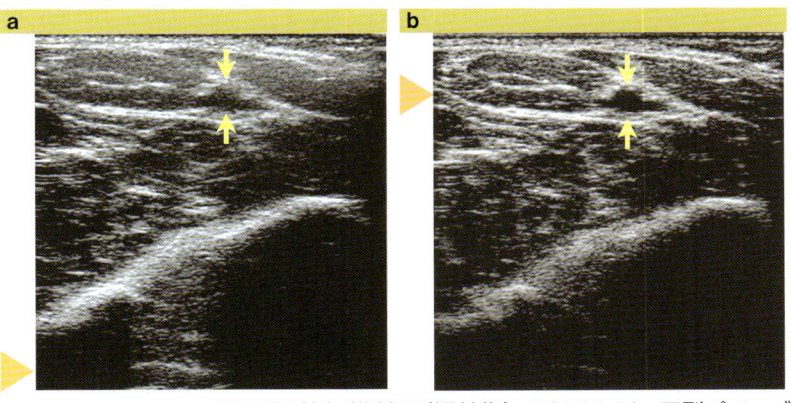

図 3-17 フォーカス：尺骨動脈例・横断面（短軸像）．12MHz リニア型プローブ使用例
a：フォーカスポイントが離れており，浅部にある尺骨動脈（↑）の描出は不明瞭である
b：フォーカスポイントが目的血管近傍とすることで画像描出が明瞭となる
▶：フォーカスポイント，↑：対象血管（尺骨動脈）

評価する際には，高輝度の石灰化プラークから低輝度の血栓まで描出する必要がある．そのため，大きなダイナミックレンジにすることが望ましい．しかし，ダイナミックレンジを大きく設定すれば血管壁の性状が不明瞭になることより，ダイナミックレンジを60dB付近（**図 3-16-a**）に設定することが多い．

③フォーカス (focus)（**図 3-17**）

末梢血管領域での描出で用いられる電子走査のプローブは，送信および受信の超音波ビーム幅を，振動子に遅延時間をかけ電子的に深さに応じて焦点（フォーカス）を合わせている．フォーカスを合わせている点での分解能は最もよい．最近の超音波装置は，視野深度の変更に応じてフォーカスポイントを自動追従させるオートフォーカス機能を有するが，標的血管の深度が部位によって変化するため，この機能は万能ではない．標的血管の深度に合わせて検者自身がフォーカスを随時調節する必要がある．また，同一方向に数個の送受信を行い複数のフォーカス点を可能とする多段階フォーカスは，時間分解能が低下するため，用途に応じて使用したほうがよい．

④ハーモニックイメージング

生体内を超音波が伝搬する際に，超音波の非線形性により波形が歪むため，基本波より高い波（高調波＝ハーモニック）が発生する．高調波は，基本波の整数倍の周波数を有し，基本波の2倍の周波数のものを2次高調波，3倍のものを3次高調波と呼び，発生する高調波の順に超音波信号は弱くなる．一般に，ハーモニックイメージングの適用には2次高調波を用いることが多い．ハーモニック信号は，超音波装置から発生する音圧が高く媒質での伝播距離が長いほど発生しやすい．したがって，超音波装置から発生する音圧が低い場合は，高調波の超音波ビームが基本波の超音波ビームよりも細くなるためサイドローブが低減する．しかし，高調波成分は減衰が大きいため視野深度が低下する．

フィルタ法（tissue harmonic imaging；THI, tissue harmonic echo；THE）

フィルタ法とは，フィルタによりハーモニック成分を抽出し画像を再構築することである．フィルタ法の適応で，超音波の方位分解能とコントラスト分解能が向上しアーチファクトが低減する．一方で，送信パルスの周波数帯域やフィルタの特性によって基本波が漏れ込むとハーモニックの効果が半減するため，信号の周波数を狭帯域化する必要があり，距離分解能が低下する欠点を有する．ただし，後述の位相反転法に比べて時間分解能の低下がない．

位相反転法（differential THI；DTHI, extended pure harmonic detection；ExPHD）

位相反転法とは，同一走査線に対してパルスの極性を変えて2回送受信を行う方法のことである．1回目と2回目の波形を加算すれば基本波が打ち消されるため伝播歪み成分のみを抽出することができる．

DTHIでは，2つの周波数成分を含むパルスを送信することで受信信号の中の差音成分と高調波成分を併せた広帯域の信号を画像化する．ExPHDは受信信号の中のハーモニック成分自体を広帯域化させるパルス

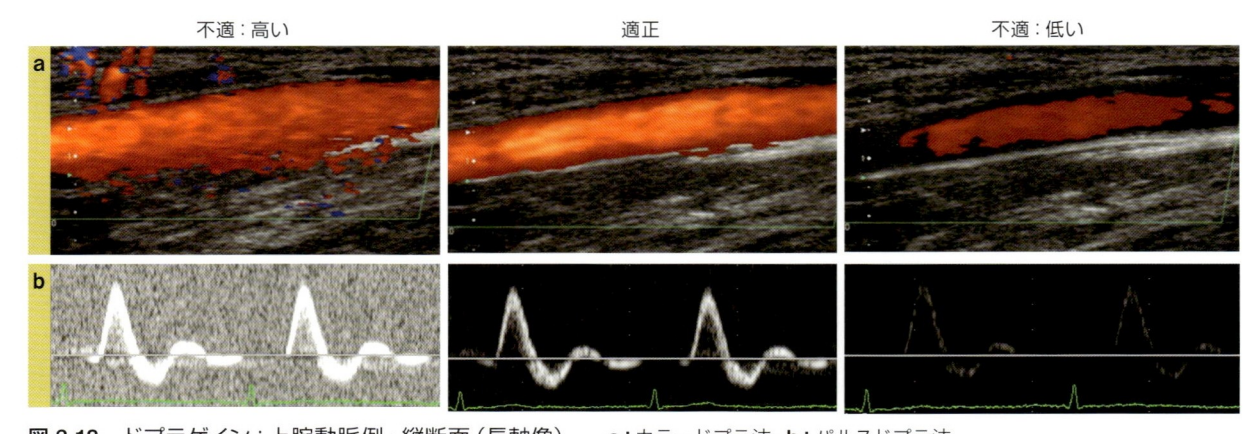

図 3-18 ドプラゲイン：上腕動脈例・縦断面（長軸像）. **a**：カラードプラ法，**b**：パルスドプラ法
左：高い．血流情報が飽和しており適切でない．**中**：適正．**右**：低い．血流情報すべてが表示されておらず適切でない

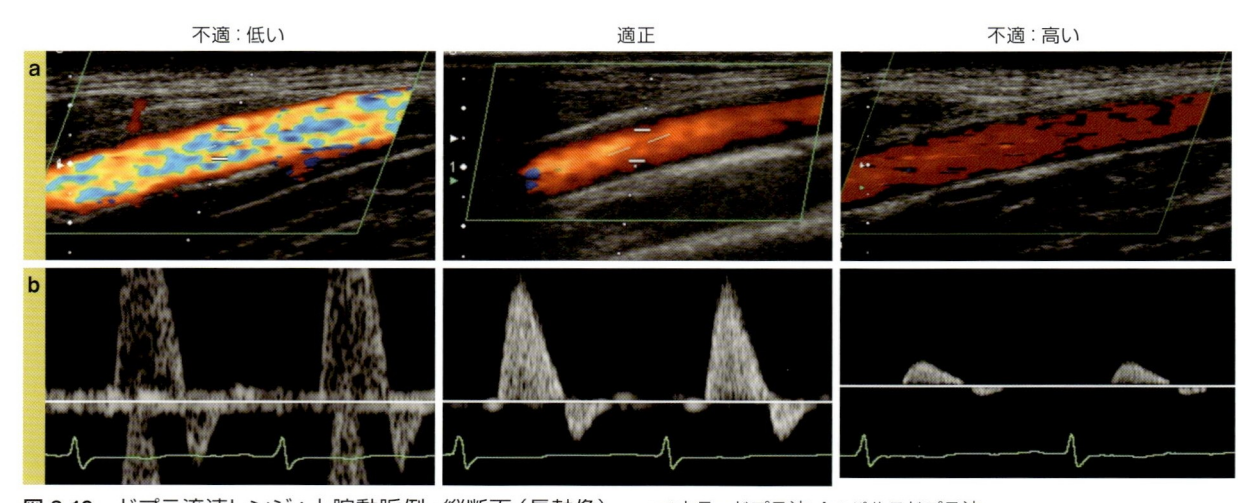

図 3-19 ドプラ流速レンジ：上腕動脈例・縦断面（長軸像）. **a**：カラードプラ法，**b**：パルスドプラ法
左：低い．折り返し現象が生じている．カラードプラ法において層流であるか乱流であるかの区別ができない．パルスドプラ法ではすべてが表示されず波形の計測ができない．**中**：適正．**右**：高い．カラードプラ法では低流速血流が表示されておらず適正でない．パルスドプラ法では波形が小さすぎて計測に苦渋し誤差要因となる

を送信する．

いずれの方法も，低アーチファクトで高コントラスト分解能を有するというハーモニック効果を維持しながら，フィルタ法よりも高い距離分解能と視野深度が得られる．ただし，位相反転法はフィルタ法に比べフレームレートが低減する．

2 ドプラ法の設定

①ドプラゲイン (gain)（図 3-18）

ドプラ法での血流評価に際しては，血流速度に応じてドプラゲインを調整する必要がある．ドプラゲインの設定が低いと正確に血流を評価できない．カラードプラ法におけるカラーゲインの設定は，まずカラーノイズが出るまでカラーゲインを上げ，次にカラーゲインを徐々に下げ，カラーノイズが消失するあたりにゲインを設定するのが適切である．カラーゲインは，プローブの受信周波数の違いで変化するため，プローブを変更するたびに毎回調節する．血流をスペクトラム表示するパルスドプラ法や連続波ドプラ法では，ドプラゲインの設定が不適切だと計測値を記録することができない．

②ドプラ流速レンジ (velocity range, scale)（図 3-19）

最適なカラードプラ表示を得るためには，カラー流速レンジを目的臓器の血流速度に応じて設定する．血

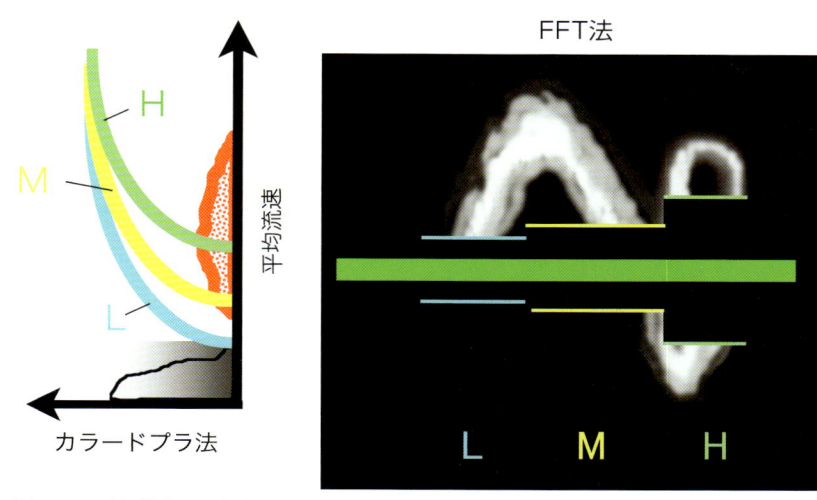

図 3-20　ドプラフィルタ
L: フィルタカット低め，M: フィルタカット中，H: フィルタカット高め．フィルタカットの加減でカラードプラ法の表示と FFT 法の表示が変化する

流が遅い臓器を評価する際にカラー流速レンジを高く設定すると，遅い血流が暗いカラー表示となり，またカラーフィルタ（後述）が自動的に高く設定されるため，遅い血流のカラーシグナルが除去され記録できない．逆に，血流が速い臓器の際にカラー流速レンジを低く設定すると，赤色と青色の血流表示が反転し（折り返し現象），血流方向の判断が困難となる．

血流がスペクトラム表示されるパルスドプラ法や連続波ドプラ法においても，設定流速レンジを超える血流速では波形が折り返して血流の方向が逆転してしまう（aliasing）．折り返し現象を防ぐには，血流速度より大きな流速レンジに設定したり，基線の設定を変える必要がある．カラードプラ法では表示できない低流速血流を，高精度なパルスドプラ法を用いることで検出できる場合がある．上記のようにパルスドプラ法の設定を調整しても血流が検出できない場合に"血の流れがない"と判定する．

ONE POINT ADVICE

各領域のドプラ流速レンジ：
血流観察時のドプラ流速レンジは，心臓領域では 50〜80cm/s と高めに設定する．大血管領域では 40〜60cm/s，末梢動脈や腎動脈（起始部）の評価は 20〜50cm/s のドプラ流速レンジとするが，腎実質や末梢静脈の血流観察では，ドプラレンジをさらに低く 10〜20cm/s に設定する．

③ドプラフィルタ（filter, wall motion reduction など）（図 3-20）

カラードプラ法における発色は，それぞれのサンプルボリュームにおける平均流速を表示し，カラーフィルタ設定が不適切だと正確なカラー血流表示ができない．最近の超音波装置では，受信周波数とカラー流速レンジが決まるとカラーフィルタが自動的に設定される．末梢静脈のような遅い血流速度を表示するにはカラーフィルタ値を低く設定する．その際，組織の動き（モーションアーチファクト）などの低周波成分も自動フィルタ設定の演算に含まれることがある．そのためカラーシグナル全体の平均値が下がり，表示されるべき遅い血流が暗いカラーシグナルとなったりカットされたりするので，適正に調整する必要がある．

周波数の異なるプローブを使用する際は，それぞれのプローブで受信周波数が異なるため，カラードプラ感度やカラーフィルタ値などのカラードプラ設定が変化してしまう．したがって，プローブを変更したら，そのつど超音波装置のカラードプラ設定を調節する．

パルスドプラ法や連続波ドプラ法の血流観察でのドプラフィルタ使用の目的は，血流信号以外の速度の遅い（周波数の低い），信号強度が大きいモーションアーチファクトを除去することである．血流を時間軸上にスペクトラム表示するため，過度なフィルタ設定では，評価したい低流速成分が除去されてしまう．ドプラフィルタでノイズを除去し，ベースライン近くに表示される低速の血流波形が描出されるように調整する（**図**

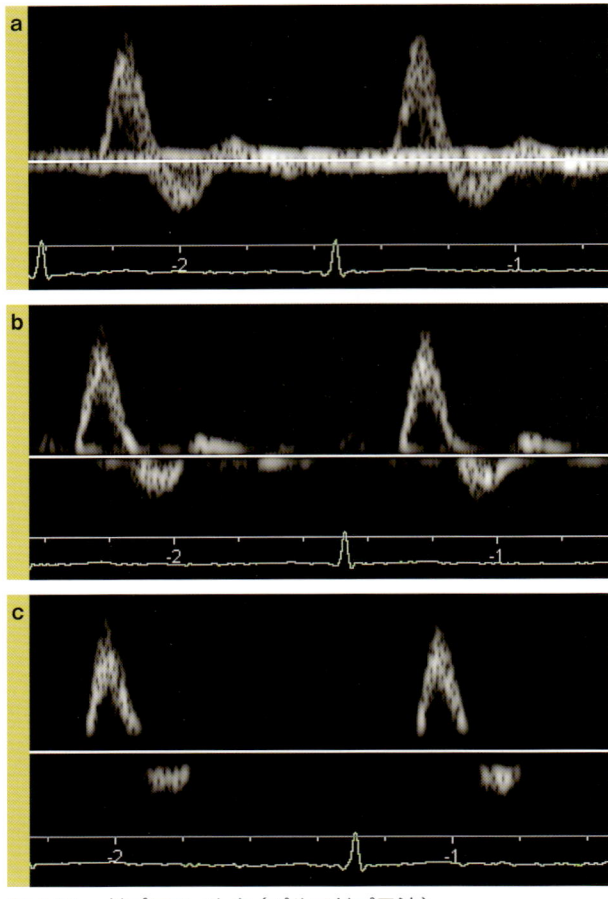

図 3-21　ドプラフィルタ（パルスドプラ法）
a：低い．周波数の低いノイズがベースライン付近に表示され，実際の低流速成分が識別できない　b：適正　c：高い．実際の低流速成分が表示されておらず適切でない

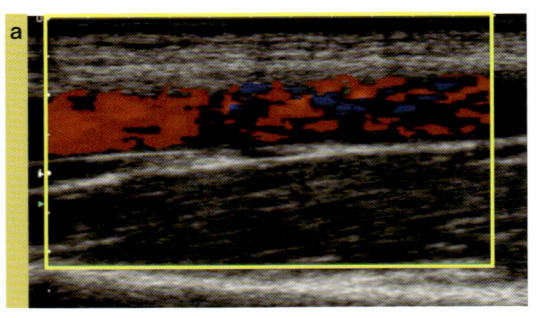

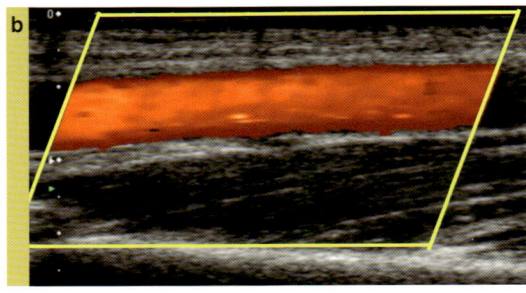

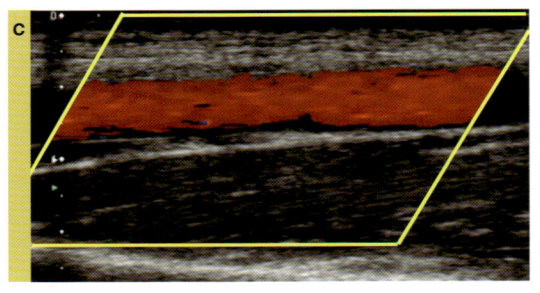

図 3-22　カラードプラ斜め走査（ビームステアリング機能）：上腕動脈例・縦断面（長軸像）
a：ステアリングなし——不適．血流方向と超音波ビームが直角（90°）に近く，十分な血流信号が表示されていない．b：ステアリング適正．血流方向に対する超音波ビーム入射角度が小さく，十分な血流信号が表示されている．c：ステアリング強——不適．血流方向に対する超音波ビーム入射角度は小さいが，ドプラ信号の送受信面積が狭くなり十分な血流信号が表示されていない

3-21）．

④カラーフレーム相関（CDI-time smooth, persistance, fame corre (flow) など）

カラードプラ表示に用いるカラーフレーム相関とは，断層画像表示の際のフレーム相関と同様に，現在の画像に連続するいくつかの過去の画像を補間加算して断層像を構築する機能である．過去画像を補間することでカラー画像の残像感が増し，血流表示のつながりが向上する．心臓領域での弁逆流や短路などの速い血流の評価では，補間が強いと時間分解能が低下し，残像感の強い見にくい画像となる．一方，末梢静脈のような遅い血流の評価では，時間分解能が低下しても，補間を増強して残像感を増せば，カラードプラ表示が明瞭となるため血流を評価しやすい．

⑤カラースムージング（spatial smooth, smoothing, flow edge, color line correlation など）

カラードプラ表示におけるカラースムージング機能は，カラー表示の辺縁やピクセル間のつながりをよくし血流情報の視認性を向上させる．しかし，過度にカラースムージングをかけると空間分解能が低下してしまう．

⑥ドプラ入射角度（beam steer (D), CDI STR, PW STR, Doppler angle, angle correct など）（図 3-22）

beam steer, CDI STR はカラードプラ斜め走査（ビームステアリング機能）といわれ，カラードプラ法施行

ONE POINT ADVICE

血管走行と超音波ビーム入射角度（図3-23）：

末梢血管はプローブの超音波ビームに対しほぼ直角に走行する場合が多い．このことは断層法を用いた超音波診断に好都合で，血管壁からの超音波の反射が強く，そのため分解能のよい画像が得られる．しかし，ドプラ法での血流評価に際してはドプラ入射角度の変化に従い，ドプラ偏位周波数も変化するため計測値の誤差を考慮する必要がある．超音波ビームと血流のなす角度が直交（ドプラ入射角度が90°）の場合，ドプラ法の原理上，血流が表示されない．超音波ビームと血流が平行（ドプラ入射角度が0°）になるに従いドプラ血流信号の正確な表示が可能となる．

通常，生体内では超音波ビームと血流のなす角度が直角（ドプラ入射角度が90°）となる場合がほとんどであるが，わずかでもドプラ入射角度を小さくすることでドプラ感度は向上する．

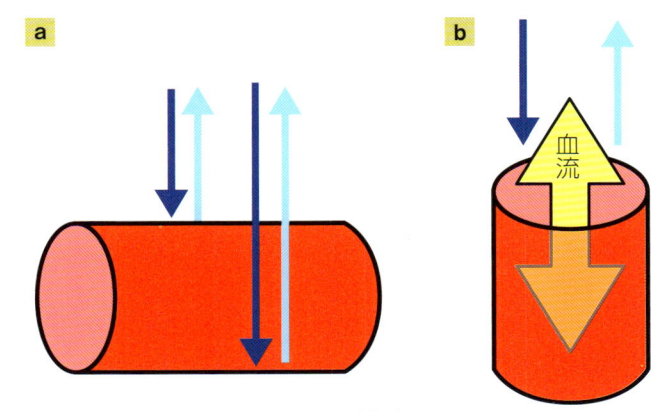

図3-23 血管走行と超音波ビーム入射角度

a：血管走行と超音波ビーム入射角度が直交（90°）する場合，断層像では最も血管壁の反射が強くなり感度が高い画像が得られるが，ドプラ法では理論上血流は検出されない．カラー表示においても血流は表示されにくい
b：血管走行と超音波ビーム入射角度が平行（0°）になる場合，ドプラ法では最も血流信号が強くなる．しかし，断層像では屈折により反射感度は低下するため画像感度が低下する
矢印（↓↑）：送受信ビーム方向

ONE POINT ADVICE

ドプラ入射角度を小さくする手技（図3-24）：

超音波ビームと血流のなす角度が直角（ドプラ入射角度が90°）である場合，プローブ自体を傾け，目的の血管に対しドプラ入射角度を小さくする方法は日常よく行われる．すなわち，血管を圧迫しない程度にプローブを傾けて，超音波ビームを血流の方向に対してなるべく平行になるよう工夫すればドプラ感度は向上する．

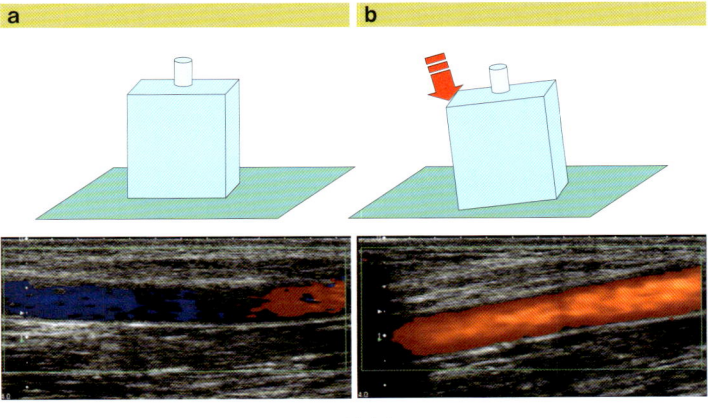

図3-24 上腕動脈例・縦断面（長軸像）

a：血管走行と超音波ビーム入射角度が直交（90°）する場合，カラー表示においても血流は表示されにくい
b：プローブを傾けることで，血管走行と超音波ビーム入射角度が小さくなりドプラ感度は向上し血流信号も強くなる

の際に，血流の方向に対してドプラビームの入射角度を小さくする機能である．ビームステアリング機能に強く依存すると目的部位の深度が増し，ドプラ信号の送受信面積が狭くなり，また振動子の指向性にも影響するためドプラ感度が低下する．血管の走行に応じて最も有効な角度に，そのつど設定することが必要となる（ワンポイントアドバイス「血管走行と超音波ビーム入射角度」参照）．

PW STR，Doppler angle，angle correctとは，パルスドプラ法や連続波ドプラ法で計測の際に用いられ，ドプラ入射角度に対応して流速値を補正して正確な流速を計算する．血流に対してドプラ入射角度が大きいと誤差が大きくなり，特にドプラ入射角度が60°超では急速に誤差が大きくなる．beam steer，CDI STRの機能を用いてドプラ入射角度を小さくすることができる（p.14のワンポイントアドバイス「ドプラ法の角度依存性」の項参照）．

これらのドプラ入射角度を補正する機能を用いる場合も，まず検者がプローブを傾けドプラ入射角度を小さくする操作を優先し，その後にここに述べたビーム

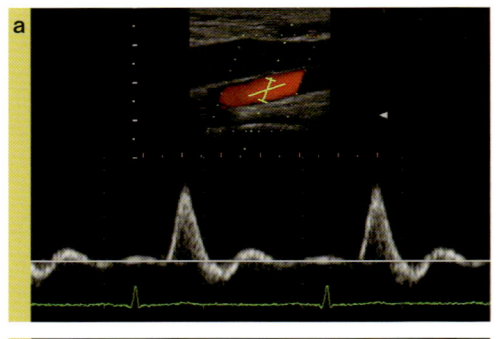

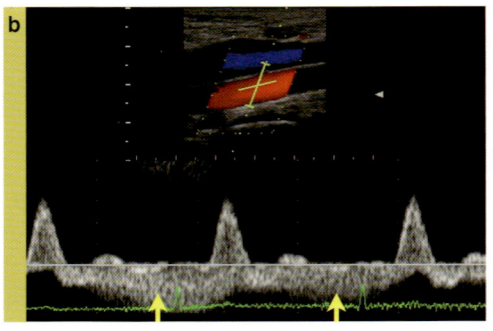

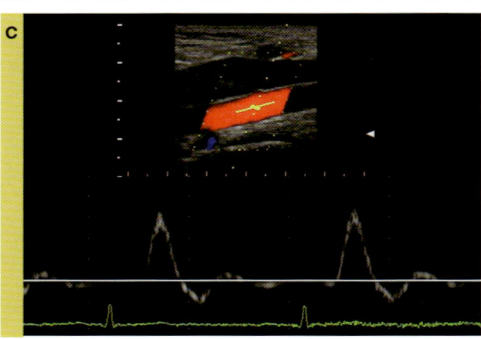

図 3-25 ドプラサンプルボリュームとスペクトラム表示：膝窩動脈例・縦断面（長軸像）

a：サンプルサイズを血管内径からはみ出ないように設定．サンプルサイズ内の血流分布を知ることができる．**b**：サンプルサイズを管腔より大きく設定．管壁の低周波成分であるクラタノイズや，伴走する静脈血がサンプリングされることがあり適正ではない（↑）．**c**：サンプルサイズを小さくした場合．限局した血流分布のみの波形となる．（本例のように，層流波形の中心に置いた場合は速い血流の分布のみの表示となる）

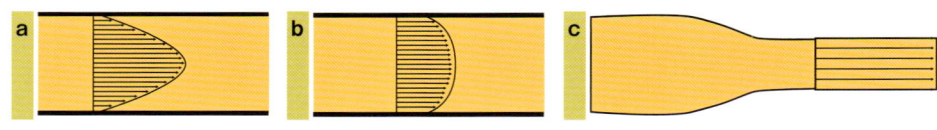

図 3-26 管腔内の血流プロファイル
a：放物波：比較的まっすぐな円管内の層流
b：平坦波：比較的まっすぐな円管内の乱流
c：平坦波：断面変化のゆるやかな狭窄により加速された場合

ステアリング機能を併用する（ワンポイントアドバイス「ドプラ入射角度を小さくする手技」参照）．

⑦ドプラサンプルボリューム（sample volume, gate size）（図 3-25）

（p.15 のワンポイントアドバイス「スペクトラム表示の意味」も参照）

ドプラサンプルボリュームとは，パルスドプラ法において，ドプラ信号を測定するための任意の領域の大きさ（幅）である．末梢血管の血流情報をパルスドプラ法で計測する場合，ドプラサンプルボリュームの位置（サンプルポイント）とその大きさ（サンプルサイズ）の設定が重要である．

サンプルポイントの大きさは血管径より小さく設定し，血管内径を超えないように設定すると，血流分布

ONE POINT ADVICE

血管腔内の血流プロファイル（図3-26）：
　血流が比較的太くまっすぐな管腔の血流速度分布では層流（放物波）を呈する．一方，血管内狭窄のため乱流となれば平坦な血流速度分布（平坦波）となる．また，血管内径が徐々に減少し血流速度が増大した場合でも平坦波となる．一般に，大血管の血流速度分布は層流（放物波）を呈し，末梢血管などの筋性血管では平坦波となることが知られている．

パルスドプラ法の平均流速：
　パルスドプラ法での平均流速は，ある時間（通常は1心拍）のトレース血流波形の積分値を時間で除した時間平均値と，スペクトラムの各時点における瞬時流速の二通りで評価できる．前者はスペクトラムのピークの平均であり従来から用いられている方法である．血流速度の時間平均値を求める場合，サンプルサイズを小さめにして血管中央においても問題ない．瞬時平均流速を求める場合，サンプルサイズを血管内径に近く大きめに設定することで，血管内腔全体の平均流速を求めることができる．特に，血流量を求める際には注意する必要がある．最近の超音波装置では時間平均流速と瞬時平均流速の両方を表示している場合が多い．
　血管領域で多く計測されるpulsatile index（PI）値には平均流速を用いて計算される．この場合，先述のどちらの平均流速を使用するかは装置内で設定できるが，装置の初期設定は従来からの方法である時間平均値を用いる場合が多い．

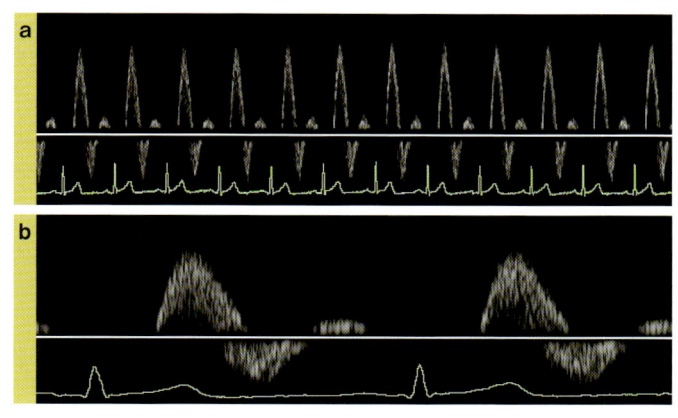

図 3-27　ドプラ掃引速度
a：遅い．個々の波形が分離しにくく，時間計測には向かないが，1画面で多くの波形を表示することが可能で，血流速度の変化を見る場合に都合がよい．**b**：速い．詳細な時間計測が可能

を正確に評価することができる．サンプルポイントの大きさが小さすぎると，幅の狭い偏った血流情報しか記録できず正確に評価できない．サンプルサイズが血管内腔より大きいと，血管壁運動の低周波成分であるモーションアーチファクトや，伴走する静脈血流を一緒に計測してしまうことがある．血管内腔の中央だけの狭い幅の血流速度や血流波形を観察するのであれば，サンプルサイズを血管径の半分程度にして血管の中央に置いても問題ない．しかし，血管内腔全体の血流分布を見たい場合や，さらに流速の時間積分値と血管径の積である血流量を評価する場合には，血管内径を超えない大きめのサンプルサイズに設定する必要がある．

⑧ドプラ掃引速度（sweep speed）（図 3-27）

ドプラ掃引速度とは，パルスドプラ法や連続波ドプラ法で血流速度を計測する際のスペクトラム波形の掃引速度のことである．横軸を時間とするスペクトラム表示は時間分解能に優れ，ドプラ掃引速度を速くすれば収縮期から拡張期にいたる詳細な流速の解析が可能となる．ドプラ掃引速度を遅くすれば個々の波形の分離が困難となり正確な解析には向かない．一方で掃引速度を遅くすれば，モニター画面上に連続して長い間隔の波形を表示できるので，血流速度の変化を観察するのに有利である．

● 文献
1) 小谷敦志：超音波装置のセットアップ．月刊 Medical Technology 別冊／超音波エキスパート6，57〜64，2006．
2) 小谷敦志：下肢静脈エコー．重松宏，松尾汎編：下肢動静脈エコー実戦テキスト，南江堂，131〜192，2008．
3) 小谷敦志：超音波装置のセットアップ．月刊 Medical Technology 別冊／超音波エキスパート9，53〜70，2009．
4) 菅原基晃：血流の測定．伊東紘一，平田經雄編：超音波医学TEXT　血管・血流超音波医学，医歯薬出版，33，2002．
5) 小谷敦志：血管エコー達人養成講座　第9回—検査体位をうまく利用する—．Vascular Lab，3：361〜367，2006．

〔小谷敦志〕

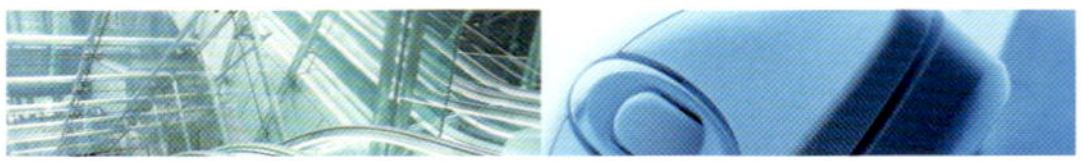

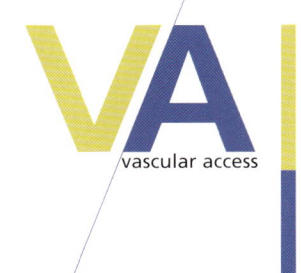

VA 3 血管超音波とバスキュラーアクセス

2 バスキュラーアクセスエコーの基礎
①バスキュラーアクセスのための装置設定

はじめに

自己血管内シャントでは、動脈と静脈との短絡により非生理的な血行動態を示し、いわゆる動脈化静脈となる。また、血管走行も多種多様であり、特有の狭窄形態も存在する。したがって、バスキュラーアクセス（VA）に対する超音波検査では、他の血管領域にはない特徴を有するため、装置設定も若干異なる。

1 プローブの選択

筆者らの施設では、プローブを機能評価用と形態評価用で使い分けている（図3-28）。

機能評価における上腕動脈の血流量（flow volume；FV）の算出では、データのばらつきを減少させるうえでも、動脈の血管径をより正確に計測することが重要である。そのため、傾斜のついた専用のウォーターカプラを装着したリニア型プローブを使用することにより、超音波パルスドプラ法における角度補正やビームの入射角度の調整が容易になる。また、断層法のスラント機能を用いて、血管壁に対して超音波ビームを垂直に入射することにより、壁が明瞭化し血管径が計測しやすくなる（図3-29）。

形態評価では、できるだけ高い周波数のプローブを使用することにより、病変の詳細な観察が可能となる（図3-30）。血管が深く描出が不明瞭な場合は、低周波のリニア型プローブに持ち替える。

2 機能評価法

1 流速レンジ

VAでは、高血流量を呈する過大シャントから機能不全を伴う血流低下症例まで、最高血流速度（V_{max}）はさまざまである。ゼロシフト機能も活用し、折り返し現象（aliasing）が起こらないよう、スペクトル全体が表示範囲に入りきる速度レンジの設定が、症例ごとに

形態評価用
中心周波数 12MHz
（14MHzで使用）

形態評価用
中心周波数 7.5MHz

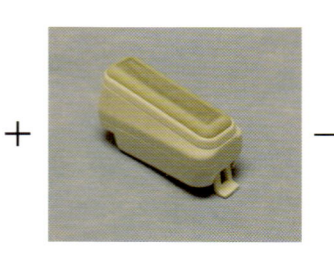

＋ ウォーターカプラ →

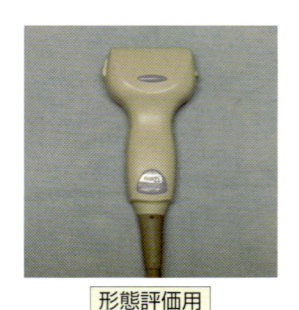

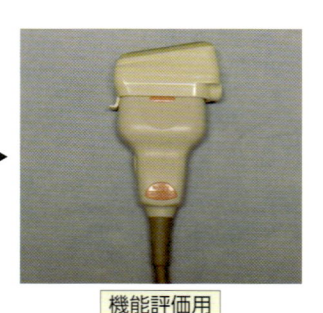

機能評価用
ウォーターカプラ装着
8.4MHzで使用

図3-28　プローブの使い分け

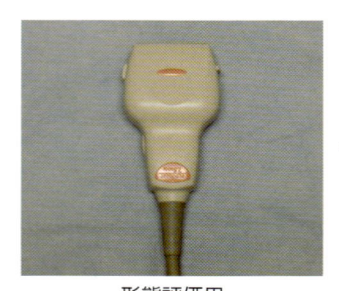

図 3-29　血管壁描出の比較

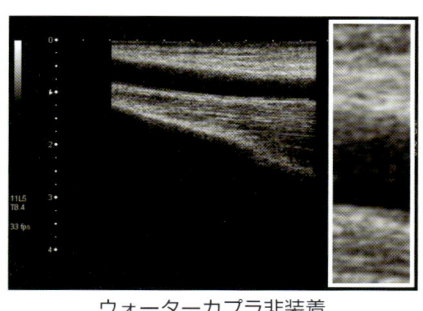

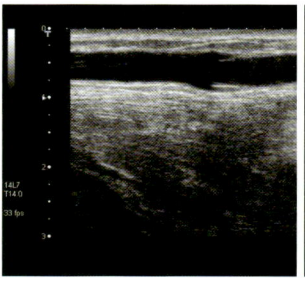

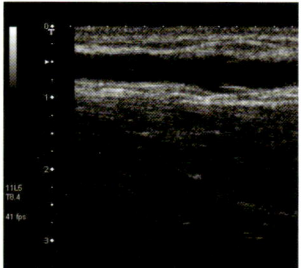

ウォーターカプラ非装着　　ウォーターカプラ装着（スラント機能なし）　　ウォーターカプラ装着（スラント機能あり）

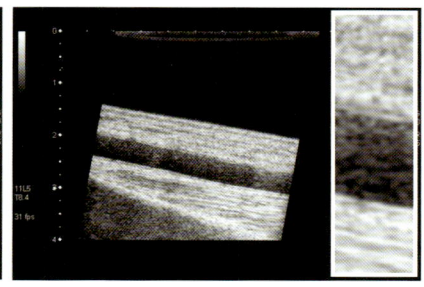

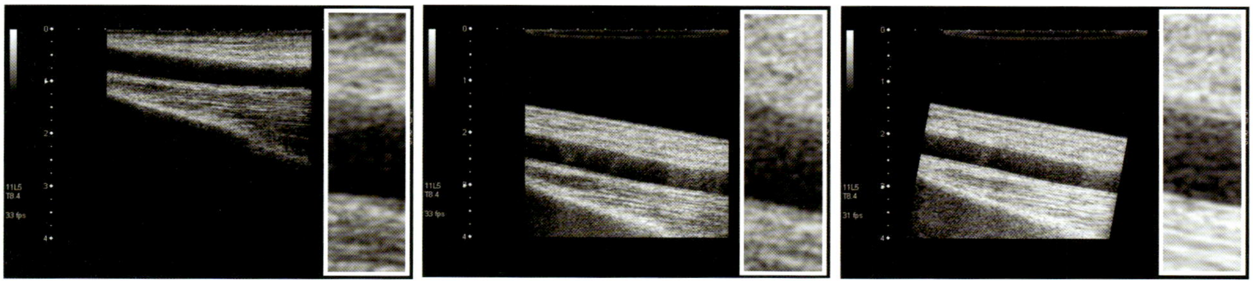

中心周波数 12MHz のプローブを 14MHz で観察した画像　　中心周波数 7.5MHz のプローブを 8.4MHz で観察した画像

図 3-30　高周波プローブ
シャント静脈は浅部を走行するため，より高周波のプローブを使用すれば，さらに鮮明な画像が得られる

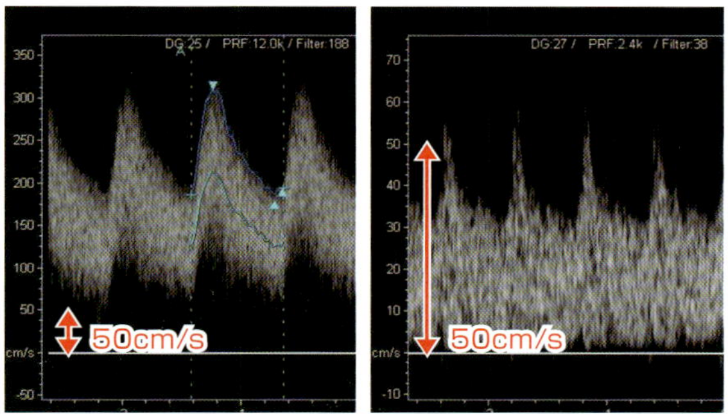

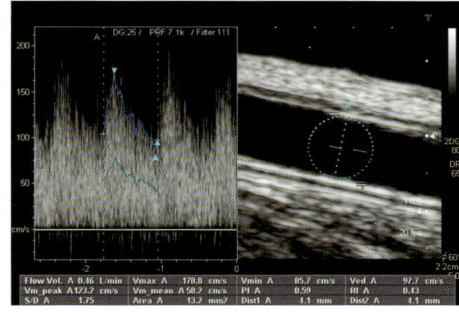

過大シャントの症例　　血流低下の症例
図 3-31　流速レンジ

血管内径からはみださない最大径に設定（$V_\text{m-mean}$：58.2cm/s）　　ゲートを狭くして血管中心部に設定（$V_\text{m-mean}$：69.5cm/s）
図 3-32　サンプルボリューム

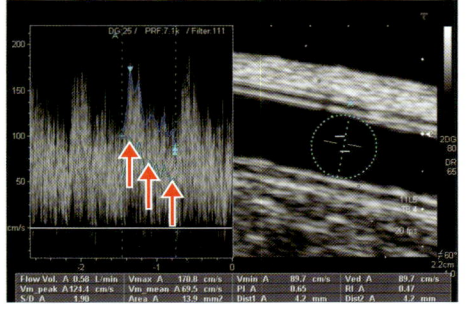

必要である（図 3-31）．また，肘部で吻合しているシャントや人工血管内シャントでは，比較的高血流の症例が多い．

2　サンプルボリューム

　FV を算出する際，平均流速の時間積分値（mean trace）を用いる．したがって，サンプルボリュームの幅は，上腕動脈（あるいは人工血管）の血管内径からはみださない最大径が適正な条件となり，症例ごとに調整が必要になる（図 3-32）．

> **ONE POINT ADVICE**
> 　平均流速には，peak trace と mean trace がある．VA における上腕動脈の血流量を算出する場合は mean trace（$V_\text{m-mean}$）を採用し，装置内で計算式の設定が必要となる．peak trace を用いて算出すると，過大評価になるため注意を要する（図3-33）．

3　血流速波形のゲイン

　波形のエンベロープが低輝度から高輝度までの幅広

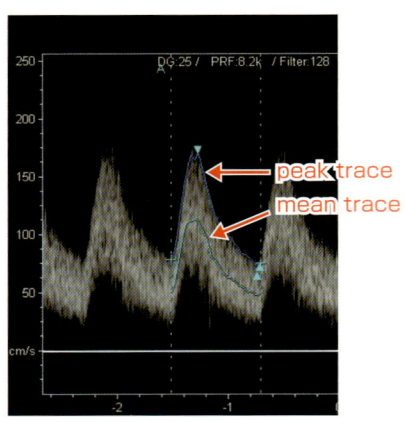

図 3-33 平均流速の時間積分値

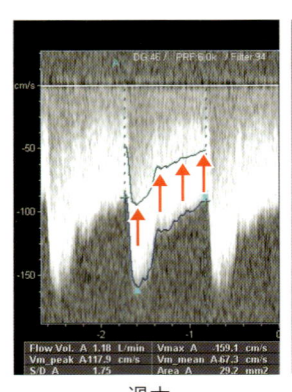

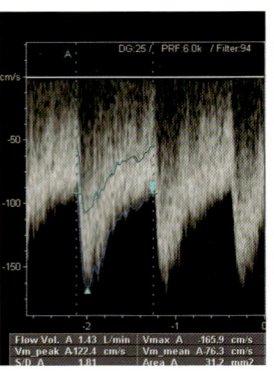

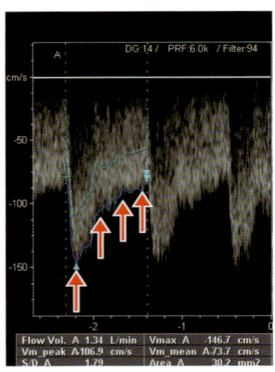

過大
V_{m-mean} → 低値
V_{max} → ほぼ変化なし

適正

不足
V_{m-mean} → ほぼ変化なし
V_{max} → 低値

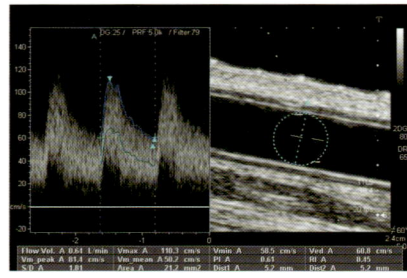

図 3-34 血流速波形のゲイン

低流速成分をカットしない場合
(V_{m-mean}：50.2cm/s)

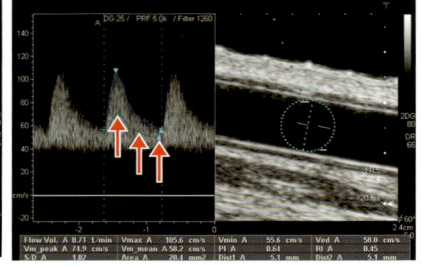

低流速成分をカットした場合
(V_{m-mean}：58.2cm/s)

図 3-35 ドプラフィルタ

い流速成分になるように設定する．ゲインを上げすぎると低流速成分のドプラ信号が出現し，V_{m-mean} が過小評価となる．一方，ゲインを下げすぎると低流速成分がカットされ，V_{max} が低値を示す（**図 3-34**）．

4 ドプラフィルタ

血流速波形の低流速成分がカットされないように調整する．血流速波形のゲインと同様に FV 値に影響を与え，計測誤差の要因となる（**図 3-35**）．

3 形態評価法

1 カラードプラ法

速度表示やパワー表示のドプラでは，ブルーミングが発生する．これを改善するために，低ブルーミングでありながら，高分解能・高フレームレートを可能にした手法もある．しかしながら，若干のブルーミングは発生するため，血管径の計測は可能なかぎり断層像で行うことが望ましい（**図 3-36**）．

> **MEMO**
> 近年，速度表示とパワー表示の性格を併せもった低ブルーミングの手法として，Advanced Dynamic Flow（東芝メディカルシステムズ社）や Directional-eFlow（アロカ社），B-flow color（GEヘルスケア・ジャパン社）などがあり，VAの評価のみならず，血管超音波全般で有用な手法である．

2 弁膜様狭窄

静脈弁の硬化による VA 特有の狭窄病変と考えられる．弁膜が厚い場合は容易に断層像で検出されるが，弁膜が薄い場合はエコー上も輝度が低く見逃しやすい．（**図 3-37**）そこで，ドプラを併用すると検出しやすくなる．形態を明瞭に描出するためには，まずドプラを解除し断層像で観察する．次に，多段フォーカスに設定し，

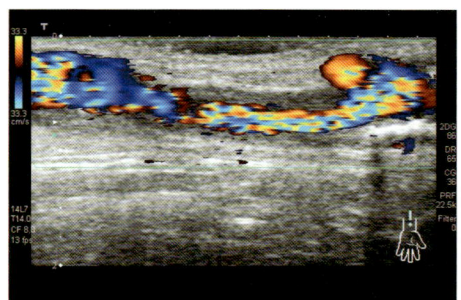

カラードプラ（速度表示）　　　　　　ADF　　　　　断層像

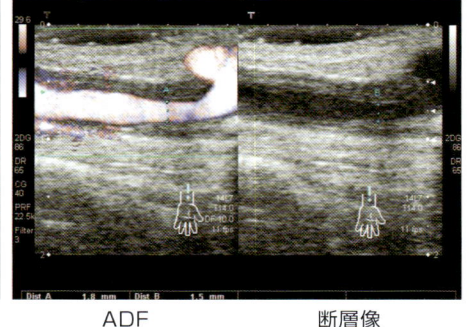

ADF（Advanced Dynamic Flow）を併用して計測した場合は1.8mm（左），断層像のみで計測した場合は1.5mm（右）であり，若干の計測誤差を認める

図3-36　カラードプラのブルーミング

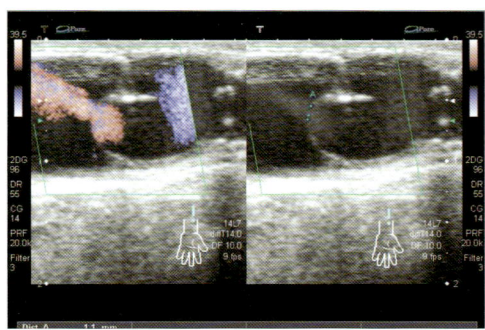

エコー輝度が高い弁膜様狭窄　　　　　エコー輝度が低い弁膜様狭窄

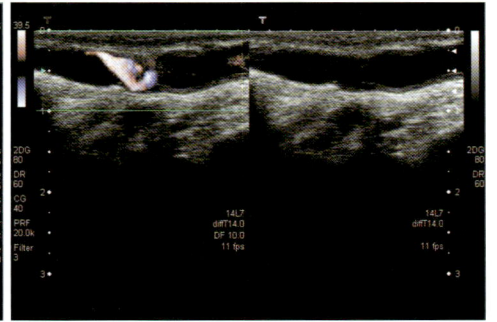

図3-37　弁膜様狭窄

ダイナミックレンジを下げ，血管内腔と弁膜のコントラストをつける．ゲインを少し上げ，不明瞭な弁膜に対して，なるべく垂直に超音波ビームを入射させる（スラント機能）ことによって，その形態が明瞭化する（**図3-38**）．

> **ONE POINT ADVICE**
>
> VAは動静脈を吻合しているため，動脈の拍動波と静脈の定常波が混合した特有の血流速波形を呈する．動静脈の短絡がない健常者の上腕動脈では，1心拍中にカラードプラの色が変化するが（図3-39），血流が良好であるVAを有する上腕動脈では，同色となり常にドプラが表示されている状態になる（図3-40）．

3　3D表示

近年，超音波診断装置の進歩により，3D表示を搭載した機器も発売されている．VAにおいても，全体像の把握が容易で，構築した画像を回転させることにより，さまざまな角度から観察できるというメリットがあ

る（**図3-41**）．一方で，高度の狭窄病変が存在する場合，狭窄部位より末梢側のカラー表示は可能であるが，それより中枢側では低流速のためカラー表示されず，一定の流速設定では正しく描出できない場合もある．実際は，検者が全体像を頭の中で立体的に構築しながら検査を行っているため，ほとんどの症例は2Dで対応できるものと考えている．

4　VA超音波検査で見られる像

1　perivascular artifact

ドプラ法で狭窄部位の近傍に検出されるノイズをいう（**図3-42**）．すなわち，このノイズを認めると，近傍に狭窄病変の存在が疑われる．拍動によるノイズとの鑑別を要する．

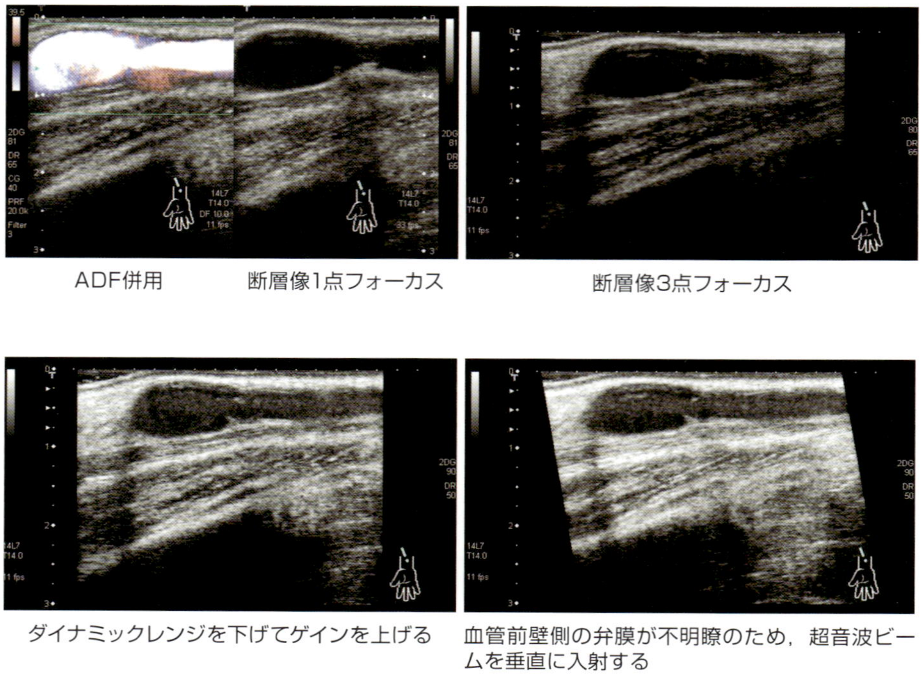

3：血管超音波とバスキュラーアクセス

ADF併用　　　断層像1点フォーカス　　　　断層像3点フォーカス

ダイナミックレンジを下げてゲインを上げる　　血管前壁側の弁膜が不明瞭のため，超音波ビームを垂直に入射する

図 3-38　弁膜様狭窄の描出法

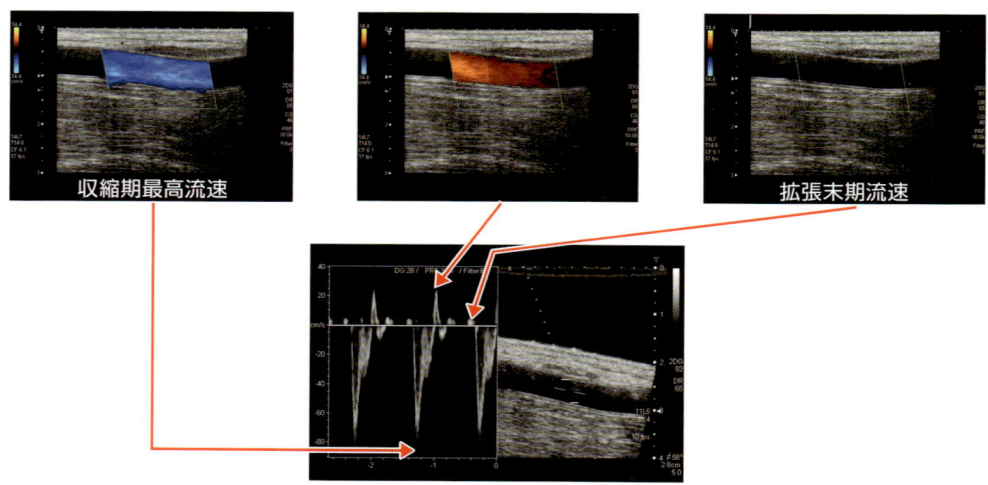

収縮期最高流速　　　　　　　　　　　　　　　拡張末期流速

図 3-39　VA を有さない上腕動脈のカラードプラ

収縮期最高流速　　　　　　　　　　　　　　　拡張末期流速

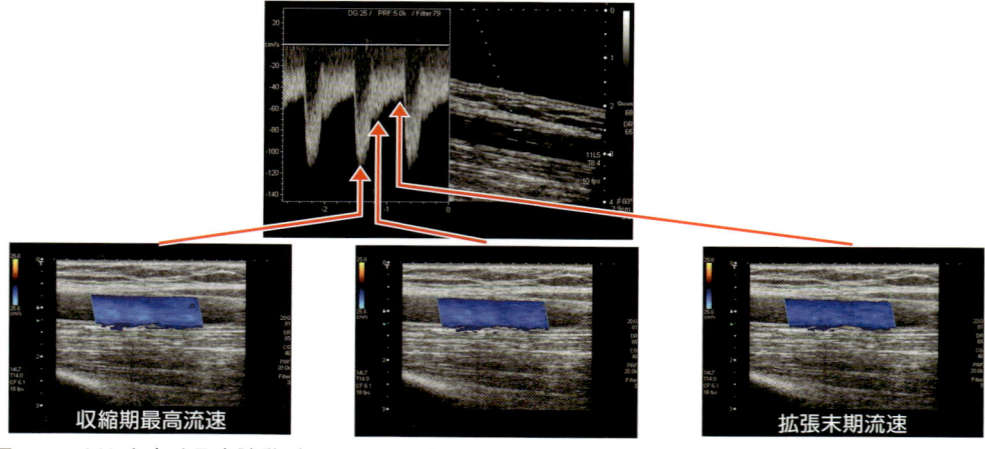

図 3-40　VA を有する上腕動脈のカラードプラ

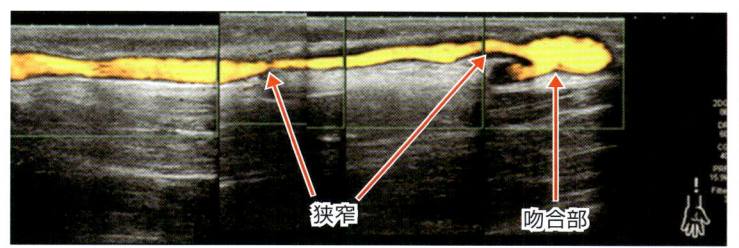

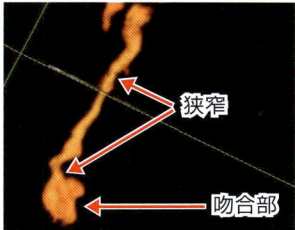

2. バスキュラーアクセスエコーの基礎

図3-41　3D表示

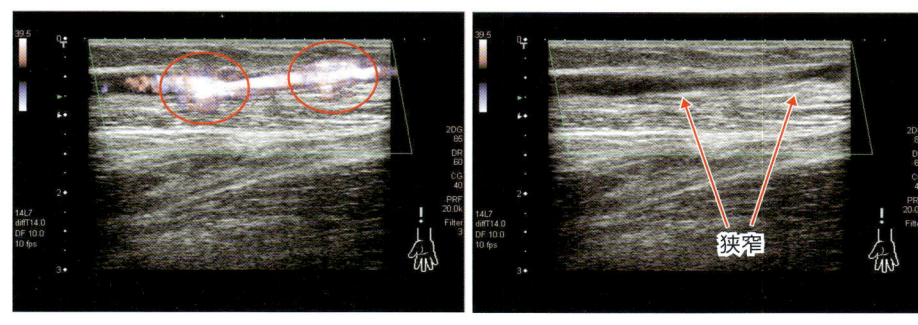

図3-42　perivascular artifact

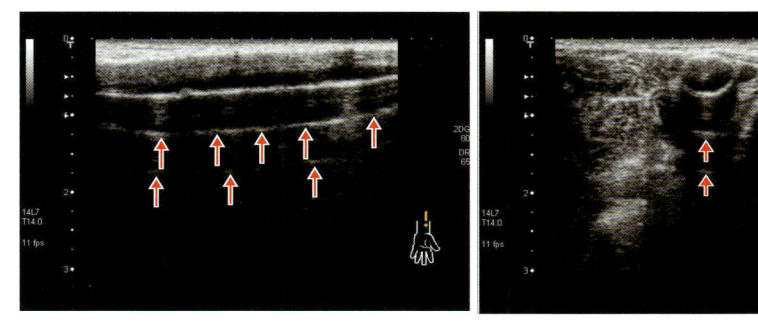

図3-43　動脈の石灰化による多重反射

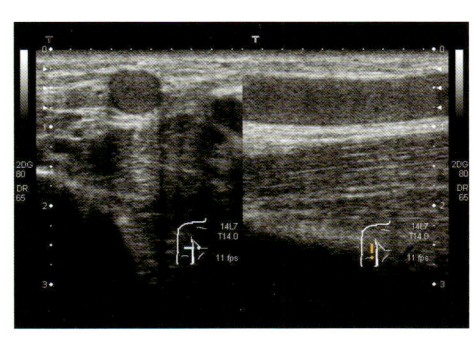

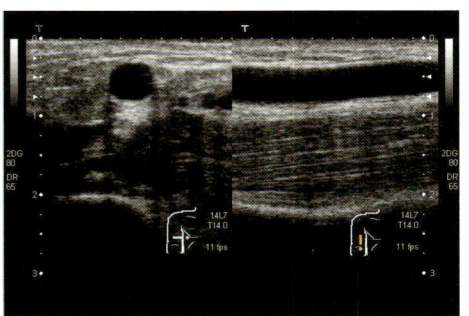

自己血管内シャント作製の術前検査において，上腕部を駆血し，静脈の伸展性を評価する際にみられる
駆血を解除すると，もやもやエコーは消失する

図3-44　静脈血のうっ滞

33

2 動脈の多重反射

超音波が平行に向かい合った反射体（高輝度の動脈壁）同士の間で何回も反射を繰り返すことによって発生するアーチファクトである．**（図 3-43）**

3 静脈血のうっ滞

観察部位より中枢側で駆血をすると，もやもやエコーがみられ，駆血を解除すると消失する．中枢側の閉塞病変の存在や着衣の締めつけが強い場合も，同様の像が得られる．血栓形成と間違えないよう注意する．**（図 3-44）**

ONE POINT ADVICE

未穿刺のポリウレタン製人工血管は，血管壁内に微少の空気層を含むため，どのような装置設定を行っても，血管内腔の観察は不可能である（図 3-45）．ただし，すでに穿刺している部位や人工血管の移植後長期に経過した症例では，内腔の観察が可能な場合もある．同様に，長期透析患者に多くみられる粗大石灰化病変を伴う部位も，音響陰影を認め，血管内腔の観察が不可能である（図 3-46）．

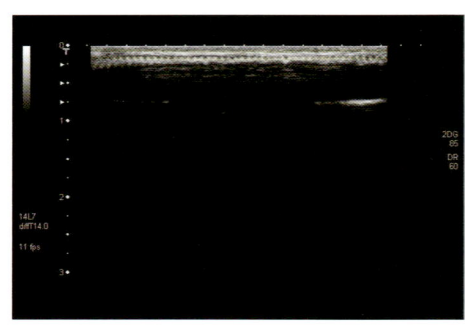

図 3-45　未穿刺のポリウレタン製人工血管

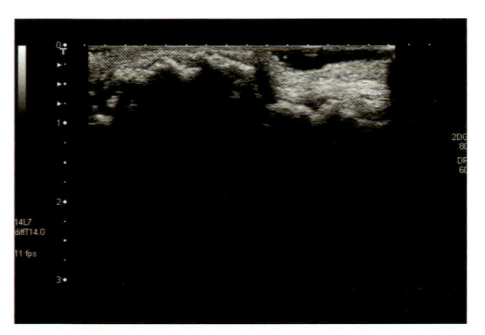

図 3-46　粗大石灰化病変

〔小林大樹〕

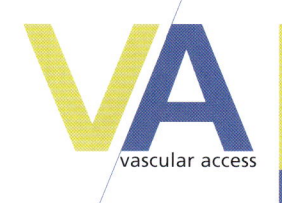

VA 3 血管超音波とバスキュラーアクセス

2 バスキュラーアクセスエコーの基礎
②バスキュラーアクセスのための基本走査法

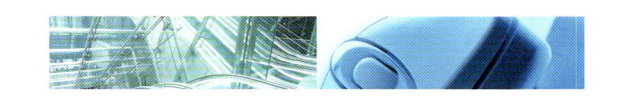

1 患者の体位

通常は仰臥位で，検者側に検査対象となる腕を位置する（図3-47）．前腕部および上腕部を露出し，脇を少し開く．走査範囲となる部位をベッドの上に乗せた状態で検査を施行すると，プローブの走査が安定する．なお，上腕部で袖口の締めつけが強い衣服では，測定値に影響を与えるため注意する．観察血管が腕の側面や背面を走行する場合は，手首を旋回させたり，肘を曲げたりして走査しやすいようにする．

静脈高血圧症などが疑われ，鎖骨下静脈や腕頭静脈などの中心静脈領域を観察する場合は，仰臥位の状態で少し顎を上げて，頸部を伸展させる．観察する血管と対側に少し頭を傾けると，走査しやすくなる．また，首が短い患者では，肩に枕を置くと観察部位が広くなる（図3-48）．

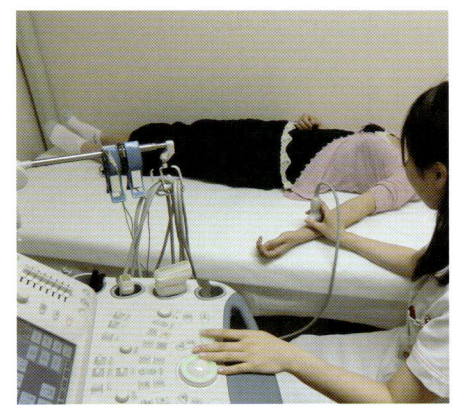

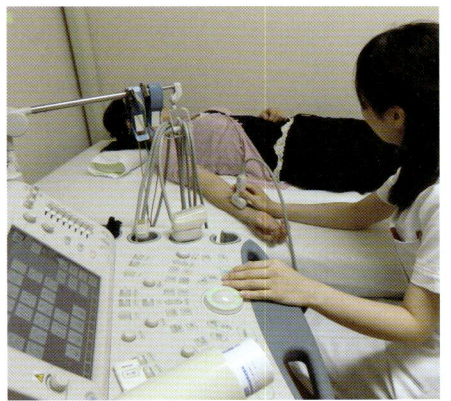

左手を検査する場合 / 右手を検査する場合
図3-47 検査体位

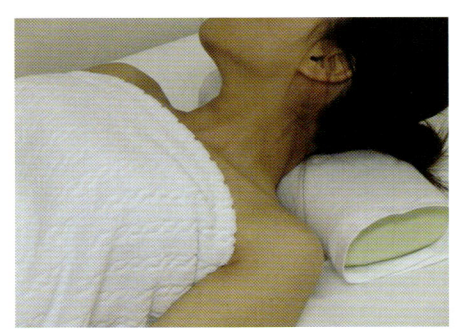

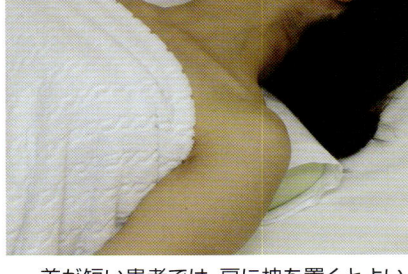

観察する血管と対側に少し頭を傾ける．枕をとると，さらに観察範囲が広くなる / 首が短い患者では，肩に枕を置くとよい
図3-48 中心静脈領域の観察

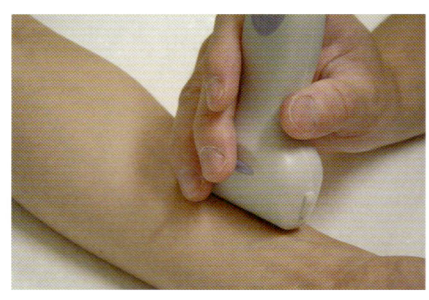

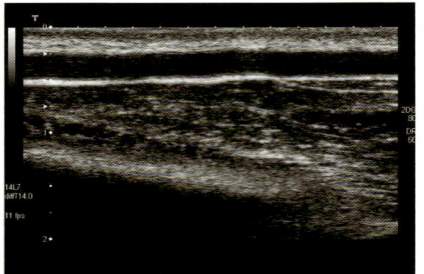

図 3-49　長軸走査

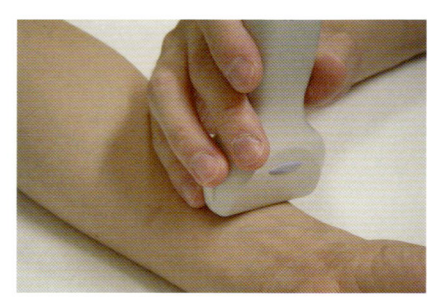

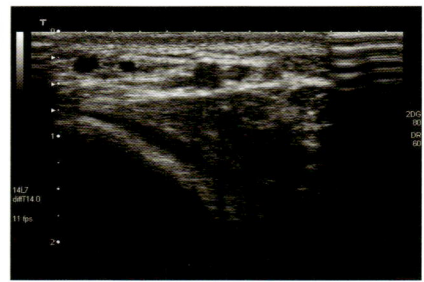

図 3-50　短軸走査

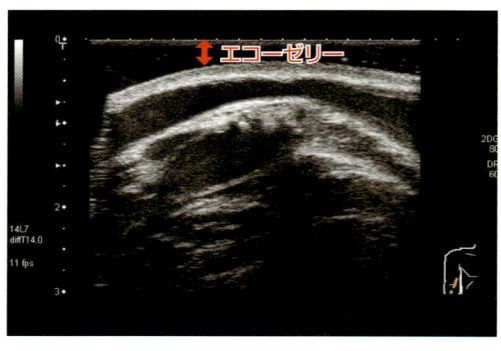

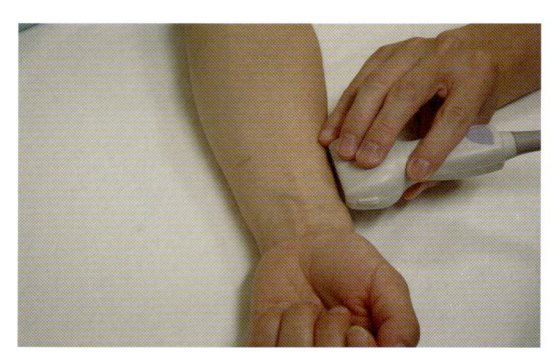

図 3-51　肘部の過伸展による静脈の扁平化
圧迫していない状態であるが，血管が楕円になることもある．必ず長軸像と短軸像で観察するよう心がける

図 3-52　側面からの走査

2　観察断面

必ず長軸像と短軸像の 2 方向で観察する（図 3-49, -50）．たとえば，肘部の過伸展により静脈が扁平化し，狭窄様に描出されることもあるため，長軸走査のみの観察では不十分である（図 3-51）．これに加えて，側面からの走査が動静脈吻合部の観察に有効である（図 3-52）．

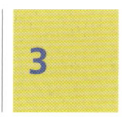

3　プローブ走査

ゼリーを多めに塗布し，検者の薬指および小指を患者の腕に接するようにしながら，ごくわずかに浮かせるような感覚で走査する（図 3-53）．動脈は静脈に比べて血管の走行が深く内圧が高いため，プローブの圧迫による影響は少ない．一方，皮静脈は浅部を走行し血管内圧も低いため，プローブによる圧迫で容易に細く描出される（図 3-54）．短軸像では，血管付近のみがプローブ面に接し，超音波画面の両端が描出されない画像になるが，その状態でプローブをしっかり固定できるよう修練が必要である．また，隆々と発達した静脈やシャント瘤では，プローブとの接面が悪くなるため，浮いた部分を多量のゼリーで充填するなどの工夫が必要となる．中心静脈領域では，真上からの走査だけでなく，プローブを横にスライドさせ傾けることで，障害となる構造物を避けて超音波ビームを入射させる

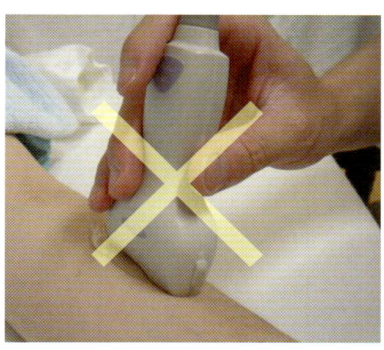

血管が圧迫される　　　　　エコーゼリーを多めに塗布し，小指と薬指を滑らせる

図 3-53　プローブ走査

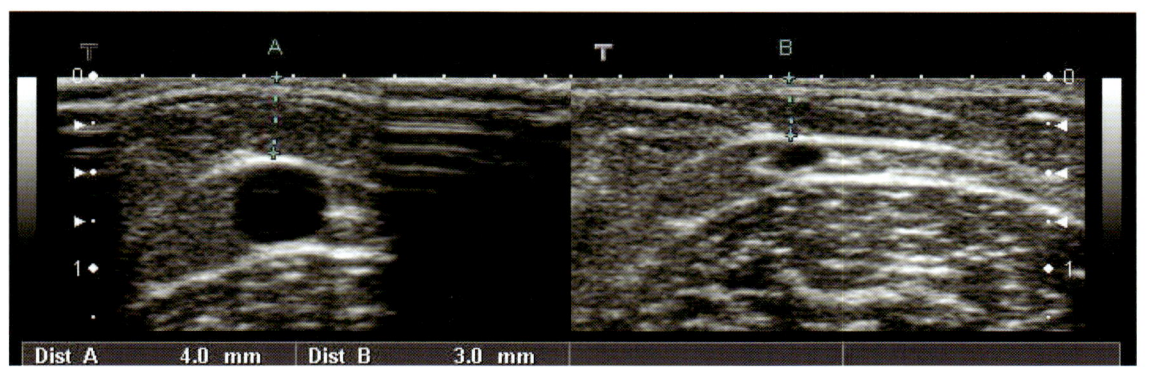

静脈を圧迫しない状態（体表面から血管まで 4mm）　　静脈を1mm圧迫した状態

図 3-54　圧迫による血管像の違い

ことができる（**図 3-55**）．何が原因で見えないかを考えながら，さまざまな角度から観察することが，明瞭な画像を得るポイントになる．

1　自己血管内シャント（AVF）

①動脈系

上腕動脈は，上腕静脈および神経と併走し，近傍には尺側皮静脈が走行する．腋窩から上腕部内側を肘窩に向かって走査するが，上腕の太さによって血管の深さはさまざまであるため，視野深度を調整しながら観察する（**図 3-56**）．

肘窩部では橈骨動脈と尺骨動脈に分岐し，条件が整えば肘窩部長軸像で上腕動脈と橈骨・尺骨動脈の分岐が描出できる（**図 3-57**）．分岐直後の橈骨動脈は，やや走行が深く末梢に向かうにつれて浅く描出される（**図 3-58，-59**）．

分岐直後の尺骨動脈は，深部を走行し末梢に向かうにつれて徐々に浅く描出される（**図 3-60 〜 -62**）．したがって，部位によって筋肉との位置関係が変わる．肘

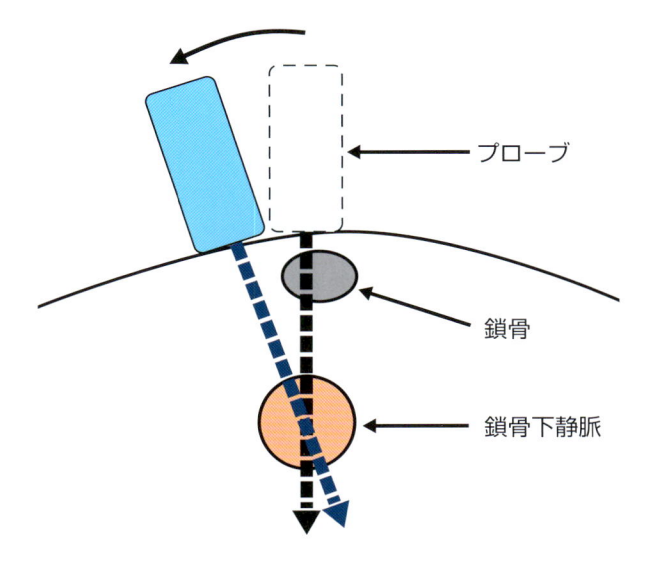

図 3-55　斜めからの走査

プローブ
鎖骨
鎖骨下静脈

部の上腕動脈や手首付近の橈骨動脈・尺骨動脈は拍動も触れやすいので，その部位にプローブを当てると描出される．

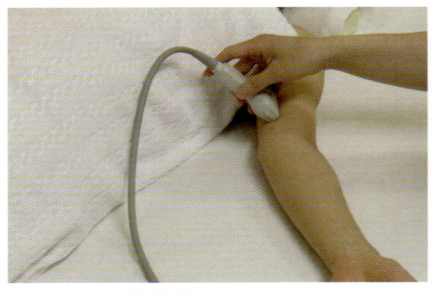

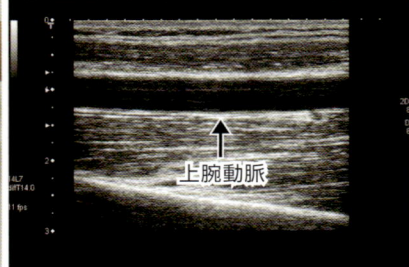

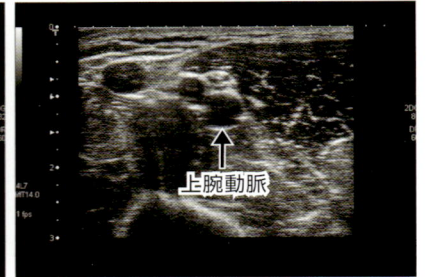

3：血管超音波とバスキュラーアクセス

図 3-56　上腕動脈

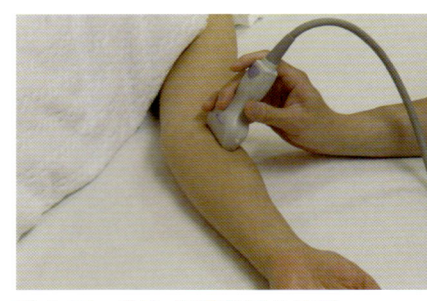

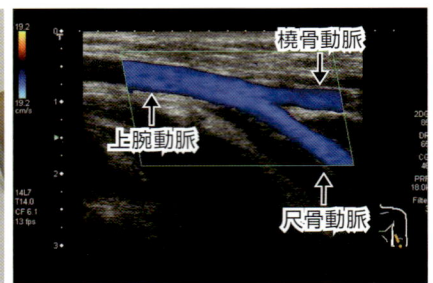

図 3-57　橈骨・尺骨動脈分岐部

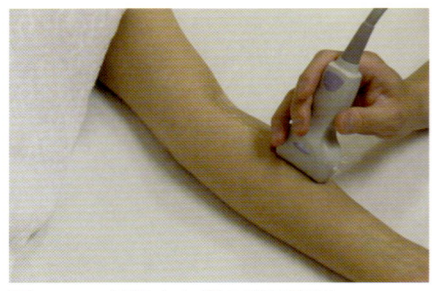

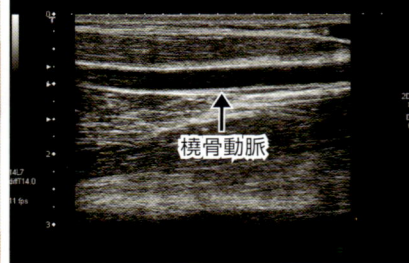

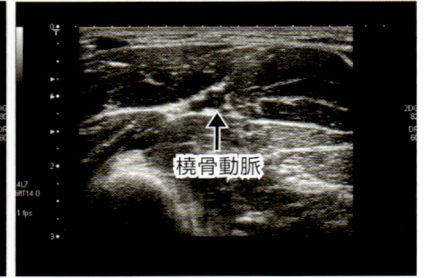

図 3-58　前腕中央部の橈骨動脈

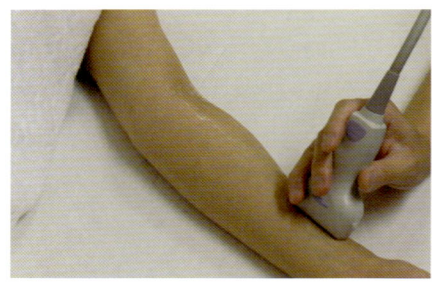

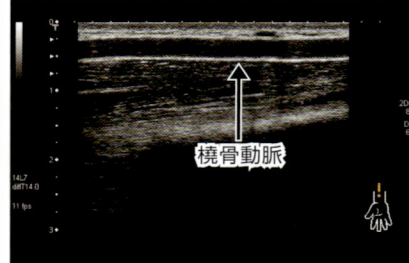

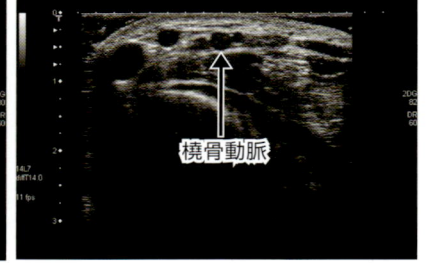

図 3-59　手関節部の橈骨動脈

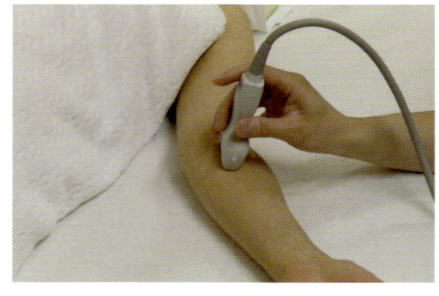

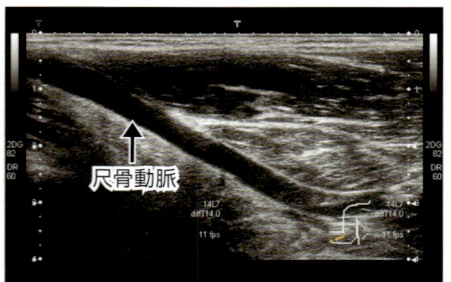

図 3-60　尺骨動脈起始部

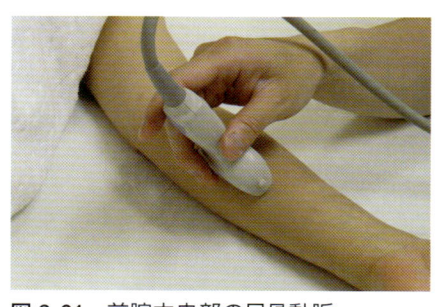

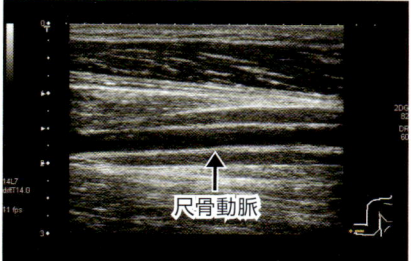

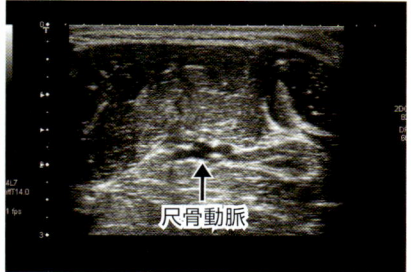

図 3-61　前腕中央部の尺骨動脈

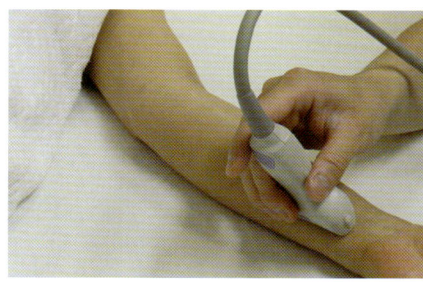

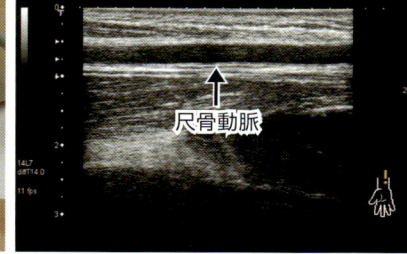

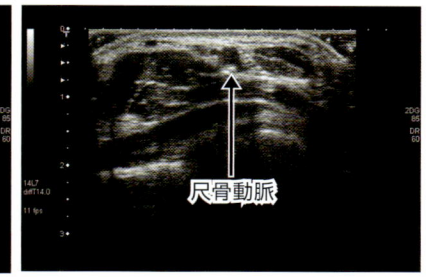

図 3-62　手関節部の尺骨動脈

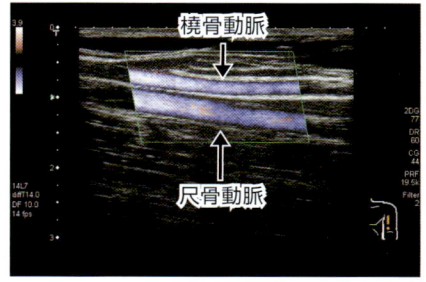

上腕中央部の長軸像　　　　上腕中央部の短軸像　　　　腋窩付近での分岐

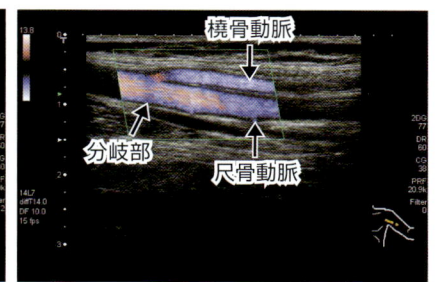

図 3-63　上腕動脈の高位分岐例

ONE POINT ADVICE

上腕動脈の高位分岐例では，腋窩付近で橈骨動脈と尺骨動脈に分岐していることが多く，上腕中央部で2本の動脈が走行している（図 3-63）．また，ごくまれではあるが，肘上部や上腕中央部付近で分岐する症例もある．

②静脈系

皮静脈は皮下組織内を走行し，前腕の親指側を走行する橈側皮静脈（図 3-64）が肘窩部まで連続し，上腕部の橈側皮静脈および肘正中皮静脈・深部静脈交通枝に分岐する．比較的浅く走行する上腕部の橈側皮静脈（図 3-65）は，鎖骨付近で弯曲し腋窩静脈に合流する．この部位を cephalic arch といい，プローブを鎖骨側に倒すと両者の関係が把握しやすくなる（図 3-66）．この部位の血管走行は比較的深いが，圧迫による影響を受けやすいため，走査に注意する．一方，前腕部の小指側を走行する尺側皮静脈（図 3-67）は，肘正中皮静脈（図 3-68）と上腕部で合流し，腋窩付近で上腕静脈に合流する．深部静脈交通枝（図 3-69）は上腕静脈（図 3-70）と連絡する．腋窩静脈は大胸筋直上で鎖骨と平行か斜め下に走査する（図 3-71）．鎖骨下静脈では，セクタ型プローブに持ち替えて，胸鎖関節直上で鎖骨と平行にプローブを置き，やや傾けると縦断像が描出される（図 3-72）．腕頭静脈は，鎖骨下静脈から中枢側に走査し，わずかに回転させると描出できる（図 3-73）．また，鎖骨下静脈や腕頭静脈の描出には，内頸静脈からのアプローチも有効である（図 3-74）．

静脈の血管走行におけるバリエーションは豊富であり，患者個々によって若干異なる．まずは基本的な解剖学的走行を熟知することが重要であり，さまざまな

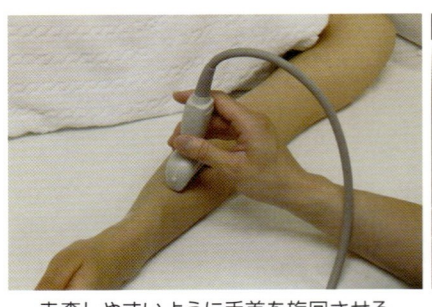

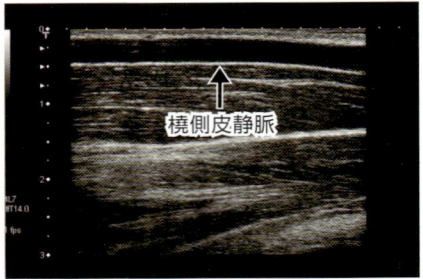

3：血管超音波とバスキュラーアクセス

走査しやすいように手首を旋回させる
図 3-64　前腕部の橈側皮静脈

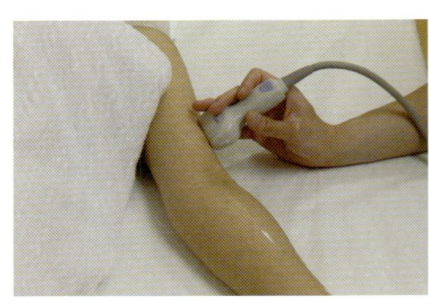

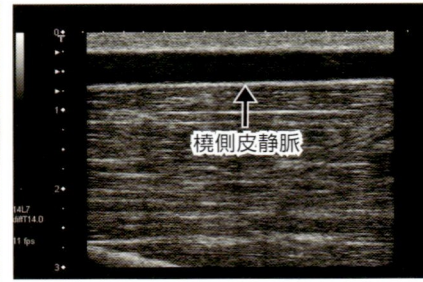

図 3-65　上腕部の橈側皮静脈

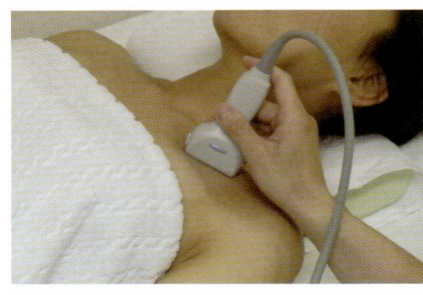

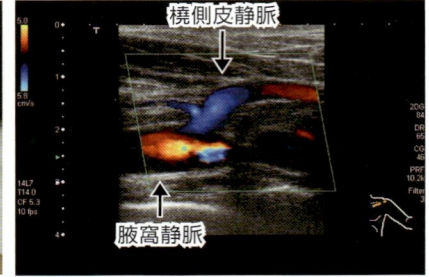

図 3-66　cephalic arch

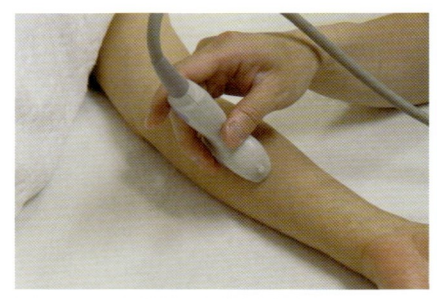

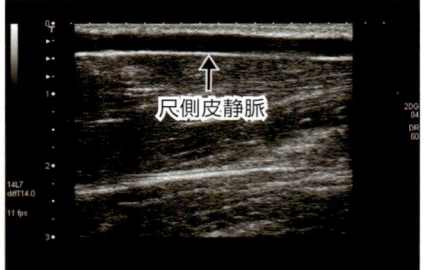

図 3-67　前腕部の尺側皮静脈

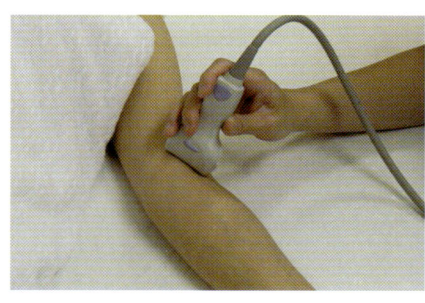

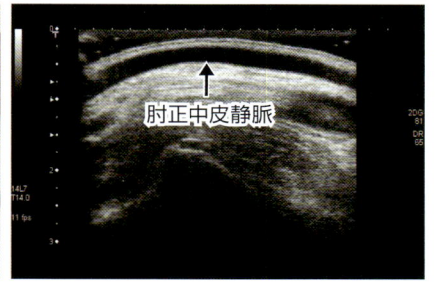

2. バスキュラーアクセスエコーの基礎

図 3-68　肘正中皮静脈

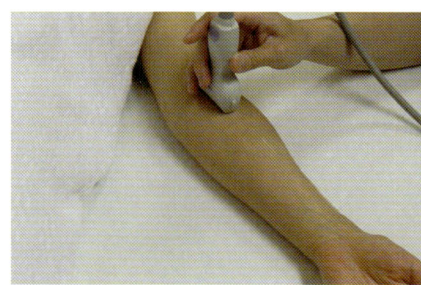

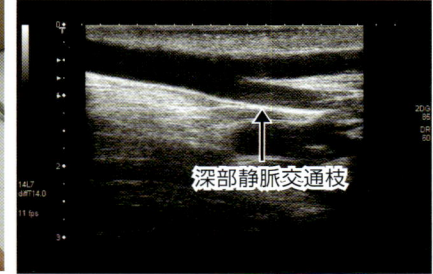

図 3-69　深部静脈交通枝

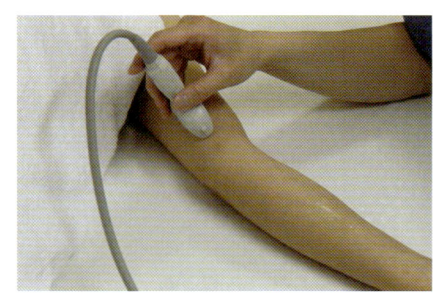

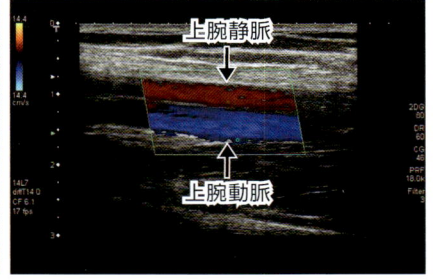

図 3-70　上腕静脈

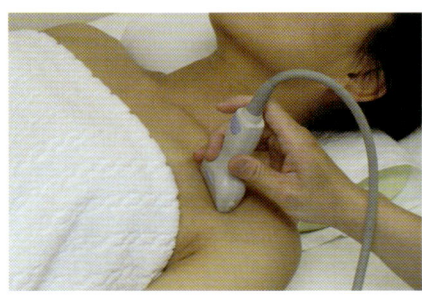

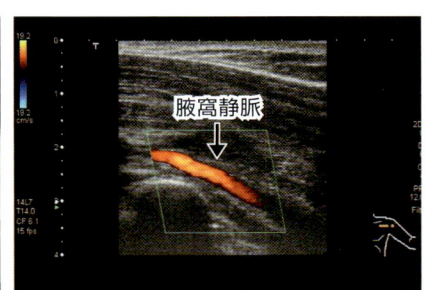

図 3-71　腋窩静脈

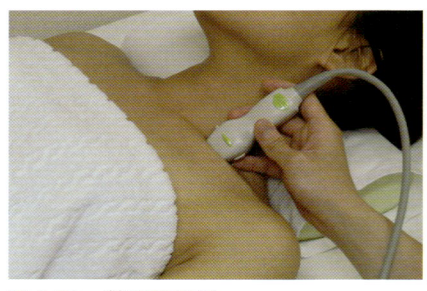

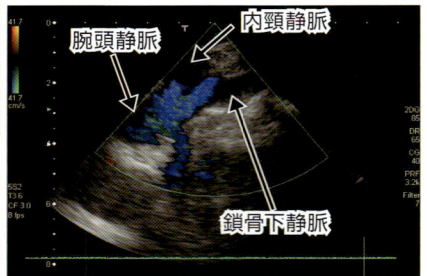

図 3-72　鎖骨下静脈

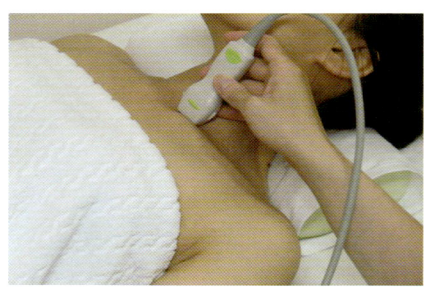

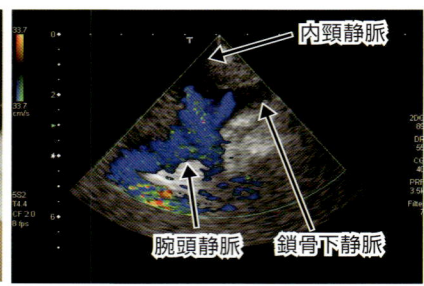

図 3-73　腕頭静脈

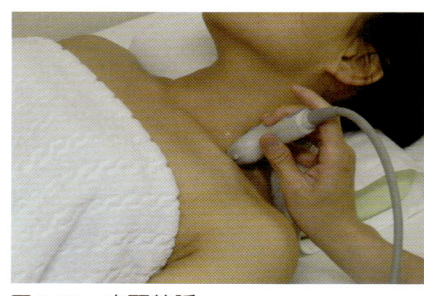

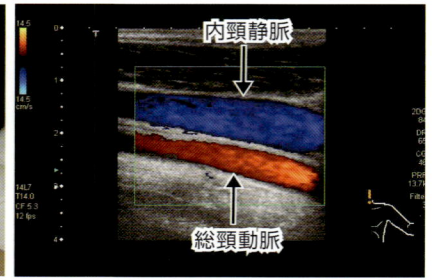

図 3-74　内頸静脈

症例を数多く経験することで，複雑な血管走行を呈する症例でも血行動態が理解できてくる．

③吻合部

標準的内シャントは橈骨動脈 – 橈側皮静脈の吻合である．しかし，これらの動静脈が不良である場合は，尺骨動脈 – 尺側皮静脈を吻合する術式が選択されることもある．吻合形態として，AVF では端側吻合が一般的である．その他，側々吻合や端々吻合もある（**図 3-75**）．吻合部の描出では側面からの走査が有効であり，短軸で動脈と静脈の位置関係を理解しておくと描出しやすい（**図 3-76**）．この断面は，吻合部近傍の動静脈や吻合部そのものが把握しやすく，狭窄の見逃しも減少する．ただし，静脈が大きく弯曲する症例では，動静脈を 1 断面で描出できないこともあるため，さまざまな角度からの走査が必要になる．

> **ONE POINT ADVICE**
> 側面からの走査は，動静脈吻合部のほかに，シャント静脈の分岐起始部の狭窄病変や蛇行する血管でも有効である（**図 3-77, -78**）．

> **MEMO**
> 手関節部より末梢で吻合しているシャントをタバチエール（Tabatière = anatomical snuff box）という．吻合する動静脈は橈骨動脈と橈側皮静脈で，手関節部で作製される標準的内シャントと同様である．この部位は"タバコ窩"とも呼ばれ，やや陥凹し近傍に骨もあるため，ゼリーを多めに塗布すると走査しやすい（**図3-79**）．

2　人工血管内シャント（AVG）

通常は利き腕ではない前腕部（作製できない場合は上腕部）に作製する．植え込み形態はストレート型・カー

図 3-75 吻合部の超音波像

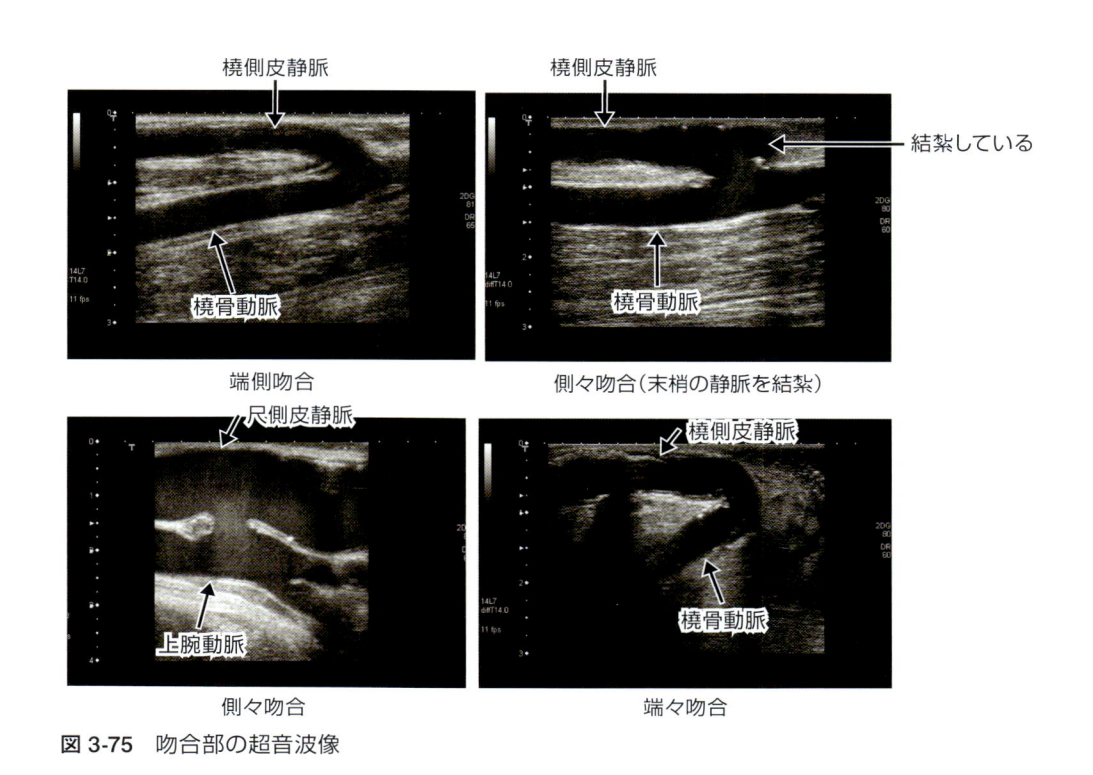

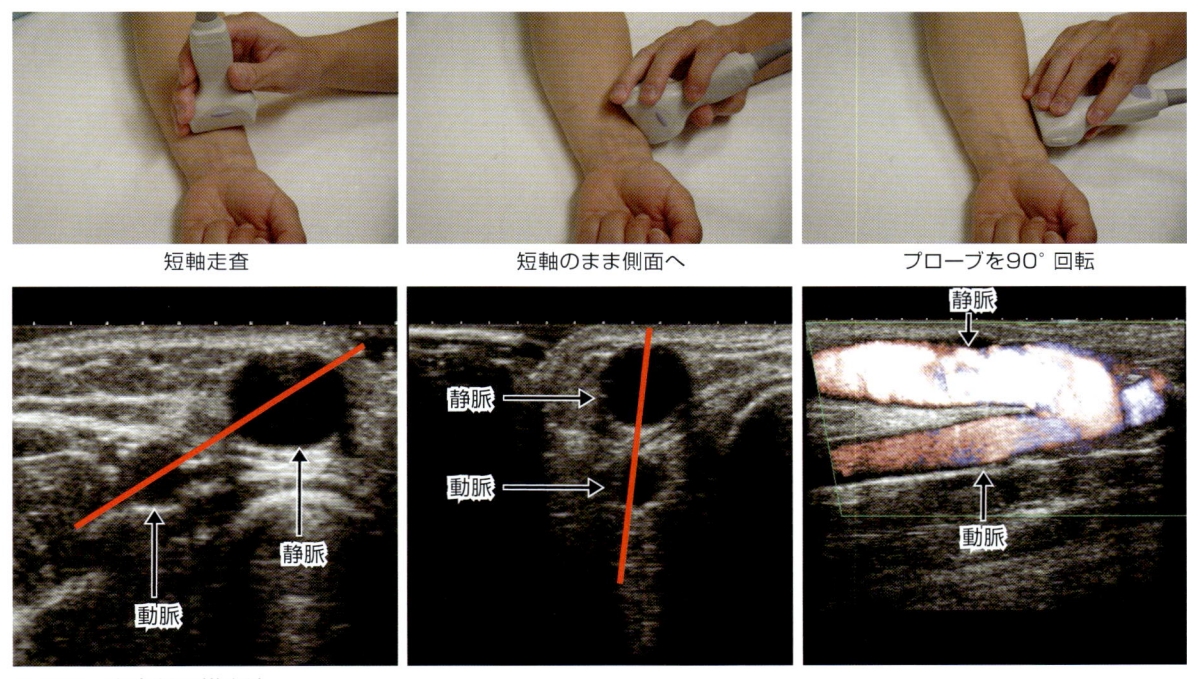

図 3-76 吻合部の描出法

ブ型・ループ型があるが，ここでは，当院で最も多く作製しているループ型に対する走査法について述べる．

①前腕ループ型

　動脈側吻合部は肘窩部の上腕動脈を，静脈側吻合部は肘上部の尺側皮静脈あるいは上腕静脈を選択することが多い．吻合形態は人工血管の端と動静脈の側壁とを吻合する端側吻合である．動脈側吻合部は上腕動脈および人工血管の走行や動脈の拍動を参考にして走査する（図 3-80）．人工血管は皮下組織内に留置されるため，体表面からでも走行が把握できる（図 3-81，-82）．静脈側吻合部の走査も，人工血管および肘上部の尺側皮静脈（もしくは上腕静脈）の走行を参考にするとよい（図 3-83，-84）．

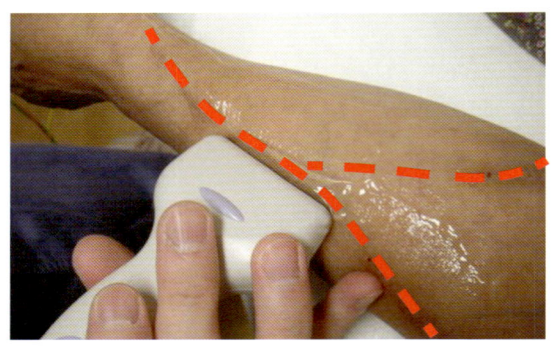

3：血管超音波とバスキュラーアクセス

直線に走行する狭窄病変は描出しやすいが，分岐した血管の起始部に発現する狭窄は見逃しやすい．側面からの走査が有用である

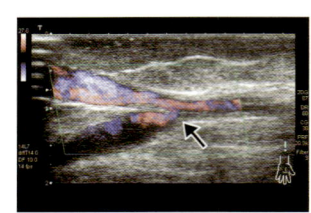

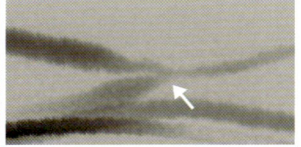

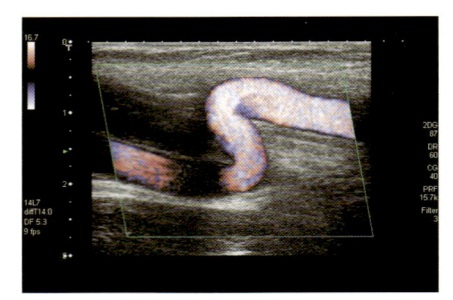

図 3-78　蛇行する橈骨動脈

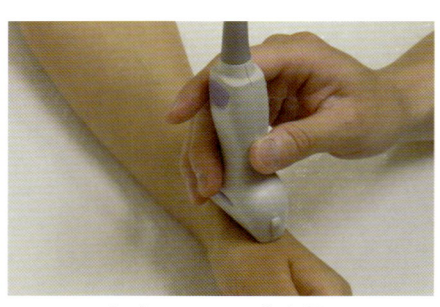

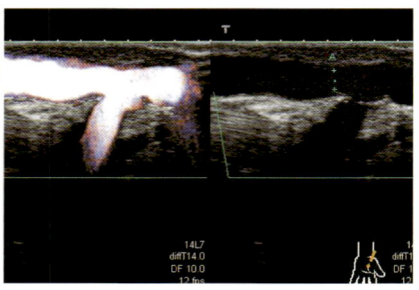

シャント造影検査

図 3-77　静脈の分枝

図 3-79　タバチエールの吻合部

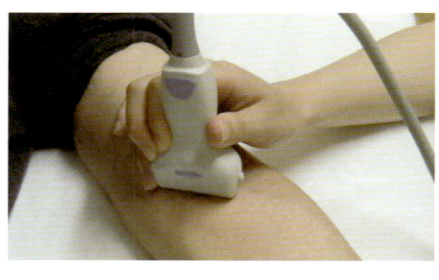

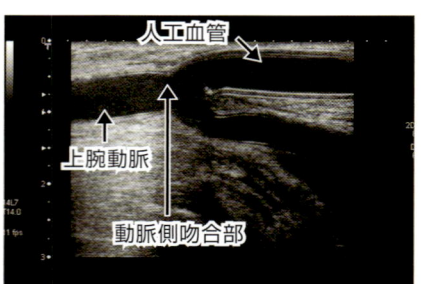

人工血管
上腕動脈
動脈側吻合部

図 3-80　AVG 前腕ループ（動脈側吻合部）

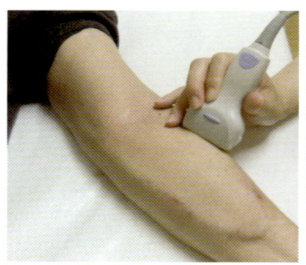

動脈側 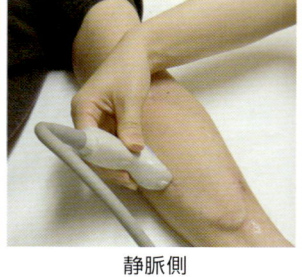　　　静脈側 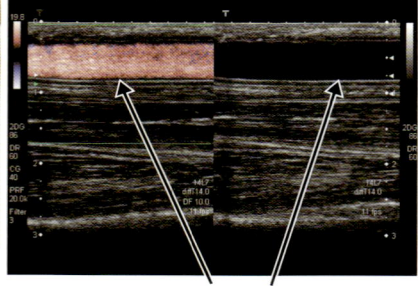　　　人工血管

図 3-81　AVG 前腕ループ（人工血管）

44

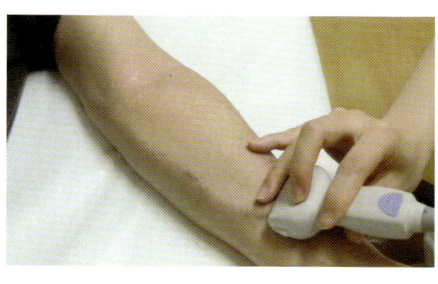

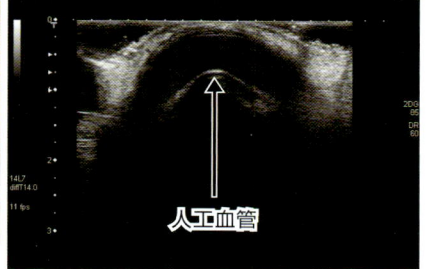

図 3-82　AVG 前腕ループ（ループ部）

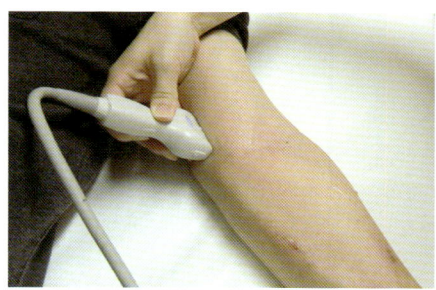

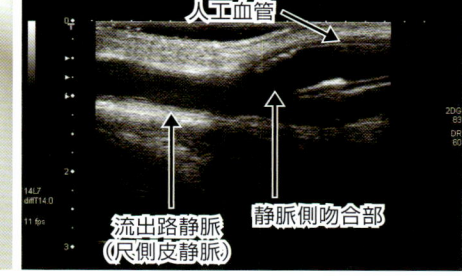

図 3-83　AVG 前腕ループ（静脈側吻合部）

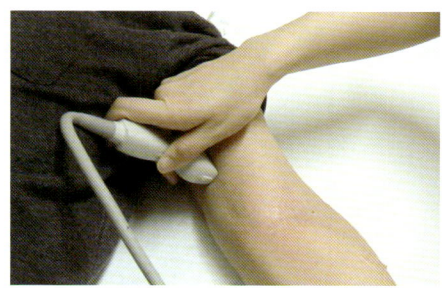

図 3-84　AVG 前腕ループ（流出路静脈）

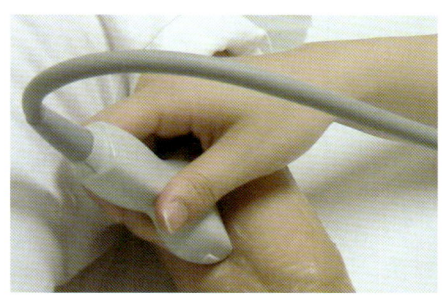

図 3-85　AVG 上腕ループ（動脈側吻合部）

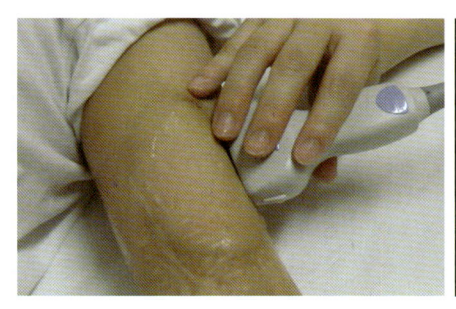

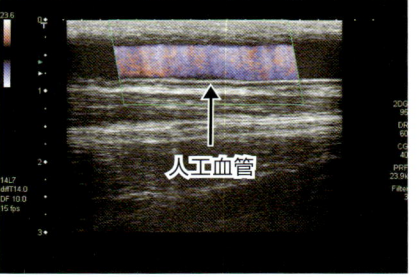

図 3-86　AVG 上腕ループ（人工血管）

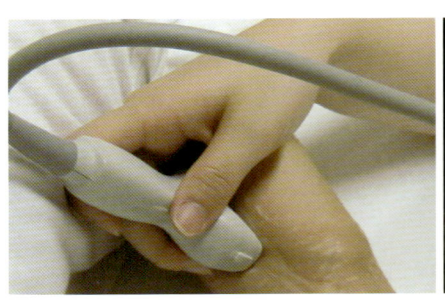

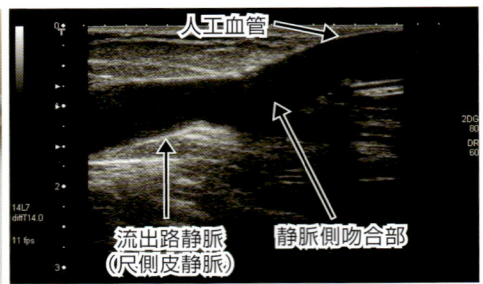

図 3-87　AVG 上腕ループ（静脈側吻合部）

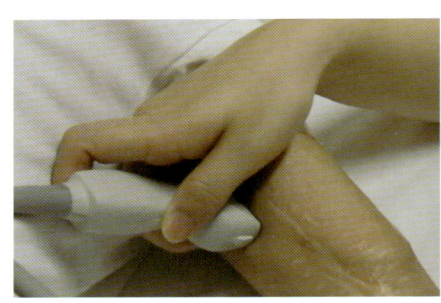

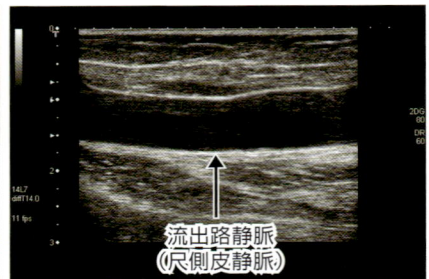

図 3-88　AVG 上腕ループ（流出路静脈）

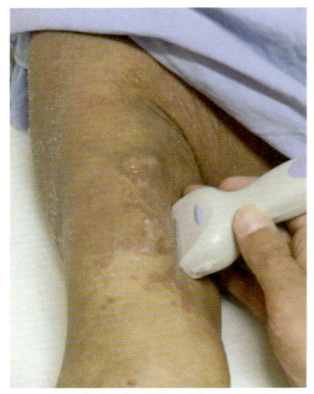

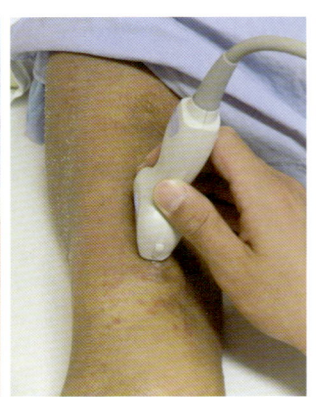

通常の上腕動脈の走査　　　動脈表在化の走査
図 3-89　動脈表在化

②上腕ループ型

　動脈側吻合部は上腕中央部付近の上腕動脈に，静脈側吻合部もほぼ同部位の尺側皮静脈あるいは上腕静脈に吻合することが多い．いずれの動静脈もきわめて近い部位を走行するため，上腕部の内側を走査すると端側吻合の形態が描出される（**図 3-85 ～ -88**）．

3　動脈表在化

　上腕動脈を表在化することが多く，触診で拍動や血管走行を確認して走査するとよい．本来，内側を走行していた動脈に対し，穿刺のしやすさを考慮して，やや上部に持ち上げている．表在化した動脈は血管内圧が高いものの，浅い皮下組織内を走行する．また，返血血管は，動脈血流を伴わない内圧の低い静脈である．いずれも，できるだけ圧迫しない走査を心がける．（**図 3-89**）

●文献
1) 小林大樹：バスキュラーアクセスを知る・学ぶ―これで納得！ シャントエコーの基本と実際　VA の種類と超音波画像．Vascular Lab．**7**（4）：64～67，2010．

〔小林大樹〕

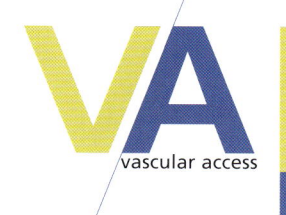

VA 3 血管超音波とバスキュラーアクセス

2 バスキュラーアクセスエコーの基礎
③検査の進め方

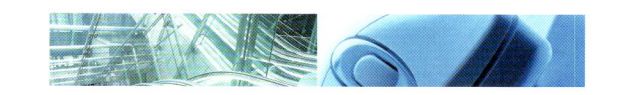

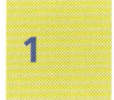

1 バスキュラーアクセス（VA）超音波検査の全体的な流れ

本稿では，バスキュラーアクセス（vascular access；VA）超音波検査の全体的な流れとその内容について解説する．

VAに限らず，どの領域の超音波検査においても，プローブを持つ前に，検査目的，臨床症状の有無を必ず確認し，依頼医がどのような情報を求めているのかを把握したうえで，それに応じた検査，レポート作成を行わなければならない．

以下にVA超音波検査の全体的な流れを示す．
① 患者情報の収集
② 患者を入室させ，検査の態勢を整える
③ 問診
④ 理学的観察（視診・触診・聴診）
⑤ 超音波検査（機能評価・形態評価）
⑥ レポート作成

1 患者情報の収集

カルテ・紹介状などから，VAの種類，臨床症状の有無，検査目的を確認する．また，前回の超音波検査・血管造影検査などの所見や手術記録などがあれば確認しておく．VAに発生するトラブルや合併症にはさまざまなものがあり（**表3-2**），それぞれの発生要因を理解することにより，原因を特定することができる．

2 患者を入室させ，検査の態勢を整える

検査室に入室後，本人の確認，検査の説明を行う．寝台に仰臥位で，検査対象となる四肢が検者側に位置するように横になってもらう．

> **MEMO**
> 検査の説明は，①検査時間，②痛みを伴わないこと，③エコーゼリーを使用することなどを伝える．緊張状態で入室される患者も少なくないため，検査の説明は患者をリラックスさせる意味でも重要である．

3 問診

患者から臨床症状や穿刺位置などの確認を行う．患者との会話により，カルテや診察時には得られなかった情報を取得できる場合もあるため，検査時の会話は重要である．

4 理学的観察

視診により，VAの吻合部，脱血・返血穿刺部，瘤の形成や皮膚の異常，血管の怒張や腫脹の有無などを観察する（**図3-90**）．理学的観察のなかでもAVFにおいては触診が非常に重要であり，吻合部から静脈を中枢側へ向かってスリルや血管内圧を観察する．慣れれ

表3-2 主なVAトラブルおよび合併症

透析時のトラブル	VAの合併症
・脱血不良（AVFのトラブルで最も発生頻度が高い．AVGにはほとんど発生しない） ・静脈圧上昇（AVGのトラブルで最も発生頻度が高い） ・穿刺困難 ・止血困難 ・再循環	・狭窄や閉塞 ・静脈高血圧症（動脈表在化では発生しない） ・瘤の形成・増大 ・感染 ・スチール症候群（動脈表在化では発生しない） ・過大シャント（動脈表在化では発生しない）

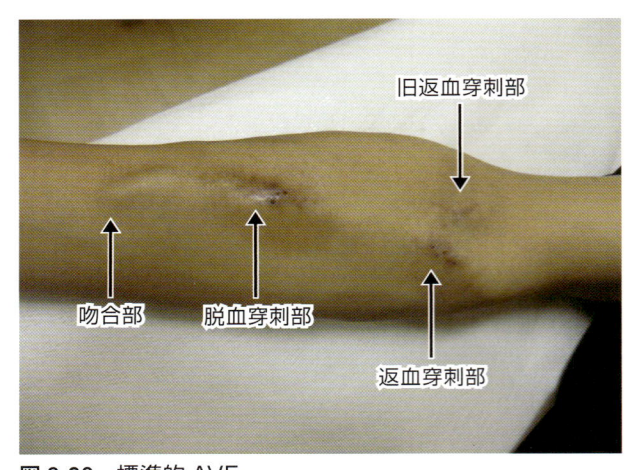

図 3-90　標準的 AVF
吻合部と脱血・返血穿刺部の位置を確認する

5　超音波検査

得られた情報をもとに，超音波診断装置を用いて，VA の評価とトラブルの原因検索を行う．

ば，触診により血流状態の把握や狭窄部位の特定はおおむね可能である．

2　VAの評価

VA の評価には，大きく分けて 2 つの方法がある．1 つは，血管走行や狭窄の程度などを評価する"形態評価"である．もう 1 つは，VA に流れている血流量や血液の流れにくさなど，血流の状態や VA の能力を評価する"機能評価"である．超音波検査は，機能評価と形態評価の両方を行うことができるという大きなメリットがある．VA 超音波検査では，まず機能評価により VA の血流状態を把握する．次に，形態評価で血管走行の把握と狭窄や閉塞病変の検索を行い，臨床症状の原因を特定する．

3　機能評価

1　自己血管内シャント（arteriovenous fistula；AVF）

AVF における機能評価は，上腕動脈血流量と血管抵抗指数（resistance index：RI）による評価が最も一般的で最良の指標であると考える．当院では，上腕動脈血流量と RI に加えて，パルスドプラによる血流速

	Ⅰ型	Ⅱ型	Ⅲ型	Ⅳ型	Ⅴ型
波形					
収縮期	急峻な立ち上がりから拡張期へ連続	急峻な立ち上がりから，一時，急速に低下	急速に低下し，切痕を認める	切痕に一致して逆流成分を認める	Ⅳ型同様に，逆流成分を認める
拡張期	なだらかに低下	なだらかに低下	減弱	減弱	消失
病変の有無	大部分は狭窄・閉塞を認めず	狭窄率50％未満	狭窄率50％以上または50％未満	狭窄率50％以上	本幹完全閉塞
補足	側副血行路が発達している症例では，狭窄の存在は完全には否定できない				

図 3-91　AVF における上腕動脈血流速波形のパターン分類[1]

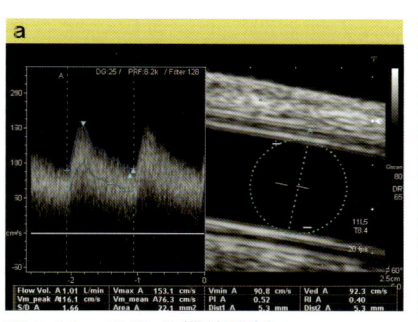

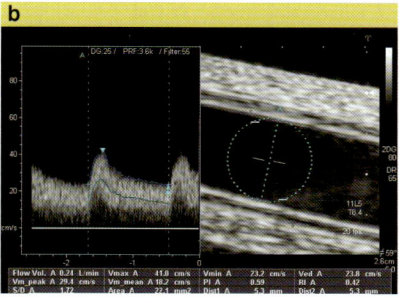

図 3-92　AVG の機能評価
a：血流量1,010ml/min，RI 0.40
b：血流量240ml/min，RI 0.42．狭窄の進行により血流量が低下しても，RIはほとんど変化しない
aとbは同一症例

図 3-93　上腕動脈における狭窄後波形（post stenotic pattern）
収縮期最高血流速度（PSV）が低下し，立ち上がりから最高血流速度までの時間（acceleretion time；AcT）が延長する

波形のパターンからも AVF の評価を行っている（**図 3-91**）[1]．血流速波形パターンによる評価は，計測の必要がなく視覚的に半定量的な評価が可能である．ほかに，拍動係数（pulsatility index；PI）や収縮期最高血流速度（PSV），拡張末期血流速度（EDV）などの指標も有用であるとの報告もあるが，上腕動脈血流量やRI 以上の有用性は見出されておらず，今後の検討が必要である．

2　人工血管内シャント（arteriovenous graft；AVG）

AVG の機能評価は，人工血管内の血流量，または上腕動脈血流量を指標とする．AVG は，狭窄病変により血流量が低下しても RI はほとんど変化しない（血流速波形が変化しない）ため，AVG の機能評価としてRI を用いることはできない（**図 3-92**）．

3　動脈表在化

動脈表在化の機能評価は，血流速波形を観察する．パルスドプラによる血流速波形が狭窄後波形（**図 3-93**）を示した場合には，測定部より中枢側の腋窩動脈や鎖骨下動脈の狭窄や閉塞が疑われる．

4　血流量の測定手技

血流量は，パルスドプラにて血流速度を求め，血管短軸断面を正円と仮定したときの断面積を掛け合わせることにより算出する．以下に，血流量算出の手順の一例を示す．

① 測定部の上腕動脈や人工血管を長軸断面で描出する（**図 3-94-a**）．
② 画面をやや拡大する（**図 3-94-b**）．
③ 血管壁をクリアに描出する．
④ パルスドプラを入射する（**図 3-94-c**）．
⑤ サンプルボリュームの幅・位置を設定する．
⑥ 血流とパルス波の入射角度を60°以内にする（**図 3-94-d**）．
⑦ 断層像を拡大する（**図 3-94-e**）．
⑧ 1心拍分の血流速波形をトレースする（自動トレースが望ましい）（**図 3-94-f**）．
⑨ 血管径を計測する（**図 3-94-g**）．

（使用する超音波診断装置により手順は異なる．また，事前に血流量と RI を算出する装置設定が必要となる場合がある．）
測定に関するテクニックやポイントの解説は別項に記載する．

> **ONE POINT ADVICE**
> 不整脈を有する症例においては，なるべく血流速波形が等間隔で安定した時相を選択し，複数拍トレースして血流量を算出する（図 3-95）．

5　形態評価

VA 超音波検査における形態評価の意義は，トラブルや機能低下の原因となっている病変の検索とその評価を行うことと，血管走行の把握にある．AVF・AVGともに血管走行は長軸断面・短軸断面の両断面にて観察を行う．また，解像度が高くカラーのブルーミング

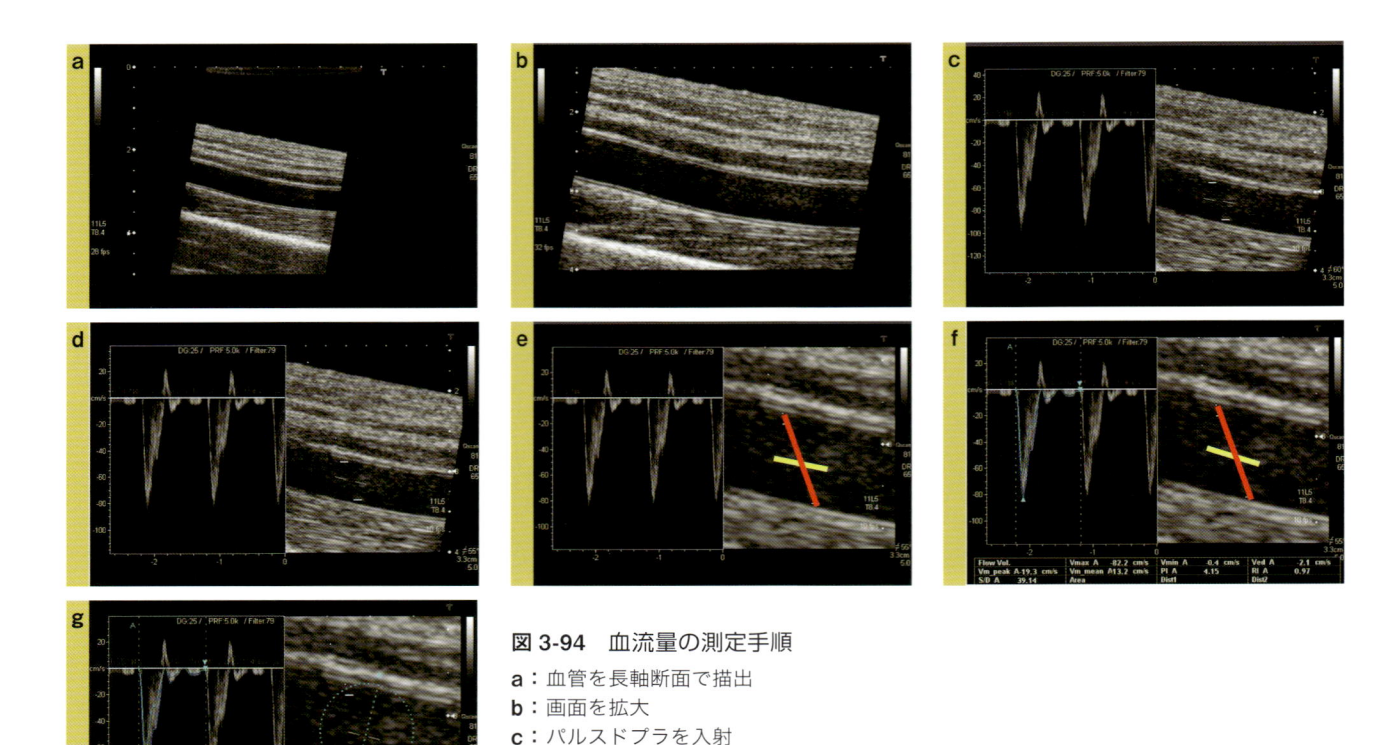

図3-94 血流量の測定手順

a：血管を長軸断面で描出
b：画面を拡大
c：パルスドプラを入射
d：角度補正を60°から55°に修正
e：血管径計測のために断層像を拡大
f：血流速波形をトレース
g：血管径を計測

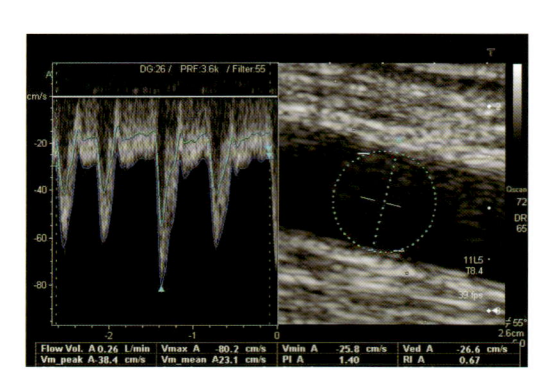

図3-95 不整脈症例においては，流速を複数拍トレースする

が少ないAdvanced Dynamic Flow（東芝メディカルシステムズ社），B-Flow color（GEヘルスケア・ジャパン社），eFlowまたはFine Flow（日立アロカメディカル）などの機能を用いると，血管走行の把握や狭窄病変の検索が容易になる．

1 AVF

AVFの形態評価は，動脈〜吻合部〜静脈の順でプローブ走査を行う．

①動脈系の観察

上腕動脈から末梢側へ向かって走査し，吻合動脈（多くは橈骨動脈）を観察する．観察事項は，血管径，石灰化や内膜肥厚の有無，狭窄の検索と評価を行う．また，上腕動脈が橈骨動脈と尺骨動脈に肘関節部付近で分岐することを確認する．まれに，上腕動脈の分岐が中枢側に位置する症例があるためである．

②吻合部の観察

吻合部の観察は，動脈・吻合部・静脈を1画面に描出すると，吻合形態（端側吻合や側々吻合など）や吻合部の狭窄病変を観察しやすい．

③静脈系の観察

吻合部から中枢側へ向かって静脈を観察する．静脈は，吻合部から5cm以内が狭窄の好発部位である．橈骨動脈-橈側皮静脈吻合のAVFにおいては，橈側皮静脈を中枢側へ向かって走査する．肘関節部の手前で深部静脈交通枝が合流し，肘正中皮静脈と肘部の橈側皮静脈に分岐するが，肘関節部付近の血管走行は多岐にわたる．当院では，通常は上腕中間部程度まで観察

するが，静脈高血圧症や静脈圧上昇を呈する症例などは，腋窩静脈より中枢の中心静脈領域や上腕橈側皮静脈が鎖骨下静脈に合流する部位（cephalic arch）も観察する．特に，吻合部が肘窩部のAVFなど，橈側皮静脈のみのルートで流れているVAにおいて，cephalic archは狭窄の好発部位であるため観察が必要となることも多い．

2 AVG

AVGの形態評価は，動脈側吻合部〜人工血管〜静脈側吻合部〜流出路静脈の順でプローブ走査を行う．AVGは，AVFとは異なり血管走行が単純であり，狭窄の好発部位は流出路静脈が圧倒的に多い．その他の狭窄発生部位は，人工血管の穿刺部や動脈側の人工血管流入部などである．

3 動脈表在化

動脈表在化の形態評価は，表在化された上腕動脈が観察対象となる．動脈表在化のトラブルは，穿刺困難が多く，その原因検索として血管の太さや深さ，壁在血栓や石灰化の有無を観察する．また長期間の使用により瘤を形成しやすいため，その評価も行う．

6 狭窄病変の評価

狭窄病変は，主に長軸断面における血管径を計測することにより評価を行うが，血管内腔は正円とならない場合もあり，短軸断面による観察も行う．狭窄径が2mm程度で血流低下に影響し，1.5mm未満で治療を考慮するが，狭窄の評価のみで治療対象を決定するには限界がある．

狭窄部とその上流部の最大流速（PSV）の差が2倍以上であると有意狭窄と評価する方法や，径狭窄率が50％以上で有意狭窄と評価する方法もある．しかし，上記の定義による狭窄病変の評価は，血流が良好でトラブルのないVAにおいても存在していることが多いため，上記定義による有意狭窄か否かはあまり重要ではない．

7 バスキュラーアクセス（VA）トラブルに対する観察ポイント

主なVAトラブルに対する形態観察のポイントを下記に示す．

①脱血不良

脱血穿刺部の末梢（上流）側に存在する狭窄や閉塞病変の検索と評価を行う．また，血流は良好だが，分枝血管に血液が分散するために脱血不良をきたすこともあるため，どの血管に血液が多く流れているのかをカラードプラなどで確認する必要がある．

②静脈圧（返血圧）上昇，止血困難

返血穿刺部または止血困難を認める穿刺部より中枢（下流）側に存在する狭窄や閉塞病変の検索と評価を行う．狭窄病変より末梢側の血管内圧が高くなっており，触診やプローブによる圧迫で血管内圧を確認する．

③穿刺困難

穿刺部の血管の太さや深さ，蛇行の有無，石灰化や壁在血栓の有無を確認する．また，穿刺針の先端に位置する部位に狭窄や静脈弁などがないかを観察する．

8 検査の妥当性の確認

検査の終了にあたり，信頼性の高いデータを出すことができたか，検査目的に合った評価が行えたか，臨床症状の発生原因を裏づける情報を得たか，前回の検査との比較はできたかなどを確認する．

9 レポート作成

レポート作成の目的は，検査情報を正確かつ迅速に依頼側に伝えることにある．よって，レポートは，簡潔で，検者以外が見てもわかりやすいことが大切であり，また依頼目的に対する明確な回答や前回の検査所見との比較も記載することが必要である．VAの全体像をシェーマで描くことにより，検者以外に伝わりやすくなる．

一方，血管走行の把握が困難であった場合や，信頼性の高いデータを出すことが困難であった場合，臨床症状の発生原因が特定困難であった場合などにおいても，その旨をレポートに必ず記載する．

●文献
1) 小林大樹ほか：超音波パルスドプラ法における血流速波形とシャント狭窄との関連性について．腎と透析63巻別冊アクセス2007，189〜192，2007．

〔山本裕也〕

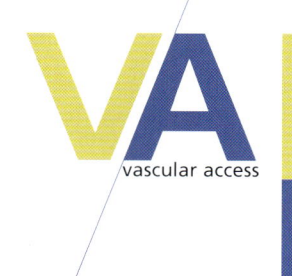

VA 3 血管超音波とバスキュラーアクセス

2 バスキュラーアクセスエコーの基礎
④血流，RI

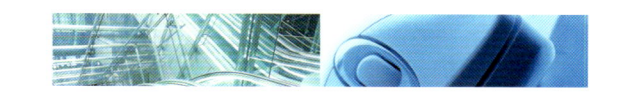

はじめに

血流量や血管抵抗指数（resistance index；RI）を用いた機能評価は，バスキュラーアクセス（VA）の状態を把握するうえで有用であり，その意義は非常に大きい．

本稿では，機能評価の意義と信頼性の高いデータを得るためのポイントやテクニックを解説する．

1 バスキュラーアクセス（VA）超音波検査における機能評価の臨床的意義

機能とは，働くために持ち合わせている能力のことである．つまり，VAの機能評価とは，血液透析を十分に行うことができる能力をもっているかどうかを評価することである．

以下に代表的なVAの機能評価の意義を示す．

1 血流低下に対する評価

自己血管内シャント（AVF）の血流低下は，透析効率の低下だけでなく閉塞のリスクも高くなるため，早期発見が重要である．血流低下の原因のほとんどは静脈の狭窄によるものであり，その検出と評価は重要である．しかし，透析時のトラブルを認めないVAにおいても狭窄病変を有している症例は多く，狭窄の評価のみではVAの状態を把握するには限界がある．一方，機能評価は，VAの血流低下による臨床症状を非常によく反映しており，脱血不良発生の予測，治療時期の決定などの重要な情報となる．つまり，狭窄病変がどの程度そのVAの血流に影響を及ぼしているかを見極める方法として機能評価が重要な指標となる．また，機能評価が不良であれば，ほとんどの症例で狭窄や閉塞病変が存在しており，そのことを前提としたうえで形態評価を行うことができるため，診断能力の向上，検査の効率化を図ることができる．

人工血管内シャント（AVG）は，AVFより閉塞のリスクが高く，また臨床症状が現れにくいため，厳重なモニタリングが必要となる．AVGは定期的に血流量をモニタリングすることにより，血流低下を早期に発見し治療をすることで閉塞のリスクを減らすことができる[1,2]．

2 過剰血流に対する評価

機能評価の指標のなかでも血流量は，血流低下症例だけでなく，過大シャントに対しても有効である．『慢性血液透析用バスキュラーアクセスの作製および修復に関するガイドライン』においても，過大シャントに対しては血流量をモニタリングすることを推奨している[3]．

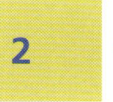

2 機能評価の測定部位について

1 AVF

AVFの機能評価の指標を測定する部位は施設によって異なるのが現状であるが，上腕動脈を選択することが安定性・再現性の観点からも最良であるというコンセンサスが得られると思われる．ただし，上腕動脈血流量は，AVFの機能を鋭敏に反映しているが，VAそのものの血流量ではないことを認識しておかなければならない．

表 3-3　機能評価の測定部位

上腕動脈における機能評価	橈骨動脈における機能評価	シャント静脈における機能評価
・末梢の動脈に比べて太く，血管径の計測誤差が血流量に与える影響が少ない ・末梢の動脈に比べて石灰化が少ない ・手掌動脈弓から迂回してVAに供給される血流も加味できる（図3-96） ・尺骨動脈吻合のVAにおいても評価が可能	・手掌動脈弓から迂回してVAに供給される血流が加味できない ・石灰化が強い症例の割合が高く，その場合は測定が困難（図3-97） ・上腕動脈に比べて細く，血管径の計測誤差が血流量に与える影響が大きい ・RIの評価が困難（RIはあまり反映されない）（図3-98）	・吻合部近傍の静脈は乱流，ジェット流が発生し血流が安定していない（図3-99） ・静脈は圧迫されやすく血管断面が正円とならない場合が多い（図3-100） ・分枝血管がある場合は正確な評価が困難 ・吻合部直上の静脈は狭窄が発生しやすく血流量測定は困難 ・RIの評価ができない

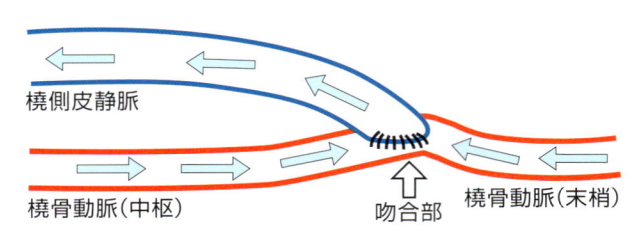

図 3-96　AVF 吻合部の血行動態
シャント静脈に流入する血液は，橈骨動脈からだけでなく，尺骨動脈から手掌動脈弓を迂回して流入する症例も多い

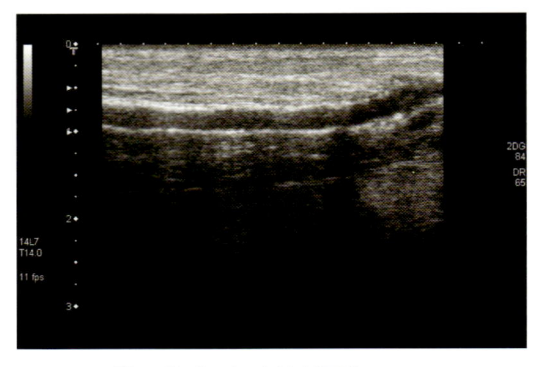

図 3-97　橈骨動脈の超音波断層像
橈骨動脈は石灰化が強い場合も多く，血管内壁が明瞭に描出できないため，正確な血管径の計測が困難である

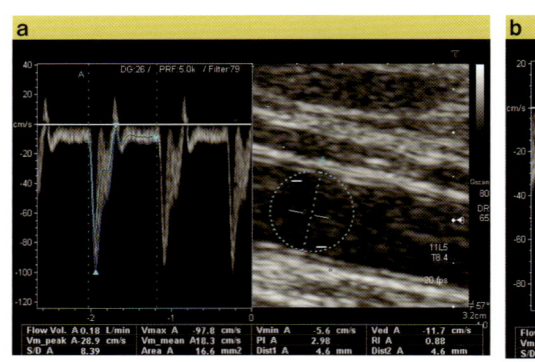

図 3-98　上腕動脈と橈骨動脈における RI の違い
a：上腕動脈における評価（RI 0.88）
b：橈骨動脈における評価（RI 0.63）．高度な狭窄病変が存在しても，橈骨動脈はRIをあまり反映しない
aと**b**は同一症例

　機能評価を橈骨動脈やシャント静脈で測定するという選択肢もあるが，それらの部位では，正確度，精密度，VAの血行動態を考慮すると，標準的検査法として用いるには問題点が多い．特に静脈における血流量測定は，血流プロファイルが複雑で安定していないことや血管短軸断面が正円となりにくいため，精度よく測定することは容易ではない．機能評価を上腕動脈で測定する理由と他の測定部位における問題点を表 3-3 に示す．

①上腕動脈の測定部位について

　当院では，機能評価の測定部位は上腕中間部の上腕動脈で行っているが（図 3-101-a），肘関節部の上腕動脈で測定している施設もある（図 3-101-b）．上腕中間部と肘関節部の測定部位の比較を表 3-4 に示す．

　血流量は血管短軸断面が正円と仮定して算出しているため，筋肉などの圧迫により楕円形となっている場合は，測定部位を変更しなければならない（図 3-102）．

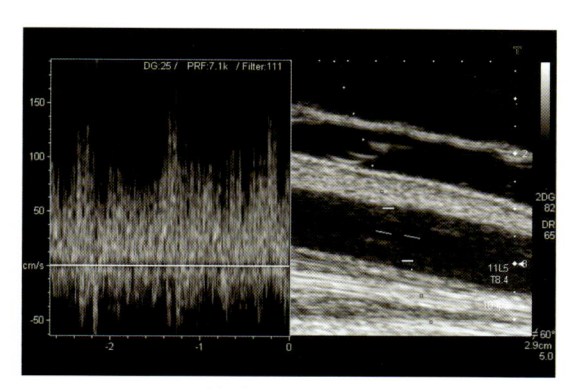

図 3-99　シャント静脈における血流速波形の描出
シャント静脈の血流は，乱流により安定していない場合が多い

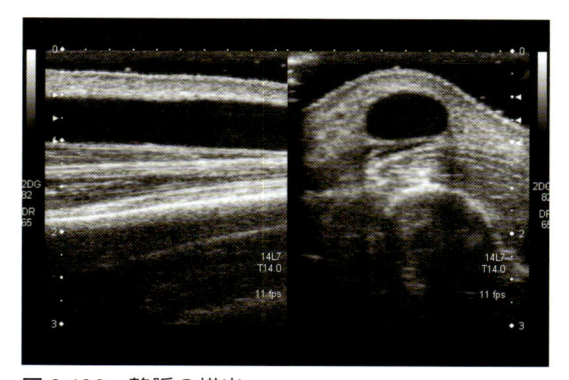

図 3-100　静脈の描出
プローブによる圧迫を抑えても，静脈は楕円形になっていることが多いため，血流量の測定は行うべきではない

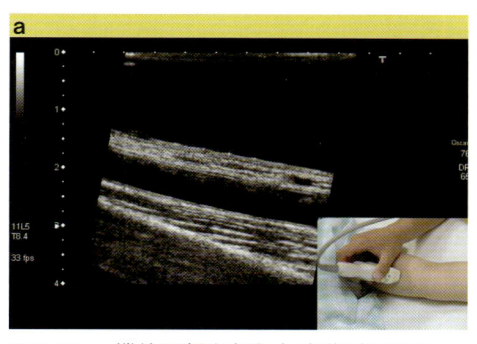

図 3-101　機能評価を行う上腕動脈の部位
a：上腕中間部の上腕動脈
b：肘関節部の上腕動脈

表 3-4　上腕動脈の測定部位の比較

測定部位	メリット	デメリット
上腕中間部	・走行が比較的直線であるため，血流が安定している ・血管に対して超音波ビームが垂直に当たるため，血管壁がクリアに描出できる	・血管走行が深い場合や石灰化が強い場合は，ドプラ感度が低下し，測定が困難になることがある
肘関節部	・肘関節部の上腕動脈は走行が浅く，ドプラの感度がいい ・走行がアーチを描いているため，パルス波の角度補正を60°以内にすることが容易である	・血管に対して超音波ビームが垂直に当たりにくく，血管壁がクリアに描出しにくい ・走行がアーチを描いているため，血流の安定性において上腕中間部よりも劣る ・筋肉を乗り越えるように走行し，圧迫を受け，楕円形になることがある

> **MEMO**
> 上腕動脈血流量の測定において，VA側の上腕動脈血流量から対側の上腕動脈血流量の差をとり，VAの実血流量に近い値を算出する方法もある．しかし，検査が煩雑になることや理論上の実血流量に近い値を求める意義も明確ではないため，当院では，この方法を用いていない．

> **ONE POINT ADVICE**
> 通常，上腕動脈は肘関節部より数cm末梢で橈骨動脈と尺骨動脈に分岐するが，一部において，その分岐が中枢に位置する症例がある（図3-103）．そのなかでも，大多数が腋窩部より中枢ですでに分岐しており，上腕動脈の機能評価が不可能である．橈骨動脈と尺骨動脈の血流量の和が上腕動脈血流量と近似するため，上腕動脈高位分岐例に対しては2本の動脈の血流量の和により評価することが望ましいと考えられる[4]．このような症例に対しては，RIによる評価はできない．

測定手技は肘関節部の上腕動脈のほうが容易と思われるが，正確度・精密度の面において上腕中間部の上腕動脈が勝っていると思われ，一長一短である．どちらを選択するかは使用する超音波診断装置の性能や手技の熟練度などを加味するとよいが，少なくとも施設内での統一は必要である．

2　AVG

AVGは，人工血管内または上腕動脈の血流量を測定することにより機能評価を行う（図3-104）．人工血管内で血流量を測定すると，VAそのものの血

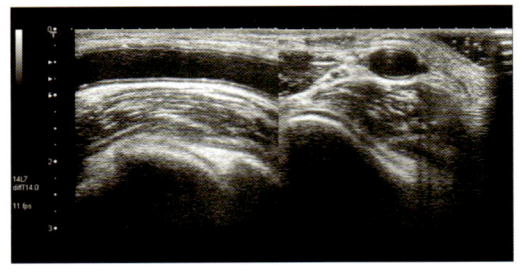

図 3-102 肘関節部の上腕動脈の長軸像(左)と短軸像(右)

肘関節部付近は筋肉の真上を走行するため,圧迫を受け,楕円形になる場合がある

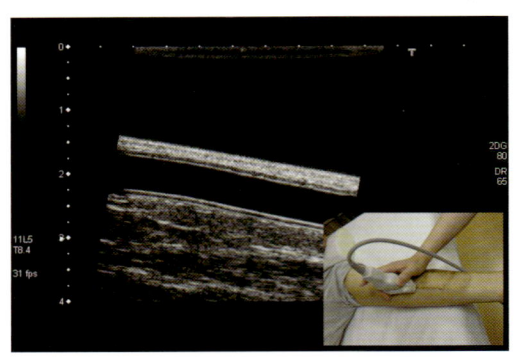

図 3-104 AVGにおける機能評価の測定部位(写真は前腕ループ型のAVG)

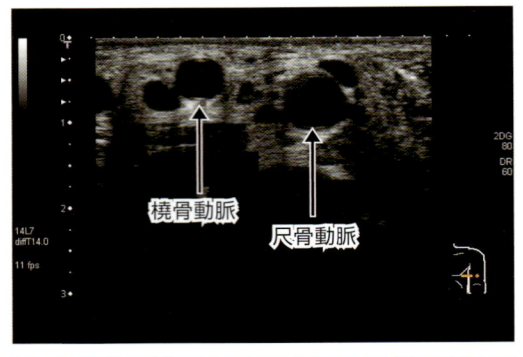

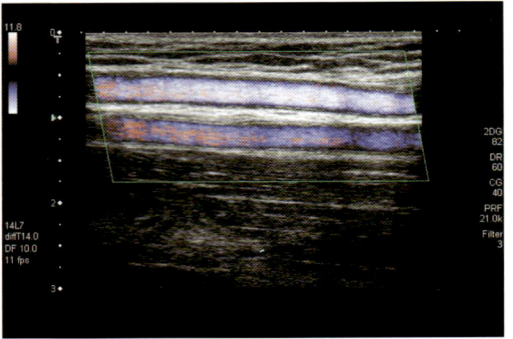

図 3-103 上腕動脈の高位分岐症例

上腕動脈が上腕中間部で橈骨動脈と尺骨動脈にすでに分岐している

流量を測定することが可能である.

> **ONE POINT ADVICE**
> AVF・AVGともに直線的に走行し,石灰化や内膜肥厚などを認めない部位で機能評価を行うように心がける.人工血管内で血流量を測定する場合は,可能なかぎり穿刺部を避け,壁不整を認めない場所を選択する.

3 血流量

血流量は,一般的に検者間による差や再現性が問題視されることが多い.しかし,誤差発生の要因を理解し,トレーニングを積むことにより信頼性の高いデータを得ることができる.また,高血流量の症例(たとえば血流量1,500 ml/min以上)では多少誤差は大きくなるが臨床上は問題とならず,境界領域の症例(たとえばAVFの上腕動脈血流量300〜500 ml/min未満)において正確に測定することが重要である.

1 血流量の算出

血流量の算出式を下記に示す.

血流量(ml/min)=TAV(cm/s)×area(cm^2)×60(s)

(TAV(time average velocity):時間平均血流速度,area:血管断面を正円と仮定したときの血管径より求められた断面積)

①血流量算出に用いる平均血流速度について

超音波診断装置によって算出される平均流速は,mean traceにより算出されるTAVとpeak traceにより算出される時間平均最大血流測度(TAMV:time average maximum velocity)の2種類あるが(**図 3-105**),血流量算出に用いる平均流速は必ずTAVでなければならない.TAMVを用いると必ず過大評価をしてしまう.

> **MEMO**
> クリットラインモニターⅢ(CLM-Ⅲ)と超音波パルスドプラ法により測定した血流量の比較検討において[6],TAMVを用いたときよりTAVの値がCLM-Ⅲと近似し,よい相関を認めたことから,超音波パルスドプラ法による血流量測定はTAVを用いるべきである[4].

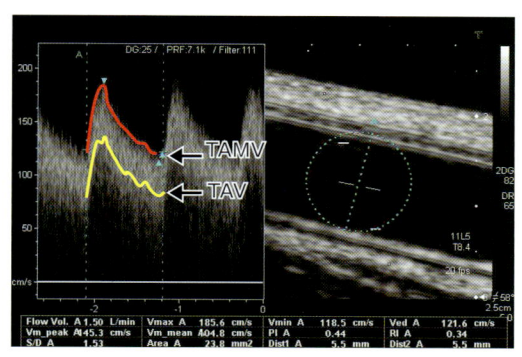

図 3-105　2種類の平均流速

本症例の血流量は，TAVで算出すると1,500ml/minであるのに対し，TAMVで算出すると2,070ml/minとなり，過大評価することになる

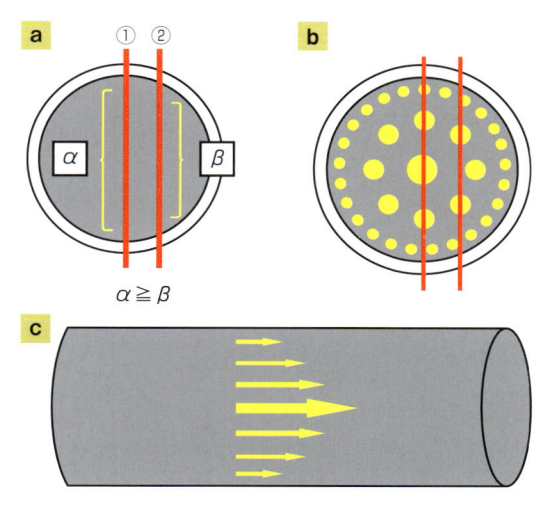

図 3-106　血管の正中断面での描出と血流プロファイル

a：血管描出が正中から外れると血管壁の距離は小さくなる．①は正中，②は正中から外れている
b, c：血管内の流速は中心部が最も速いため，正中からずれると最大流速を検出できない

②正確度，精密度の向上のために

血流量測定の際に心がけるべきポイントを下記に示す．それらを意識してトレーニングすることにより精度よく測定することができる．

＜測定時のポイント＞

a：血管短軸断面が正円であることを確認する
b：血管を正中断面で描出する
c：血管内の血流が安定しているかを確認する
d：サンプルボリューム幅の設定
e：パルス波の角度補正
f：血管径の計測

a：血管短軸断面が正円であることを確認する

血流量は，血管短軸断面が正円であるということが

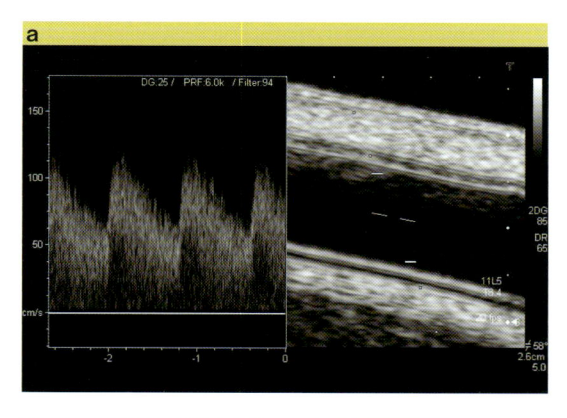

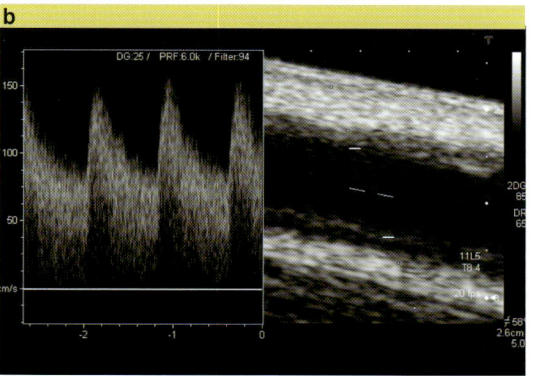

図 3-107　血流の安定性の観察

a：血管は正中断面で描出されているが，最大流速が検出されていない
b：プローブを奥にスライドさせると最大流速が検出されるが，血管を正中断面で描出できていない

前提で算出されるため，その条件が満たされない場合は測定部位を変更する．

b：血管を正中断面で描出する

血流量測定においては，血管を正中断面で描出できていないと，血管径を過小評価してしまう（**図3-106-a**）．また，血流の安定した部位では血管の中心部が最も流速が速いため，正中断面で描出できていないと最大流速をとらえることができず，結果として血流量の過小評価につながる（**図3-106-b,-c**）．血管を正中断面で描出するコツは，血管の前壁と後壁を同時にクリアに描出することである．前壁と後壁が同時にクリアに描出できない場合は，血管が正円ではない可能性があるため，測定場所を変更する．

c：血管内の血流が安定しているかを確認する

周囲に血管の蛇行，内膜肥厚や石灰化などが存在すると血流が安定せず，中心部が最大流速にならない場合がある（**図3-107-a,-b**）．そのような部位での血流量測定は行うべきではなく，場所を変更する．血流の安定性を見極めるためには，血流速波形を描出したあ

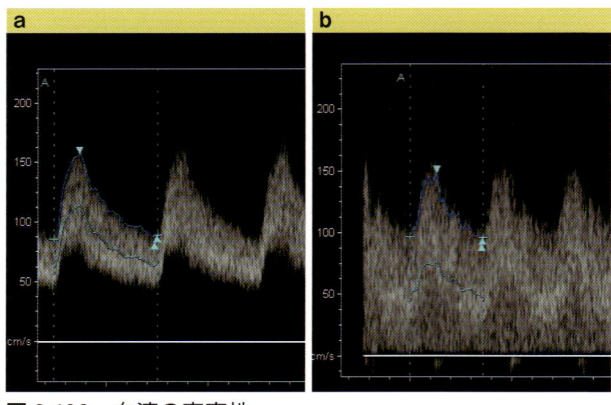

図 3-108　血流の安定性
a：血流が安定している部位では層流となっている
b：血流はやや不安定で乱流が混じっている
a，bともにローカットフィルタの設定は同じである

とに，プローブを正中断面から手前と奥にスライドさせ（**図 3-106-a** の②の方向にスライドさせ），血流速波形を観察し，正中断面で描出したときに最も流速が速くなることを確認する．また，血流量測定においては，血流速波形がなるべく層流となっている場所を選択するように心がける（**図 3-108**）．

d：サンプルボリュームの設定

サンプルボリュームは，血管壁からはみ出さない最大幅まで広げ，流速の速い成分から遅い成分まで検出しなければならない（**図 3-109-a**）．サンプルボリュームの幅が狭く血管の中心部にあると高速血流のみを検出し（**図 3-109-b**），血流量は過大評価してしまう．血管壁周辺は，中心部に比べて流速は遅くなる（**図 3-109-c**）．

e：パルス波の角度補正

ドプラは，入射角度によりドプラシフトが異なるため，角度補正を行なわなければ正確な流速を求めることはできない．ドプラと血流の角度が大きくなるほど誤差が大きくなる．特に，角度補正が60°を超えるとその誤差が急激に大きくなるため，角度補正は必ず60°以内にとどめる（**図 3-110**）[4]．

＜角度補正を60°以内にするためのコツ＞

血流とパルスドプラの角度補正を60°以内にするためには，ドプラビームのスラント機能が必須である（**図 3-111-a**）．ただし，ビームを鋭角に入射しすぎると感度が低下するため，血管走行が深い場合や石灰化が強い場合などは測定が困難となる．よって，スラント機能は感度が低下しすぎない程度に設定し，血管を斜めに描出することにより角度補正を60°以内で感度よ

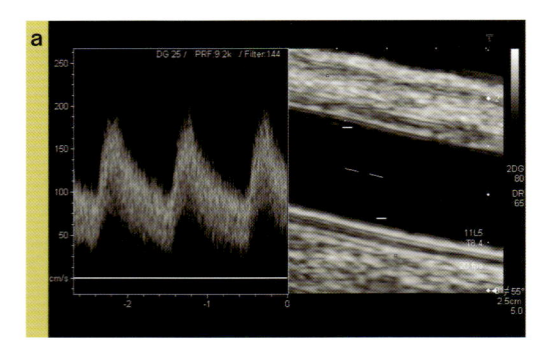

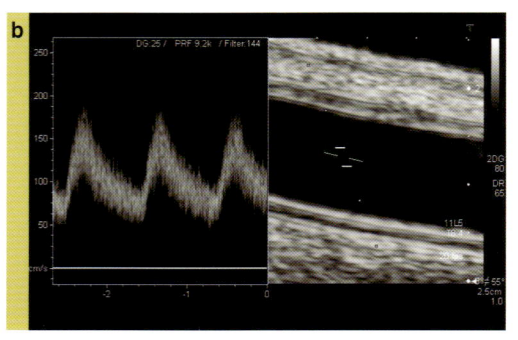

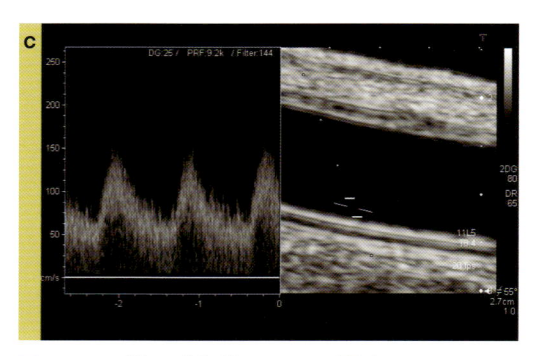

図 3-109　サンプルボリュームの設定
a：適正なサンプルボリューム幅
b：サンプルボリューム幅が狭く，中心部の流速の速い成分しか検出できていない
c：血管壁付近は低流速

く測定することが可能となる．血管を斜めに描出するためには，エコーゼリーを用いてプローブの片側を浮かせた状態で描出する（**図 3-111-b**）．ただし，血管を斜めに描出すると血管壁に対して断層ビームが垂直に当たらないため，血管壁がクリアに描出できない（**図 3-111-c**）．よって，断層ビームのスラント機能を用いて，血管に対し垂直にビームを当てることにより血管壁がクリアに描出される（**図 3-111-d,-e**）．

＜ウォーターカプラの利用＞

上記設定を簡単に行うために，当院ではリニア型プローブにウォーターカプラを装着している（**図 3-112-a**）．ウォーターカプラは接触面に角度がついて

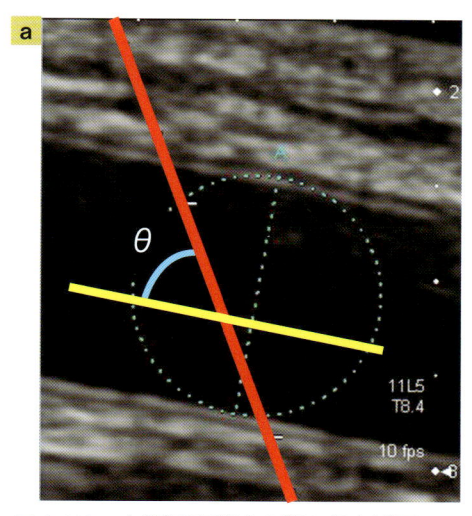

図 3-110 血流速度算出の際の角度補正
a：血流とパルス幅のなす角度は60°以内で計測を行う
b：角度補正が60°を超えると急激に誤差が大きくなる

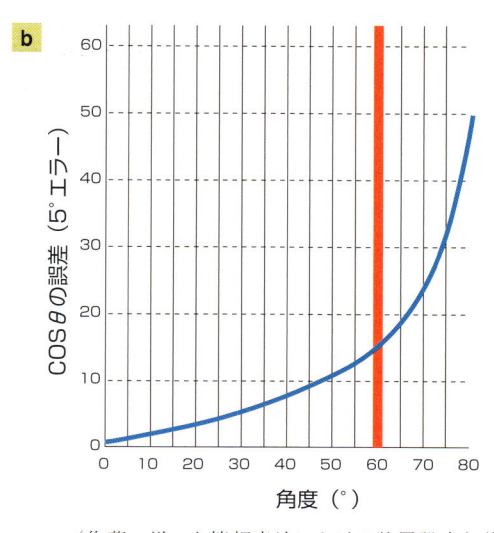

（佐藤 洋：血管超音波における装置設定と基本走査, アーチファクト. 遠田栄一, 佐藤洋：月刊 *Medical Technology* 別冊／超音波エキスパート1 頸動脈・下肢動静脈超音波検査の進め方と評価法, 28, 2004, より）

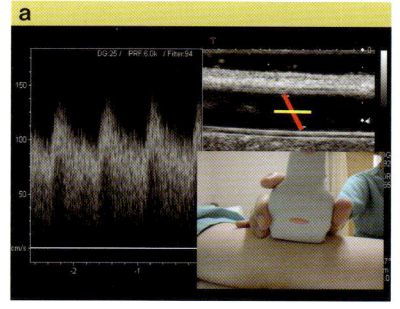

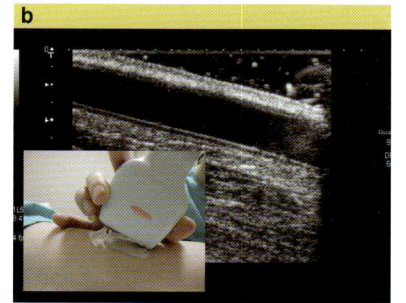

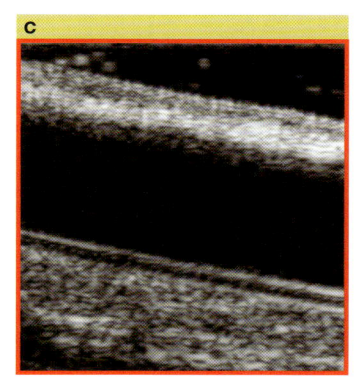

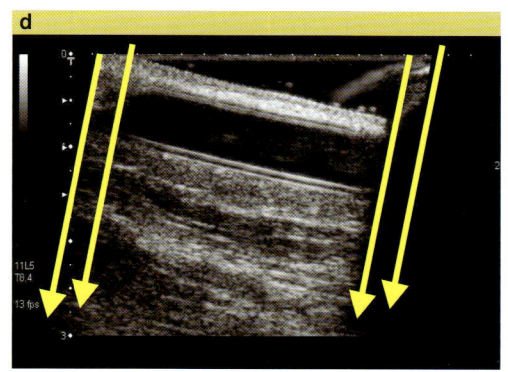

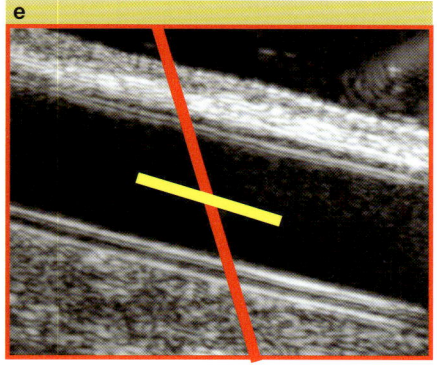

図 3-111 パルスドプラの角度補正を 60°以内で感度よく測定するコツ
a：パルスドプラのスラント機能を使い角度補正を60°以内にする．**b**：血管を斜めに描出しパルスドプラのスラントを鈍角にすることにより感度がよくなる．**c**：断層ビームが血管壁に垂直に当たっていない．**d**：断層ビームのスラント機能を使う．**e**：血管壁に断層ビームが垂直に当たっているため血管壁がクリアに描出される

おり，血管が斜めに描出されるため，ドプラの角度補正を容易に 60°以内にすることが可能である．また，このウォーターカプラはプローブ表面から接触面まで1.5cm 程度の距離があるため（図 3-112-b），人工血管のような表面を走行する血管においてもフォーカスが合い，ウォーターカプラを装着していないときと比べて血管壁がよりクリアに描出できる（図 3-112-b）．

f：血管径の計測

血管径の計測は，断層像を適度に拡大して，血管内腔と内膜面の境界エコーの leading-edge から leading-

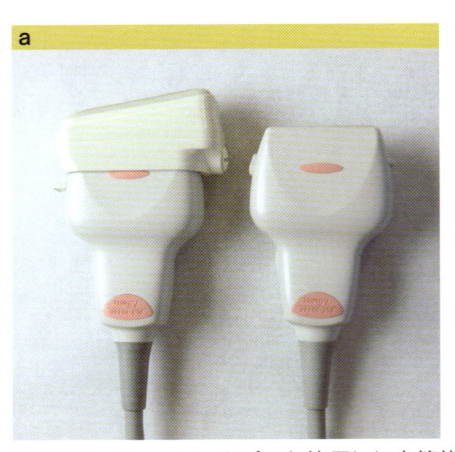

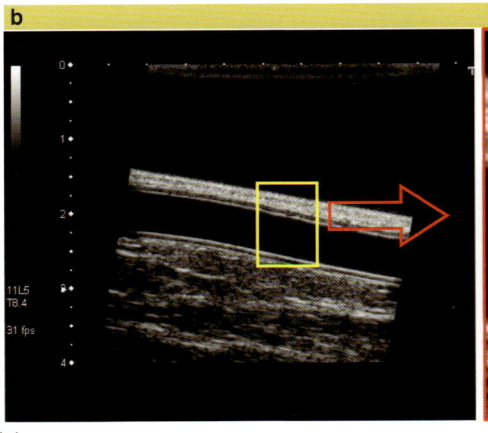

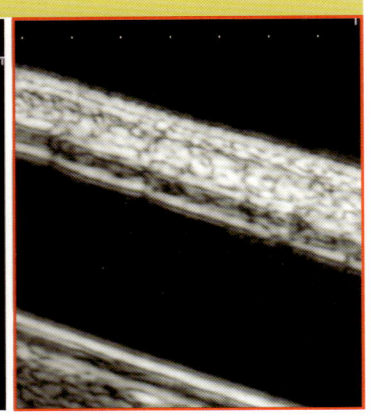

図3-112　ウォーターカプラを使用した血管描出
a：ウォーターカプラ装着（左），ウォーターカプラ未装着（右）．　b：ウォーターカプラ装着時の血管描出

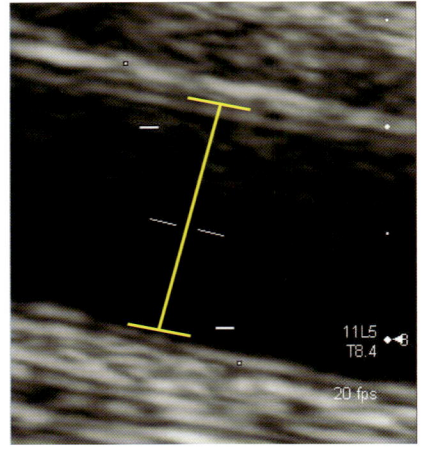

図 3-113　血管径の計測
血管内腔と内膜面の境界エコーのleading-edge からleading-edgeまでを計測する

edge までをトレースする（**図 3-113**）．

　また，血管径は拍動により変化するため，計測を行う時相は施設内で統一するべきである．当院では，「超音波による頸動脈病変の標準的評価法」[5]を参考にし，心拡張期（血管径が最小となる時相）で血管径を計測している．

　上記 **a, b, d, e, f** は，機器設定や計測条件の統一により対応可能であり，検者間の差を抑えることは比較的容易である．症例によるが，**c** が血流量測定における最大の誤差要因と考えられ，注意が必要である．

4　血管抵抗指数（resistance index；RI）

　RIは末梢への血流の流れにくさを反映する指標である．AVF造設前の上腕動脈におけるRIは，ほぼ1.0に近いが（**図 3-114**），AVF造設後は低くなり，静脈の発達とともにさらに低下する．しかし，静脈などに狭窄が発生すると末梢血管抵抗が上がるためRIは高くなり，狭窄の進行とともにAVF造設前の状態に近づいていく．

＜RIの算出＞

RIの算出式を下記に示す

$$RI = \frac{PSV - EDV}{PSV}$$

（PSV：収縮期最高血流速度，
EDV：拡張末期血流速度）

　RIは，パルス波の入射角度に左右されず，血管径の計測も必要がないため，血流量と比べて測定値に影響する因子が少ないというメリットがある．また，測定も容易なため狭窄病変発生の予測やスクリーニング検査にはよい指標である．

　ただし，測定部より中枢の動脈（たとえば腋窩動脈や鎖骨下動脈）に狭窄や閉塞病変が存在する場合は，末梢に高度な狭窄が存在しても血管抵抗が反映されず，評価として用いることはできない．また，AVG症例や，上腕動脈の高位分岐症例も評価の対象外である．

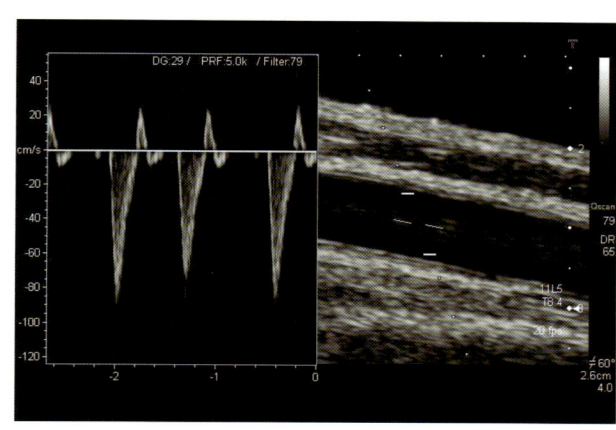

図3-114　VAが存在しない状態での上腕動脈血流速波形
拡張期にはほとんど血流は流れない

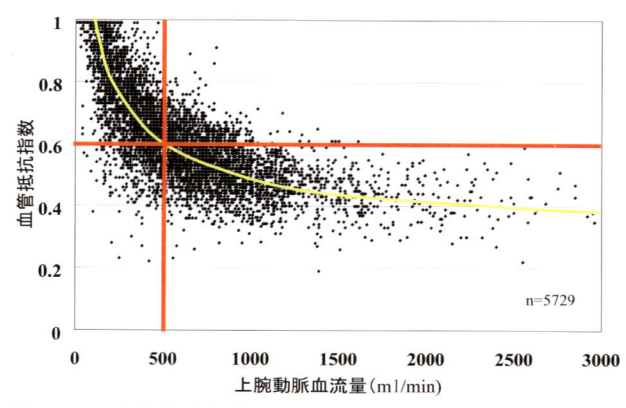

図3-115　上腕動脈血流量とRIの相関

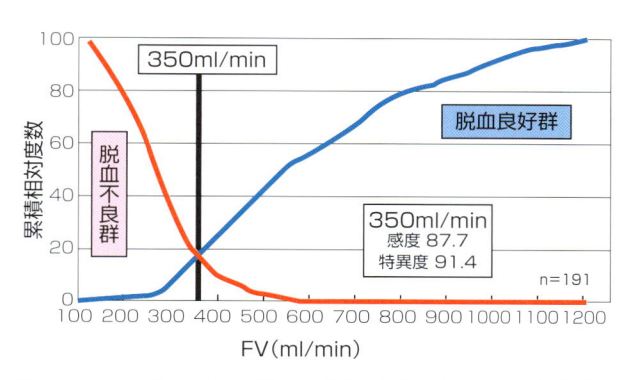

図3-116-a　脱血不良症例と良好な症例における上腕動脈血流量の累積相対度数

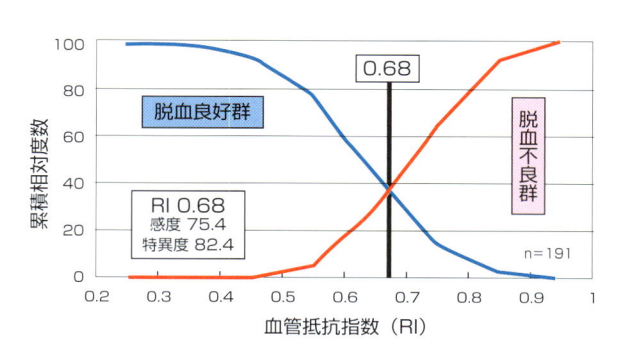

図3-116-b　脱血不良症例と良好な症例におけるRIの累積相対度数

MEMO

RIの算出において，上記では拡張末期血流速度（EDV）を用いて記載したが，参考書によっては最低血流速度（V_{min}）を用いている．「超音波による頸動脈病変の標準的評価法」[5] においてはEDVを用いると記載されているが，VAの評価にそのまま用いることが望ましいかは議論が必要である．図3-117のaにおいてEDV＝V_{min}であるが，bにおいてはEDV≠V_{min}となり，V_{min}を用いた場合のほうがRIは高い値となる．また，EDVを用いると図3-117のaとbのRIは同じ値を示すが，V_{min}を用いるとbのほうが値は高くなる．

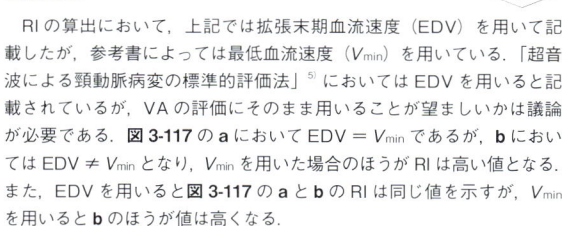

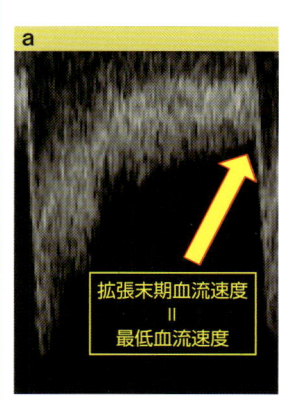

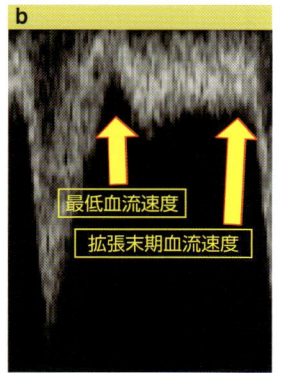

図3-117　RIの算出に用いる血流速度の違い
a：EDV＝V_{min}となり，どちらを用いても値が同じになる
b：V_{min}を用いるとEDVを用いたときよりRIの値は高値を示す
　　VAの状態は，bのほうが不良な傾向である

5　各指標の基準値

1　AVF

『慢性血液透析用バスキュラーアクセスの作製および修復に関するガイドライン』において，血流量が「500mL/min未満またはベースの血流量より20％以上の減少は狭窄病変が発現している可能性がある」としている[3]．また村上らは，RIのカットオフ値を0.6とすると，透析時の血流不良症例の感度を100％にできると報告している[7]．

筆者らの施設における検討では，上腕動脈血流量500ml/minとRI 0.6がおおむね相関しており，これらの値がスクリーニングのカットオフ値としては最良であると考える（図3-115）．しかし，これらの値より不良であっても透析時の脱血不良などのトラブルを認めない症例も比較的多く，ただちに治療対象となるわけではない．透析時の脱血不良が発生するカットオフ値は，上腕動脈血流量が350ml/min（感度：87.7％，特

61

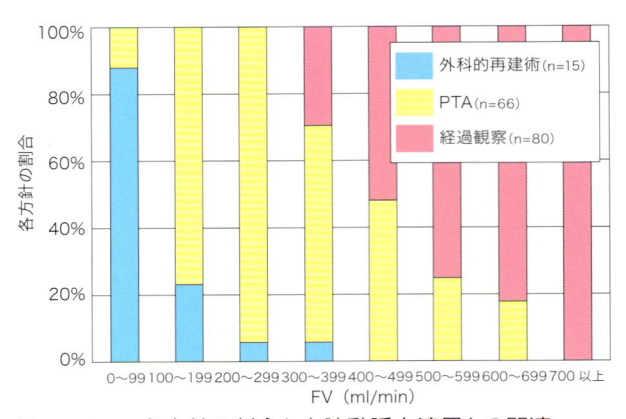

図 3-118-a 各方針の割合と上腕動脈血流量との関連
血流量が低いほど治療施行の割合が高くなり，FV 300ml/min未満では全例治療をしている

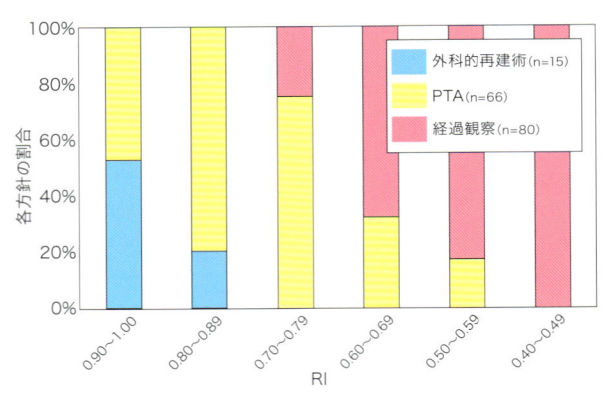

図 3-118-b 各方針の割合とRIとの関連
RIが高いほど治療施行の割合が高くなり，RI 0.8以上では全例治療をしている

異度：91.4%，**図 3-116-a**），RI 0.68（感度：75.4%，特異度：82.4%）であった（**図 3-116-b**）．また，別の検討において，上腕動脈血流量 300ml/min 未満，RI 0.8以上で全例が治療の対象となっていることから（**図 3-118-a,-b**）[8]，上腕動脈血流量は 300〜350ml/min 程度，RI 0.7〜0.8 程度が脱血不良発生やPTAなどの治療を考慮する目安になると考えられるが，今後さらなる検討が必要である．

2　AVG

『慢性血液透析用バスキュラーアクセスの作製および修復に関するガイドライン』において，血流量が「650mL/min 未満またはベースの血流量より20%以上の減少は狭窄病変が発現している可能性がある」としている[3]．しかし，AVGの血流量は，移植するグラフト径，動脈や静脈の性状，心機能，血圧，全身状態などによっても左右される．また，血流量が良好で透析時のトラブルを認めないにもかかわらず，突如として閉塞することもめずらしくなく，一律にカットオフ値を設定することが困難である．よって，個々の血流量の経時的変化も重要な情報となるため定期的な血流量のモニタリングが推奨される．

まとめ

VA超音波検査において，機能評価はVAの状態を把握するためには非常に重要であり，形態評価や臨床症状と併せて総合的に評価することにより，治療方針の決定や適切なVA管理が可能になる．また，機能評価はVAを数値で評価ができるため，客観性があり，経時的な変化を観察することができるという大きなメリットがある．よって，検者は信頼性の高いデータを出すように努めなければならない．さもなければ，数値で評価できるということがかえって大きなデメリットとなることを認識しておかなければならない．今後，他施設とのデータ共有や比較を厳密に行うためには，統一した検査法の確立が急務であると考える．

●文献
1) 平中俊行ほか：アクセス血流量によるグラフト内シャントの管理．腎と透析53巻別冊アクセス2002，24〜27，2002．
2) 小林大樹ほか：アクセス血流量によるグラフト内シャントのsurveillance．腎と透析57巻別冊アクセス2004，118〜120，2004．
3) 日本透析医学会：慢性血液透析用バスキュラーアクセスの作製および修復に関するガイドライン．透析会誌，38（9）：1491〜1551，2005．
4) 山本裕也ほか：上腕動脈の高位分岐症例に対する基礎的検討．腎と透析77巻別冊アクセス2014，120〜122，2014．
5) 佐藤 洋：血管超音波における装置設定と基本走査，アーチファクト．遠田栄一，佐藤洋編：月刊Medical Technology別冊／超音波エキスパート1　頸動脈・下肢動静脈超音波検査の進め方と評価法．28，2004．
6) 頸動脈超音波診断ガイドライン小委員会：超音波による頸動脈病変の標準的評価法．Jpn J Med Ultrasonics，36（4）：501〜518，2009．
7) 吉本勝美ほか：パルスドプラー法による人工血管内シャントの血流量測定．大阪透析研究会会誌，19（1）：31〜35，2001．
8) 村上康一ほか：シャント管理における超音波パルスドプラー法の有用性について．腎と透析55巻別冊アクセス2003，39〜43，2003．
9) 山本裕也ほか：超音波パルスドプラ法による自己血管内シャント機能評価の有用性．超音波検査技術，36（3）：219〜223，2011．

〔山本裕也〕

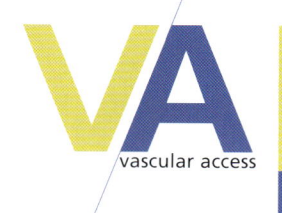

VA 3 血管超音波とバスキュラーアクセス

3 レポートの記載方法
総論

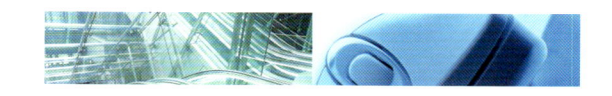

はじめに

レポート（報告書）は，検査を依頼した医師と検者との伝達手段の一つであり，得られた情報を無駄なく簡潔に記載することが重要である．そのためには，観察すべきポイントを逃さず，検査中に生じた新たな疑問はすぐに解決しながら検査を進める．つまり，検査を施行しながら，頭の中で報告書を書き上げることが理想的である．

以下に，当院で使用している報告書と記載に関する注意点を記す．

1 検査目的の把握

依頼目的に見合った報告書を返すためには，現場で発生しているトラブルは何か，どういう臨床症状を訴えているか，を十分に把握しておく．したがって，検者には超音波に対する知識だけでなく，透析に対する知識も要求され，さまざまな臨床症状の意味を熟知しておく必要がある．

2 測定値の信頼性

上腕動脈血流量やRIなどの数値による機能評価法は，客観的かつ経時的に評価できる一方で，測定理論に反する場合や再現性が悪い場合などの状況で得られたデータは信頼性が低下する．これらは，実際に測定した検者のみが知り得る情報であり，必ずその旨を記載し参考値として報告する．

3 要点を押さえたコメント

VAの概要や依頼目的に対する回答を簡潔に伝えるよう心がける．注意すべきは，正確かつ迅速に行った検査で得られた情報でも，依頼医に正しく伝えることができなければ無意味となり，誤解を招くような表現は避けるべきである．また，依頼目的に見合う所見がなかった場合やそれ以外に得た情報，前回との比較についてのコメントも記載する．超音波検査の限界を把握したうえで，どこまでの情報を得たか，それにより何が除外できるか，という情報も重要である．

4 シェーマの活用

本領域では，患者によってVAの作製部位や血管走行が多種多様であることから，超音波検査で得られた情報すべてを文章化するのは困難であると考えている．また，報告書を見る依頼医も文字の羅列だけでは理解に苦しむ場合もあり，最悪は誤解を招く可能性も十分ありうる．このような理由から，当院では積極的にVAのシェーマを記載し，医師のみならず，診察や治療にかかわる看護師も視覚的に把握しやすいようにしている．

3：血管超音波とバスキュラーアクセス

> **ONE POINT ADVICE**
> 当院ではシェーマを記載するにあたり，報告書を見る側がイメージしやすいように色鉛筆を用いて，動脈は赤色で，静脈は青色で記載している．また，上肢全体のテンプレートを設けて，走査した範囲も記載し，観察していない，あるいは観察できていない部位も明確にしている．

> **ONE POINT ADVICE**
> まれに，シェーマでの表現でさえも困難な症例もある．そのような場合は，臨機応変に口頭で報告することも重要である．

AVF

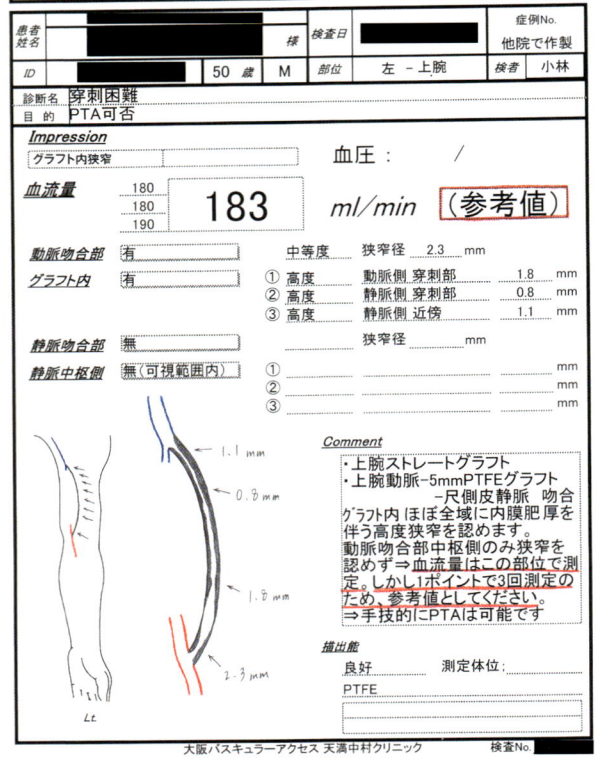

AVG

＊グラフト＝人工血管

図 3-119 報告書（AVF と AVG）

〔小林大樹〕

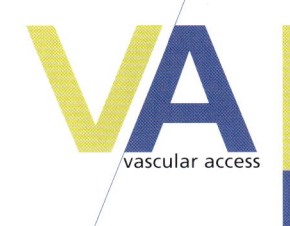

VA 3 血管超音波とバスキュラーアクセス

3 レポートの記載方法
主訴別のポイント

はじめに

透析中の所見および理学的所見により，PTA治療の施行が決定した際，具体的な治療内容を決定するため，超音波によるチェックを行う．

レポート作成は，造影を省略する場合，病変形態の記録として重要となる．バスキュラーアクセス（VA）に対する検査を進めるにあたって，まず，VAのトラブルがわからなければ，病変部位の同定および適正な検査法を選択できず，正確なレポートの作成も困難である．

ここでは，当院での術中検査のレポート作成手順を述べる．術中の検査であることから，スクリーニングではなく，主訴に合わせた短時間走査で血管の性状を把握する．治療経過が詳細にわかるレポートの作成法を述べる．もちろんこれは，日常の穿刺補助にも活用できる．

1 術中検査

主訴に合わせて目標病変部の予想を立て，まず触診を行う．

血管の圧（張り感）変化を確認する．第2指・第3指の末梢手掌部（指先の腹）を使い，血管を中心にして前後に動かすことにより，血管の圧，血管径，石灰化，狭窄部の硬化，スリル，拍動を触知する（**図3-120**）．**触診上，圧較差**の確認できる部位が病変部位となる．

①触診（圧較差から病変部を確認）

⇩

②Bモード（走査：記録し，病変部確認）
　長軸・短軸スキャン

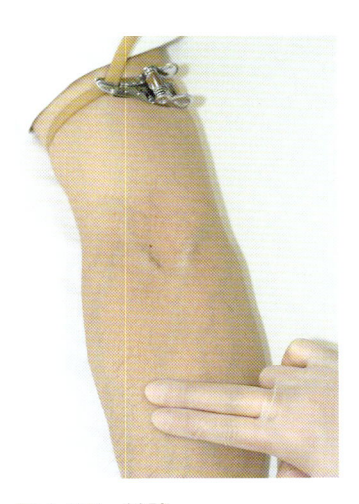

図3-120　触診
手指を用い，血管圧較差を触知する

⇩

③カラードプラ（乱流確認により，病変部同定）
　長軸スキャン

⇩

④Bフロー（血流路，内膜肥厚確認：記録）
　長軸・短軸スキャン

1 当院でのVAの超音波走査時の注意

超音波装置のスキャン時には，自然な血流観察とドプラ効果を生かすために，血流量測定時には基本的に駆血帯は使用せずに行う．ただし，狭窄率の計測時には軽い駆血下で行わなければならない．また，血管の変形を防ぐためにジェルは多めに使用し，皮膚に圧を

ONE POINT **ADVICE**

駆血帯は使用しない．ジェルは多めに．皮膚に接触させない．

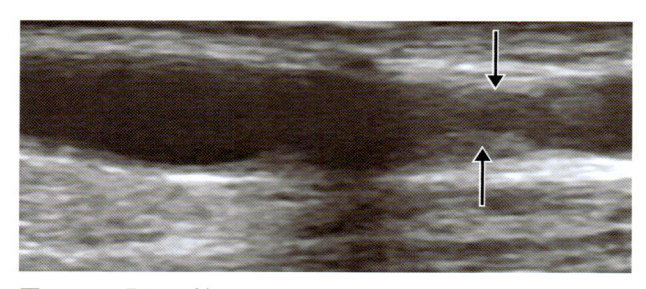

図 3-121　Bモード

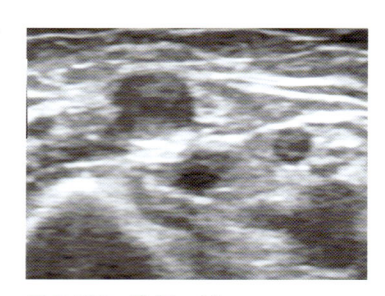

図 3-122　Bモード

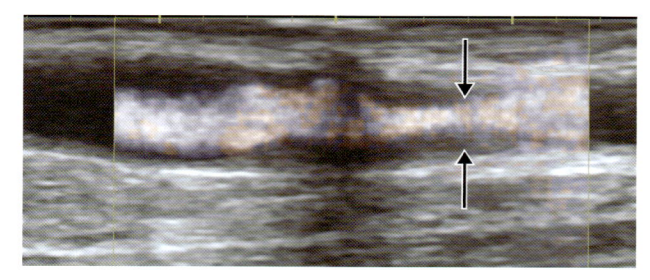

図 3-123　Bフロー

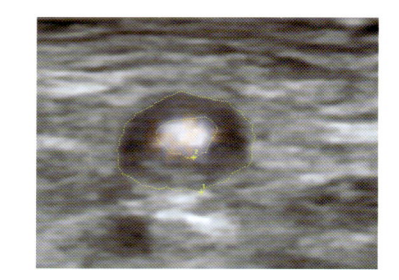

図 3-124　Bフロー

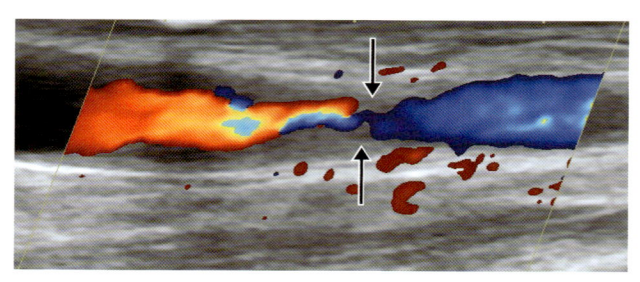

図 3-125　カラードプラ

かけないよう，皮膚接触圧は極力少なくする．

2 上腕動脈の血流量測定

上腕動脈の血流量測定を行う．

自己血管であれば500〜1,000ml/min，人工血管であれば600〜1,500ml/minが正常範囲と思われる．

3 穿刺位置の決定

また当院では，血管造影（CE；contrast enhancement）を施行後，必要時には造影時の穿刺針を利用しPTA治療を行う．手技をスムーズに進めるために穿刺位置も重要であり，超音波を使用して決定する．イントロデューサの長さ，バルーン長，目標病変部までの血管経路，カテーテルの全長などを考慮し，穿刺位置を決定している．

また，経皮的に行うPTAでは穿刺が重要な手技ともいえる．血管の太さ，蛇行，皮膚からの深さ，分岐に存在する静脈弁，穿通枝（交通枝）などの血管性状が，超音波の活用により把握可能となり，超音波使用下では確実な穿刺が可能となった．

2 主訴別のポイント

1 脱血不良

圧較差を触知し病変部を確認したあと，超音波装置を使用して血管内腔（血流路）の変化をスキャンする．流れる血流路をいかに表示して，正確な評価を行うかである．Bモードだけではなく，カラードプラ，B-Flow（GEヘルスケア・ジャパン社），Dynamic Flow®（東芝メディカルシステムズ社），e-Flow（アロカ社）などを併用することで病変部の同定を行い，血流路径を記録する（図3-121〜-125）．記録の際は，長軸では狭窄率の測定時に誤差が出やすいため，短軸スキャン画像から測定を行っている．長軸画像は参考画像程度にしている．ガイドラインによれば，狭窄率50％以上が治療対象症例となる．

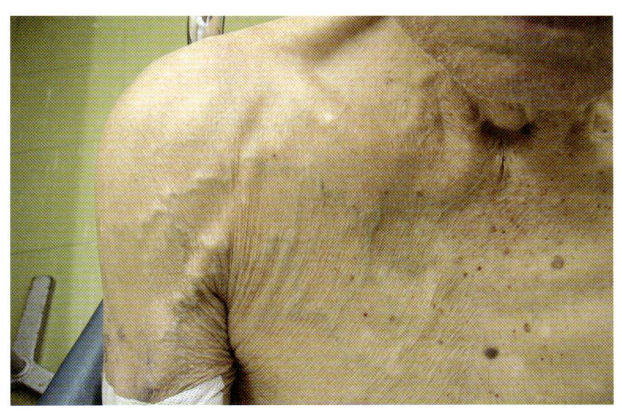

図 3-126　中枢側狭窄では体表の静脈が浮き出る

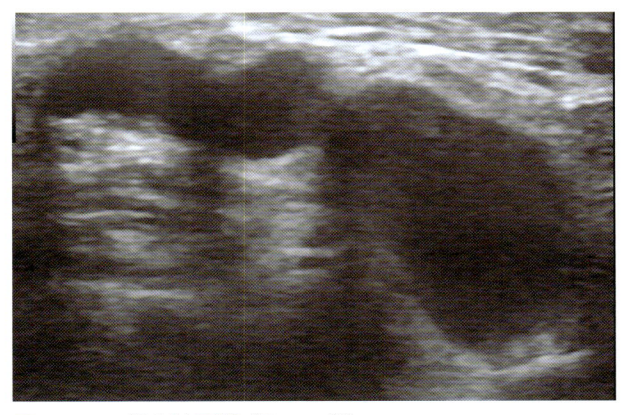

図 3-127　超音波画像（Bモード）

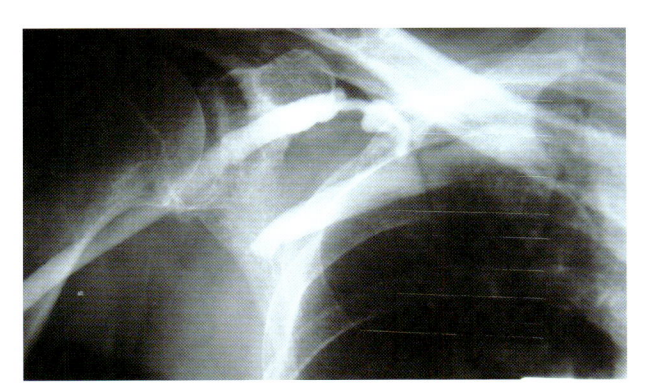

図 3-128　鎖骨下静脈狭窄症例——血管造影画像

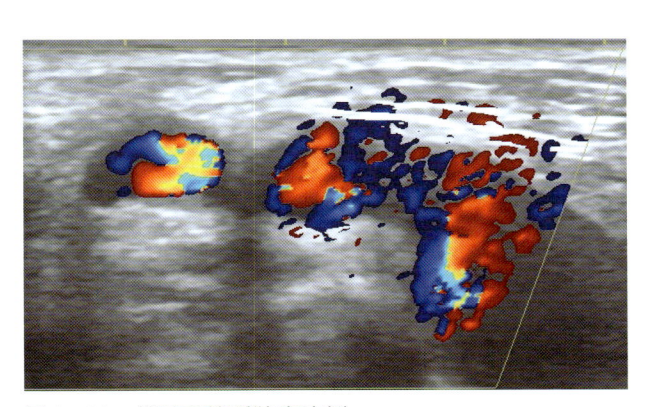

図 3-129　鎖骨下静脈狭窄症例
　　　　　——超音波画像（カラードプラ）

> **MEMO**
> 狭窄好発部位は吻合部から 5cm 以内．

> **ONE POINT ADVICE**
> 吻合部自体または動脈側の血管に狭窄が生じた場合は，触診では病変部位の同定が困難であり，超音波画像を参考にする．

2 静脈圧亢進

①自己血管

　吻合部から中枢側の鎖骨下まで，血管圧較差ならびに血液の乱流を触診により確認する（**図 3-126**）．広範囲に触知する必要があり，大まかに触知時，血管圧較差部位を確認後，超音波装置を用いて同定する（**図 3-127**）．鎖骨下・腋窩など深部の静脈で血管圧較差の触知が不可の場合は，超音波上の乱流確認で同定可能である（**図 3-128, -129**）．中枢側の狭窄症例では，シャント肢全体の腫脹や肩周囲の皮下静脈が怒張することもあり参考となる．

> **MEMO**
> 狭窄好発部位は鎖骨下静脈弯曲部および合流部．ほかに腋窩静脈，尺側肘関節部　血管分岐部，穿刺瘢痕部，前腕交通枝（穿通枝），橈側上腕皮静脈などでも発生．

②人工血管

　人工血管移植術後，短期間に静脈圧の上昇をきたす症例があるが，静脈側吻合部に発生する狭窄が 90％以上を占める．当院では静的静脈圧測定法 GPI（graft pressure index）を用い，隔週でモニタリングを行っている．GPI のモニタリングは吻合部の自己血管静脈側に発生する狭窄に対し効果的である．橈側上腕皮静脈との人工血管吻合であれば鎖骨下静脈，また尺側皮静脈との吻合であれば腋窩静脈まで触診にて確認を行い，病変部の同定を行う．吻合部単発の症例ばかりではなく，びまん性の多発性狭窄の症例も多く，注意を要する（**図 3-130, -131**）．

$$\text{GPI（graft pressure index）} = \frac{\text{人工血管中間内圧（最高血圧＋最低血圧 /2）}}{\text{動脈中間内圧（最高血圧＋最低血圧 /2）}}$$

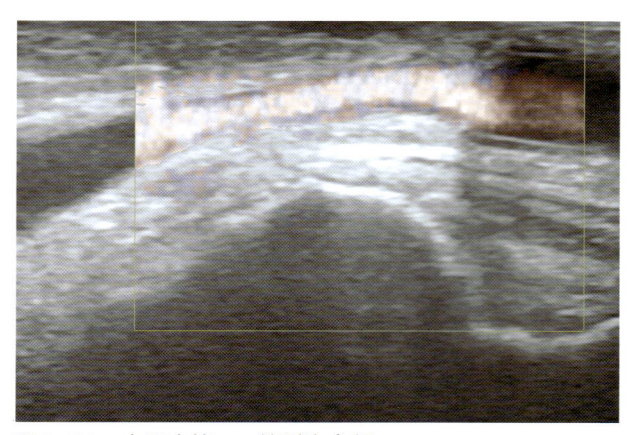

図 3-130 人工血管──静脈吻合部

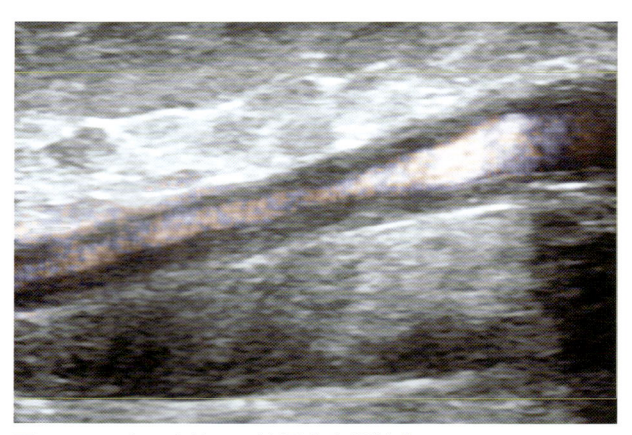

図 3-131 人工血管──静脈吻合部狭窄

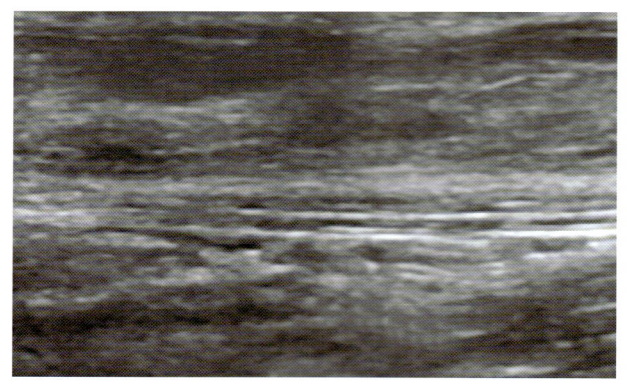

図 3-132 人工血管内血栓（プローブ圧迫あり）

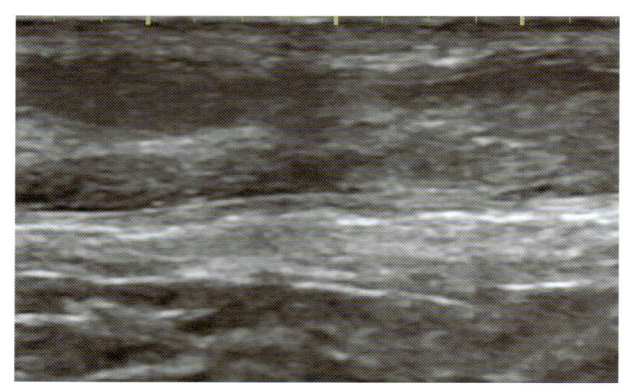

図 3-133 人工血管内血栓（プローブ圧迫なし）

MEMO
狭窄好発部位は静脈側吻合部および鎖骨下静脈．

3 閉塞

自己血管閉塞症例では，血栓刺激による痛み，軽い皮膚の発赤を伴う症例も多い．

プローブによる圧迫では静脈は変形せず，内部に高輝度陰影を確認できる．

自己血管・人工血管ともに，血管内の血栓はプローブでの圧迫では変形しない（**図 3-132, -133**）．

3 報告書

図 3-134 が当院でPTA時に使用しているレポート用紙である．シェーマに吻合部・病変部を記入する．

病変部位は，触診時に皮膚上にもマーキングを施すが，スキャン後のレポートにも具体的に表記する．自

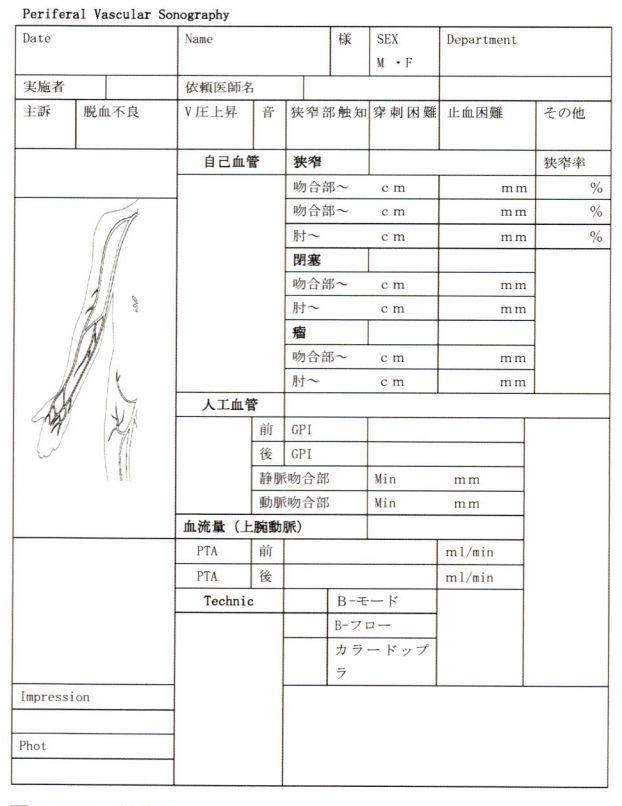

図 3-134 報告書

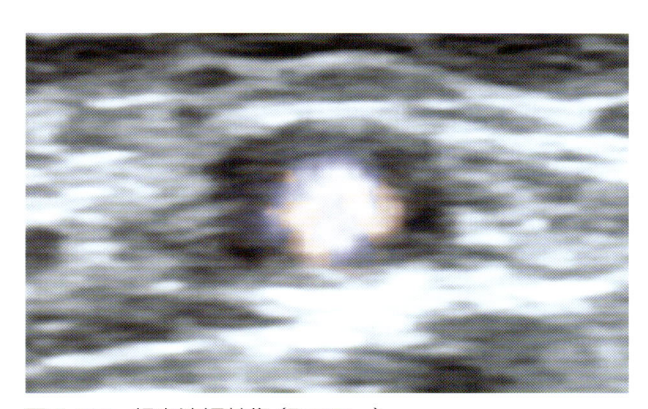

図 3-135 超音波短軸像（Bフロー）

己血管であれば，目標となる病変部位までの距離，狭窄度，血管径を記す．人工血管であれば，A・V両吻合部の最小径，血栓の有無，狭窄部最小径（複数狭窄であれば各部）を記す．

狭窄率は，血管造影写真からの計測は，狭窄部（最狭小部位）と前後の血管径との比率で算出するが，超音波画像では長軸画像と短軸画像では機種により計測法の違いがあり，同様な計測値は表さない．いまだガイドラインにも超音波での計測法はなく，各施設で異なっている．

血流路の確認を正確に行うためにはBフローモードを使用している．カラードプラでは滲みだし現象が起こるため正確な計測が困難となる（**図 3-135**）．

まとめ

レポートは，理学的所見と照らし合わせた報告書であることが必要であると思われる．短時間に病変部位を正確に確認，同定し，診断および治療の詳細がわかる内容でありたいと思っている．

無侵襲であり，アレルギー症例にも安心して施行できる超音波診断は，今後ますます活躍の場が増えてくると予想される．ただし，画像診断だけに頼ると思わぬ落とし穴があることを考慮し，乱用にならぬよう有効活用を望むものである．

画像診断にてPTAの適応を決めるのではなく，PTAを行うことが決まった時点で超音波を活用して具体的な治療内容を決めていく．それが，情報量に惑わされない超音波の活用法になると考えられる．

● 文献
1) 松尾汎，佐藤洋編：月刊*Medical Technology*別冊／超音波エキスパート9　末梢動脈疾患と超音波検査の進め方・評価－腹部大動脈・腎動脈・下肢動脈を中心に－．2009.

〔渡邉麻奈夫〕

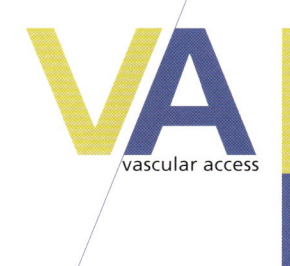

VA 3 血管超音波とバスキュラーアクセス

3 レポートの記載方法
報告書作成のポイント

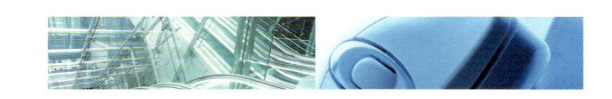

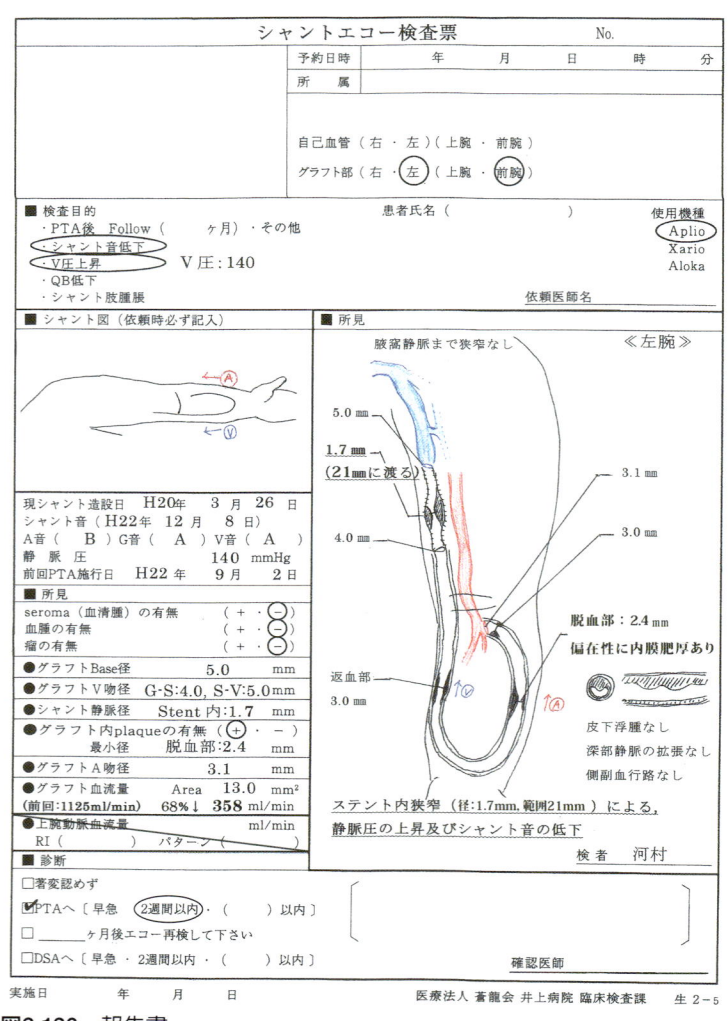

図3-136 報告書

1 報告書のフォーマットの作成

・検査前にVAの状況が把握しやすいように工夫する.
・評価不足や記入漏れを防ぐように工夫する.

2 依頼内容に合った報告書の作成

検査目的や理学的所見を理解したうえで,依頼内容に対し"答え"となる矛盾のない結果を報告する.

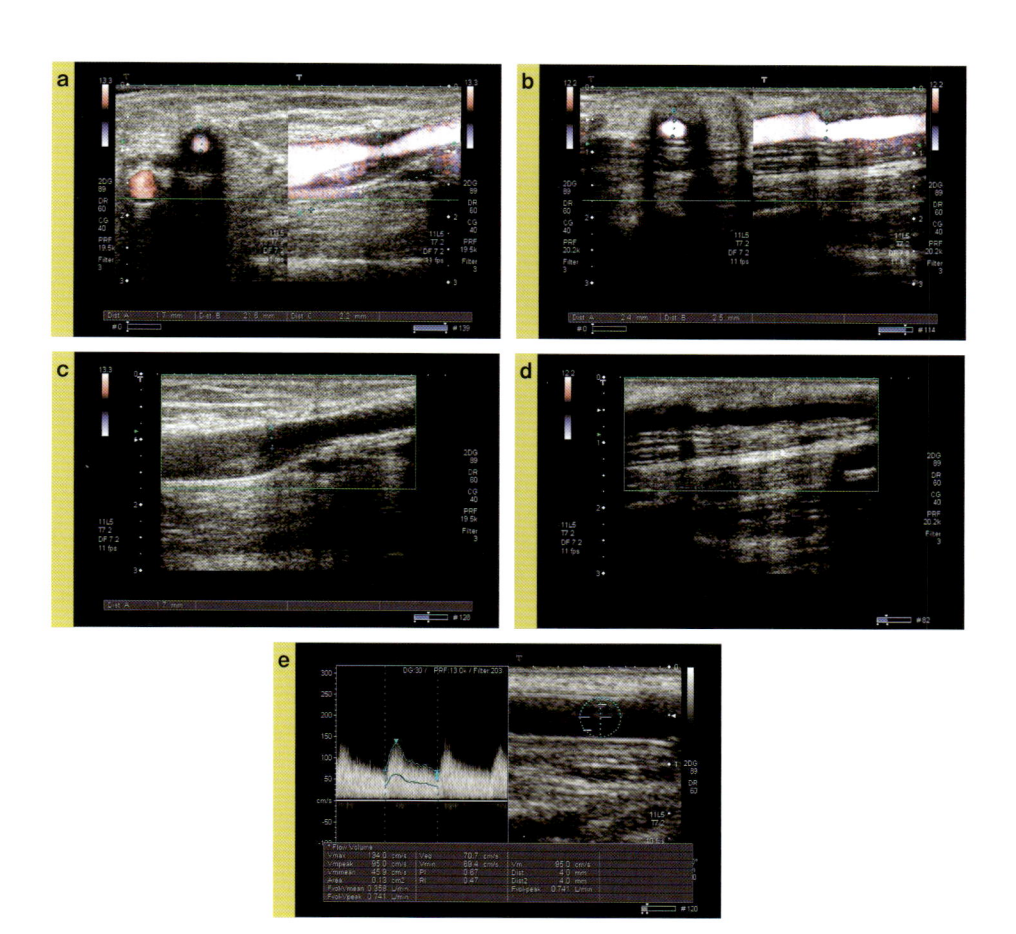

図 3-137 添付写真の例
a：ステント内狭窄（短軸・長軸像）．b：脱血部（短軸・長軸像）．
c：ステント内狭窄（Bモード）．d：脱血部（Bモード）．e：血流量測定

3　シャント図の記載

　検査で得られたすべての情報を記入すると，報告書が見にくくなってしまうおそれがあるため，できるだけ忠実にシャント図を記載し，記入しきれない情報を表現する．

　日常透析や治療に活用できる付加価値の高い情報を提供する．

- 上肢全体を記入するとVA全体のイメージが伝わりやすい．
- 動静脈は色を変え，自己血管・人工血管・ステントなどがわかりやすいように工夫する．
- 穿刺部の位置や穿刺方向，穿刺部の状況を記入する．
- 走査範囲を明確にする．
- 描出困難や評価困難な場合は，その旨を記載する．
- 主病変をわかりやすく記入する．
- 間接所見を記入する．
- 超音波検査でしか得ることのできない情報を提供する．
  　穿刺部の状況
  　閉塞の範囲
  　内膜肥厚の有無
  　血栓の有無　など
- 経過観察の場合，必ず前回結果との比較コメントを記入する．

4　写真の添付

- 病変部は短軸・長軸2方向の写真を添付する．
- 病変部の内腔や壁性状のわかる説得力のある写真を添付する．
- 必要であれば連続写真を作成して添付する．

〔河村知史〕

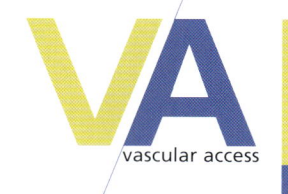

VA 4 他の画像診断との比較
1 血管造影との比較

はじめに

バスキュラーアクセス（VA）の簡便な評価として，一般的には，視診・触診・聴診・脱血不良・静脈圧上昇などや，これらを組み合わせたシャントスコアなどを用いている．

これらの評価によって問題が生じたとき，血管造影を行う施設は多いが，近年，超音波による評価を行う施設が増えてきている．

本稿においては，シャントトラブルにおける血管造影の実際の検査法を述べたのち，血管造影と超音波検査との比較を行う．

1 シャント造影の方法（図4-1）

前腕に作製したAVFの場合，吻合部から遠くない前腕の皮静脈から吻合部に向かって22ゲージの留置針を穿刺，留置し，延長チューブに接続する．マンシェットを上腕に巻き，患者血圧より40mmHgほど高く加圧して，撮影を開始する．希釈造影剤10cc程度を急速注入して，造影剤が吻合部から動脈近位まで逆流したのを確認してから加圧を解除し，造影剤のrun-offまで撮影する．

橈骨動脈～吻合部～前腕静脈～上腕の静脈について，数回に分けて撮影する．留置針より下流の評価の際には，加圧は不要である．

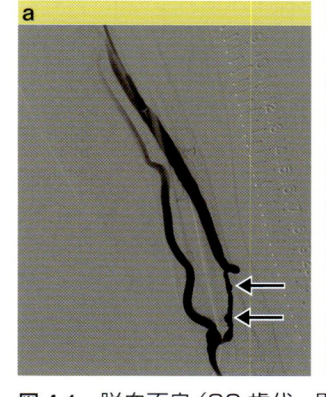

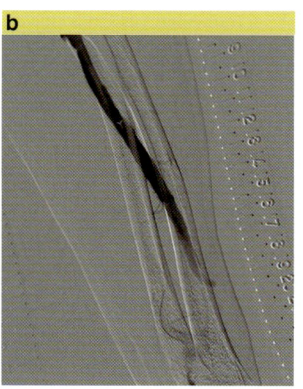

図4-1 脱血不良（80歳代，男性）
a：造影剤注入直後．吻合部から動脈側を含めた評価を行う．吻合部に高度狭窄を認める（←）
b：加圧解除後．run-offや穿刺部遠位なども含めた評価を行う．加圧操作を加えながらダイナミックな血流評価を行う．広い範囲を一視野に納めることができる

2 血管造影検査での評価点

ルーチンで評価する範囲は，橈骨動脈～吻合部～前腕静脈～上腕の静脈である．

対象は，径の狭窄径，狭窄度，run-off，閉塞部分，吻合部の角度などがある．また，手背枝拡張の程度も重要である[1]．

3 血管造影検査と超音波検査の比較

1 手技としての簡便性・再現性

どちらの手技についても，習熟するのにはある程度の件数を経験する必要がある．もちろん，VA以外の

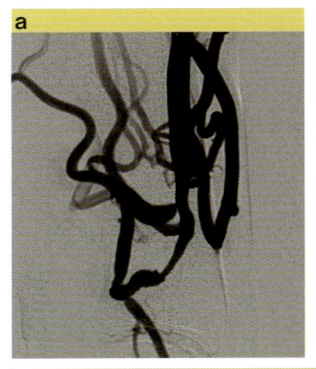

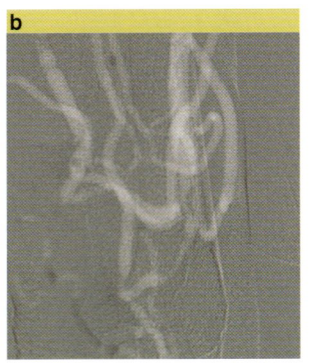

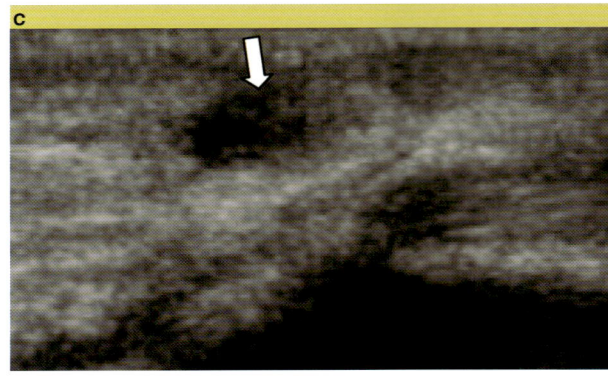

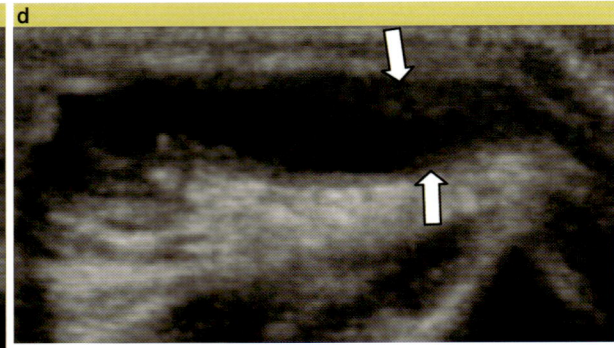

図 4-2　透析時脱血不良（70 歳代，男性）
a：ヨード造影剤による DSA．血管内腔が黒く描出されている
b：二酸化炭素注入による DSA．血管内腔が白く描出されている．評価は十分可能であるが，ヨード造影剤に比してコントラストが弱く，若干不明瞭になっている
c：短軸像と **d**：長軸像．超音波検査では内膜肥厚型の狭窄を認める．短軸像・長軸像を瞬時に検索可能で，特定の病変部分については，立体的に評価することが容易である（矢印：肥厚内膜）

分野で超音波・血管造影に習熟していれば，VA 分野での習熟に要する件数は少なくてすむ．

血管造影は，超音波に比して，1 回の撮影で広い視野を確保することができるため，全体像を把握しやすい．また，検査の再現性は非常に高い．検査時間も一定しており，比較的短時間で終了する．

超音波検査は，一度に観察できる範囲は広くなく，静止画のみでの画像保存では再現性が低くなる．ビデオやマルチフレームのダイコムデータなどの動画情報を駆使すれば再現性は高くなるが，視診・触診との一致度は血管造影に比べて劣る．単純な症例であれば短時間で検査を終えることは可能であるが，複雑な症例の場合，全体像の把握に時間がかかる．

2　検査侵襲度の比較

血管造影は針を血管に穿刺する必要があるが，超音波検査はゼリーを塗布したあとプローブを体表に当てれば検査可能であり，超音波検査のほうがより低侵襲であるのは明らかである．

血管造影の場合は，基本的にヨード造影剤を用いるが，ヨード造影剤は副作用発生の可能性があり，また副作用の既往がある人には使いにくい．また，慢性腎不全にて透析導入直前に VA を作製した患者の評価においても，腎毒性の問題からヨード造影剤は使用できない．ただし，ヨード造影剤が使用できない場合は，ヨード造影剤の代替として CO_2 ガスを用いて血管造影を施行することも可能ではある（**図 4-2**）．

短期間で繰り返しの VAIVT をする患者も多く，血管造影を用いた VAIVT では，被曝の低減に努めることは非常に重要である．しかし，超音波検査を主体に

> **MEMO**
> **CO_2（二酸化炭素）ガスの使用**：
> ヨード造影剤禁忌の患者に対して，CO_2 を用いて DSA での評価が可能である．CO_2 は血液に対しての陰性造影剤となるため，通常のヨード造影剤を用いる場合と同じように評価するには反転する必要がある．コントラストはヨード造影剤に劣り，評価もむずかしいが，難易度が高い症例でなければ CO_2 のみでの VAIVT も十分可能である（**図 4-2**）．

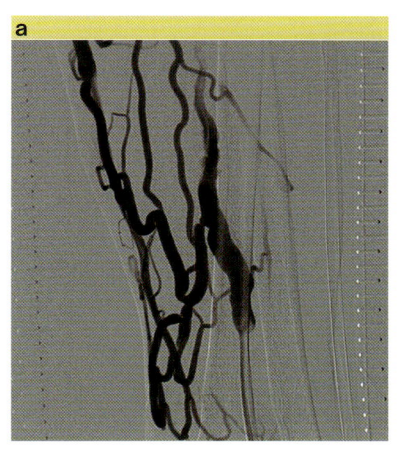

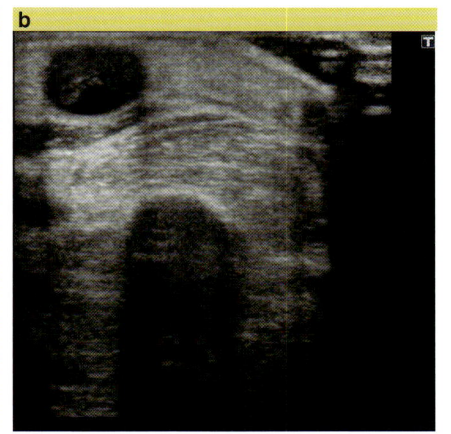

図 4-3 壁在血栓
血管造影検査では，血管内腔の評価になり，壁在血栓が描出されない場合がある

VAIVT を行った場合では，術者および被検者ともに被曝量を大きく低減することができる．

3 狭窄病変の評価

狭窄の感度ついては，超音波検査・血管造影検査は同程度と報告されている[2]．血管造影は，多発狭窄の性状の全体的な評価はわかりやすい．超音波検査においては，血管内腔のみでなく壁の評価もできるため，一つひとつの狭窄の性状（弁性狭窄・内膜肥厚型狭窄など）を詳細に評価するのに適している．

血管造影は内腔の 2 次元の画像になるため，1 回の造影では平面的な情報しか評価できない．立体的に観察するためには 2 方向での評価が必要である．また，撮影する角度によって血管同士が重なってしまう場合も，血管を分離するために多方向からの撮影が必要になる．超音波検査では，短軸像・長軸像を瞬時に評価することができ，特定の病変部分については立体的に評価することが容易である（**図 4-2**）．

壁在血栓については，超音波検査では容易であるが，血管造影では評価することはむずかしい（**図 4-3**）．

屈曲・蛇行が強い部分においての狭窄評価は，超音波より血管造影のほうがより容易である．

必要に応じて，2 つの検査を組み合わせて相補的に用いることで，より詳細で正確な狭窄評価が可能となる．

4 閉塞病変の評価（図4-4）

血管造影は，血流がある場合は内腔の形状の評価は可能であるが，閉塞部分では造影欠損としてしか描出されず，内部の性状の評価は狭窄よりむずかしくなる．ただ，先細り状に造影欠損となれば，非血栓性の閉塞，虫食い状の造影欠損があれば血栓性閉塞が考えられ，触診などとも併せると，かなり詳細な評価は可能である．

超音波では，血栓性閉塞において，血栓を直接描出することが可能である．血栓は多くが軽度低輝度となっている．通常の血管内腔と評価がむずかしい場合があったとしても，VA トラブルの場合は，用手的な圧迫による変形が乏しくなるので，血栓性閉塞が容易に評価可能となっている．カラードプラを有効に使うことで，血流を評価することも容易である．最新の機器では，通常のカラードプラに加えて，分解能を落とさず，クラッタを抑えた画像を作製することが可能であり，血流を詳細かつ正確に観察できるようになっている[3]．

5 流速・流量の評価（図4-4, -5）

最新の超音波装置では，波形の取得が容易で，その解析も自動的にできるようになっている．多くの施設で指標として用いられているものは血流量やRI（抵抗指数）であり，これらは血管造影では評価できない．血管造影では，局所的な脈圧を測定することは可能であるが，煩雑であり高コストであるため，ルーチン化している施設はあまりない．

血流量を評価することにより，そのVAへの血流の過多を客観的に評価することができる．吻合部付近に透析に支障をきたすような有意狭窄があれば，上腕動脈などにおいて，血流量は低下し末梢血管抵抗が上昇するため，RIが高値となる．

4：他の画像診断との比較

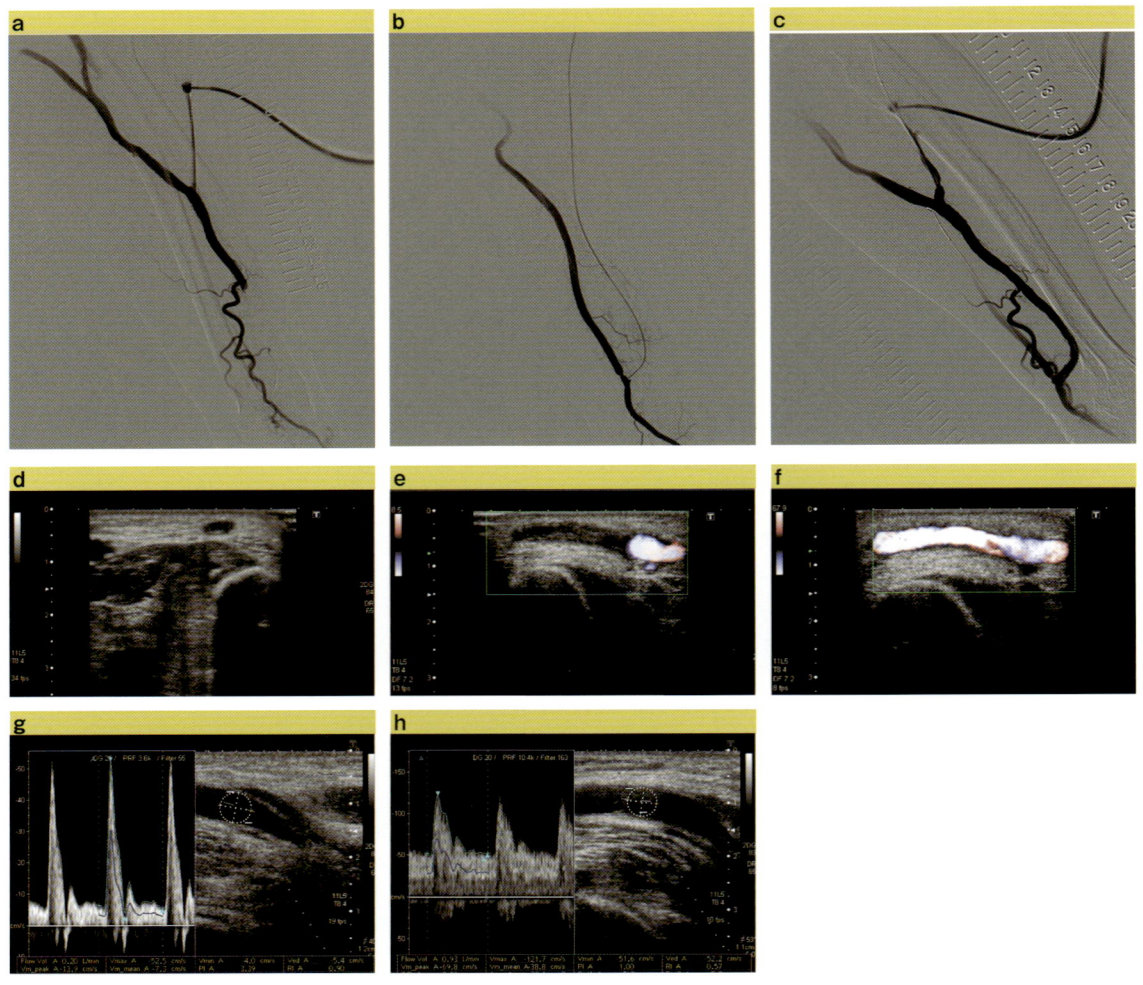

図4-4　血栓性閉塞
血栓性閉塞の正確な範囲の特定には，上流・下流からの造影をそれぞれ行わないと評価できない場合も多い
a：閉塞下流からの逆行性造影
b：吻合部上流橈骨動脈からの順行性造影．この両者を合わせ，閉塞範囲の正確な評価は可能であるが，閉塞部自体は造影欠損としてしか描出できない
c：閉塞解除後の血管造影
d：血栓性閉塞部短軸像．淡い低輝度領域として描出されている
e：閉塞部ADF
f：閉塞解除後ADF
g：閉塞時上腕動脈．RI 0.90と高値を示している
h：閉塞解除後上腕動脈．RI 0.57と改善している

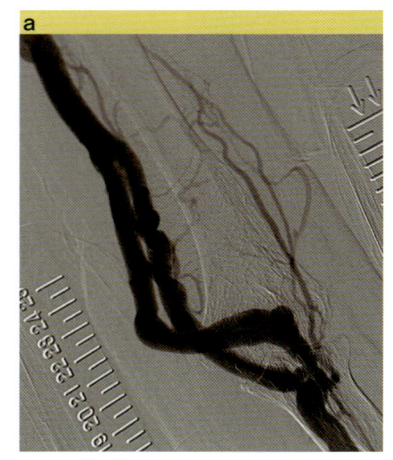

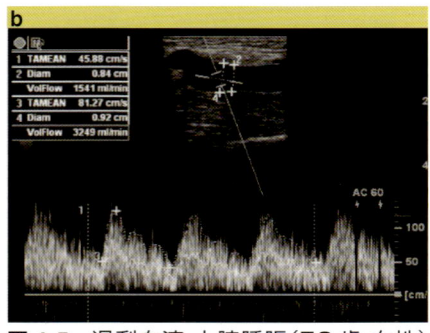

図4-5　過剰血流，上腕腫脹（56歳，女性）
a：静脈の拡張は目立つが，左腕頭静脈までの有意狭窄はない．**b**：吻合部上流の上腕動脈にて，3 l/minを超える血流量が計測される

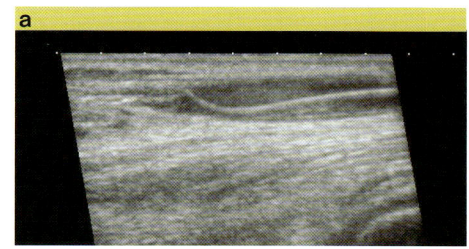

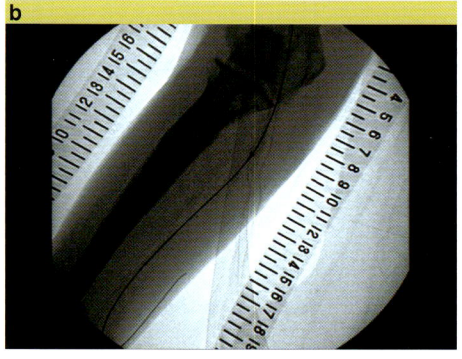

図4-6 閉塞時の超音波補助下のガイドワイヤー操作
a：ガイドワイヤー先端は，血栓性閉塞をきたした血管内空を進んでいることが確認できる．超音波検査では血栓内のガイドワイヤー先端を直接描出可能であり，血管外のガイドワイヤー操作を防ぐことができる．しかし，一度での観察範囲は限定されている
b：透視を用いると，一視野内で広い範囲を描出できる．しかし，血管外か否かの判断はカテーテルの操作した感触などの間接的なものでの評価が主体となる

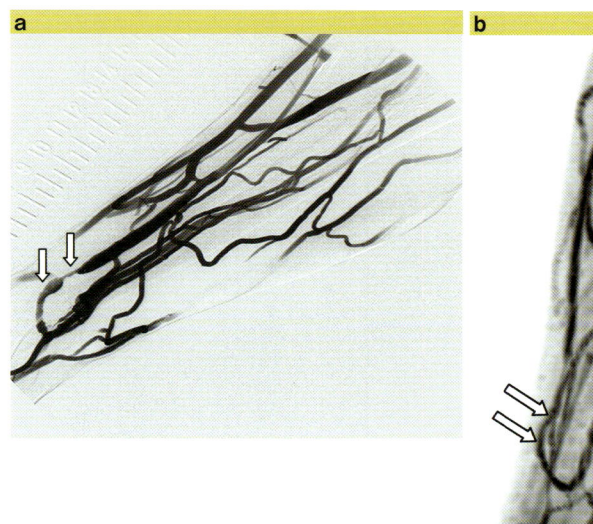

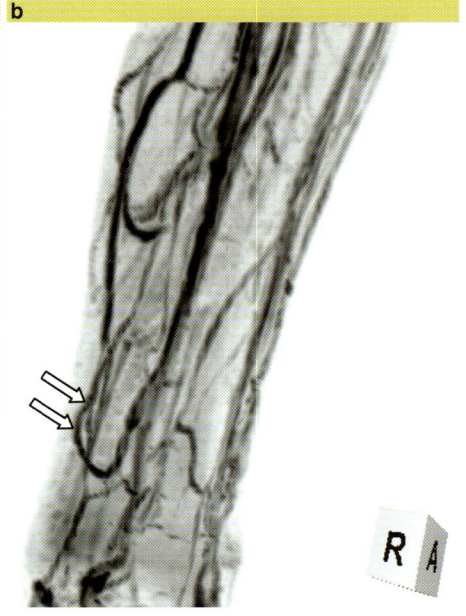

図4-7 非造影MRA（native）
a：血管造影検査．吻合部直後に狭窄を認める（矢印）
b：非造影MRA（native）．側副血行路を含めた血管が良好に抽出されているが，狭窄部の性状が血管造影と異なり，有意狭窄として正確には同定できない

適正なシャントの場合は，血流量が上昇し，RIも低値となる．

さらに，過剰血流となった場合も，超音波検査での血流量上昇は容易に把握できる．血管造影においては，過剰血流の評価は非常にむずかしい．

5 VAIVT時の有用性（図4-6）

超音波検査におけるVAIVT時の最大のメリットは，血管内腔とガイドワイヤーを同時に直接観察することができることである．高度狭窄部や閉塞部において，ガイドワイヤーの先端が正しく求める血管内にあるかがわかり，ガイドワイヤーの血管外の逸脱を防ぎ，適切な血管にガイドワイヤーを進めやすくなる．

血管造影の利点は，広い範囲を一度に観察できることにある．蛇行・屈曲・多発狭窄などがあり，ガイドワイヤーやバルーンカテーテルの進みが悪い場合に，全体像を把握しながら適切な手技を行いやすい．また，

> **MEMO**
>
> **MRIでのVA評価:**
> ガドリニウム造影剤を用いたMRA (magnetic resonance angiography:磁気共鳴血管画像)にてDSAやUSと比較した論文は多々見受けられるが,腎機能低下症例におけるガドリニウム造影剤投与は,腎性全身性線維症 (nephrogenic systemic fibrosis ; NSF) と呼ばれる副作用を生じる症例が報告され,現在,透析患者にはガドリニウム造影剤が禁忌となっている[4].
> 非造影MRAの技術も非常に発達してはいるが,患者ごとに局所的に非常の血流量および方向が大きく異なってくるVAを正しく評価する画像を作製するには,多くのパラメーターの調整や再撮影なども必要である.パラメーター変更による描出する部分の変化も大きく解釈もむずかしく,どの施設でも同様かつ簡便に撮影できるまでにはいたっていない.また,ステント挿入症例では,ステント部分がアーチファクトで評価不能となる.
> 現状では,超音波検査などに対して代替となりうる有用なものとまでは多くの施設でいたっていない(**図4-7**).

カテーテルの先端を見失うこともなく,VAIVTを行うことができる.全体像を把握できるので,サポートカテーテルやバルーンカテーテルなどを進めることができるかの見込みも立てやすい.

まとめ

VAにおける超音波検査は非常に有用な検査である.血管内腔の細かい性状を評価できるだけでなく,血流量やRIなどを測定することも可能で,習熟すれば血管造影を凌駕する情報を得ることができるが,手技者間の能力の差が大きく,再現性も若干落ちる.

血管造影および超音波検査にはそれぞれ利点があり,特に診断に困難を要するような症例の場合,血管造影と超音波検査を相補的に用いることで,よりVAの詳細な評価が可能となり,正しい治療方針決定に役立つ.

●文献

1) 後藤靖雄:シャント造影の画像診断(1).臨牀透析,**16**(7): 107〜111,2000.
2) Doelman, C. et al.: Stenosis detection in failing hemodialysis access fistulas and grafts: Comparison of color Doppler ultrasonography, contrast-enhanced magnetic resonance angiography, and digital subtraction angiography. J Vasc Surg, (421): 739〜746, 2005.
3) 壷井匡浩ほか:血管エコーパーフェクトガイド.透析シャントのエコー検査,中山書店,148〜158,2010.
4) NSFとガドリニウム造影剤使用に関する合同委員会(日本医学放射線学会・日本腎臓学会):腎障害患者におけるガドリニウム造影剤使用に関するガイドライン(第2版).2009.

〔壷井匡浩,高瀬 圭〕

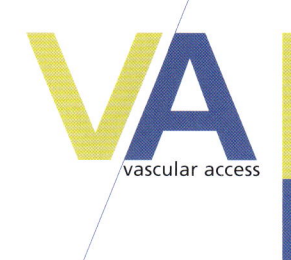

VA 4 他の画像診断との比較
2 3D-CTAとの比較

1 エコーと3D-CTAの比較

エコーと3D-CT Angiography（3D-CTA）の比較を**表4-1**に示す．

バスキュラーアクセス（VA）診断におけるエコーの長所は，侵襲なく，大がかりな装置を必要とせずベッドサイドでも検査可能なこと，そしてリアルタイムに血行動態が確認できることである．動脈・静脈・シャント血管・側副血行路の流速・流量・方向は，VAの機能をみるうえで，その造設前，安定した維持管理期，トラブルの際のどの時点でも重要な評価項目である．

3D-CTAは，MDCTで撮影したDICOMデータをワークステーションで3次元画像に構成するものである．撮影対象を小さな立方体が集合したデータとみなし，各立方体はその立方体がもつ平均CT値に設定した色・不透明度で表示する．画像構成法として，検査目的により，volume rendering（VR），maximum intensity projection（MIP），multiplanar reformation（MPR），curved planar reformation（CPR）などがある．

3D-CTAの長所は，検査目的に沿って選択し描出させた対象を，任意の方向から3次元的に観察できることである．VAトラブルの診断治療において3D-CTAが特に有用なのは，動静脈吻合部を裏側から見る，あるいは任意の局面に沿った断面画像を作製するなど，バーチャルな視線・視野での観察が可能なことである．これらの情報は，エコーでは読影しきれない複雑な立体構造のシャント修復術や，比較的大きなVAトラブルの際に貴重な情報を提供してくれる．

2 同一症例に対するエコー，3D-CTAの画像

症例1

エコー所見（図4-8, -9）

左前腕で 橈骨動脈（②）と橈側皮静脈（③）でシャ

表4-1　エコーと3D-CTAの比較

	エコー	3D-CTA
侵襲	なし	放射線被曝・ヨード造影剤投与
次元	2次元	3次元
色	白黒／赤青緑	任意
計測	距離・角度・面積・体積・速度	距離・角度・面積・体積
骨・石灰化の影響	あり	なし
表在・詳細	適	適
深部・全体・骨の陰	不可	適
血流量・血流方向	適	不可

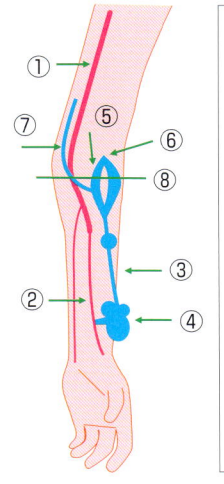

①：上腕動脈血流　571～626ml/min
②：橈骨動脈血流　396～443ml/min
③：前腕橈側皮静脈内シャント血流　370～413ml/min
④：動・静脈吻合部瘤　40.8×19.2×24.8mm　瘤内壁在血栓の厚さ 7mm
⑤：肘正中皮静脈
⑥：上腕橈側皮静脈閉塞
⑦：上腕尺側皮静脈
⑧：肘部断面

図4-8　症例1　エコー所見

4：他の画像診断との比較

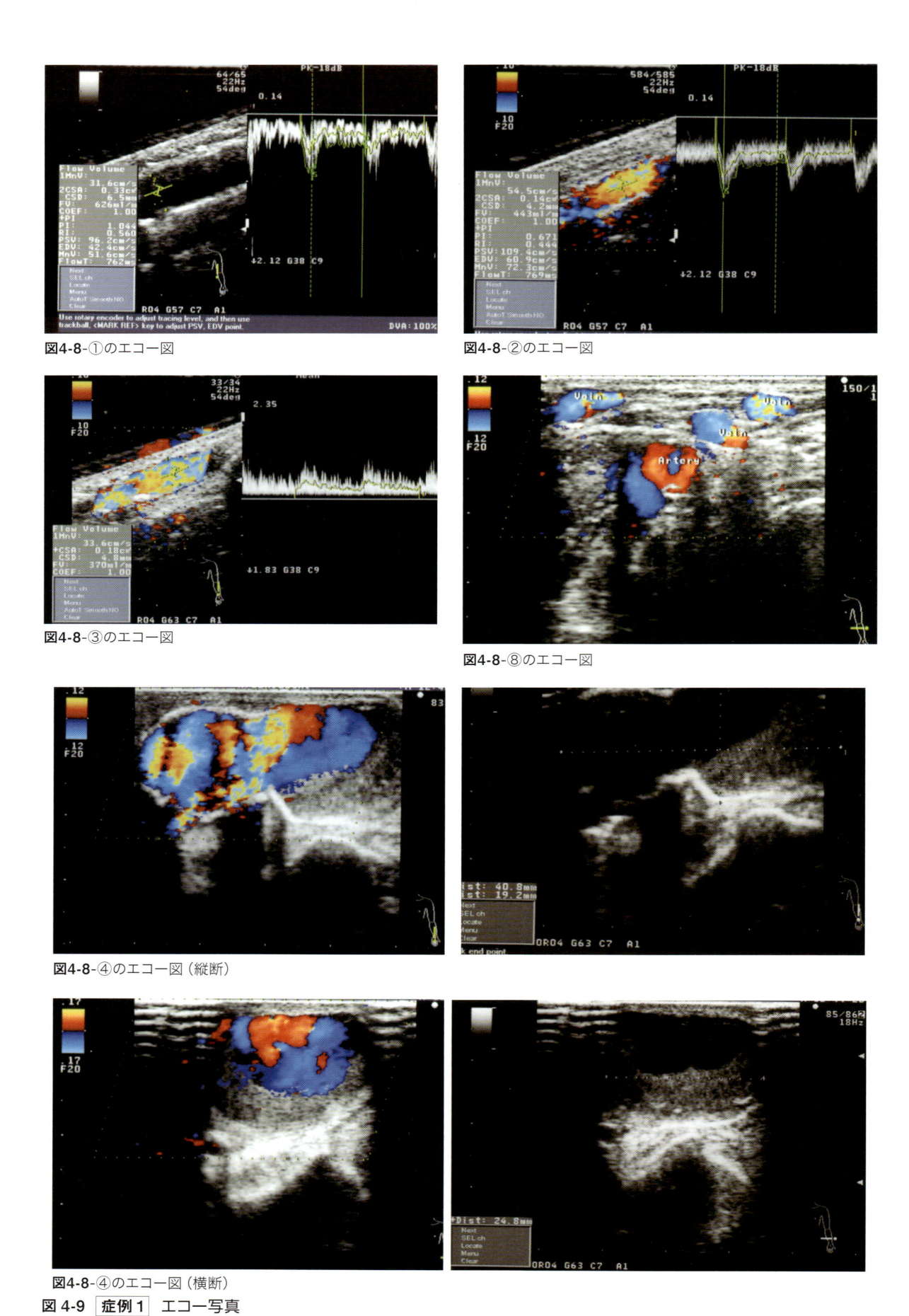

図4-8-①のエコー図

図4-8-②のエコー図

図4-8-③のエコー図

図4-8-⑧のエコー図

図4-8-④のエコー図（縦断）

図4-8-④のエコー図（横断）

図 4-9　症例1　エコー写真

ントが造設されている．それぞれの血流量は396～443ml/min，370～413ml/minである．動静脈吻合部には石灰化を伴った多房性の吻合部瘤（④）が形成されており，その大きさは40.8×19.2×24.8mm，瘤壁内に7mmの壁在血栓がある．

前腕橈側皮静脈は肘部において肘正中皮静脈（⑤）と合流し，それより中枢の橈側皮静脈は閉塞（⑥）している．肘部の横断エコー像（⑧）で，橈側皮静脈・肘正中皮静脈・尺側皮静脈・伴走静脈がいずれも青色に描出されていることから，これら静脈はすべて中枢に向かう順行性の方向に流れていることが確認できる．

3D-CTA所見（図4-10～-12）

図4-10に，症例1の左前腕全体の3D-CTA画像とデジタルカメラで撮影した実写（白枠，青地）を示す．

3D-CTAの画像構成法は，VR 3種類の正面，左前30°，60°の3方向の像であり，左から2・4番目の3D-CTA画像上には実写を重ねてある．

左端茶色の像は，皮膚・脂肪・筋肉のCT値を不透明度15％前後の茶色で表示し，血管を不透明度28％前後の白色で描出している．血管が透見でき，かつ全体のイメージをつかみやすい像である．

右端は血管・骨のみ描出し，皮膚・脂肪・筋肉は消去している．血管走行が詳細に追えるので，VAトラブルの原因究明，術式決定時に有用である．右から2番目は体表の状態を再現し，かつ表在静脈を判別しやすく描出したものである．

図4-11は症例1の肘部を拡大したものである．

動脈を赤色，皮静脈を水色，深部静脈を紺色で示している．左端の，体深部から体表に向かう視線の画像をみると，肘正中皮静脈の末梢・中枢の2カ所から深部静脈交通枝が1本ずつ分岐（白矢印）し，それらの枝は上腕静脈に連続していることがわかる．前述の図4-8-⑧のエコー図で，肘部の橈側皮静脈・肘正中皮静脈いずれも中枢側が閉塞しているにもかかわらず順行性に流れていたのは，この深部静脈交通枝がシャント血を深部静脈に流出していたからと考えられる．

図4-12は症例1の動静脈吻合部瘤近傍の画像である．

図右の橈骨動脈に沿ったMPR画像でみると，動静脈吻合部径，つまり吻合部瘤流入口は長軸方向で11.1mmである．この距離ならば，石灰化瘤摘出に際

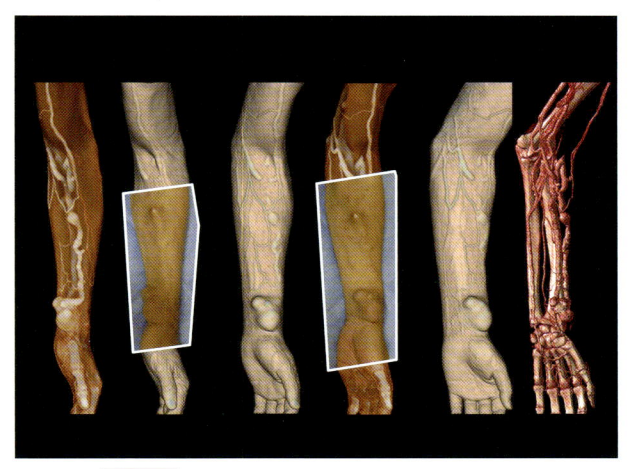

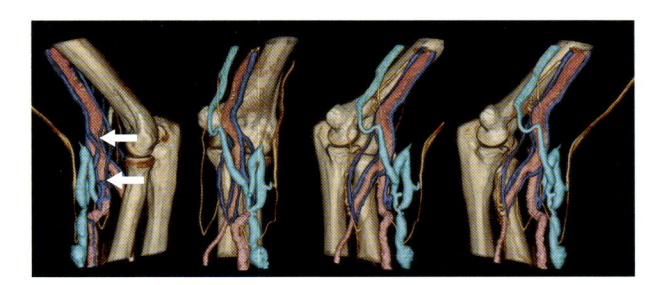

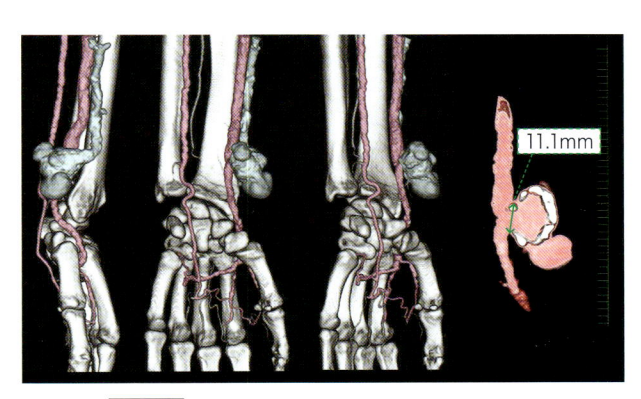

図4-10　症例1　3D-CTA＋実写（前腕）

図4-11　症例1　3D-CTA（肘部）

図4-12　症例1　3D-CTA（シャント瘤）

し橈骨動脈を一塊に摘出したとしても，橈骨動脈端々吻合による血行再建術は可能と考えられる．しかし，もし再建不可能であった場合でも，浅・深手掌動脈弓とも走行は正常に保たれているので，手先が末梢循環不全に陥ることはないと考えられる．

3　3D-CTAの有用性を生かした画像

1　複雑な血管走行の追跡

症例2

　図4-13は，右前腕で橈骨動脈と橈側皮静脈の側々吻合で造設されている内シャントである．動脈を赤色，静脈を青色で示している．シャント血は瘤を形成している動静脈吻合部（白矢印）から中枢・末梢両側の多数の皮静脈に流出しているため複雑な血管走行になっているが，立体画像を回転しつつ観察すると，血管の連続，重なり，分岐合流の様子を順々に追うことができる．

図4-13　症例2　3D-CTA（複雑なシャント）

2　動静脈吻合部を裏側から観察

症例3

　図4-14は，右前腕の拡大した内シャントの術前3D-CTA画像である．動静脈吻合部（白矢印）の状態を確認するために体深部から体表に向かう視野でみた画像が図中央，術中写真と3D-CTAを並べたのが図左である．実像を忠実に再現した画像が得られるので，術前シミュレーションに有用である．

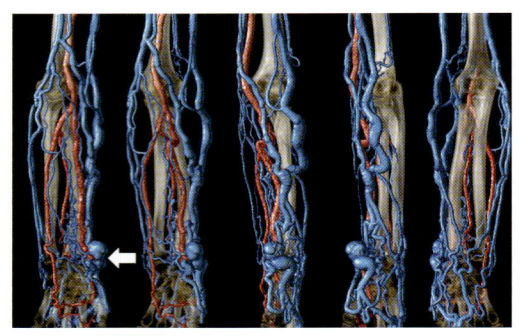

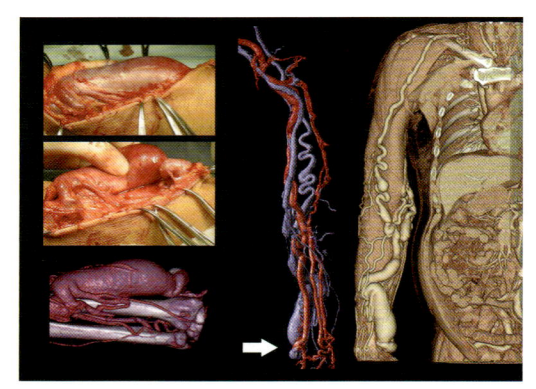

図4-14　症例3　3D-CTA（拡大したシャント＋術中写真）

3　骨におおわれた部の観察

症例4

　図4-15は左シャント側静脈高血圧症例の3D-CTA画像である．左上肢には拡大したシャント血管，左側胸部から肩甲部にかけては多数の側副血行路発達がみられる．図中Aは上大静脈，Bは上行大動脈，C，Dは無名静脈，Eは鎖骨下静脈である．静脈高血圧の原因は，左無名静脈Cが大動脈Bに後下方から圧排されて狭窄しているためであることが明瞭に描出されている．

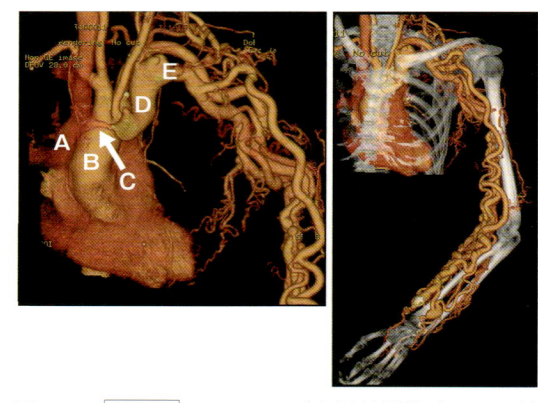

図4-15　症例4　3D-CTA（中枢静脈狭窄による静脈高血圧症）

4　緊急手術時の破裂部位術前診断

症例5

　図4-16は右上腕に移植された人工血管（黄緑）の動脈側吻合部破裂の像である（赤色が上腕動脈，青色が尺側皮静脈と上腕静脈，桃色が破裂吻合部瘤）．

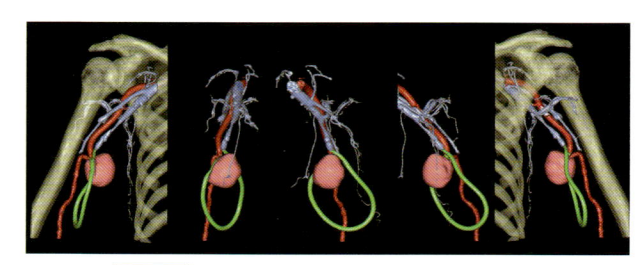

図4-16　症例5　3D-CTA（人工血管動脈側吻合部破裂）

破裂部位の圧迫止血帯を解除することなく撮影した3D-CTA画像で血管走行を確認して手術に臨んだため，安全かつ迅速な緊急止血術を行うことができた．

●文献
甲田英一・伊藤勝陽編：3Dボリュームデーターやさしく臨床に直結ー．金原出版，2006．

〔廣谷紗千子〕

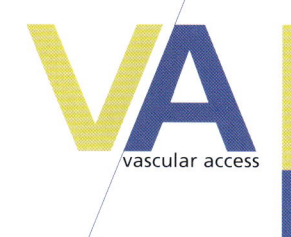

VA 5 術前の血管評価
1 上肢の動静脈の解剖

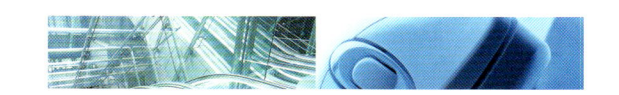

1 バスキュラーアクセス（VA）造設に用いる動脈・静脈の種類と走行する深さ

図 5-1 に上肢の動脈・深部静脈・皮静脈の概念図を示す．

動脈（以下，図中赤色）は筋層内・筋膜下を走行する．深部静脈（同，紺色）は同名の動脈の両側に1対あり，動脈の周りに梯子状に絡みつきながら走行する．皮静脈（同，水色）は筋膜よりも浅い層の皮下脂肪の中を走行する．

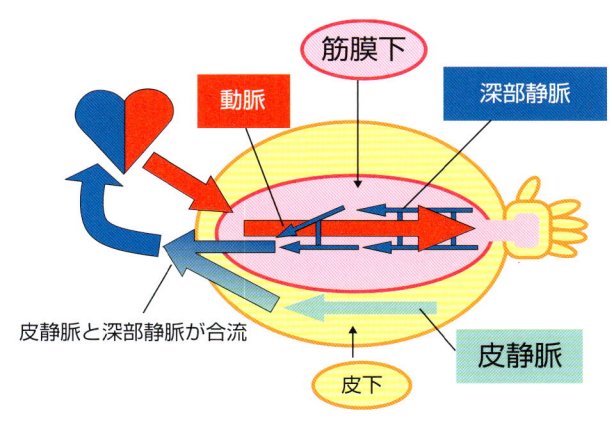

図 5-1　動脈・深部静脈・皮静脈の概念図

2 バスキュラーアクセス（VA）の様式とそれに用いる動脈・静脈の種類

VAには内シャント・上腕動脈表在化・人工血管移植がある（図 5-2）．

内シャントは動脈と皮静脈を吻合し，皮下の浅いところを走る皮静脈に，筋膜下を走行する動脈血が流入するよう作製するものである．皮静脈は血管壁が薄く伸展性があるので，流入してくる勢いのよい動脈血圧の負荷により徐々に血管径が拡大し血流量も増加して，VAとして使用できるように発達する．

動脈表在化は，筋膜に切開を加え，本来筋膜下にある上腕動脈を皮下の浅いところに挙上固定し，動脈穿刺をしやすい状態にしたものである．透析時の脱血には表在化動脈を穿刺し，返血のためには手術操作を加えていない皮静脈を用いることになる．血管の走行位置は変わるが血行動態的には術前と変化なく，心負荷の増加はない．

人工血管移植は，動脈と皮静脈，あるいは動脈と深部静脈の間に人工血管を間置するものである．内シャントをつくれる表在静脈が廃絶した症例に適応することが多く，まれには肥満が強く駆血しても皮静脈が確認できない症例でも選択される．

3 バスキュラーアクセス（VA）造設の際，手術操作を直接加える動脈の走行

図 5-3 に赤色で示すのは，VA造設の際，吻合に用いる動脈である．上腕動脈は，肘の曲がるところの約2cm末梢で分岐し，橈骨動脈・尺骨動脈となる．橈骨動脈・上腕動脈は，その全走行をエコーで確認することができる．尺骨動脈は前腕中央部では深い部位を走行するので，エコーで走行を確認できないことがある．

前腕で内シャントを造設するときには，橈骨動脈あるいは尺骨動脈を用いる．肘付近の動脈は，内シャント・人工血管移植・上腕動脈表在化を造設する際に用いる．上腕動脈は上腕動脈表在化・人工血管移植を行うときに用いる．

上腕動脈より上流は，大円筋下縁より中枢が腋窩動脈，そして第一肋骨外側縁より中枢は鎖骨下動脈である（p.88 図 5-8 参照）．

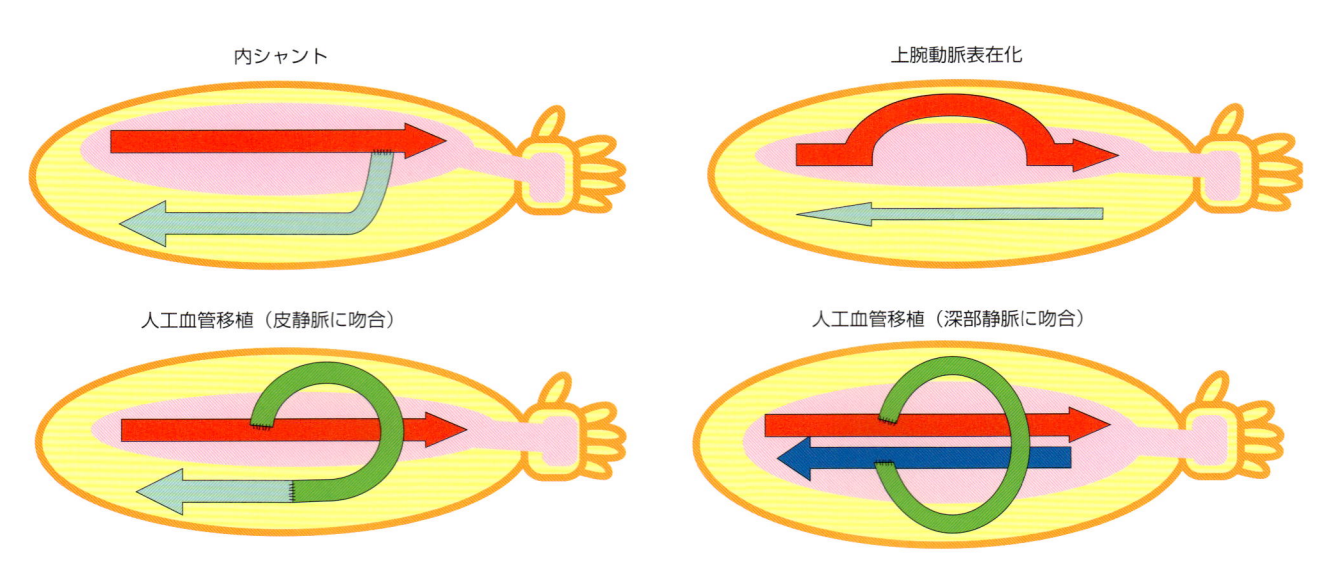

図 5-2　動脈・皮静脈を用いて造設する VA の吻合様式・血管走行

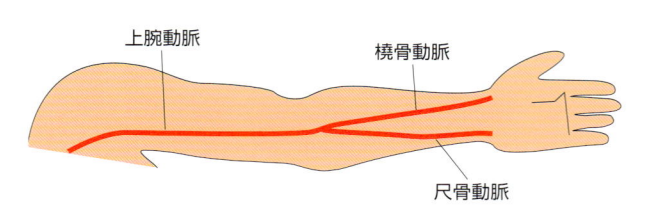

図 5-3　VA 造設の際，手術操作を直接加える動脈の走行

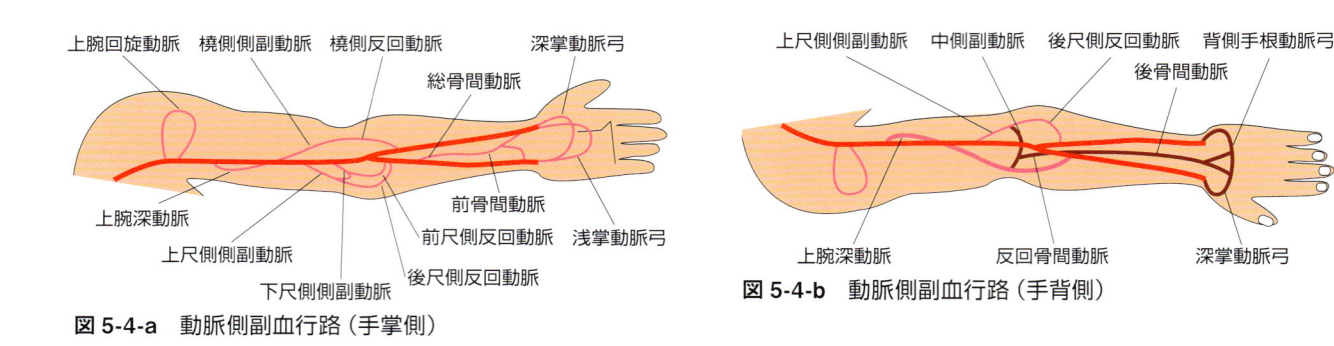

図 5-4-a　動脈側副血行路（手掌側）

図 5-4-b　動脈側副血行路（手背側）

4　バスキュラーアクセス（VA）トラブルの際，末梢が虚血に陥らないための循環を担っている側副動脈の走行

図 5-4-a，-b に桃色・茶色で示す動脈は，VA 造設に直接用いる血管ではないが，上腕動脈が閉塞した場合でも手先が壊死に陥らないための重要な迂回路の役割を果たしている側副動脈である．たとえば，表在化上腕動脈が閉塞したり，あるいは VA 感染で上腕動脈を結紮せざるをえなくなった場合でも上肢切断を免れる症例が多いのは，上腕深動脈やその他の側副動脈が末梢循環を担保しているためである．これらの側副動脈は，上腕深動脈が上腕動脈から分岐するところ，橈側反回動脈が橈骨動脈に合流するところ以外はエコーで確認しにくいことが多いが，VA トラブルの際には重要な意味をもつ血管である．

図 5-5　皮静脈

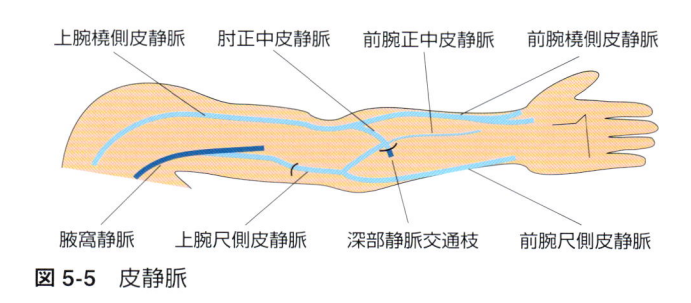

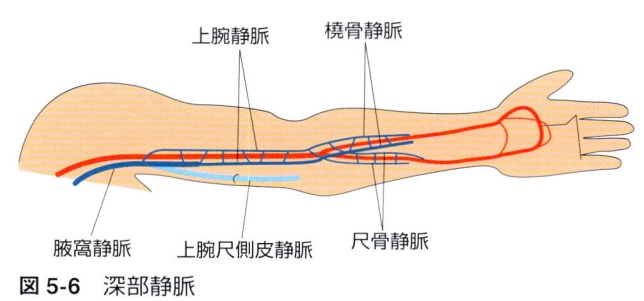

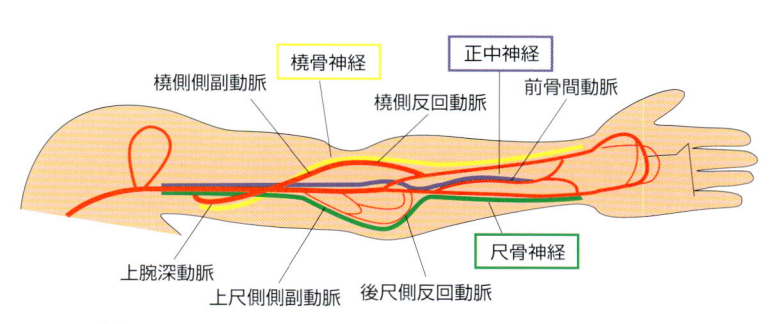

図 5-6　深部静脈

図 5-7　神経

5　バスキュラーアクセス（VA）造設に用いる上肢皮静脈の走行

図 5-5 に水色で示すのは，VA 造設の際に用いる皮静脈である．

前腕から上腕にかけて，橈骨側に橈側皮静脈が走行する．この静脈は内シャントを造設するときの第一候補となる．

尺骨側には前腕尺側皮静脈があり，それに続く上腕尺側皮静脈は上腕下位 1/3 のあたりで上腕筋膜を貫いて深部にもぐり，後述の上腕静脈と合流する．

前腕正中皮静脈の走行は個体差に富む．

肘正中皮静脈は肘部で橈側皮静脈・尺側皮静脈と Y 字の走行をなす．肘正中皮静脈からは真下に向かって深部静脈交通枝が出ており，後述の深部静脈と交通する．

皮静脈は，内シャント血管そのものとして，また人工血管移植時の流出路として VA 造設に用いられる．

6　深部静脈の走行

図 5-6 に紺色で示すのは深部静脈である．

橈骨動脈・尺骨動脈・上腕動脈の両脇には，1 対の橈骨静脈・尺骨静脈・上腕静脈が存在し，それら静脈は梯子状に吻合して動脈にまとわりつくように走行する．上腕静脈は上腕下位 1/3 のあたりで上腕筋膜を貫いて深部に走行してきた尺側皮静脈と合流し，腋窩静脈になる．

深部静脈のうち VA 造設に用いるのは，肘より中枢側の上腕静脈・腋窩静脈であることが多く，人工血管移植の流出静脈として使用する．深部静脈は筋膜下にあるので，これら静脈を穿刺するかたちで内シャントを造設することはない．

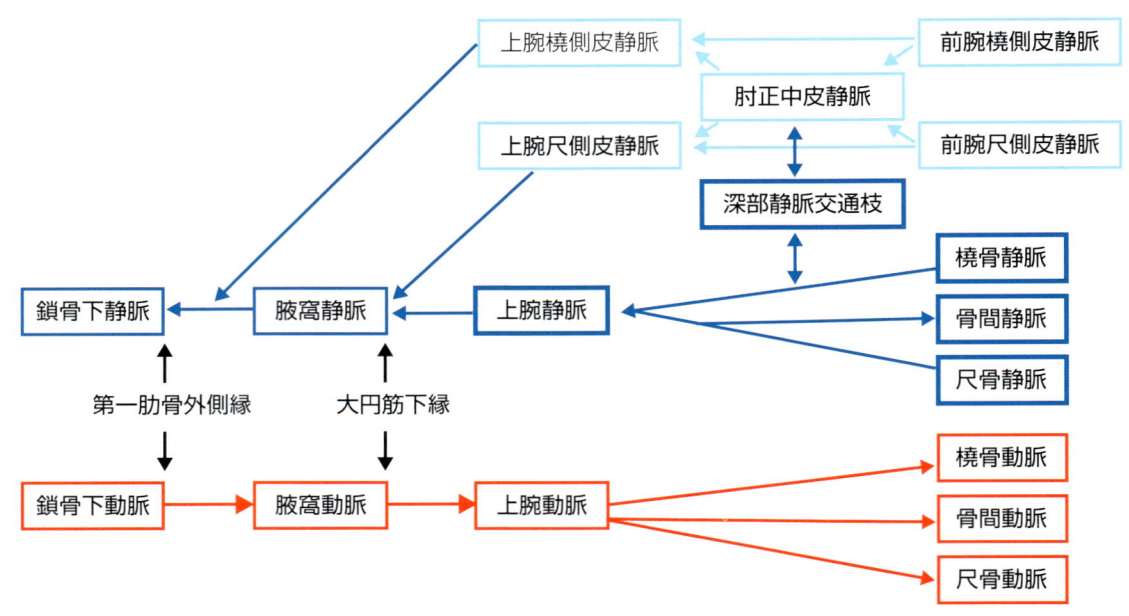

図 5-8　血管の流れる順

7　上肢の神経（図5-7）

　橈骨神経（図中，黄色）は上腕動脈〜上腕深動脈〜橈側側副動脈〜橈側反回動脈〜橈骨動脈に沿って，正中神経（紫色）は上腕動脈〜前骨間動脈に沿って，尺骨神経（緑色）は上腕動脈〜上尺側側副動脈〜後尺側反回動脈〜尺骨動脈に沿って走行する．

●文献
1) Moore, K. L. ほか著，佐藤達夫・坂井建雄監訳：臨床のための解剖学．メディカル・サイエンス・インターナショナル，2008.
2) 岡本道雄監訳：Sobotta 図説人体解剖学．医学書院，2006.

〔廣谷紗千子〕

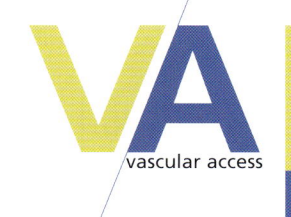

VA 5 術前の血管評価

2 理学的検査

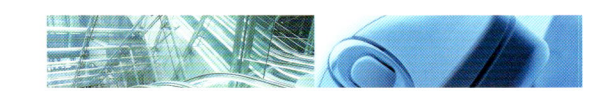

はじめに

　バスキュラーアクセス（VA）を作製するにあたって，両側上肢の診察は非常に大切である．どのようなVAが作製可能かは診察でほぼ決められるといっても過言ではない．そのため，手指から上腕・腋窩まで十分に診察する必要がある．また，単にVA作製が可能か否かを考えるのではなく，その後，長期間にわたって安定して使用ができるVAを作製することを念頭に診察する必要がある．つまり，VAは作製できたが穿刺が行えない，あるいは合併症が発生して新たなVAを作製しなければならないといった状況を極力回避することも非常に大切である．ここでは，VA作製前に必要な理学的検査（主に視診・触診）について述べる．

1 視診

　最初に皮膚の状態を観察する．末期腎不全でこれからVAを作製する状況にある患者では，浮腫や栄養障害に伴う皮膚の異常，痒みの出現に伴う掻破による傷や感染を認めることがある．また，透析導入直前で浮腫が高度な場合があり，このような場合には利尿剤の投与やカテーテルによる透析導入後に浮腫が軽減するまで待ってから改めて診察をすることも必要である．初回のVA作製は，それほど慎重に治療方針を決める必要がある．

1 皮膚の状態

　末期腎不全の患者では，皮膚の乾燥，栄養状態の悪化から，皮膚に問題がある場合が少なくない．また高齢者の場合には，皮膚が脆弱で創傷治癒がさらに遅延しやすく，VAの穿刺に際しても内出血をきたしやすいため長期の使用が困難になるなど，作製後の状況をも考慮する必要がある．したがって，手術を行う部分の確認だけでなく，将来穿刺を行う部分の状況まで気を配る必要がある．

2 感染

　末期腎不全患者の特徴の一つに，易感染性といった特徴がある．そのため，VAを作製する部分の感染のみならず，今後穿刺を行う可能性がある部分の感染も問題である．腎不全の進行に伴って皮膚の痒みが増強する．それに伴い皮膚を掻破し，その部分が慢性的に感染を繰り返す場合や，また毛嚢内にすでにMRSAが存在し，掻破した部分に感染していることも想定しておく必要がある．疑わしい場合には培養検査を行うことも考慮する．自己血管内シャントはもちろんのこと，人工血管内シャントに感染した場合には生命への危険にまで及ぶ可能性を認識しておく必要がある．

3 末梢循環

　最初に手指の色調を確認する．爪の色調は末梢循環を見るうえで大切である．ピンク色の循環状態のよい場合は問題ないが，チアノーゼをきたしている場合には末梢循環不全の可能性を考慮する必要がある．術前から末梢循環が悪い場合には，自己血管内シャントや人工血管内シャントなどの作製によって，末梢循環がさらに悪化（盗血症状）する可能性があるためである．ただし，透析導入前の場合には，肺うっ血や心不全に

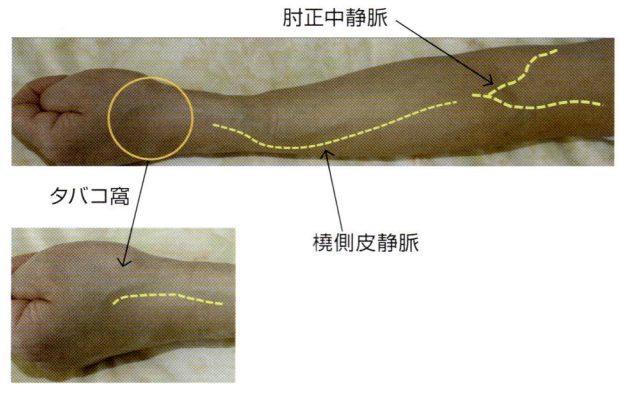

図 5-9　表在静脈の確認

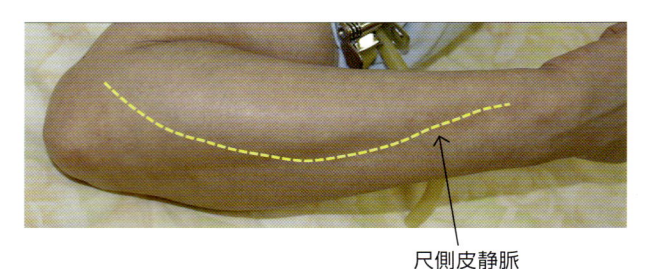

図 5-10　尺側皮静脈の確認

伴って生じる低酸素血症もあり，胸部 X 線写真や心臓超音波検査などを参考に正しい判断が必要となる．

次に上肢で駆血を行い，表在静脈を怒張させて観察する．内シャント作製に最も有用な表在静脈は橈側皮静脈である．もし，この血管が視診で認められない場合には，尺側皮静脈や肘部の正中静脈，あるいは上腕部の橈側皮静脈の確認も行う．

2 触診

前述したように，診察で VA 作製の基本方針がほぼ決められるといっても過言ではない．触診はそのなかで最も重要である．触診を行うにあたっては，まず内シャント作製が可能か否かを検討する．もし，左右の上肢とも作製が困難であると判断した場合は，人工血管移植もしくは動脈の表在化術の可能性を検討する．そのため，最初に表在静脈の確認を行い，次に動脈系の確認を行う．

1 表在静脈

①橈側皮静脈の確認

上肢を駆血した状態で表在静脈の触診を行う．前腕部から上腕部まで橈側皮静脈の触診を行う．なお，橈側皮静脈は手関節より末梢のタバコ窩まで良好に発達している場合があり（図 5-9），駆血して血管を軽くたたいて拡張を待ってから診察することが大切である．

橈側皮静脈があることを確認できた場合は，次に血管の張り具合，硬さ，狭窄の有無を確認する．さらに，少なくとも 2 カ所（透析の際の脱血・返血）の穿刺が可能か否かを観察する．また，入院加療の既往がある場合には，前腕部の橈側皮静脈は以前に点滴ラインとして使用されていた場合があり，血管が荒廃している可能性も念頭におく必要がある．また，静脈が皮下に埋没しており表面から見えない状態でも，触診では十分に確認される場合が少なくない．その場合は，皮膚表面からの深さに注目する．駆血した状況で穿刺がむずかしいのであれば，当然，内シャント作製後でも穿刺がむずかしいことが予想される．もちろん，シャント血管は発達することが期待されるわけで多少状況は変わるが，シャント音は問題ないが穿刺がむずかしくてうまく使用できないといった事態は避けなければならない．

②尺側皮静脈の確認

次に，橈側皮静脈での内シャント作製が困難と判断される場合は，尺側皮静脈を確認する（図 5-10）．尺側皮静脈は橈側皮静脈に比較して蛇行して走行している．また，裏側のため穿刺の際に肘を曲げて行わなければならず，さらに血管が移動しやすいため穿刺がややむずかしいといった難点は生じる．そのため，診察の際には穿刺を行う場合のことも考慮して内シャント作製を検討する必要性がより重要になる．

③肘部静脈の確認

尺側皮静脈での作製が困難な場合には，次に肘関節での内シャント作製の可能性について検討する．肘関節の静脈は橈側・尺側の 2 本に分かれている場合が多く（図 5-9），さらに肘関節より 2 横指ほど末梢で 1 本になっている．駆血が十分であれば触診で十分に触知される．橈側・尺側の 2 本の静脈が認められる場合には，この部分での内シャント作製は可能であるが，いずれか 1 本しか認められない場合には，この部分での内シャ

MEMO

アレンテスト：

　アレンテストは，手指の動脈弓の開存性ならびに橈骨動脈・尺骨動脈の開存性を確認するうえで簡単かつ重要な検査である．**図 5-11-a** の赤線で示した部分に橈骨動脈・尺骨動脈が走行している．この動脈の拍動を触知し，圧迫する場所を確認する．次に，拳を握った状態で，これら橈骨動脈・尺骨動脈を用手的に圧迫し，さらに何度か手の開閉を行う（**図 5-11-b**）．次に，動脈を圧迫した状態で手を開く．すると，動脈血が遮断されているため，手指は蒼白になっている（**図 5-11-c**）．次に，橈骨動脈・尺骨動脈いずれかの動脈の圧迫を解除して，手掌・手指の色調を観察する．動脈系に問題がない場合には，いずれの動脈の圧迫を解除した場合でも色調は蒼白からピンク色に変化する（**図 5-11-d**）．もし，蒼白のままであったり，色調の改善に時間がかかる場合，または部分的に色調が悪い場合には，動脈系の異常があると考えられる．

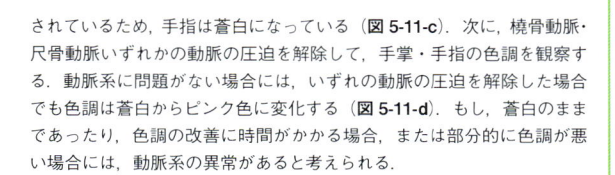

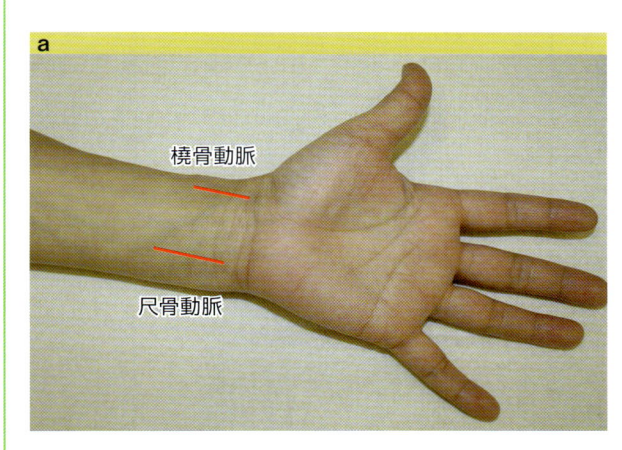

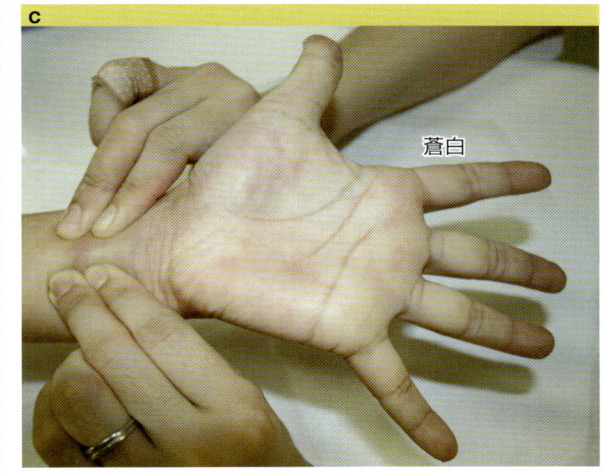

図 5-11　アレンテスト

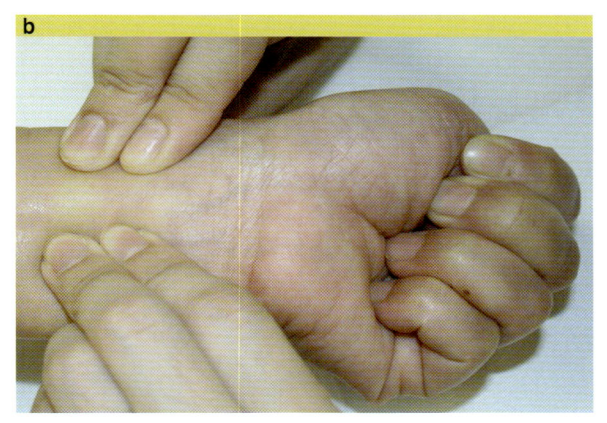

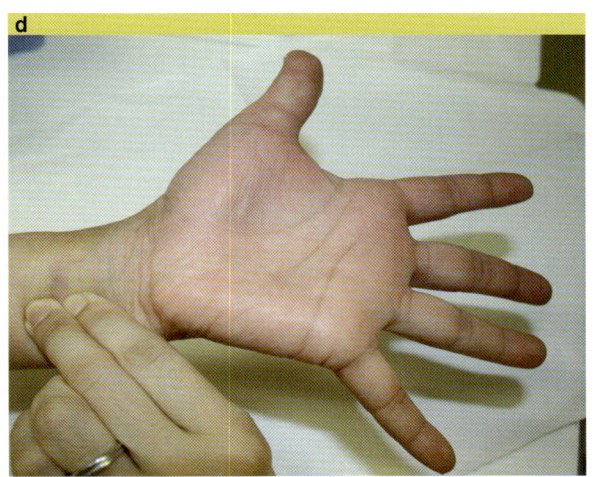

ント作製は脱血用として使用するのみとなる．つまり，返血静脈の確保が必要となるので，ほかに適当な返血静脈の確保が困難な場合には，この部分での内シャント作製の適応は厳しいと考えられる．また，心機能の低下やその他の理由によって上腕動脈の表在化術を選択する場合でも，静脈系の確認は非常に大切である．

④動脈表在化の場合の静脈確認

　表在化動脈は透析の際は基本的には脱血用として使用する．そのため，返血を行う血管（静脈）が必要である．特に動脈表在化の場合は，その後の静脈系の発達が期待できないため，最初は問題ない場合でも，その後の穿刺の継続によって静脈が荒廃し返血静脈の確保が困難になる場合が少なくない．そのため，比較的長期に使用可能な静脈を確認しておく必要がある．

2　動脈系

　続いて，駆血を行わない状態で動脈系の確認を行う．上肢で確認を行う主な動脈は橈骨動脈・尺骨動脈・上腕動脈である．また，タバコ窩で作製する場合には，静脈の真下で動脈を触知可能である．

①手関節内シャント作製

　手関節で内シャントを作製する場合には，橈骨動脈・尺骨動脈の走行や拍動を確認しアレンテストを行う．たとえば，橈骨動脈の圧迫を解除した場合には手指の色調の改善は良好で，尺骨動脈の圧迫を解除した場合には色調の改善がよくないといった結果から，橈骨動脈の血流は良好で，尺骨動脈の血流に問題があると考えられた場合，橈側動脈を使用して自己血管内シャントを作製すれば，手指の血流不全をきたす可能性があり，尺骨動脈を使用して内シャントを作製する場合にはシャント血流不全をきたす可能性が生じることとなる．

②肘窩部内シャント作製

　次に，前腕部での自己血管内シャントの作製が困難であると判断され肘窩部での作製を考慮する場合は，肘関節での動脈の確認を行う．通常，肘関節から2横指末梢あたりまで上腕動脈が続いている．言い換えれば，2横指末梢付近で橈骨動脈と尺骨動脈に分岐している．吻合しようとする静脈との位置関係を考慮しながら丹念に動脈の触診を行う必要がある．上腕部での上腕動脈の確認が必要なのは，上腕部で人工血管移植を行う場合や，上腕動脈の表在化術を行う場合である．上腕部での上腕動脈は上腕二頭筋の奥に位置する．そのため，上腕二頭筋を外側へ圧排して触診したり，肘関節から上方へたどっていくなど工夫が必要である．

　いずれにしても，VA作製前の血管診察は，血管のみならず作製後の穿刺の状況をも考慮しながら行うことが必要であると考える．

〔赤松　眞〕

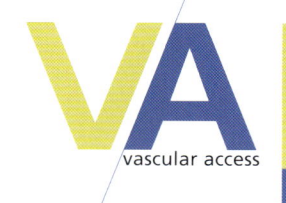

VA 5 術前の血管評価

3 術前の超音波検査による血管評価

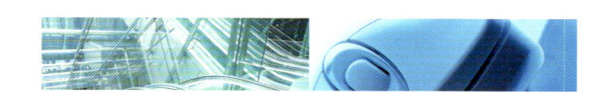

1 術前超音波検査の目的

バスキュラーアクセス（VA）を作製する際には，視診・触診・アレンテストなどの動脈機能検査などに加え，超音波検査法による動静脈マッピングが有用とされている．これらの術前超音波検査の主な目的は次の3つに分類できる．的確な作製位置を選択し手術の初期成功率を高めること，使いやすいVAとなるように設計図を描くこと，さらに，アクセスの長期開存につながると考えられる要素を検証すること，である．内シャント作製における，前述の各目的のために評価すべき項目を以下にあげる．

- 手術を成功させるために——吻合予定部位の血管の性状，動脈の開存性，流出路となる静脈の開存性
- 使いやすいアクセスであるために——表在静脈の穿刺可能距離，径と深さ
- 開存を長期維持するために——適度な分枝の存在と肘部穿通枝の開存性，手掌部動脈弓の開存性

また，多くの検査技師は，直接手術に立ち会う機会もほとんどないため，検査に取り組む前に吻合部位の標準的なバリエーション（**表5-1**）について知っておく必要がある．

2 検査の手順

①静脈の評価

検査時には，室内を寒いと感じない適切な温度に設定する．四肢の血管は，神経分布が豊富なため刺激に対して敏感に反応し，寒冷な環境下での血管径測定は過小評価につながる．同様に，エコーゼリーの温度

表5-1 主な吻合部位のバリエーション

自己血管内シャント（AVF）	タバチエールまたは手関節部	橈骨動脈−橈側皮静脈
	前腕部	橈骨動脈−尺側皮静脈
		尺骨動脈−尺側皮静脈
	肘部	上腕動脈−橈側皮静脈
		橈骨動脈起始部−橈側皮静脈
	上腕部	上腕動脈−尺側皮静脈 transposition
人工血管内シャント（AVG）	前腕部	上腕動脈−吻合可能な静脈
	上腕部	上腕動脈−上腕静脈
		上腕動脈−腋窩静脈
		上腕動脈−尺側皮静脈

も留意する必要がある．さらに，皮下を走行する静脈はプローブを当てる程度の圧で容易に変形してしまうため，デリケートな手技が必要とされる．駆血帯は，走査がしやすくなることに加えて静脈の伸張性も評価できるため，皮静脈のマッピングの際には使用がすすめられる．ただし，駆血はごく弱い圧で十分である．

評価は，利き腕の対側，麻痺のないほうなど，望ましいとされる側の肢から始める．吻合に適した静脈がみつからない場合には，対側肢も評価する．

血管の検索は必ず横断像から始める．長軸像では目的血管の全体像が把握できず，周囲の血管との関係性も把握できないためである．

以上をふまえたうえで，まずはじめに，肘部で穿通枝（深部と表在を交通する静脈）を同定し，閉塞または逆流の有無を確認する．肘部穿通枝は，作製されたVAの将来において中枢側の皮静脈に狭窄・閉塞などのトラブルが起こった場合にもoutflowとして機能し，残る部分の血流を保つのに役立つと考えられている．一方，逆流を認める場合には，中枢側深部静脈である上腕静脈から腋窩静脈の領域に還流障害を疑い，さら

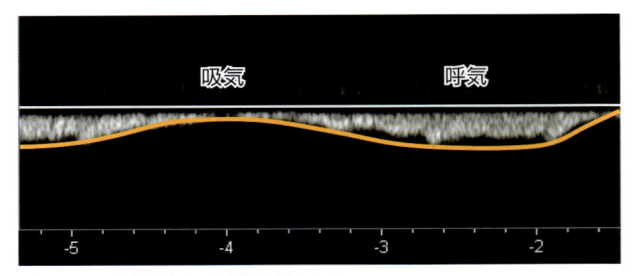

図 5-12　血流速度の呼吸性変動
静脈の血流波形では，動脈の拍動とは異なる呼吸に一致した緩やかな波が観察される

なる検索を進める必要がある．深部静脈によるoutflowが保たれていないと，シャント肢の静脈圧が亢進し腫脹などを引き起こす危険性があるためである．

次に，皮静脈は肘部から末梢側，次に中枢側へと走査し，分枝の有無，壁の性状，内径，皮膚からの深さをチェックする．手順のスタートを肘部とすると，橈側皮静脈の本幹をとらえやすい．橈側皮静脈の観察範囲は手首から肩まで，尺側皮静脈は腋窩近傍の上腕静脈への合流部から前腕部までとする．記録すべき所見を得た場合，患者の腕上にあるプローブの位置を確認し，手関節または肘を基準として距離を測っておくと，報告書への記載に役立つ（例："手関節から5 cm中枢に橈側皮静脈狭窄あり"）．

吻合に必要な静脈径は，自己血管内シャントなら2.5 mm以上，人工血管を用いる場合には3 mm以上との報告が多い．また，深さに関しては，例外的に拡張した静脈でないかぎり，通常6 mmを超えると穿刺が困難であると考えられている．深さに関しては，皮下の浅い位置へ血管を移動させる"表在化"という手術法により問題点を解消できることもある．

鎖骨下静脈から腕頭静脈は，上肢静脈血流のほとんどすべてが最終的にいきつくもとにあたる．したがって，この領域の開存性の確認も忘れてはならない．断層法に加えてカラードプラまたはパルスドプラを用い，正常な静脈血流の特徴である呼吸変動性も確認する（**図5-12**）．カテーテルや点滴用ラインが留置されていたことのある症例については，特に注意して観察し，血栓の残存や静脈の退縮など還流を阻害する要素のないことを確かめる必要がある．腕頭静脈は鎖骨上窩よりアプローチするが，多くが深部を走行するため描出がむずかしく，特に左側では最遠位部のみの観察に限られてしまうことが多い．この場合，周波数の低いセクタ型プローブを用いることで，より広い範囲を評価できることもある．

②動脈の評価

駆血帯を取り外し，断層法短軸像で上腕動脈から橈骨動脈・尺骨動脈までの各動脈のプラーク・石灰化・蛇行・分岐異常の有無を確認する．分岐異常のなかで，上腕動脈の高位分岐は10%程度の確率で存在し日常の検査においてもたびたび遭遇するが，橈骨動脈側の血管が細径で血流量が尺側動脈に大きく劣る例もみられるため，注意が必要である．

次にカラードプラを用いて，狭窄によるモザイクパターン，または閉塞によるシグナルの欠如が存在しないかを確認する．乱流を認める部位でPSV（収縮期最高血流速度）が2倍以上の上昇を認めた場合には，狭窄が存在するとみなして病変位置を記録する．カラードプラによるスクリーニングで異常所見が認められない場合には，各動脈の末梢側でパルスドプラによる血流波形を記録するが，これは，PSVの低下（対側との比較），acceleration time（AcT）の延長，拡張期陰性波の消失などの狭窄を示唆する波形変化（**図5-13**）を認めないことにより，描出部分より中枢側の動脈も含めた範囲の開存性を確認するものである．

手掌動脈弓は，その開存を確認することで，VA造設後のスチール症候群〔「合併症の診断における超音波検査」の項（p.191）〕発症の危険性を減少させることができる．また，手掌を介した末梢側から吻合部へのバックフローが，内シャントの長期開存率を向上させるともいわれる．これを評価するには，機能評価法であるアレンテスト（p.91参照）が一般に用いられるが，次のような手法により超音波法で簡易的に確認することもできる．タバチエール（snuffbox）にて橈骨動脈終末部を長軸断面で描出し，カラードプラまたはパルスドプラを用いて深部（末梢）方向への血流を確認する．次に，手関節上で橈骨動脈を用手駆血し血流を遮断する．駆血時にドプラシグナルが反転し逆行性の血流を確認できれば，手掌を経由する血流の存在が確認される（**図5-14**）．また，手を固く握ってから開放した際の橈骨動脈または尺骨動脈の拡張期血流速度の増大をもって血管拡張の反応性を良好と判断する方法もある．

③吻合に適した部位の選定

静脈マッピング，動脈開存性の情報をもとに，吻合

正常波形　　　　　　　　　　狭窄後の波形

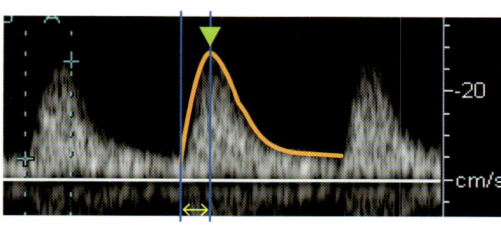

図 5-13 狭窄による波形変化
狭窄部より末梢の血流波形では次のような所見が認められる
PSV（収縮期最高血流速度）（▼）の低下，acceleration time（⇔）の延長，拡張期陰性波（▲）の消失

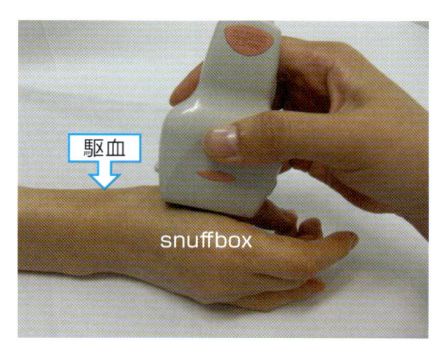

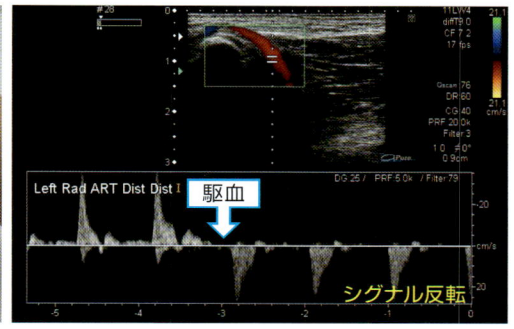

図 5-14 手掌動脈弓の開存性確認（簡易法）
タバチエール（snuffbox）にて橈骨動脈終末部を長軸断面で描出し，手関節上で橈骨動脈を用手駆血して血流を遮断する．ドプラシグナルが反転し，逆行性の血流が確認されれば，手掌動脈弓は開存していると評価できる

可能な部位をピックアップする．自己血管内シャントの吻合位置は，可能なかぎり末梢側が選択される．その理由は，アクセス可能域が長くとれるという利点があることと，再建時への対応のためである．吻合部に近接した静脈弁は内シャントの発達を妨げる可能性があるので，吻合予定部に静脈弁が存在する場合には，これを報告する．選択した部位で動静脈の短軸像を記録し，血管径を測定する．動脈の径は2 mm以上であることが望ましい．自己血管内シャントの場合，可能であれば同一画面内に目的の動静脈を描出し，その位置関係を示す．

④ 報告書の作成

シェーマを用いることで，わかりやすく正確な情報を提供することができる．

3 最後に

内シャントの造設には，合併症や年齢，生活様式など血管の性状以外の要素も含め患者個々に対する検討が必要となることから，予定されるVAの種類，透析導入までの期間などを検査前に担当医へ確認することが必要である．さらに，手術を担当する医師の立ち会いのもとで検査を行うことができれば，検査技師は吻合部の選定法を実践的な視点から学ぶことができ，より一層望まれるかたちのVAの作製が可能になると考えられる．

● 文献
1) Zierler, R. E. (ed.): Strandness's Duplex Scanning in Vascular Disorders (4th ed.) Chapter 28: Dialysis Access Procedures. Lippincott Williams & Wilkins, 350〜383, 2010.

〔小野塚温子〕

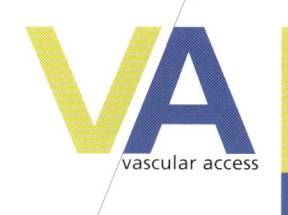

VA 6 日常管理における超音波検査
総論

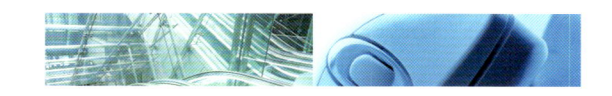

はじめに

　血管に対する超音波検査の有用性は，断層法による血管の内腔や壁の性状などの形態診断が可能であること，カラー（パワー）マッピング法により血流の表示が可能であること，さらにパルスドプラ法を併用すれば，任意の血管内を流れる血流速度・血流量・血管抵抗などの血流動態を数値化し評価できることがあげられる．さらに言うならば，断層法は，1断面のみではなく多断面の形態診断が可能である点と，ドプラ法により血流の方向が描出可能である点，血栓性閉塞では血流信号の消失が瞬時に証明される点があげられる．

　ここでは，これらの超音波検査の特徴を活かして，いかにバスキュラーアクセス（VA）を日常管理するかを考えるうえでの基本的な事項についてまとめた．

1 日常のバスキュラーアクセス（VA）管理法について

　慢性腎不全のため血液透析療法を導入されている患者にとって，VAを長期間良好な状態で使用し続けることは，透析療法を継続するにあたり重要な問題である．しかし，週3回，年間150回以上の透析治療が行われ，少なくとも1回の透析で動脈と静脈の2カ所を穿刺される透析患者にとって，アクセストラブルは避けて通ることのできない合併症の一つである．そのため透析の現場においては，**表6-1**に示すような理学的所見をチェックし，これらの理学的所見に異常が認められた場合，すみやかに超音波検査が施行されるようなシステムが望まれる．

　特に脱血量低下，シャント音減弱などの臨床症状を

表6-1 穿刺時に確認すべき理学的所見

- 脱血量低下
- シャント音減弱
- シャント雑音（狭窄音）
- シャント静脈全体の触診（狭窄部位の確認）
- ピローの状態
- 止血時間の延長
- シャント肢の腫脹

伴う場合においては，PTAや外科的再建術が必要な場合があり，超音波検査を施行することで，血栓による閉塞などのトラブルの原因と外科的処置が必要かどうか容易に判定できる場合が多い．さらに，脱血不良などの症状がなく，穿刺スタッフによる理学的所見のチェックでは見逃されていた血流量の著明な低下や高度の狭窄を指摘することにより，閉塞などのトラブルを未然に予測し回避できることがある．このことは，透析スタッフはアクセスを"透析のツール"として問題なく使用できれば"機能良好"と判断するのに対し，超音波検査では形態だけではなく血流そのものを評価して機能を判断するためである．

　たとえば，上腕動脈の血流量（QB）が250 ml/minで狭窄部が1 mmと明らかに機能低下が起こっていても，通常，脱血量150 ml/minで脱血している患者は，脱血量低下がなければ透析スタッフは機能良好と判断しているため，ある日突然，閉塞が発生する事態になる．（**図6-1** pattern 1）．また，狭窄部よりも吻合部寄りで脱血している場合は，QBが100 ml/min以下でも脱血量が250 ml/minとれることがあり，これも閉塞のハイリスクであるにもかかわらず，透析スタッフは機能良好と判断していることが多い（**図6-1** pattern 2と3）．これらはいずれも閉塞の危険があり，スクリーニング超音波検査では，これらの現象を機能低下として把握できる点においても有用な検査法であ

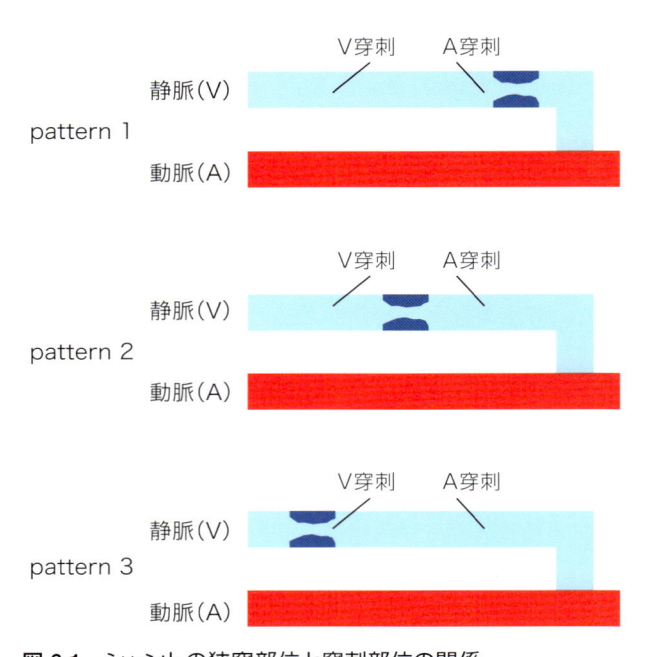

図 6-1 シャントの狭窄部位と穿刺部位の関係
狭窄部血管内径は1mm，上腕動脈血流量（QB）はすべて250ml/minに低下していると仮定

表 6-2 日常管理における超音波診断法

・狭窄の局在診断と重症度評価
・脱血不良と機能診断
・穿刺困難の原因検索
・止血困難の原因検索
・閉塞の診断と治療法の選択
・過剰血流の評価
・血管痛の原因疾患の鑑別診断
　（スチール，sore thumb，血栓）
・静脈圧上昇と原因検索
・動脈瘤と静脈瘤（グラフト瘤）の検出と瘤内血栓の評価
・セローマによるグラフト圧迫の評価

ることを強調したい．

　実際の管理については各施設ごとに設備などが異なることから，個々の施設における超音波検査を用いた管理はさまざまなパターンが推測されるが，自施設でインターベンション治療が行えずバスキュラーセンターなどの他施設に依頼する透析クリニックが多いことから，患者の処置に時間がかかるので，閉塞を予測した診断が必要であろう．

2　バスキュラーアクセス（VA）日常管理における超音波検査の基本知識

　前項でも述べたが，VAを日常管理する目的における超音波検査の役割は，スクリーニングとして機能の状態を把握できる点と，狭窄の進行などで発生するアクセストラブルを予測できる点にある[1]．さらにトラブル発生時には，精査として病変の局在診断だけではなく，病変の範囲，原因検索，治療法の選択などの利用方法がある．

　表6-2に，日常発生するアクセストラブルと超音波検査の利用法を示した．このように，種々の合併症のいずれにおいても診断の助けとなる．このうち圧倒的に多いのは狭窄とそれによる機能不全・閉塞の発生であり，アクセストラブル全体の約78％と報告されているだけでなく，いったん閉塞が発症すると穿刺可能な部位の確保がむずかしくなる場合もあり，長期透析を維持するという観点からも，このような機能不全・閉塞の発生を予測し閉塞を起こさないようにすることができれば，その利用価値が高いと言える．

　大平ら[2]の報告では，アクセスの開存率は，自己血管内シャントで1年後80.6～89.1％，3年後70.4～81.0％，5年後59.9～76.5％であるのに対し，ePTFEグラフトでは1年後68.7～88％，3年後50.8～52.3％，5年後33.9～45.5％とされる．この開存率が超音波検査を用いた管理法でどの程度改善されるかは今後の検討を待つ必要があるが，少なくとも今までの理学的所見よりもアクセストラブルの予測という面において優れていると思われる．一方で，超音波検査を用いたVAの評価法とその有用性については多数の報告があり，これらをまとめたものとして能登ら[3]の報告がある．彼らによると，超音波検査はその特徴を正しく理解し用いることで術前のBモード法によるマッピングから術後のBモードやカラードプラ法による血行動態の評価を，resistance index（RI）や血流量の測定から早期に狭窄を診断し治療することで開存期間の延長を図ることが可能であるとしており，今後は長期間開存するためのツールとして超音波検査が位置づけられることが期待される．

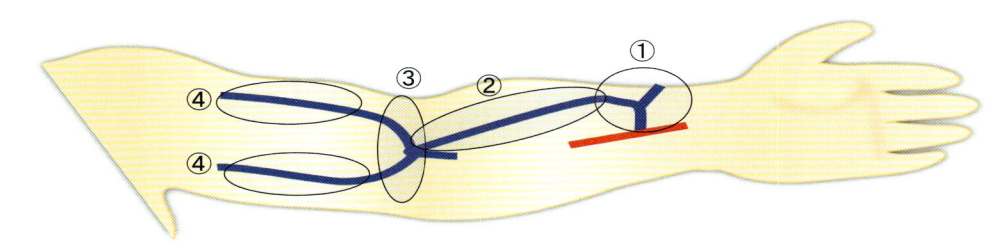

自己血管内シャント手首部吻合103例中					
狭窄の発生	44例（42.7%）				
狭窄の発生部位	47部位（2カ所発生：2例／3カ所発生：1例）	①AV吻合部近傍屈曲部：33例（70%）	②前腕部：6例（13%）	③肘部：5例（11%）	④上腕部：3例（6%）
狭窄径	2.12±0.43mm				
NASCET狭窄率	60.0±8.9%				

図6-2 シャント肢における狭窄の発生部位と頻度

表6-3 超音波検査が有用な形態評価

- 狭窄の局在診断と狭窄の程度
- 瘤の局在診断と大きさ
- シャントの血管走行，血管径，血管の深さ
- collateral血管の局在診断と血管径
- 穿刺部における血管径と血管壁の性状
- 非血栓性閉塞の局在診断とその範囲
- 血管の石灰化，内膜肥厚の程度
- 血栓の局在診断とその性状
- 弁様構造物の描出

3 形態評価からバスキュラーアクセス（VA）を管理する

　狭窄はそれ自身，脱血不良などの機能不全や血栓性閉塞の危険因子であるだけでなく，狭窄が高度なほど血栓性閉塞の発生も高率になる[4]．そのため，日常の超音波検査では狭窄の局在診断と狭窄の程度を評価することが重要である．実際の狭窄の診断は，中央が凹型もしくは紡錘型で細く，両端に屈曲点が存在する場合であることが原則と考えられ，断層法での描出では血管内膜側の壁が肥厚している場合と肥厚していない場合があり，狭窄部も限局性であったり，び慢性に広範囲に存在する場合などがあり，これらが複数個存在する場合もあることがわかる．前腕手首部吻合の上肢における狭窄の発生部位を**図6-2**に示す．このように，狭窄は吻合部から約5cm以内の特に屈曲している部位に発生が多く，スリルなどの理学的所見がスムーズな診断の助けになることが多い．超音波検査が有用な形態評価を**表6-3**に示した．これらの形態異常を透析現場のスタッフや主治医にわかりやすく伝えることが大切で，その方法として，これらの形態異常を血管の走行図とともにマッピング図に示すことである．そうすることで，実際に検査を施行した者と透析現場との共通のVA機能の認識用ツールとなりうる．

　そのためには，狭窄を見落としなく検出することが重要であるが，検査初心者にとっては限られた時間内に上肢全体の形態を評価するのは容易でない．そこで，超音波検査時に形態評価用のBモード法だけでなく，ドプラ法を併用して狭窄部において発生するジェット流をカラー信号の折り返し現象（aliasing）として表示したり，狭窄下流の血管に限定的に発生する血管壁のvibrationをカラードプラ法よりもさらに高分解能なAdvanced Dynamic Flow（ADF）を用いてmotion artifact（blooming）として表示すると，検査時間の短縮と検出率の向上が可能となる．

　図6-3-aは脱血不良で吻合部近傍にスリルを触れ

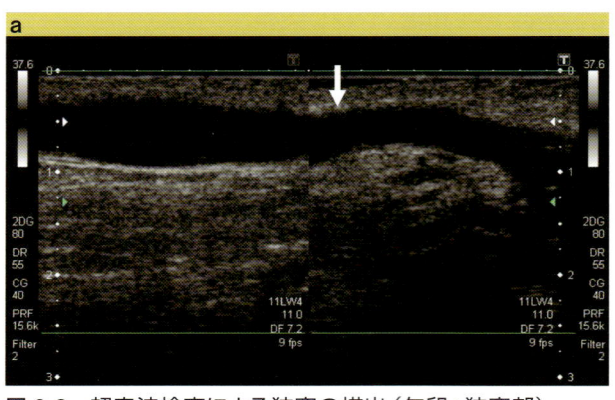

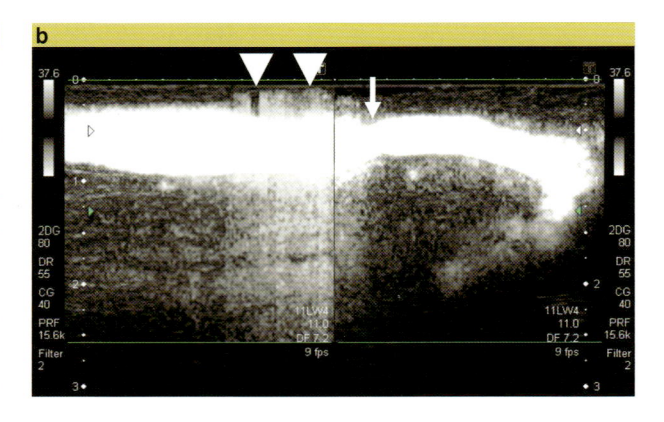

図 6-3 超音波検査による狭窄の描出（矢印：狭窄部）
a：B モード法．B モードでは狭窄部がわかりにくい
b：Advanced Dynamic Flow（ADF）では，狭窄下流に発生する vibration をノイズとして可視化（矢頭）が可能で，そのすぐ上流にある狭窄も検出が容易である

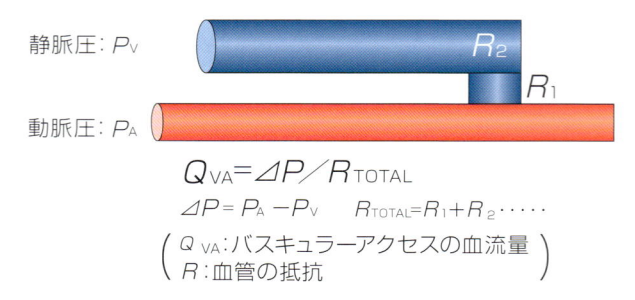

$$Q_{VA} = \varDelta P / R_{TOTAL}$$
$$\varDelta P = P_A - P_V \quad R_{TOTAL} = R_1 + R_2 \cdots$$

(Q_{VA}：バスキュラーアクセスの血流量
R：血管の抵抗)

図 6-4 バスキュラーアクセス（VA）における血流動態

るため超音波検査が施行された患者の断層像である．B モードでは，矢印部全体が細いが限局性の狭窄を指摘することは困難である．しかし **図 6-3-b** のように，ADF では狭窄部中枢の vibration をノイズとしてとらえることが可能で，その上流にある限局した狭窄部も認識しやすい．このようにスリルによる血管壁の vibration をノイズとして表示することで可視化が可能となり，これらの現象を利用すれば狭窄病変の検出がより簡単に見落としなく行える．ただし，この現象は屈曲の著しい場合や吻合部直上でも発生するため，必ず B モードでも狭窄の有無を確認するようにしなければならない．

4　血流の評価からバスキュラーアクセス（VA）を管理する

動脈と静脈を人工的に吻合すると，血流量（Q_{VA}）は動脈圧（P_A）と吻合した静脈圧（P_V）の圧較差（$\varDelta P$）と比例し，吻合部から末梢側の静脈抵抗の総和（R_{TOTAL}）と反比例すると考えると説明しやすい（**図 6-4**）．その

ため，吻合径が大きかったり，血管が皮下のすぐ下にあるような場合は，静脈の抵抗（R_{TOTAL}）が小さくなり血流量（Q_{VA}）は増大する．また，高血圧，心機能の亢進，甘いドライウェイト，吻合部が中枢側に近いなどでは動脈圧（P_A）は大きくなり，静脈圧（P_V）との圧較差が大きくなるため血流量（Q_{VA}）は大きくなる．反対に，吻合部径が小さかったり狭窄が存在すると血管抵抗（R）が大きくなり血流量（Q_{VA}）は低下し，血圧低下や心機能低下，脱水状態の場合にも血流量（Q_{VA}）は低下する．このように，VA に変化がなくとも血流量が変動する点には注意が必要である．

VA は 200 ml/min 程度で脱血が可能な血流量が求められる．この脱血に問題のない維持透析患者の VA 血流量を超音波検査で測定した多くの報告では，血流量は 800～1,200 ml/min とする報告が多い．ただし，超音波検査を用いた血流量の測定は再現性が悪いと考えられていることが問題点としてあげられる．Weitzel らの報告[5]では，測定誤差は VA 血流量が 800 ml/min 以下で 4%，801～1,600 ml/min 以下で 6%，1,600 ml/min を超える場合 11% とされ，血流が多いほど誤差が

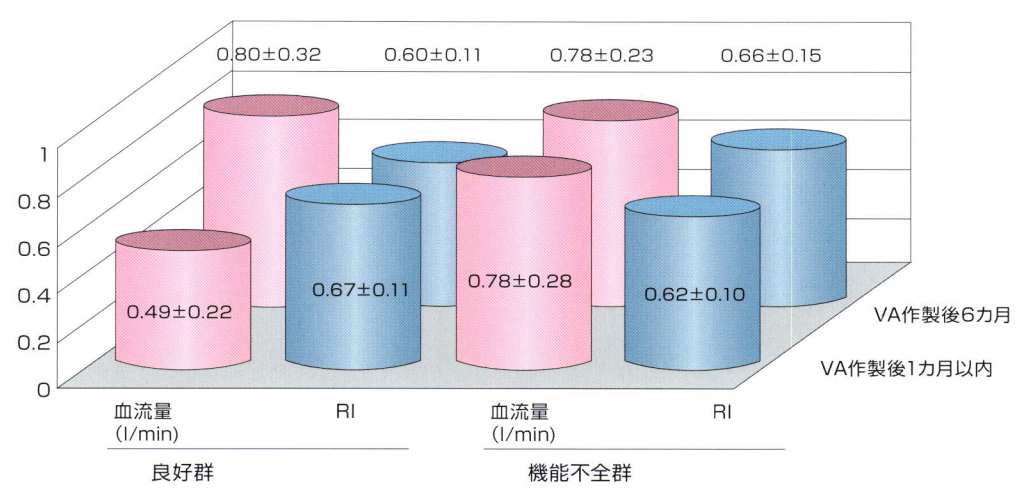

図 6-5 バスキュラーアクセス（VA）の血流パラメーターの変化

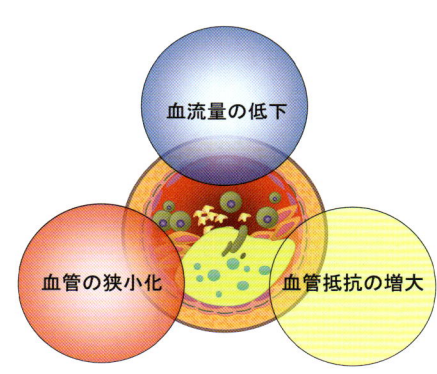

図 6-6 血流不全発生における3つのリスク因子

大きくなっている．そのため過剰血流の場合の測定値はさらに誤差が大きいことは容易に想像でき，得られた血流量はあくまでも参考値と考えるべきかもしれない．

反対に，脱血不良など機能不全発生時には血流量は減少しており，血流量測定のよい適応と考えられる．さらに，血流の経時的な変化も測定の信頼性を考えるうえで忘れてはならない．

VAを作製後5年間の経過観察中にアクセストラブルのない症例を良好群，PTA・閉塞にいたった症例を機能不全群とし，血流を定期的に測定した結果では，6カ月後までの変化は良好群と機能不全群では血流量・RIを比較しても両者間に有意な変化を認めない（図6-5）．しかし長期間の観察において，良好群では作製後から血流量は増加しRIは低下するのに対し，機能不全群では経時的に観察していても血流量の増加やRIの低下を認めないことが多い[6]．もともと，VAに狭窄が高率に発生していることは周知の事実であり，その多くが手術後にはすでに発生していることが予測され，新規にアクセスを作製された患者では，6カ月以内の判定は，より慎重に行う必要がある．

5 バスキュラーアクセス（VA）の機能評価法の現状と展望

VAの機能を予測する因子として，"血流量の低下""血管の狭窄の進展""血管抵抗の増大"が主要な因子として考えられる（図6-6）．これらの3つの因子は独立した危険因子であるとともに関連性をもち，血管の狭窄の進展，血管抵抗の増大により血流量は低下する．超音波検査ではこれらの因子をすべて評価することが可能であり，報告も多数ある．"血流量の低下"について，上腕動脈や橈骨動脈の血流量を測定する方法や，脱血部位を中心とするシャント血管（人工血管）を直接測定する方法，VA側から対側の血流を引いた値を評価する方法などがある．さらに"血管の狭窄"では，狭窄部血管径を直接測定する方法や，狭窄率を

求める方法，狭窄部と非狭窄部の血流速度比を求めて評価する方法，収縮期最高血流速度や拡張末期血流速度を測定する方法がある．"血管抵抗の増大"については，pulsatility index（PI），resistance index（RI）など血管抵抗指数を求める方法や収縮期血流の減速時間（deceleration time；Dct），収縮期立ち上がり時間（acceleration time；AcT）を測定し評価する方法などがあり，いずれの測定値についても測定部位は上腕動脈，橈骨動脈，シャント静脈（人工血管）とさまざまな部位での評価が行われている．

このように超音波検査では多数の測定部位や評価方法が存在し，それぞれの測定値は機能を反映していると考えられ，評価基準が一定でないことが問題で，測定部位や測定方法を統一して評価する必要が生じている．最近の報告では，これら多数の項目のうち"血流量の低下"と"血管抵抗の増大"を評価する方法として上腕動脈の血流を測定して得られた血流量とRIを用い，"血管の狭窄の進展"を評価する方法として狭窄部の内径を用いる方法が多い．実際，上腕動脈は検出が容易で再現性に優れるだけでなく，パルスドプラ施行時に角度補正が容易であることなどがその理由であろうと思われる．

以上のように，VAに超音波検査を施行することで，外観上はわからない形態異常を指摘し，さらに血流測定による機能評価で血流不全や閉塞の発生をあらかじめ予測できるようになれば，血栓による閉塞を回避し，穿刺が行えるアクセスの長期開存が可能となる．そのためには，症状がなくとも，日常の透析の現場でスタッフと超音波検査を行う術者との円滑なコミュニケーションがとれる環境をつくることが大切である．

● 文献
1) 尾上篤志ほか：超音波検査における前腕内シャント狭窄の検出とシャント機能不全の予測．大阪透析研究会会誌，20：65～68，2002．
2) 大平整爾ほか：ブラッドアクセスの長期化開存性および関連する危険因子．臨牀透析，12：931～941，1996．
3) 能登宏光ほか：血液透析患者のバスキュラーアクセス管理における超音波の有用性．Jpn J Med Ultrasonics, 35：641～661, 2008．
4) Strauch, B.S. et al.: Forecasting thrombosis of vascular access with Doppler color flow imaging. Am J Kidney Dis, 19：554～557, 1992.
5) Weitzel, W.F. et al.: Analysis of variable flow Doppler hemodialysis access flow measurements and comparison with ultrasound dilution. Am J Kidney Dis, 38：935～940, 2001.
6) 尾上篤志ほか：バスキュラーアクセス機能モニタリングとしての超音波パルスドプラ法の有用性．医工学治療，19：256～262, 2007．

〔尾上篤志〕

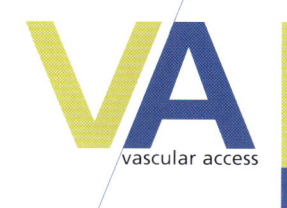

VA 6 日常管理における超音波検査/各論

1 AVF
①理学的検査

はじめに

日本透析学会の『慢性血液透析用バスキュラーアクセスの作製および修復に関するガイドライン』[1]では，「第8章　バスキュラーアクセス機能のモニタリング」で次のように述べられている．"AVFにおいては流出静脈が表在性であるため理学的所見が非常に重要である．シャントスリル，シャント雑音，シャント静脈全体の触診（狭窄部位確認），ピロー状態評価，止血時間の延長，シャント肢の腫脹，これらの所見を毎週観察するべきである"とエビデンスとして記載している．また，第10章においては，視診・触診・聴診の重要性を記載している．

正しいアクセス機能評価のための基本は理学的所見であることはいうまでもない．本稿では，特殊な機材を用いずに施行できる患者のシャント肢の視診・触診・聴診を中心に，以後の超音波検査などの機器を用いた検査に参考となるであろう所見に関して述べる．また，透析時の血流状態などでわかる理学的所見も述べる．

1 患者から得られる理学的所見

1 視診（表6-4）

下肢にシャントを作製することがないわけではないが，一般的ではないため，ここでは上肢での内シャントに関して記載する．外来での観察の場合，上着は取っていただき，可能なら鎖骨部分まで観察できる状態になっていただくことが望ましい．

表6-4　視診・触診時の注目点とその考えうる病態

内シャントの作製部位	図6-7のごとくタバコ窩，橈骨動脈-橈側皮静脈内シャントが多い．他の部位に作製されている場合，血行動態などに由来する場合，再建例などが考えられる
両上肢の皮膚の色	シャント肢が黒い：うっ血（静脈高血圧），動脈血行障害 シャント肢が赤い：うっ血（静脈高血圧），感染
手指先端の色	不良，黒い：うっ血（静脈高血圧），ソアサム症候群，スチール症候群
腕の太さの差異（太い）	うっ血（静脈高血圧），特に中心静脈狭窄症
鎖骨近傍の胸壁体表血管怒張	中心静脈狭窄症
シャント血管の硬さ	石様硬：特に吻合部に触知する場合には血管の石灰化 弾性硬：中枢側に狭窄（後負荷上昇） 軟らかく触知困難：インフロー不足（前負荷低下），狭窄後 索状物として触知：非血栓性（CTO：慢性完全閉塞），強度狭窄

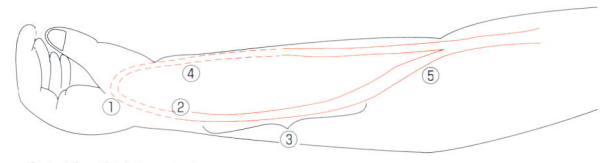

①タバコ窩内シャント
②橈骨動脈-橈側皮静脈内シャント
③橈骨動脈-橈側皮静脈内シャント（二次）
④尺骨動脈-尺側皮静脈内シャント
⑤肘部内シャント

図6-7　内シャント作製部位

まずは，シャントの作製部位を確認しよう．一次シャント（図6-7）としては，親指の付け根部分のタバコ窩ないしは手首より若干中枢側の橈骨動脈-橈側皮静脈内シャント，いわゆる標準位置内シャントが作製されていることが多い．そのほかには，再建されて前腕中央部分や尺側・肘部分に作製されている人もいる．シャ

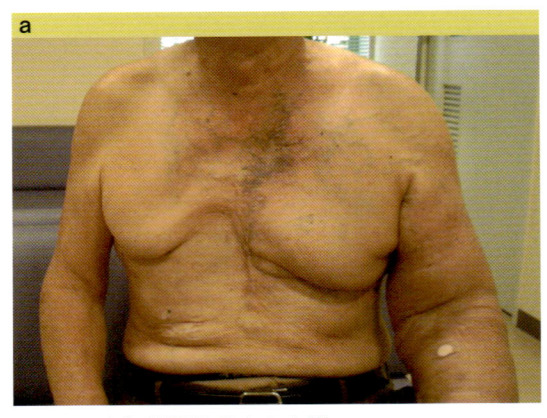

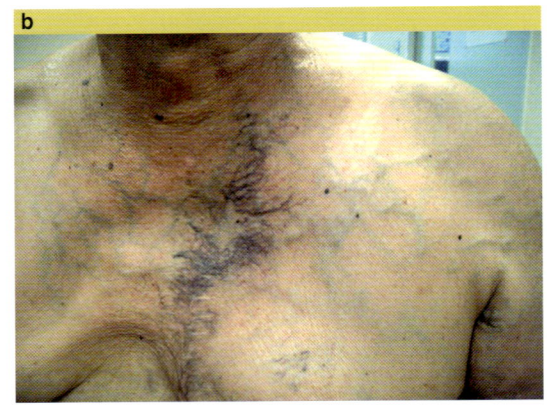

図6-8 中心静脈狭窄症の症例
a：右腕より左腕（シャント側）が明らかに腫大していることがわかる
b：左前胸部を中心に怒張した皮下血管が観察できる（側復路）

（写真提供：（医）大誠会・松岡哲平先生）

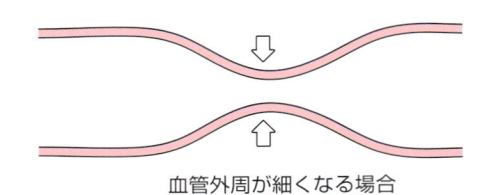

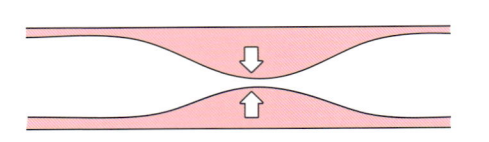

血管外周が細くなる場合　　　血管内膜が肥厚する場合

図6-9　静脈狭窄の種類

ント作製時についた切開創も手術歴を調べるうえで重要となる．

　シャントの位置が確認できたら，両腕を比較し，皮膚の色，特に手指先端の色の変化，腕の太さの相違などを観察する．両腕の相違はなんらかの異常所見を意味することが多く，その後の検査施行にあたり，さまざまな情報を与えてくれる（**表6-4**）．この際に，鎖骨部分（前胸部）での体表血管の差異に関しても診察しておく必要がある．体表静脈の怒張はすなわち中心静脈での狭窄・閉塞を意味している（**図6-8**）．

　また視診においては，シャント血管の走行も重要な所見となる．最初から臥位での観察は後負荷が減少してしまい，血管が虚脱し診察しづらいことがあるので，まずは座位での診察が好ましい．それでも血管の走行が見にくい場合には，軽く上腕で駆血して血管を怒張させるのも走行を見るうえでは有用となる．明らかな狭窄が存在する場合，視診のみでもその位置が特定可能なこともあるが，血管内膜肥厚のような狭窄の場合には一見血管は太く観察されることもあり，注意が必要である（**図6-9**）．また，正常血管の基本的な走行に照らし合わせて走行を推測することも必要である．こ

れによって，血管が浮き出ていなくても，非血栓性の閉塞を推測し，あとの検査を進める手掛かりとなる．

2 触診

　シャントの作製部位ならびに走行が視診である程度確認できたあとには，実際に触っての診断が重要になる．

　まずは，腕全体を軽く触ってみよう．シャント肢が明らかに対側より浮腫状である場合には，静脈高血圧が疑われる．狭窄する場所によっては腕全体の浮腫が生じないこともあり，その範囲は狭窄部位を特定するうえで重要な所見となる．

　次に，シャント血管の走行に沿って触診を進める．吻合部は強い拍動をスリルとして触知することが多い．吻合部においてスリルを触知しない場合には，インフロー（動脈からの血流量）が少ない場合が考えられる．逆に，スリルというよりは動脈性の拍動を触知する場合がある．この場合，インフローの過剰か，流出路に狭窄を認める場合が考えられる．一般に狭窄のないシャント血管は全体的に弾性軟であり，吻合部に近い部位

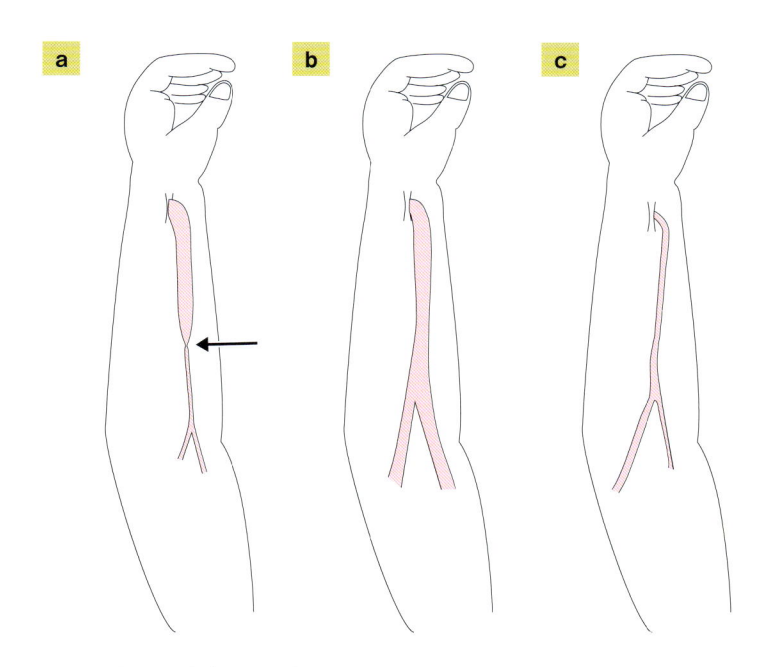

図 6-10　上肢を挙上させて観察
a：吻合部から血管の途中まで怒張し弾性硬いにもかかわらず，矢印の部位から中枢は虚脱し，拍動に合わせて滝のように間欠的に血流が確認できる
b：全体で弾性のある血管が視触診できる
c：吻合部から脈拍に合わせて間欠的に滝のように血流が確認できる

では脈拍に合わせたスリルを感じることが多い．

　シャント本幹を吻合部から徐々に中枢側に触知していくと，急に血管の張りや硬さが変わる部位を感じることがある．この部位には狭窄が存在する可能性があり，あとの検査では重点的に観察する必要がある．

　また，前腕の途中，手背枝の分岐部あたりで本幹が急に触知できなくなり，あるいは索状物として触知でき，血管は手背枝を介して尺側皮静脈に太くなっているのを観察する場合がある．多くの場合，前腕部分での非血栓性の閉塞（CTO：慢性完全閉塞）である．このような場合には，その後の画像検査で，再開通可能か，流出路はどの中枢側の血管に入るのかを調べる必要がある．

　次に，座位や臥位のような前腕を下向きや水平の状態のみではなく，是非とも上に挙げた状態での観察を行おう（**図 6-10**）．この検査は，視診と触診を駆使して水力学的に狭窄をみつけだすよい検査である．もし血管に狭窄がない場合には，血管抵抗はほぼ同一であり後負荷が少ないことから，**図 6-10-c** のように虚脱し，拍動に合わせて吻合部から滝のように血流を確認できる．

　図 6-10-a のような所見が得られた場合には，なんらかの血流を妨げる因子があることを意味し，臨床的には矢印部分に狭窄があると考えてよい．

　図 6-10-b の場合はどうであろうか．一見シャント血管が全長にわたり確認することができ，特にその間に触診上も圧較差を感じないので，正常と判断しがちである．しかし，水は上から下へと，あるいは圧の高い方から低い方へと流れやすい方向に流れるのが正常であり，血管内にとどまっている状態は正常とは言い難い．このような症例では，多くの場合，中枢側に狭窄があり，血流を妨げている（後負荷上昇）とみたほうが正しい．一方，血流が過剰に流入している場合（前負荷上昇：過剰シャント）においても，ときにこの所見は認められる．シャント血流量の測定も必要となる．

　図 6-10-c の場合，本当に全例正常としてよいであろうか．この場合，正常の場合もあれば前負荷の減少（血流低下）の可能性もあり，やはりシャント血流の測定が必要となる．このように同じような所見となっても，前負荷と後負荷の2つの因子によって病因が異なる場合があるので注意が必要となる．

3　聴診（図6-11）

　シャント音の正常・異常を文章で表現するのは困難であるが，よいシャント音は低く連続性の音になることが，脈拍や心音の聴診とは異なる．シャント音は，

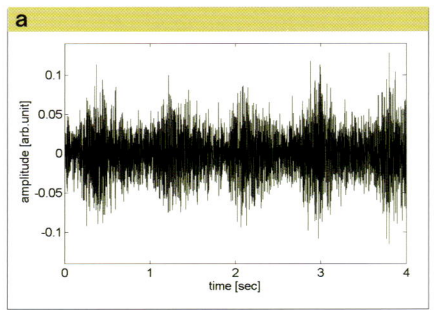

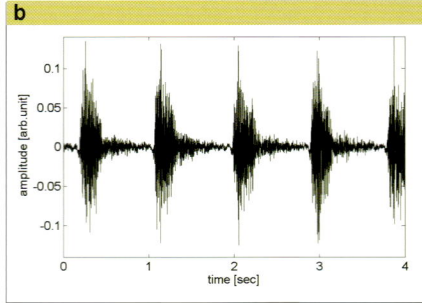

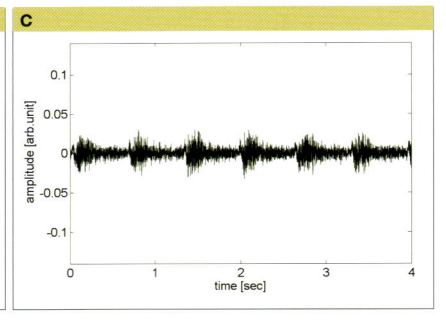

図6-11 内シャント音の時系列波形

a：正常音；波が途切れず連続した音であることがわかる．これは心拍に同期しており，収縮期には大きな音が，拡張期には小さな連続音となる
b：断続音；心臓の収縮期には血流が得られるが（シャント音がする），拡張期になると血管に血流が著明に減少することをみている．つまり，収縮期圧では流れるが，拡張期圧では血流が妨げられるような狭窄があると考えられる
c：小さな音；全体的に血流が妨げられているため，シャント音が小さい．収縮期圧ですら血流が妨げられている状況．これがさらに進行するとb，cの合併となり，拡張期には全く音がなくなり，閉塞寸前の状況となる

（音響解析：山梨大学・鈴木　裕氏）

そもそも心臓で拍出された動脈の血液が本来圧のない静脈へ流れ込む際に生じる雑音であり，動脈圧は拡張期であれ常に静脈のそれよりも高いために連続性となるのが正常である．しかしながら，なんらかの狭窄が生じた場合には，狭窄部位を通過するのに圧が必要となり，拡張期に血流が途絶えて断続的な音に変化する．また，狭窄部を通過する際に流速が上昇し，笛の原理で高音に変化する．

ここで気をつけなければならないのは，狭窄の部位によって内シャント音の変化が生じることである．一般に，狭窄部では高調音，狭窄部より末梢側では断続音，狭窄部位より中枢側では連続音を聴取できるとされている．スクリーニングとして行う場合，狭窄部位の正確な特定は要しないので，異常を発見できるよう，普段から正常な内シャント音を聴き覚えていただくことが重要と考える．

イメージとしてはアメリカンパトロールのサイレン音のような連続音はよく，行進の靴音のような断続音は要チェック．音調としては海のさざ波のような低い音はよいけれど口笛のような高い音はだめと覚えよう．

2　透析時にわかる理学的所見

1　ピロー形状

回路に接続し血流をダイアライザに引き込む際，動脈側にピローがとりつけられていることが多い．設定血流どおりの十分な血流が得られている場合には，ピローは拡張したままの形状をとる．しかし血流が設定量より下回る場合には，ピロー形状は押しつぶされたような形状に変化する．つまり，設定血流量が取れていない状態での透析施行となるわけであり，透析不足になる可能性を秘める．この場合，穿刺針の太さの問題もあるが，やはり内シャントの血流が十分に確保できていない可能性を考えて対処すべきである．

最近では，透析回路内に流れる実血液流量を測定することのできるニプロ社製HD02や東レ社製TR300にオプション搭載された実血流測定装置も使用できるようになり，臨床現場で容易に測定できるようになった．

2　静脈圧

透析器の静脈圧モニターの値は，静脈側チャンバーでの測定となるためにメッシュの目詰まりより上昇することもあるので，まずは確認し否定しておく必要がある．日本透析医学会のガイドライン[1]においては，狭窄が生じた場合，"静脈圧が上昇傾向を示し，50mmHg以上の上昇値がみられた場合や常時150mmHg以上の圧が持続した場合．これらの場合，同時に止血時間の延長もみられることが多い"と記載されている．つまり，常に同じ条件で透析を施行するのもかかわらず，狭窄のない状態（たとえば，PTA施行後の状態）より静脈圧が経時的に上昇傾向を呈した場合には，なんらかの狭窄を疑う必要がある．また，経時的に上昇しないまでも静脈圧が高く（150mmHg

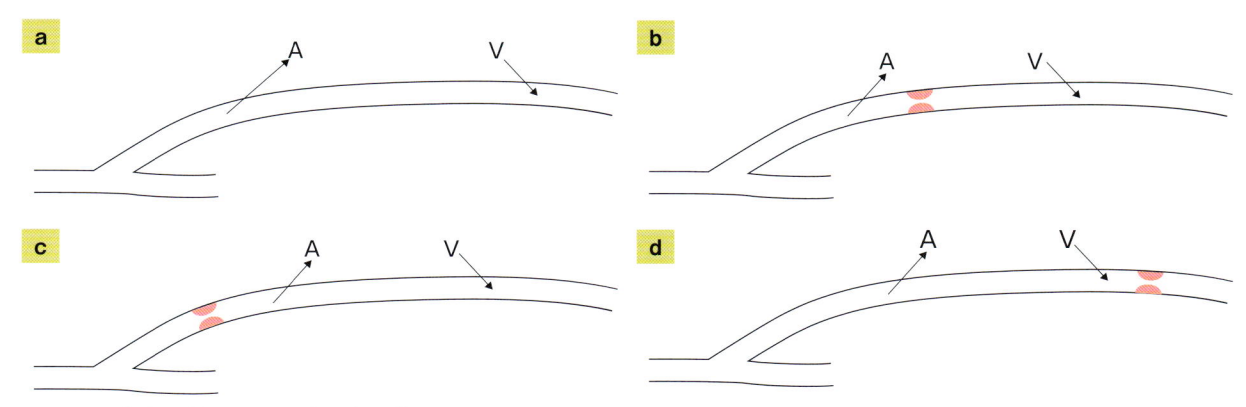

図 6-12　狭窄の位置による脱返血の差異

以上）維持されている場合には狭窄を疑い，その後の諸検査に進める必要がある．しかし，脱血量・静脈圧は AVF の場合，狭窄の有無に臨床上合致しない見かけの状態があることは十分理解しなければならない．

図 6-12 に狭窄の位置と穿刺の位置関係を示した．図 6-12-a の場合，狭窄が存在しないので A の脱血は良好であり，V の返血圧（静脈圧）も良好である．図 6-12-b においては図 6-12-a と同様，脱血前に狭窄はなく，また，返血後にも狭窄はないため，良好に脱血・返血ができる．図 6-12-c では，脱血が不良にあるも静脈圧は正常になる．図 6-12-d では，逆に脱血は良好になるも静脈圧は上昇する．このように狭窄の位置によって臨床的な所見が異なるために，脱血のみ，静脈圧のみでの所見を単独で判断することは所見を見誤る可能性が高くなるので，要注意である．特に図 6-12-b の場合，全く問題なく透析ができていたのに，ある日突然閉塞をきたす危険性の高いパターンであり，要注意である．

つまり，静脈圧のみでの観察では図 6-12-d のパターンにのみ適応となり，図 6-12-b,-c は発見することができない．このパターンを見逃した場合，狭窄から閉塞のリスクも上昇する．それ以上に，この場合，返血された血液が狭窄により行き場がなくなり血管内を逆流して A 側より脱血されることが予測され，想定される透析量よりも効率低下が引き起こされる再循環を呈する．

3　再循環

再循環はさまざまな状態によって引き起こされる．先述の返血側より中枢に存在する場合，あるいは A 側・V 側の距離が近すぎる場合，血圧低下や動脈側のインフローの減少による場合などが想定される．穿刺に問題ない状態で再循環率は 10％以上で狭窄を疑う[1]ことが推奨されている．再循環率はクリットライン，尿素希釈法などでの測定が可能である．

簡便な方法としては，通常に終了時，A 側回路から採血した値と，対側の静脈からの採血，あるいは 10 秒ほど血流を落としてから A 側回路から採血するスローサンプリング法での UN，Cr データに差異がある場合には，再循環を疑うことができる．また最近では，想定した血液透析効率と実際の透析効率を比較検討し，再循環の有無を判断する小野[2]の提唱する Cl-Gap（クリアランスギャップ）の有用性の報告もあり，検討に値する．

● 文献
1) 日本透析医学会：慢性血液透析用バスキュラーアクセスの作製および修復に関するガイドライン．透析会誌，38（9）：1491〜1551，2005．
2) 小野淳一ほか：Ureakinetic Model を応用した透析量の質的検討法（CL-Gap法）の意義．第4回クリアランスギャップ研究会抄録集．14〜18，2009．

〔深澤瑞也〕

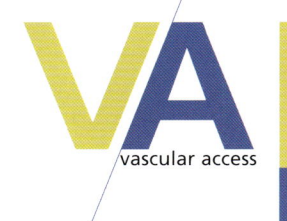

VA 6 日常管理における超音波検査/各論

1 AVF
②超音波検査

はじめに

悪性疾患においては，臨床症状が現れる前に早期発見（スクリーニング）することで根治的治療が可能になる．透析患者の生命線ともいわれるバスキュラーアクセス（VA）についても同じように考えられないだろうか．

スクリーニング検査として重要な点は，感度（真に陽性の検体を陽性と判定する確率）および特異度（真に陰性の検体を陰性と判定する確率）がともに高いこと，非侵襲的であり，実施コストも低く，再現性が高いことが要求される．また，標準的な検査法として確立するうえでも，特別な機器を用いず数値で客観的にVA（AVF）機能を評価できることも肝要である．

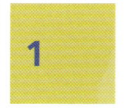

1 日常管理における超音波検査の種類

VA管理・治療における超音波検査の応用については，大きく分けると，①形態学的評価に優れたBモード断層像，②機能的，動態的評価に優れたパルスドプラ（PWD）法，③形態学的，動態的評価に優れた血流イメージング（CDI）法がある（**表6-5**，**図6-13**）．

2 スクリーニング検査

1 RI測定法

最初に，AVF側腕を対側と比較して観察する（視診）．対象は，吻合部の位置，静脈高血圧症の有無，発赤や

表6-5 VA管理・治療における超音波検査の応用

Bモード断層像 ——形態学的観察	・穿刺時，カテーテル留置時などに応用 ・造影検査の代用 ・PTA術前後の評価とエコー下PTAへの応用
パルスドプラ（PWD）法 ——機能的，動態的観察	・日々の短・中・長期的VA管理への応用 ・数値を用いた客観的評価……ABF（シャント血液流量としての近似的利用），RIなど
血流イメージング（CDI）法 ——形態学的，動態的観察	・流れの方向，速度，乱れなどを視覚的に評価 ・造影検査の代用

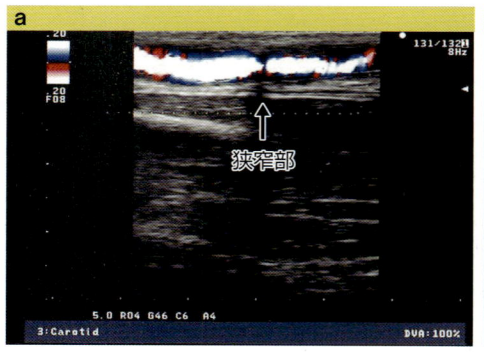

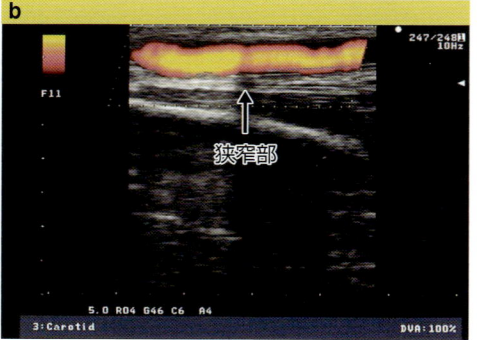

図6-13 血流イメージング（CDI）法

a：速度・分散表示
速度を色相で表示し，血流の乱れの程度を表す分散を輝度で表示

b：パワー表示
ドプラ信号の強さを明るさ（輝度の高さ）で表示．角度依存性による輝度差が少なく，遅い血流でも表示できるため，細い血管の評価も可能

①リニアプローブ（7.5MHz）を選択し，モニタ画面にB/D像が表示されるように設定する
②リニアプローブで上腕動脈を描出する．上腕動脈上に視野範囲を設定し，ステアード調整を行う
③サンプリングボリューム①を上腕動脈中央に置き，幅を血管内径の約2/3に設定する．角度補正を行い血流と超音波ビームのなす角度θ②が60°未満になるように調整する
④ドプラゲインを調整のうえ，確実に上腕動脈血流波形が表示されているのを確認し，画像を静止させる
⑤血流波形をトレースし，RI，M-VELなどを算出する（自動トレース機能を利用するが，アーチファクトを検知した場合はマニュアルで操作）
⑥上腕動脈径を測定し断面積，ABFを算出する

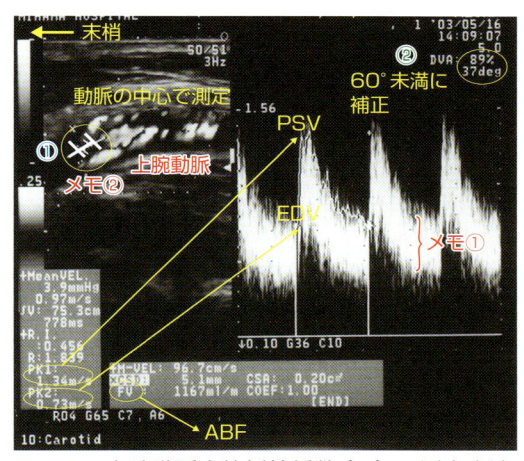

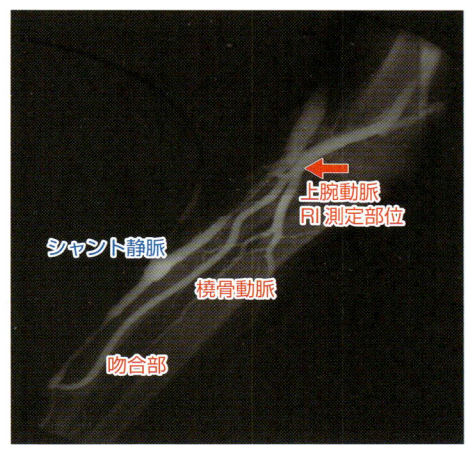

図6-14　上腕動脈血管抵抗係数（RI）の測定方法

メモ①：サンプリング幅で設定された領域におけるその瞬時の流速成分の分布を示し，点の明るさが強さを示す
メモ②：粘性のある液体の流速分布は中央で速い（サンプリング幅内に確実に含める）

腫脹など炎症，瘤形成の有無などである．

次に，吻合部から血流に沿って聴診を行い，シャント音の性状をチェックする．

最後に触診を行い，血管の張り具合，スリルの性状と拍動の有無をチェックする（p.103「理学的検査」の項を参照）．

一通りの理学的所見をとり終えたら，超音波検査を行う．透析の前後いずれに測定してもよいが，循環動態が安定した状態で測定することが必要である．Bモード断層像にて，長軸方向に超音波プローブを皮膚に垂直に当て，吻合部から順次，縦断像で血管の形態学的観察を行う．血管の蛇行が著しい場合や狭窄が疑われる場合は，適宜，横断像での観察や血流イメージング法を追加する．この時点で狭窄部位の存在が疑われた場合は，後述のPSV（収縮期最大流速）を用いた評価を行う．

次にパルスドプラ法によるRIなどの測定を行う（**図6-14**）．

> **ONE POINT ADVICE**
> 日々の透析治療中に視診・聴診・触診を十分に行っている場合，とりたてて理学的所見聴取は行わず，パルスドプラ法によるRIなどの測定を行い，異常が疑われた症例に関してBモード検査などを行う方法もある．時間的に随分短縮される．

表6-6　RI測定部位が上腕動脈である理由

①	触知可能部位である
②	動脈であるためプローブによる圧迫変形の影響が小さい
③	径が大きい
④	角度補正が良好である
⑤	橈骨動脈・尺骨動脈いずれのAVFでも評価可能である

> **MEMO**
> 層流状態の血管においては，parabolic velocity profileのためサンプリング幅を広く設定すると血管辺縁のより遅い血流速度成分も測定するため，PSVは変わらないが，M-VEL，PIは変化する．

2　RI測定部位

表6-6の理由により再現性を高めることが可能となるため，分岐直前の上腕動脈で測定を行う．

> **MEMO**
> **resistive index（RI）とpulsatility index（PI）：**
> 両者ともパルスドプラ波形から得られる末梢血管抵抗を反映するパラメーターである．RIはPSV-EDV/PSVで表され，心拍数の影響を受けない．PIはPSV-EDV/M-VELで表され，EDVが0の場合においても評価可能であるという特徴がある．
> 〔PSV：収縮期最大流速，EDV：拡張期最大流速，M-VEL：平均血流速度，FV：血液流量（この場合，上腕動脈血流量ABFを示す．算出には血管径測定手技が追加される必要がある），CSA：測定血管断面積〕

6：日常管理における超音波検査

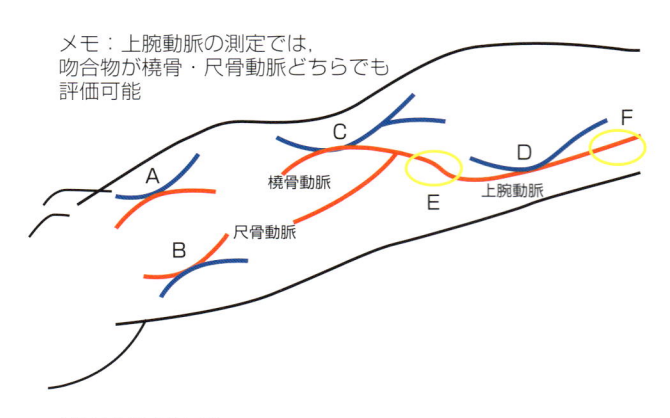

メモ：上腕動脈の測定では，吻合物が橈骨・尺骨動脈どちらでも評価可能

前腕部 AVF（A,B）
→分岐前の上腕動脈で測定（E）
肘窩あるいは上腕部 AVF（C,D）
→通常，測定部位では乱流のため，あるいは下流となるため，測定不可
→上腕部で測定（F）（超音波入射角度の調整が困難）

図 6-15 RI 測定部位の工夫

吻合部が測定部に近接した場合，乱流によってパルスドプラ検査が困難となることがある．その場合は，より体幹に近い上腕部で測定することが必要となる．しかし，動脈が体表にほぼ平行に走行しているため，超音波入射角度の補正が困難となる場合がある（**図6-15**）．

MEMO
角度補正 30°で 5%程度の誤差．

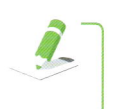

3　パルスドプラ波形の分類

AVF の狭窄程度が高度になるに従い波形は先鋭化しEDV は低下し，マイナス方向に振れ，ABF は低下する（**図 6-16**）．

4　狭窄部に対するPSVによる評価

狭窄部では流速が速くなり，2 倍以上の速度上昇があれば"狭窄あり"と判断する．スクリーニング時にB モード断層像で狭窄が疑われた部位を精査する場合に利用すると効果的である（**図 6-17**）．

MEMO
直径 2～6mm 程度の動脈における血流速度の正常値は，20～50cm/min．

3　AVF機能評価としてのRIの有用性

1　AVF良行群と不全群の判別

透析中に脱血速度がそれまで得られていた値まで得られなくなった症例と AVF 閉塞をきたした症例を AVF

ABF（上腕動脈血液流量）は厳密にはシャント血液流量ではないが，正常 AVF 肢ではシャント以外の血液流量は少ないため，以下のように近似できる
アクセス血液流量≒ABF

AVF（−）の上腕動脈ドプラ波形に類似．末梢血管抵抗が高いため，収縮期における流速の速い前向きの血流のあと，短い逆向きの血流を認め，拡張期に血流速度がゼロになる瞬間を認める

正常 AVF

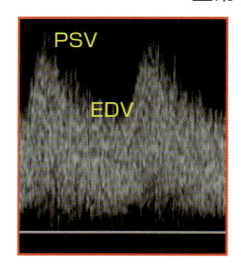

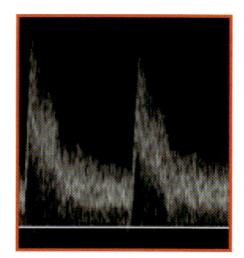

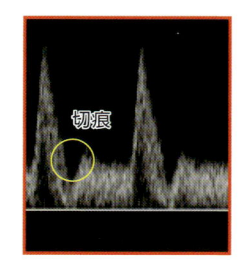

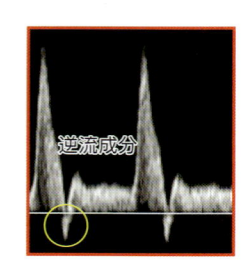

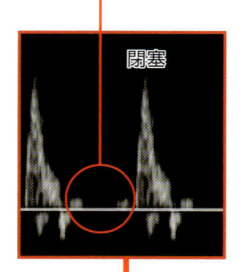

PSV　EDV　　　　　　　切痕　　逆流成分　　閉塞

末梢血管抵抗の増大＝RIの上昇，ABFの低下

収縮期は flat velocity profile
拡張期は parabolic velocity profile

図 6-16 ドプラ波形の分類

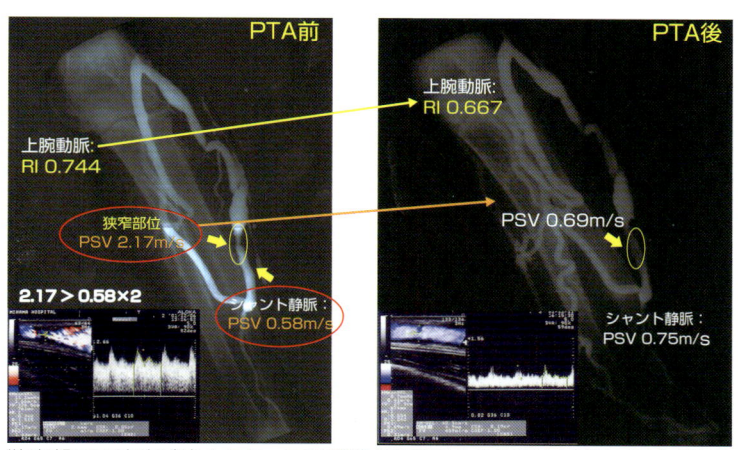

図 6-17 狭窄部に対する PSV による評価

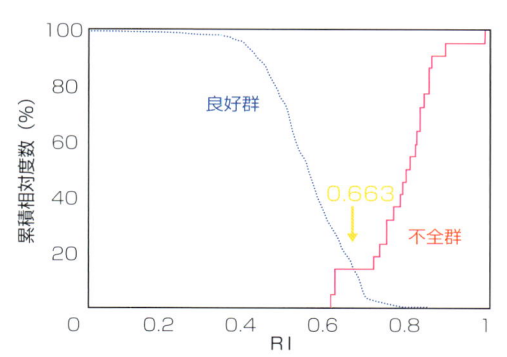

狭窄部では流速が速くなり，正常部位の2倍以上の速度上昇があれば"狭窄あり"と判断

AVF 不全群：透析中に脱血速度がそれまで得られていた値まで得られなくなった症例，あるいはその後アクセス閉塞をきたした症例

対象：228 例（381 回測定）
AVF 良好群：359 回測定
AVF 不全群：22 回測定

	RI 平均	標準偏差
AVF 良好群	0.550	0.097
AVF 不全群	0.784	0.089

$p<0.001$
（対応のない t 検定）

図 6-18 AVF 良好群と不全群の判別

不全群（20 例，22 回測定），その他を AVF 良好群（359 回測定）とし，両群の RI を累積相対度数でプロットして検討した．両者の交点（判別点）は 0.663 で，不全群の下限 RI は 0.605 であった．また，全体の RI 平均値は 0.56 ± 0.11 で，AVF 良好群，AVF 不全群の 2 群に分けるとそれぞれ 0.550 ± 0.097，0.784 ± 0.089 で有意差を認めた（$p < 0.001$）．

以上より，スクリーニングに用いる RI カットオフ値に関しては，RI > 0.600 とすると感度 100％，特異度 69.4％であり，判別点である 0.663 とした場合の感度 86.4％，特異度 86.1％より偽陰性を低下させるうえで有用である[1]（図 6-18）．

RI 測定に関して，①検者間の再現性は良好であり，②RI の変化率と血圧の変化率ならびに除水量との間には明らかな関係は認められず，③RI と血圧には明らかな関係は認められなかった．つまり，透析前後いずれでも，測定技術に精通した検者が行えばスクリーニングは可能である[1]．

> **ONE POINT ADVICE**
> 特異度をより高くするには，収縮期後期切痕の有無，ABF < 400～500ml/min などを併せて検討する方法もある．

2 RI による開存率

任意の期間における AVF の開存率に関して，AVF 不全あるいは閉塞のためなんらかの手術（PTA・血栓除去術・再建術）を要した時点をエンドポイントとして検討してみると，RI < 0.600 群の開存率は RI ≧

エンドポイント：AVF 不全あるいは閉塞のため，なんらかの手術（PTA，血栓除去術，再建術）を要した時点

全体（6カ月）
RI < 0.600（開存率：91.1％）n=157
RI ≧ 0.600（開存率：64.4％）n=73
（$p<0.0001$）

全体（12カ月）
RI < 0.600（開存率：88.5％）n=157
RI ≧ 0.600（開存率：64.4％）n=73
（$p<0.0001$）

全体（24カ月）
RI < 0.600（開存率：82.2％）n=157
RI ≧ 0.600（開存率：54.8％）n=73
（$p<0.0001$）
log-rank test

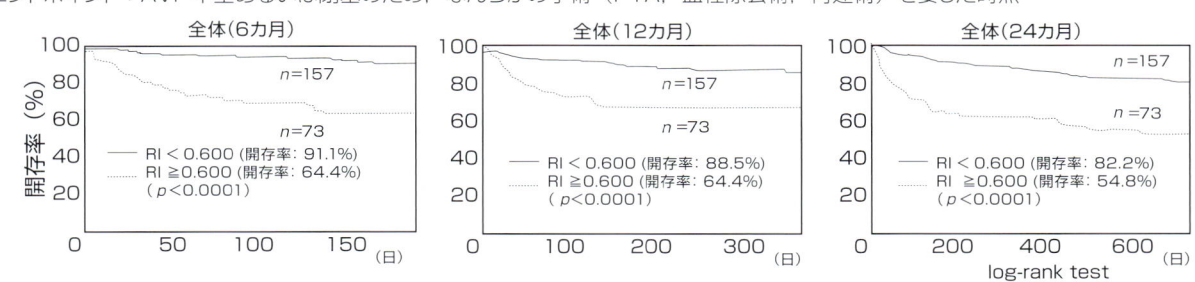

メモ：RI および切痕の有無で分類した場合の12カ月開存率
①RI<0.600，切痕なし90.4％　②RI<0.600，切痕あり76.2％　③RI≧0.600，切痕なし74.4％　④RI≧0.600，切痕あり52.9％
RIに切痕の有無を追加することで，スクリーニング検査の精度を向上できる（同様にABF 400～500ml/minを追加する方法もある）

図 6-19 RI < 0.600 群と RI ≧ 0.600 群の開存率

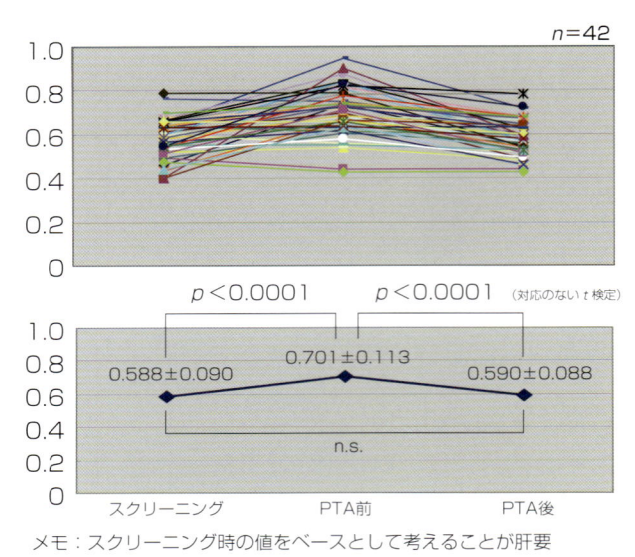

図 6-20 スクリーニング値，PTA 前後の RI 値の比較

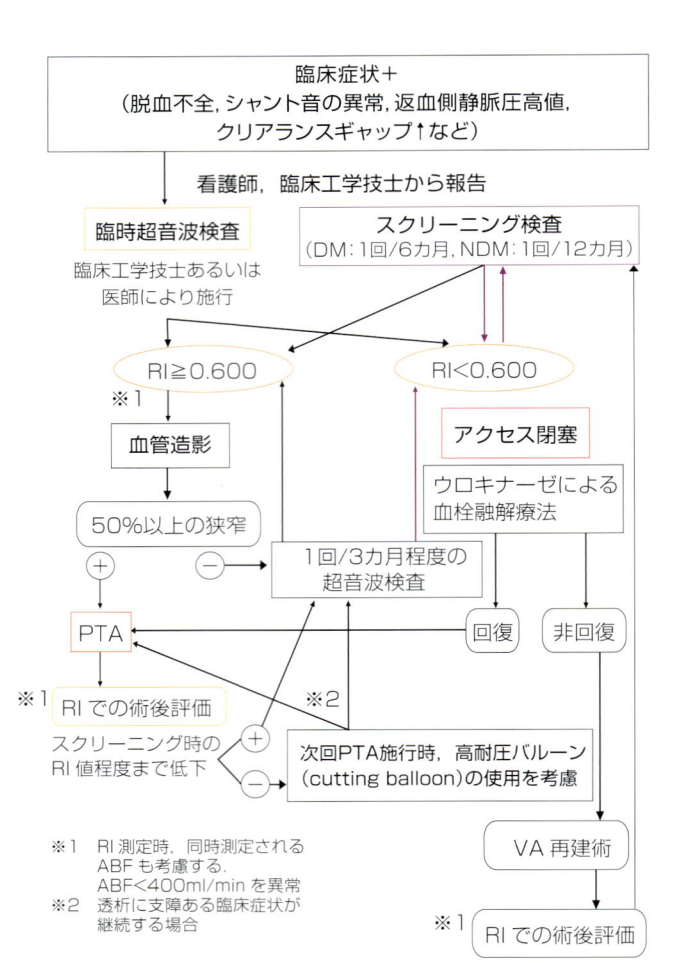

図 6-21 当院での VA（AVF，AVG）管理の実際

0.600 群より 6 カ月，12 カ月，24 カ月いずれの期間においても有意に優れている（$p < 0.0001$）（**図 6-19**）[2]．

また新規造設 AVF に関して，術後 RI 平均値 0.64 ± 0.13，ABF 平均値，617.26 ± 357.56（ml/min）であった．AVF 造設後 6 カ月以内に PTA・再建術などを要した群と要しなかった群の比較では，術後 RI は，処置あり群 0.70 ± 0.13，処置なし群 0.62 ± 0.12 で有意差を認めた（$p < 0.05$）．術後 ABF は，処置あり群 479.65 ± 282.54，処置なし群 659.60 ± 369.28 で有意差を認めた（$p < 0.05$）．開存率に関しては，RI < 0.600 群と R.I ≧ 0.600 群で術後 6 カ月において前者は 92.3％，後者は 69.6％ で有意差を認めた[4,5]（$p < 0.05$）．以上より，新規造設 AVF の予後推定に関しても RI は有用である．

3　RI > 0.600 となる例外

スクリーニングで RI > 0.600 となっても必ずしもアクセス不全の診断とはならず，積極的な治療の対象とならないこともある（**図 6-22**）．

4　PTA 術後評価

134 回の PTA に関して検討した結果より，RI 平均値は術前 0.701 ± 0.113 から術後 0.590 ± 0.088 に有意に低下した（$p < 0.0001$）．また，スクリーニング時の RI と比較することで PTA の必要性とその評価を行うことが可能となり，有益である[3]（**図 6-20**）．

4　日常管理における超音波検査の利用

最良な透析効率の維持に必要な AVF の要件とは，①再循環のないスムーズな流れであること（RI が反映），②アクセス上流域に狭窄がないことで必要な血液流量が確保できること（RI，ABF が反映）である．

VA 管理における超音波パルスドプラの利用に関しては，① AVF 造設後の短・中期的予後の予測，②スクリーニングによる AVF の中・長期管理と早期 PTA への誘導（RI > 0.600 をカットオフとすれば，測定間隔を NDM 患者は 12 カ月，DM 患者は 6 カ月に 1 回にするなど），③ PTA の術前後評価が考えられる．

参考までに，当施設での VA（AVF，AVG）管理の実際を示した[5]（**図 6-21**）．

また，RI の相対的上昇は測定部位より下流，つまり前腕部動脈，吻合部，シャント静脈，中心静脈流入部いずれかの部位に狭窄が存在している可能性を疑う．

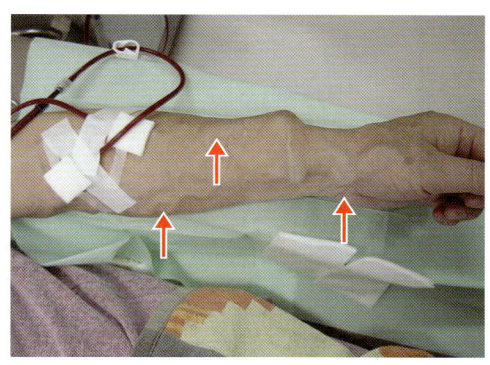

RI 0.624, ABF 2,451ml/min
中心静脈狭窄がなくても，手背への迂回が高度であったり，蛇行が激しい場合

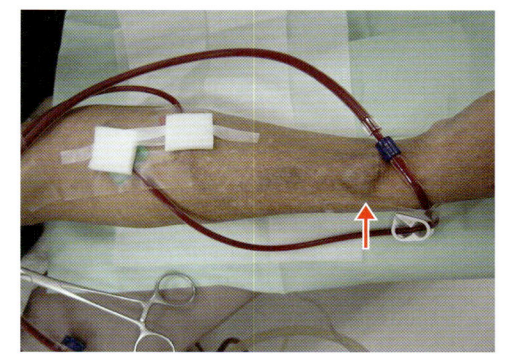

RI 0.645, ABF 517ml/min
吻合動脈，AVFの石灰化が激しい場合

図 6-22 狭窄などアクセス不全がなくても，RI ＞ 0.600 となる例

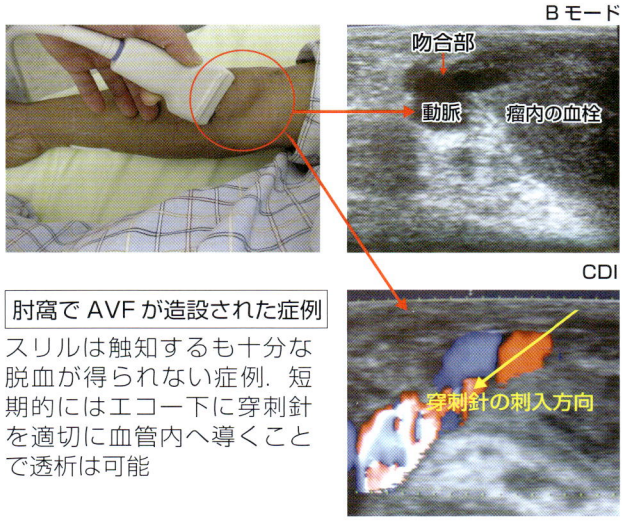

肘窩で AVF が造設された症例
スリルは触知するも十分な脱血が得られない症例．短期的にはエコー下に穿刺針を適切に血管内へ導くことで透析は可能

メモ：ベッドサイドで超音波を利用することで安全に穿刺が可能になる

図 6-23 血栓形成を伴ったシャント瘤症例

抗凝固薬内服中の症例
突然閉塞し，透析が困難となる可能性あり

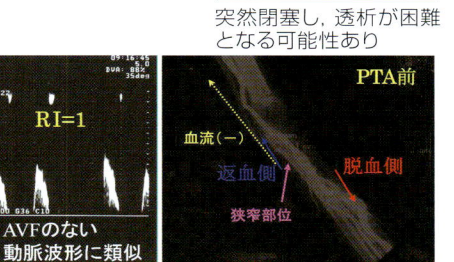

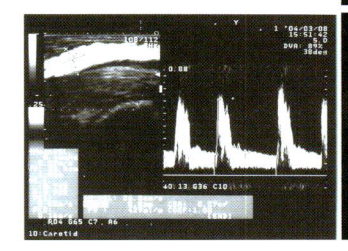

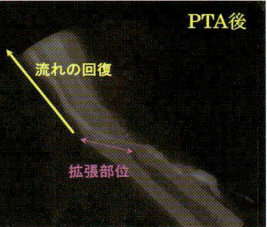

RI 0.745, ABF 429ml/min

図 6-24 AVF 閉塞をスクリーニング検査で発見，PTA にて早期に治療した症例（非血栓性閉塞）

結果として，脱血不全，再循環などの臨床症状が生じ透析効率の低下に通じる．したがって，臨床的に問題があれば，AVF の予後の面からも積極的な治療を検討するに値する．

5 症例提示

図 6-23 は，肘窩で AVF を造設された症例であるが，スリルは触知するも十分な脱血が得られないためベッドサイドで超音波検査を行った．瘤内に血栓形成を生じていたが，リアルタイムに確認することで穿刺は可能であった．

図 6-24 は，AVF 閉塞をスクリーニング検査で発見し，PTA にて閉塞前に治療した症例である．

まとめ

定期的に RI を測定することで，AVF の状態（機能的側面）をそれ以前と比較して客観的に評価することが可能となる．また，B モード断層像，血流イメージング法を適切に利用することで，血管造影の適応，ならびにその頻度を低下させることに通じ，アクセストラブ

ルを未然に回避し，長期開存を図ることが可能となる．
　良好なアクセス維持が高い透析効率の維持につながることが最良と思われる．

●文献
1) 村上康一ほか：シャント管理における超音波パルスドプラ法の有用性について．腎と透析55巻別冊アクセス2003, 39〜43, 2003.
2) 村上康一ほか：血管抵抗指数 Resistance Index (R.I.) を指標としたシャント開存率について．腎と透析57巻別冊アクセス2004, 67〜70, 2004.
3) 村上康一ほか：血管抵抗指数 Resistive Index (R.I.) を指標としたシャント管理について．腎と透析59巻別冊アクセス2005, 169〜172, 2005.
4) 村上康一ほか：新規造設バスキュラーアクセスの開存期間と血管抵抗指数 Resistance Index (R.I.) の関係についての検討．腎と透析65巻別冊アクセス2008, 201〜203, 2008.
5) 村上康一ほか：血管抵抗指数 Resistive Index (R.I.) を指標としたシャント管理について．腎と透析63巻別冊アクセス2007, 184〜188, 2007.

〔村上康一〕

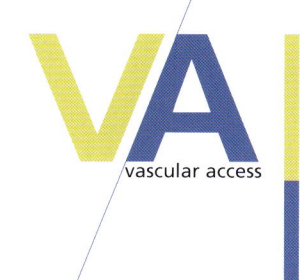

VA 6 日常管理における超音波検査/各論

2 AVG
①理学的検査

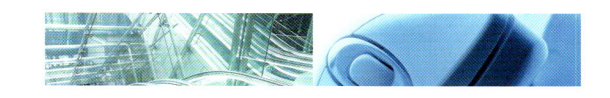

はじめに

　基本となる理学的所見に関してはAVFの項（p.103）を参照いただきたい．本稿では，AVFとの相違点，あるいはAVGに特有な所見に関して記載する．

　AVGと一言で言っても，素材の違いから多少の相違がある．わが国で使用できるグラフトはPTFE製・ポリウレタン製・複合素材（グラシル™）などが一般的となる．

　PTFE製は屈曲部位にも挿入することができ，関節を越えての挿入にも使用が可能である．このため直線的，ループ状を自由に挿入可能であり，超音波検査でも内腔の観察が可能となる．一般的に軟らかく（一部にはリング入りもある）柔軟性に優れ，触診時にはソフトな弾力を感じることがある．ポリウレタン製（ソラテック™）は，屈曲を防ぐために，らせん状の樹脂製の"骨"をもち，触診では若干硬い印象を受ける．内部の空気層のために，超音波検査では内腔の観察は不可能である．長期間使用したり止血時に過度な圧迫を繰り返すことで，構造維持のための"骨"であるフィラメントが押しつぶされ，横に楕円形に変形することがある．これによって穿刺困難が生じる可能性がある．また，グラシル™はさらに硬く，触診でき，穿刺時には独特の抵抗感を有する．

　AVGでのアクセス管理はAVFより厳密に行う必要があることはいうまでもなく，そのことを各施設で再認識することをJSDTのガイドライン[1]でも強く提唱している．

1 患者から得られる理学的所見

1 視診・触診

　AVFと比べ，手術で皮下浅く埋没されることが多く，アクセス血管の存在が皮下に確認できることが多い．AVGの場合，その後の画像検査などのためにも血流の方向を見極める必要がある．往々にして患者自身が血流の方向に無頓着なこともあり，特に他施設の患者の場合には患者の言葉を鵜呑みにせず最初に確認するべきである．確認方法は，グラフトの任意の部分を検者の手指で圧迫し，その両端の拍動ないしは圧を他の手指で触診して確認する．この際，圧を感じるほうが動脈側であり，圧迫によって圧や拍動が消失するほうが静脈側である（図 6-25）．

　視診においては，穿刺の部位，瘤状に変化していないかの観察が必要となる．頻回に同じような場所を穿刺している場合（ボタンホール穿刺のように同一箇所に穿刺している場合は除く）には，グラフトの線維構造が破壊され，仮性瘤のように盛り上がっていることがある．切迫性破裂の危険性なども確認する必要がある．皮膚を通して血流があたかも確認されるような赤〜青に近い場合には，緊急の処置が必要となる場合がある．

　またPTFEの場合，吻合部近傍に同様に瘤状の盛り上がりを認めることもある．吻合部分などの手術時に，機械的操作が加わりやすい部位から血液中の血清が染み出て塊を形成することがある．血清腫である．この場合，前者の瘤と異なり，拍動を感じることはなく弾力を感じる．最終的には超音波検査による鑑別を要する．

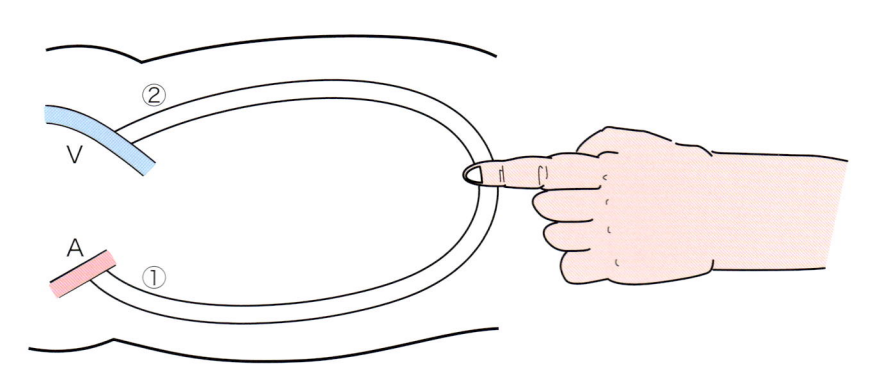

図 6-25 動脈側と静脈側吻合部の判定
グラフトの任意の部分を圧迫すると，血流が遮断される．この際，①では拍動を感じるが，②では拍動は消失する

　AVG の場合，狭窄はほとんど静脈側の流出部，つまりグラフトの吻合された自家静脈に生じることが多い．このため，触診・視診，その後の聴診も含めて，先ほどの血流の方向を認識して観察を進める．

　狭窄の中枢側では，スリルが減弱ないしは拍動状になることが多い．それに比して，狭窄の下流ではむしろスリルを強く感じることが多い．特に上腕の静脈に吻合してある場合には，吻合された血管径が太いために強く感じることも多い．上腕になると深い部分に血管が入るために視診では困難となるが，触診ではスリルの変化は確認しやすい．

2 聴診

　グラフトは内腔が自家静脈に比して整なため，吻合部以外ではシャント音があまり大きく聴診されないこともある．その際には，吻合部での聴診をよく行う．特に先述のとおり，狭窄の好発部位は流出路の自家静脈であるので，静脈側は念入りに少しずつ場所を変えて聴診すべきである．

　シャント音の異常は AVF と同様に，よいシャント音は低く連続性の音になり，狭窄部位では断続音や高い音として聴取される．自己血管が細く，吻合時にグラフトの吻合部形状をテーパーしているときなどには高周波の音を聴取することがあるが，臨床上有意な狭窄症状を呈さないこともあり，経時的な変化を確認することも重要となる．

2 透析時にわかる理学的所見

1 静脈圧

　AVG では，一定の形状をもともと有する管腔物であり，分枝による側副路がないために，流出路に狭窄が生じた場合にはダイレクトに静脈圧上昇が生じる可能性が高い．分枝の存在などによって圧が分散し，モニター上，有意な変動をきたさない AVF とはこの点が異なる．

　透析中のモニター上での静脈圧の観察は日々の臨床上手軽であり，特に経時的な圧変化は狭窄を探る大きな手掛かりとなる．この透析中の静脈圧は血流を得た状態での圧であり，動的静脈圧を意味する．しかし，この変動は絶対値として他の患者との比較をみることは困難である．つまり，圧センサーより下流の状態，回路の太さやチャンバーのメッシュの状態，穿刺針の太さ，血流速度，血液粘度によっても異なる．しかしながら，これらの条件がほぼ同一の個々人の経時的な変動をみるうえでは有効である．

　一方，わが国のバスキュラーアクセスガイドライン[1]では，静的静脈圧の測定を推奨している．静脈針にチューブを取り付けた際にどこまで水柱が上がるか，つまり中心静脈圧カテーテル挿入時の静脈圧の測定方法での測定値のことである．しかし，透析施行中にそのようなことは現実的にはできない．このため，透析回路での測定を静脈側の圧モニターで行うことになる（図 6-26）．回路を患者に接続し，回路がすべて血液で置換され安定したあとに，ポンプ，除水を一時停止させ，静脈チャンバーとダイアライザの間（Ⓐ）をクランプ

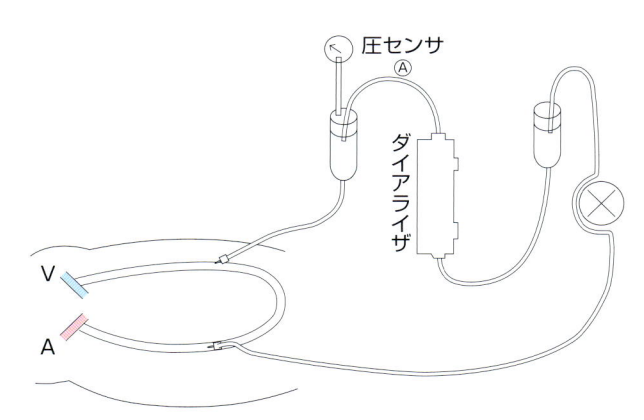

図 6-26 静的静脈圧の測定

する．約 30 秒もすると，グラフト静脈内腔に生じている静脈圧が測定できる．この圧を静的静脈圧という．この圧は動的静脈圧とは異なり，穿刺部位での静脈に負荷された圧となる．この圧が上昇することは，末梢側での狭窄の存在ないしは血流過剰による動脈の圧を反映している圧をみているかもしれない．しかしながら，個人での比較的短い期間での経時的な変化は，急激に血流過剰になるわけではないので，流出路の狭窄をみていることになる．つまり，他の流体力学的な要素を排除した静的静脈圧の経時的変化のほうが流出路の狭窄の程度をうかがわせる指標となる．

2 再循環

再循環は，AVF 同様，さまざまな状態によって引き起こされる．静脈側に狭窄がある場合，あるいは A 側・V 側の距離が近すぎる場合，血圧低下や動脈側のインフローの減少による場合などが想定される．グラフトの場合，ほぼ一定の筒状の形状を有する管腔構造物であるために，流出路に狭窄が生じた場合に血液が血管内にある程度プールされることになり，返血された血液がグラフト内を逆流して動脈針から再度脱血（再循環）し，見かけ上，ポンプ速度を上昇させても脱血可能な状態が生じる可能性は AVF より高い（**図 6-27**）．このような場合，AVG では分枝がないため，以下の方法で判断が可能となる．動脈針と静脈針の間を検者の手指で圧迫して血流を遮断してみる．この際，血流は実透析時より多め（300 ml/min 程度）に設定すると判断しやすい．この操作で静脈圧が上昇した場合，流出

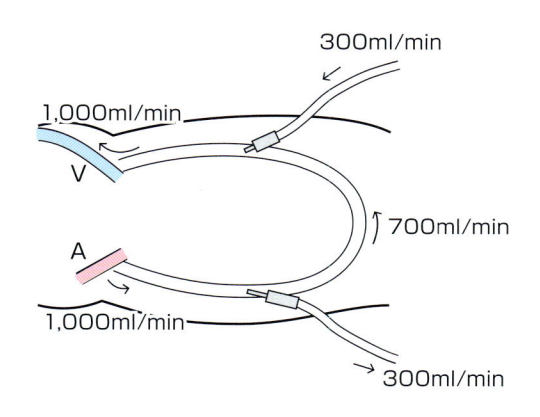

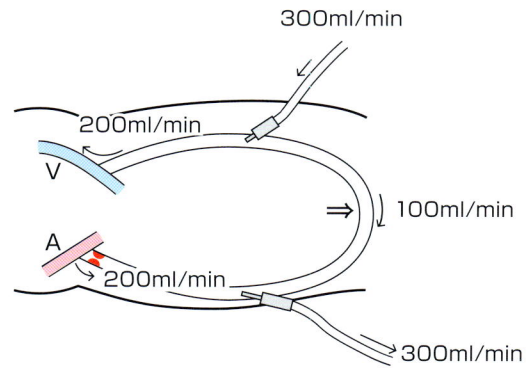

図 6-27 再循環の模式図
血流は十分に流れていなくとも再循環することで，見かけ上，血流は取れることになる（特にグラフトは分枝のない管腔として存在するため存在しやすい）．しかし，⇒の部分を圧迫すると，逆流する血流が消失し，脱血不良となる

路に狭窄が存在している可能性を示唆し，逆に脱血が不良になった場合にはインフローの低下，つまり動脈側の狭窄を示唆する．（透析中は静脈針側から逆流した血液を再度汲み出していた可能性があるということになる．）

検査機器（クリットラインや HD02 など）を使用しないでも日々の理学的所見での狭窄の疑いはある程度判断可能であり，その後の検査機器を用いた検査へ的確に移行させる役割として重要である．

●文献
1) 日本透析医学会：慢性血液透析用バスキュラーアクセスの作製および修復に関するガイドライン．透析会誌，38（9）：1491〜1551，2005．

〔深澤瑞也〕

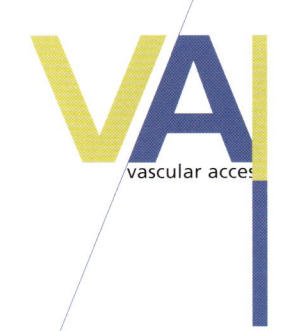

6 日常管理における超音波検査/各論

2 AVG
②超音波検査

はじめに

人工血管内シャント（AVG）は自己血管内シャント（AVF）に比べ、狭窄や閉塞・感染などを合併する頻度が高い。なかでも最も多くみられる合併症は狭窄である。狭窄は、治療が遅れるとバスキュラーアクセス（VA）機能不全の原因となる。AVGの日常管理における超音波検査の最大の目的は、これらの合併症を早期に発見し、VA機能不全を未然に防ぐことである。超音波検査は形態評価だけでなく機能評価も可能であり、AVGの日常管理にたいへん有用であると考えられる。

ここでは、AVGの日常管理における超音波検査の役割と重要性について述べる。

1 超音波検査によるAVG管理プログラムの確立

通常、VAに狭窄が合併すると、シャントスリルの減弱やシャント音低下、狭窄音の聴取などが理学的所見として現れる。しかしAVGの場合、吻合に使用されている静脈や吻合形式によっては理学的所見に反映されにくい場合があるため、狭窄が見逃され、突然閉塞してしまうおそれがある。『慢性血液透析用バスキュラーアクセスの作製および修復に関するガイドライン』には、VA機能のモニタリング、AVG機能のモニタリングとして、「VA機能をモニターする確かなプログラムを確立する」とされており、理学的所見の評価のほか、超音波検査によるVA血流量の測定についても明記されている[1]。

当院におけるAVG管理プログラムでは、グラフト移植術後、早期トラブルの合併がなければ、1カ月後に超音波検査を行い、今後のフォローアップ方法が決定される。その後、維持透析中に毎回モニタリングされる理学的所見、および狭窄・血栓性閉塞に対するVAIVT（vascular access intervention therapy）の既往・開存期間などに応じてフォローアップ方法が変更され、各患者に合った適切なAVGモニタリングプログラムが確立されるようになっている（図6-28）。また、適切なAVG管理を行うには、医師・透析室スタッフとの連携が必要であるが、実際には物理的距離がある場合も多く、患者情報の共有や伝達が困難となるおそれがある。これらを補うため、患者の理学的所見・検査結果・治療履歴・経過観察の方法などを記載する人工血管メンテナンスシートを各患者に作成して情報を共有し、いつ、誰がみても、患者のVA情報が得られるようにしている（図6-29）。

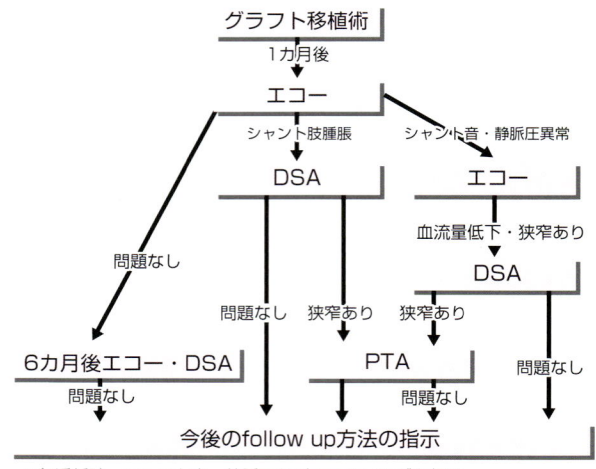

*毎透析時、シャント音・静脈圧などモニタリングを行い、トラブルがあれば、随時メンテナンスシートに記載し、医師に報告する

図6-28 AVG管理プログラム

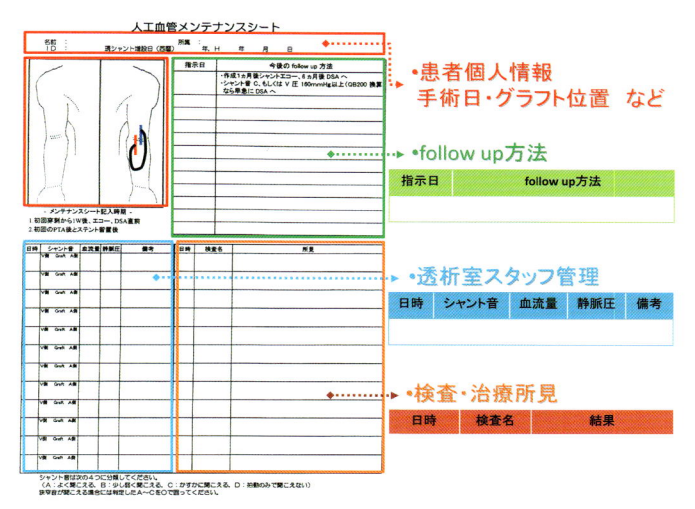

図 6-29 人工血管メンテナンスシート

表 6-7 検査前に知っておくべき患者情報

①透析室スタッフから提供される理学的所見	・シャント音 ・狭窄音の有無 ・脱血状態 ・静脈圧 ・再循環や止血時間 ・シャント肢の異常 など
②手術記録	・吻合に使用している動静脈と吻合形式 ・使用しているグラフトの種類 など
③超音波検査結果	・シャント図の確認 ・血流量 ・合併症の有無・位置・形態 など
④DSA結果	・VAの走行（全体像） など
⑤VAIVT治療履歴	・狭窄の位置 ・開存期間 ・血栓閉塞の既往 など

表 6-8 視診・聴診・触診によるシャント肢の観察

視診	上肢全体	・腫脹・発赤の有無と範囲 ・側副血行路
	穿刺部	・穿刺位置や穿刺方向の確認 ・発赤の有無 ・瘤や血腫の有無，大きさ，色調 など
	動静脈吻合部・弯曲部	・セローマ・血腫の有無・大きさ など
	手指	・色調
聴診	VA全体	・シャント音の大きさとパターン（連続音・断続音） ・狭窄音の有無 など
触診		・スリルや拍動の有無 ・硬結の有無 など
	その他	・腫脹部の熱感 ・手指の冷感 など

2 グラフトの種類と超音波像

　グラフトは自己静脈と異なり，壁が人工的な層状構造を呈するため，容易に鑑別することができる．

　グラフト壁の超音波像は，グラフトの種類により異なる．PTFEグラフトは壁が二重線のように描出され，グラシル®ではPTFEグラフトに比べると壁はやや厚く描出される．ポリウレタン製グラフトでは，グラフト移植術直後は体表側のグラフト壁の確認は可能であるが，内腔は音響陰影により描出されない．しかし，穿刺を繰り返すことにより徐々に内腔が描出されるようになる．

　また，周囲に補強材が使用されているグラフトでは，グラフト壁に補強材を反映する点状高エコーが等間隔に描出される（図6-30）．

3 超音波検査を始める前に

　検査を始める前に，必ず透析室スタッフから提供される理学的所見や，手術記録・検査結果・治療履歴などから，AVGの留置状況，狭窄の好発している部位，血流量などを確認する．そして，検者自身が視診・聴診・触診による上肢全体の観察，および問診を行う．このようにして検査前にVAの全体像や現状を把握し

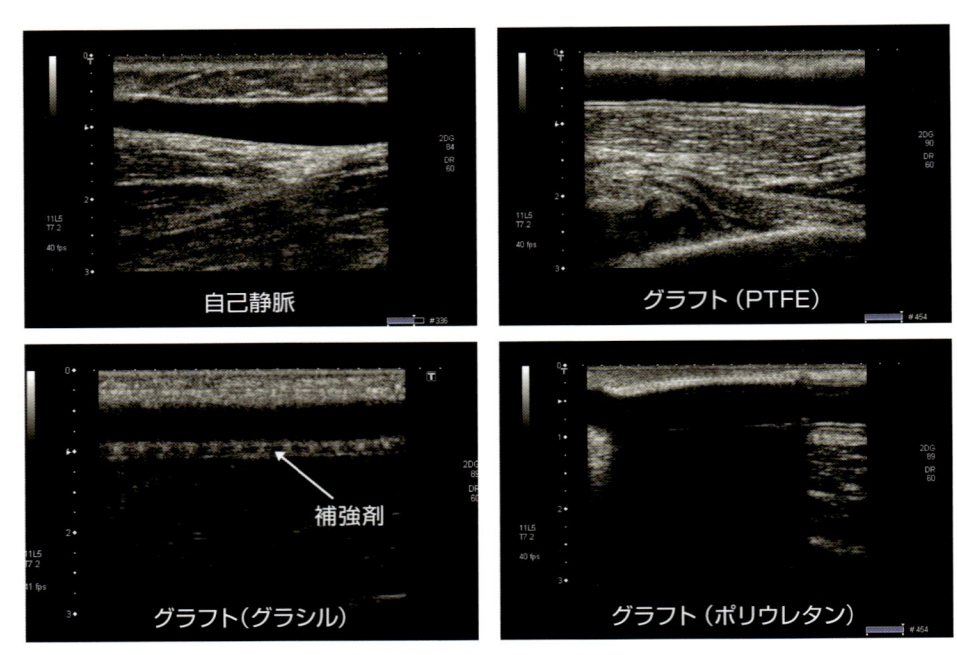

図 6-30 グラフトの種類と超音波像

表 6-9 AVG の日常管理における超音波検査の分類

分類		目的
日常管理	1.定期検査	・機能のモニタリング ・VA全体の形態評価 ・合併症の経過観察
	2.トラブル時検査	・トラブルの原因検索 ・合併症の形態評価 ・機能評価 ・外科的治療や日常透析に必要な情報の提供

表 6-10 定期検査の評価項目

①機能評価		・血流量を測定し，機能のモニタリングを行う
②形態評価	VA全体	・狭窄・閉塞の有無 ・グラフト瘤・セローマ・血腫の有無など ・VA全体の走行を把握
	狭窄部	・位置・径・範囲 ・壁性状：内膜肥厚や石灰化など
	穿刺部	・壁性状：損傷状態・石灰化・内膜肥厚など ・皮下血腫の有無
③経過観察	グラフト瘤 血腫 セローマ	・前回と大きさを比較する 瘤：壁の性状，血栓，口径など 血腫・セローマ：VA圧迫所見
	狭窄	・前回と程度・範囲などを比較する

ておくことで，検査を効率的に進めることができる（**表 6-7，-8**）．

4 日常管理における超音波検査

　AVG の日常管理における超音波検査は大きく分けて，①VA の機能をモニタリングし狭窄などの合併症を早期に発見する定期検査と，②透析時に発現したトラブルの原因を検索するトラブル時検査に分類される（**表 6-9**）．

1 定期検査

　定期検査ではVAの機能評価，およびVA全体の形態評価を行う．機能評価では血流量を測定し，機能の

表 6-11 当院におけるグラフト PTA の適応

	早急にPTA	2週間以内にPTA	経過観察
エコーの血流量	400ml/min以下	400〜600ml/min	600ml/min以上
状態のよいときと比べ	30%以下	30〜50%	50%以上
静脈圧QB200換算で	180mmHg以上	160mmHg以上	160mmHg以下
状態のよいときと比べ	50%上昇	30〜50%上昇	30%以下
シャント音	C or D	B〜C	A〜B

A：よく聞こえる，B：聞こえる，C：かすかに聞こえる，D：聞こえない

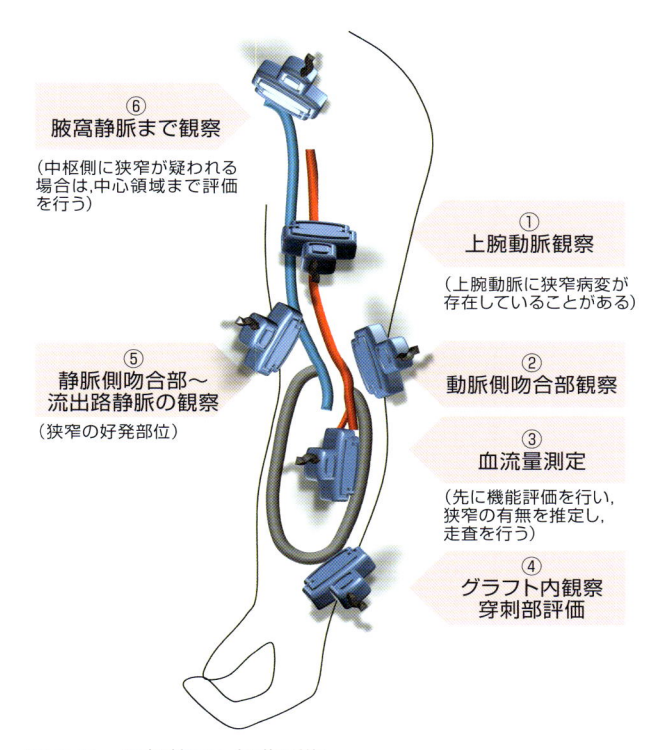

図 6-31 評価範囲と操作手順

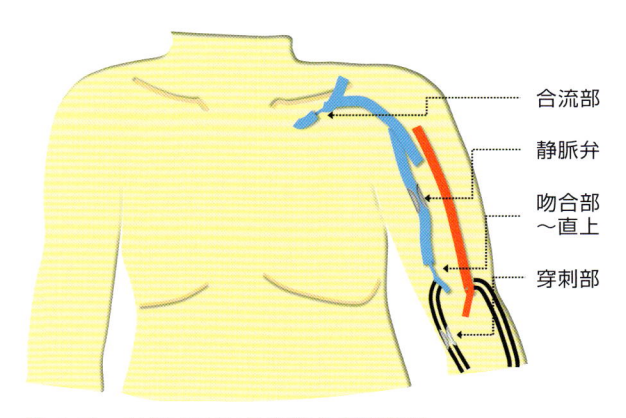

① 上腕動脈観察（上腕動脈に狭窄病変が存在していることがある）
② 動脈側吻合部観察
③ 血流量測定（先に機能評価を行い，狭窄の有無を推定し，走査を行う）
④ グラフト内観察 穿刺部評価
⑤ 静脈側吻合部〜流出路静脈の観察（狭窄の好発部位）
⑥ 腋窩静脈まで観察（中枢側に狭窄が疑われる場合は，中心領域まで評価を行う）

図 6-32 AVG における狭窄の好発部位

合流部
静脈弁
吻合部〜直上
穿刺部

モニタリングを行う．形態評価では狭窄の有無や穿刺部の評価を行う．定期検査における主な評価項目を表 6-10 に示す．

①機能評価

AVG の定期検査で最も重要なのは，血流量を測定し，VA 機能のモニタリングを行い，VA 不全を未然に防ぐことである．

VA 不全の主要な原因は流出路静脈の狭窄であるが，AVG では吻合静脈が深部に存在していることも多く，狭窄や VA 機能低下が理学的所見に反映されにくい場合がある．また，狭窄により VA 機能が低下している場合，血圧の低下や脱水などにより，VA が突然閉塞してしまうおそれもある．したがって，超音波検査で VA の機能を定期的にモニタリングすることはたいへん重要であるといえる．

K/DOQI ガイドラインでは「血流量 650 ml/min 以下または 1,000 ml/min 未満で，4 カ月間で 25％以上の血流量の低下がある場合，血管造影を施行して狭窄の有無を調べることを推奨」しており，CSN のガイドラインでは「血流量 650 ml/min 未満または 20％以上の血流量の低下をさらなる検索の基準」としている[23]．このように VA の血流量を経時的にモニタリングすることは，VA 機能低下の早期発見に非常に有用であるといえる．しかし，AVG の場合，各患者によりグラフトの部位，吻合形式，グラフトの種類，吻合に使用している動静脈などに違いがあることから，絶対値を決定することは困難であると考えられる．当院では，グラフト移植 1 カ月目に測定した血流量または PTA 後の血流量を各患者の基準値とし，血流量および血流量変化率による評価を行い，さらに静脈圧やシャント音も含めた PTA の適応基準を設けて管理を行っている（表 6-11）．

②形態評価

VA 全体：上腕動脈から VA 全体を走査し，狭窄や閉塞およびグラフト瘤・セローマ・血腫などがないか確認するとともに，VA 全体の走行を把握する（図 6-31）．

狭窄部：狭窄部の内径および位置・範囲を評価する．また，内膜肥厚・石灰化など壁の状況についても評価

図 6-33 穿刺によるグラフト壁の変化

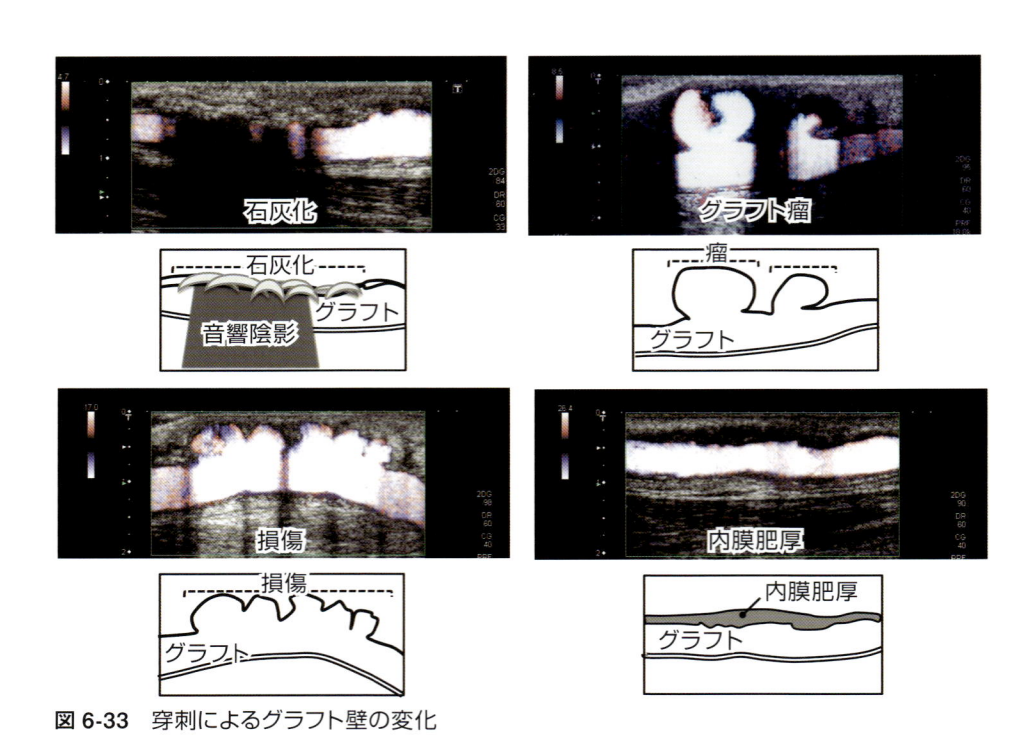

図 6-12 トラブルから考える主な合併症

トラブル内容		疑われる主な合併症
①狭窄音		狭窄
②脱血不良		
③静脈圧上昇		
④シャント音低下		
⑤透析効率の低下，止血困難，再循環率の上昇		
⑥シャント音消失		閉塞
⑦穿刺困難		走行による要因：深部走行・蛇行 穿刺による要因：狭窄・内膜肥厚・石灰化・プラーク・血栓など
⑧シャント肢腫脹・発赤・熱感	狭窄部より末梢側上肢の腫脹	静脈高血圧
	発赤や熱感を伴う限局性の腫脹	感染：穿刺部に好発
	上肢全体の腫脹	手術後 過剰血流 静脈高血圧（中心領域の狭窄）
⑨瘤	穿刺部・吻合部・弯曲部（手術後）	血腫
	吻合部・弯曲部	セローマ
	穿刺部	グラフト瘤
⑩穿刺時・抜針後の急速な腫脹（穿刺部近傍上肢）		穿孔
⑪手指の冷感・疼痛		スチール症候群 手根管症候群

を行う．狭窄径は，圧迫による誤差を防ぐため長軸・短軸の2方向から測定することが望ましいと考える．VA機能低下を認めた場合，狭窄を疑い走査を行うが，腋窩静脈まで走査しても狭窄が認められない場合，狭窄の好発部位である鎖骨窩静脈流入部，さらに可能なかぎり中枢側まで走査を行う（**図 6-32**）．しかし，血流量低下は狭窄以外に，血圧低下・脱水・心機能低下などの全身症状が原因である場合もあることを知っておく必要がある．

穿刺部壁の形態評価：グラフト壁は穿刺を繰り返すことにより，さまざまな形態変化を起こす（**図 6-33**）．

穿刺部の損傷が著しい場合は，報告書にその旨を記載し，穿刺部変更を検討してもらう必要がある．

③経過観察

瘤などの大きさや性状を評価し，前回との比較を行う．グラフト瘤では，瘤の口径や壁の性状，血栓の有無，血液の流入状況，瘤前後の血管径なども確認する．

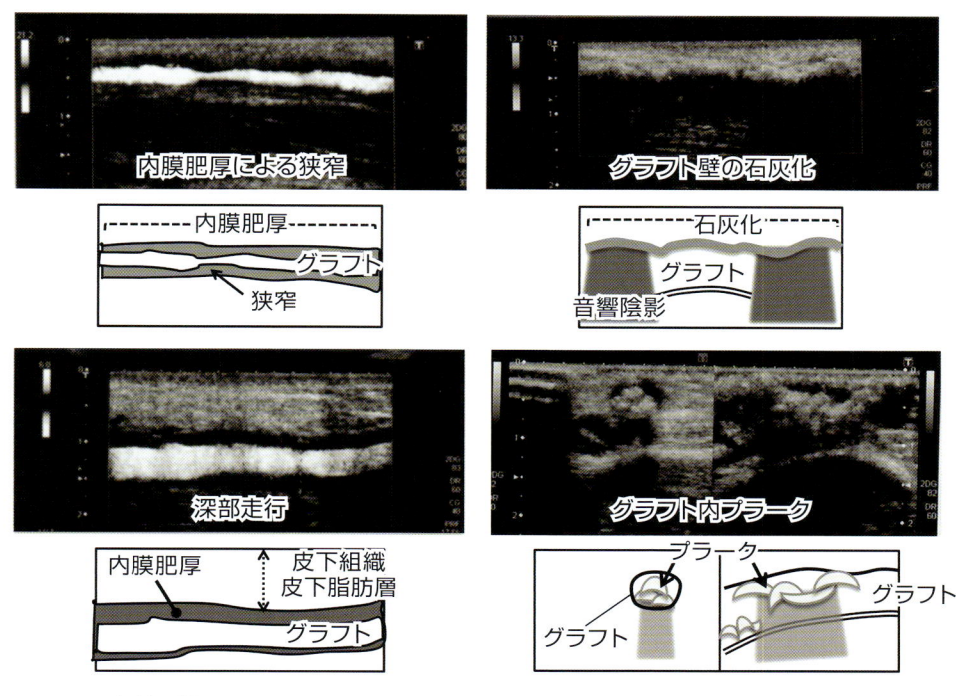

図 6-34 穿刺困難

また，血腫やセローマによる VA の圧迫所見の有無や，これらによる VA 機能低下の有無を確認する．

> **ONE POINT ADVICE**
> 機能低下や狭窄病変がなくても，穿刺針の先が内膜肥厚したグラフト壁や壁在血栓・flap 様病変などに接している場合，突発的に脱血不良や静脈圧上昇などのトラブルがみられる場合がある．これらが原因の場合，穿刺部や穿刺方向を変更するとトラブルが解消されることがある．

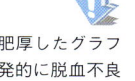

2 トラブル時検査

透析時トラブルから原因となる合併症を検索し，治療に必要な情報，および日々の透析に必要な情報を提供することが目的となる．表 6-12 に透析時トラブルとトラブルの内容から考えられる主な合併症を示す．

①**狭窄音**，②**脱血不良**，③**静脈圧上昇**，④**シャント音低下**以外に，⑤**透析効率の低下**や**止血困難**，**再循環率の上昇**でも狭窄の存在が疑われる．脱血不良では脱血部より動脈側吻合部側に，静脈圧上昇では返血部よりも静脈側吻合部側に狭窄がある可能性が高く，止血困難では，穿刺部近傍の静脈側吻合部側の狭窄が疑われる．このように，同じ狭窄でもトラブル内容によって疑われる狭窄の位置が異なる．

狭窄を認めた場合，形態評価および機能評価を行う．機能低下がある場合は，VAIVT を想定し，血管走行や狭窄前後の血管径についても評価を行う．

⑥**シャント音消失**は VA の閉塞を意味する．DSA では閉塞より中枢側の詳細は困難であるため，超音波検査で，閉塞の原因と位置，閉塞の範囲，血栓の有無・性状など詳細な形態評価を行う必要がある．また，VAIVT やグラフト再建などの可能性も視野に入れ，穿刺可能と考えられる位置や，再建可能と考えられる動静脈のマッピングをする必要がある．

⑦**穿刺困難**の原因は，グラフトが深い，蛇行しているなど，グラフトの走行による要因と，石灰化や硬化・内膜肥厚など，長期間の穿刺によるグラフト壁の変化が要因の場合がある．いずれにおいても現穿刺部の形態評価を行い，穿刺可能と考えられる位置を検索して透析室スタッフに伝える必要がある．可能であればスタッフ立ち会いのもと検査をすることが望ましいと考える（図 6-34）．

⑧**シャント肢腫脹**を認めた場合，静脈高血圧症などが疑われる．側胸部に表在静脈の怒張や側副血行路の発達などの所見がみられる場合は，腋窩静脈や鎖骨下静脈，腕頭静脈などの狭窄や閉塞が疑われるため，可能なかぎり中心領域まで走査する必要がある．

穿刺部に限局的な腫脹や発赤・熱感・圧痛などの炎症症状を認めた場合，グラフト感染が疑われる．外科的処置となる可能性もあるため，感染が及んでいる範囲を評価する必要がある．

そのほかグラフト移植術後や過剰血流など，腫脹の原因はさまざまであるため，間接所見も含めて原因となる合併症を検索する必要があると考える．

⑨**瘤**が穿刺部に出現した場合，血腫やグラフト瘤が疑われる．経過観察中のグラフト瘤の急速な増大や，ハリ・ツヤ感の出現，色調の変化がみられる場合，破裂の危険性があるため，グラフトバイパスの可能性を視野に入れ，瘤の形態評価だけでなく瘤前後の壁の性状なども評価し，すみやかに医師に報告する必要がある．

⑩**穿刺時・抜針後，穿刺部近傍上肢に急速な腫脹**を認めた場合，穿孔の可能性が考えられる．穿孔であれば，ただちに医師に報告し，すみやかに穿孔部の同定，穿孔径の評価を行う．

⑪**手指の冷感**や**しびれ・疼痛**がある場合，スチール症候群や，AVGの作製により顕在化した手根管症候群などが考えられる．上腕動脈血流量とグラフト内血流量を測定し，その差から末梢側へ向かう血流量を推定することで補助的診断になると考える．

このように，トラブルの内容によって疑われる合併症が異なるうえ，同じトラブルであっても疑われる合併症が複数存在するため，超音波検査で評価する内容も違ってくる．検査を行う際には，トラブルの内容を十分に理解し，透析室スタッフからの情報や理学的所見などを参考に，どのような合併症が疑われるのか，ある程度予測して検査に臨むことで，評価不足を防ぐことができ，検査を効率的に進めることができると考える．

5　超音波検査と血管造影（DSA）

AVGの超音波検査による日常管理のなかで，DSAで指摘しにくい症例を指摘し，評価することもたいへん重要である．

1　DSAで指摘しにくい症例を評価する

DSAでは，超音波検査では描出が困難である中心領域の評価や上肢全体の評価が可能であるが，3次元的評価が困難である．このため，造影時のシャント肢の角度によっては，厚み方向に重なって走行する静脈の評価が困難な場合がある．また，穿刺位置や造影方法によっては，動脈側吻合部狭窄や吻合動脈狭窄の評価が困難な場合がある．一方，超音波検査では上肢全体の評価は困難であるが，任意の場所の3次元的評価や形態評価が可能であるため，VAIVT後の残存血栓の評価，および閉塞血管の描出や追跡を行うことができる（**図6-35，6-36**）．

しかし，超音波検査は客観性に乏しく，検者の知識や経験に左右されるという欠点がある．検査を行う際，超音波検査およびDSAの利点と欠点を十分に理解し，お互いの欠点を補い合うことで，よりよいAVG管理を実現できると考える．

6　報告書の作成

報告書に超音波検査で得られたすべての情報を記載することはむずかしいうえ，不必要に情報を記載することでポイントがわかりづらく見にくい報告書になってしまうおそれがある．

報告書には，依頼内容に合わせて必要な情報を選んで記載し，記入しきれない情報はシャント図を用いて表現する．

シャント図は必ず記載し，治療や日常透析に必要な情報が視覚的に伝わるよう工夫し，医師や透析室スタッフに活用してもらえる報告書を作成する必要がある（**表6-13**）．

表6-13　報告書作成のポイント

①　矛盾のない結果と必要な情報をわかりやすく簡潔に記載する
②　必ずシャント図を記載し，視覚的にも伝わる報告書を作成する

各論 2. AVG

閉塞に対し血栓除去を施行．DSAにて流れは良好であったが，透析時，穿刺針に凝血塊の付着がみられた．超音波検査にて，静脈側吻合部から流出路静脈内に浮遊血栓を認めた

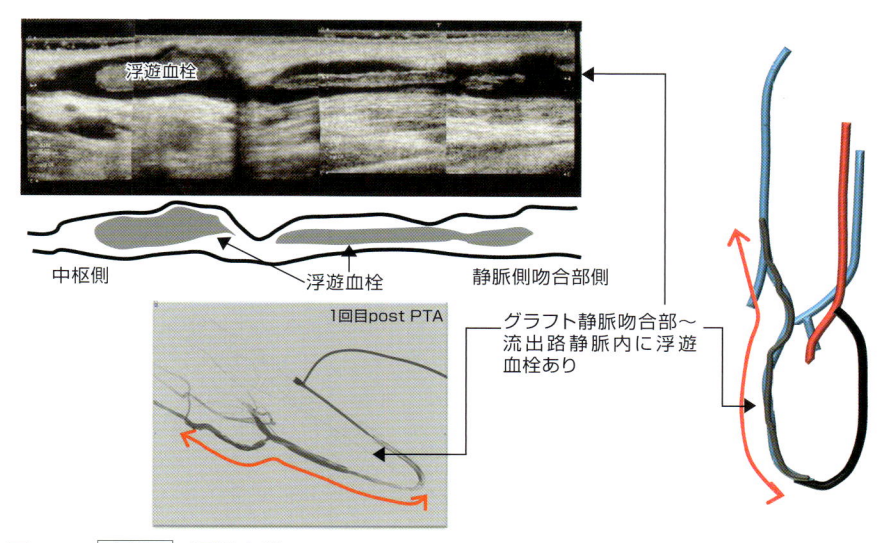

図 6-35 症例1 浮遊血栓

閉塞に対しPTAを施行するも狭窄音を聴取した．超音波検査にて残存血栓と分岐部直上の閉塞病変を指摘，2回目のPTAが施行された

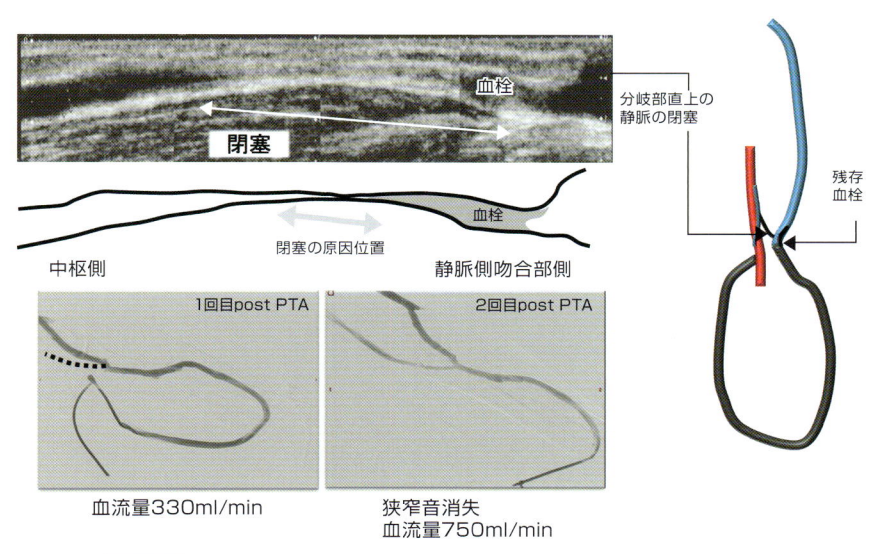

図 6-36 症例2 分岐部直上からの閉塞

まとめ

　維持透析患者にとってVAは必要不可欠であり，VAを良好に維持管理することは長期にわたる質の高い透析生活を送るうえでたいへん重要となってくる．合併症を早期に発見し，AVG不全を未然に防ぐためには，医師・透析室スタッフ・検者が連携し，各患者に合った適切なAVG管理を行う必要がある．AVGの日常管理における超音波検査の役割は，VAの正確な現状評

125

価やトラブルの原因検索および，その先に続く治療や日常透析に必要な情報を提供することである．検者はVA管理への意識を高め，医師や透析室スタッフと積極的にディスカッションを行い，透析に関する幅広い知識を習得して検査に臨む必要があると考える．

●文献
1) 日本透析医学会：慢性血液透析用バスキュラーアクセスの作製および修復に関するガイドライン．透析会誌，**38**(9)：1491〜1551，2005
2) National Kidney Foundation：K/DOQI clinical practice guidelines for vascular access；update 2000. *Am J Kidney Dis*，**37**(Suppl.1)：S137〜S181，2001.
3) Ethier, J. H. et al.：Clinical practice guidelines for vascular access：Canadian Society of Nephrology. *J Am Soc Nephrol*，**10**(Suppl.13)：S297〜S305，1999.

〔河村知史〕

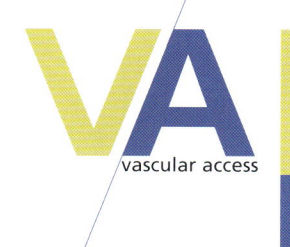

VA 6 日常管理における超音波検査/各論

3 動脈表在化
①理学的検査

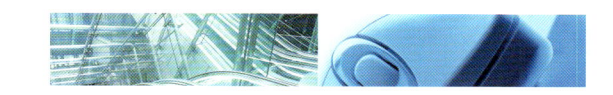

1 動脈表在化

　表在化動脈をアクセスとして使用されている頻度は，全血液透析患者の約5％である．

　決して高い頻度ではないが，動脈表在化法はアクセスとしての最終手段であることが多いため，大切に管理して長く使用できることが望まれる．そのため，エコーを用いて詳細を把握することは重要である．表在化動脈がアクセスとして選択される最大の理由は，シャント構造による心負荷に患者が耐えられないことである．ということは，適応となる患者はもともと心臓・血管系になんらかのトラブルを抱えていることが多いため，表在化する予定の動脈にも硬化などの異常がみられることが多い傾向がある．

2 動脈表在化術前検査

　「上肢の動静脈の解剖」の項（p.85）で述べられているように，通常，鎖骨下動脈が腋窩から上腕動脈に移行し，肘関節の末梢で橈骨動脈・尺骨動脈に分岐して手関節に至る（**図6-37**）．表在化する動脈は通常，腋窩から肘関節窩までの上腕動脈を使用する．ときどき，橈骨動脈・尺骨動脈が腋窩部で分岐する破格がある（**図6-38**）．この場合，おのおのの動脈が上腕動脈1本の場合に比べて細くなるため，表在化に不適当なことがある．

　動脈の走行形態・血管径を術前に把握することはきわめて重要である．また，動脈の性状の検査も重要である．先にも述べたように，動脈硬化が異常に強い場合（**図6-39**）や，動脈の内腔が狭い場合，流量が極端に低い場合は，表在化動脈に不適当なことがある．

　以上のように，術前のエコーでは，表在化予定部の動脈の走行形態・性状・内径・流速（流量）の評価が重要である．

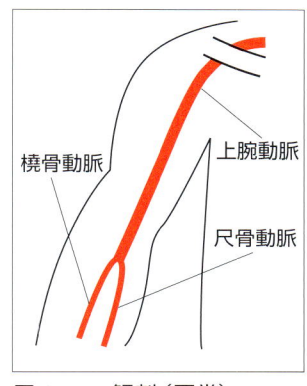

図6-37　解剖（正常）

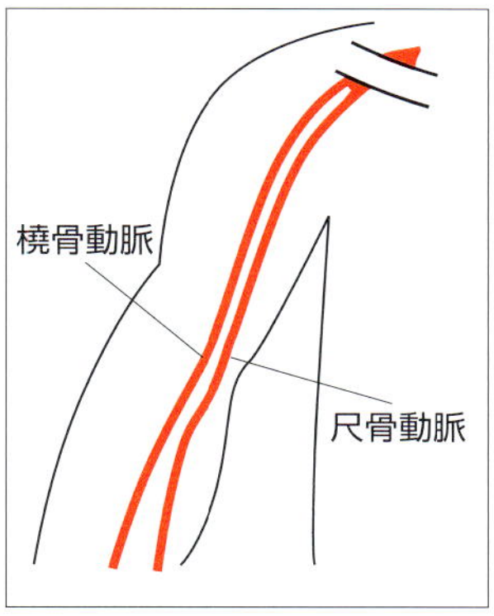

図6-38　解剖（破格）

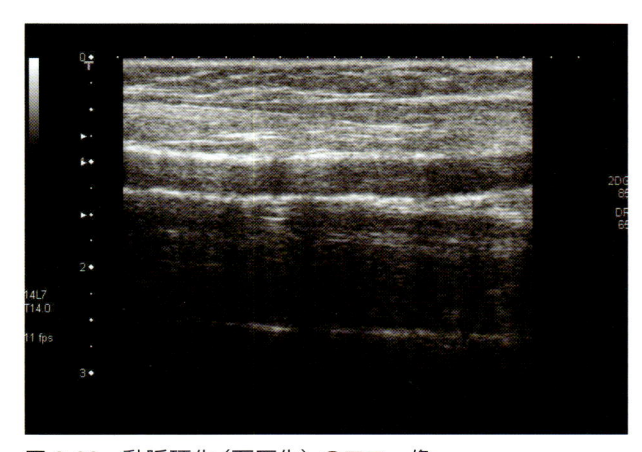

図6-39　動脈硬化（石灰化）のエコー像

3 表在化動脈の理学的検査

　治療者は，五感（嗅覚・味覚・聴覚・視覚・触覚）と第六感を使って，患者の状態の把握をすることが必要である．嗅覚は感染症の場合に役に立つことがあるが，味覚に関しては患者の手をなめるわけにはいかないので，実際には使用しない．しかし，その他の四感を総動員して所見をとることが必要である．
　すでに使用されている表在化動脈についての理学的検査について以下に詳述する．

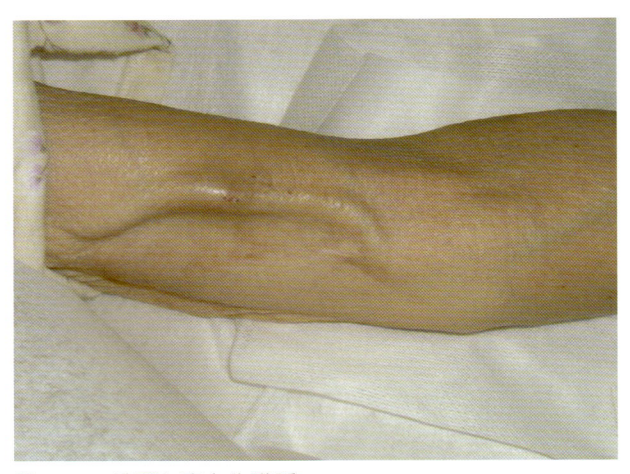

図6-40　綺麗な表在化動脈
（千葉社会保険病院・室谷典義先生提供）

1 問診

　まず，表在化動脈の使用歴を聞く．具体的には，表在化動脈の造設時期，造設された施設，その後の使用状況を聞くようにする．そして，症状・自覚症状を聞く．なんらかの症状を有する場合は，その症状がいつごろから出現したのか，経過はどうかを聞く．透析時の状況，脱血状態，穿刺の状況を聞く．
　問診では，問題点の有無とその経過をできるだけ詳しく把握するようにする．これらの情報をもとに，治療者は第六感を働かせて，エコーで精査するポイントを絞り込むようにする．

2 聴診

　シャントは聴診で独特の雑音を聴取するが，表在化動脈は通常，雑音を聴取しない．シャントは聴診で閉塞や血流不全を発見できることが多いが，表在化動脈は聴診ではその状態を把握することが困難である．表在化動脈は閉塞しても聴診では判別できない．逆に，表在化動脈に雑音を聴取する場合は，なんらかの異常が生じていることが考えられる．つまり，(1) 以前に使用していたシャントが同側肢にあり，そのシャントが流れている場合，(2) なんらかの事情で近隣に静脈があり，穿刺時に穿通し自然にシャントが形成される場合，(3) 仮性瘤が形成され内部で乱流が起こる場合，などである．いずれにしても，雑音を聴取する場合は，そのような異常を想定し，エコーで雑音の起こる原因を精査する必要がある．

3 視診

　視診でも，表在化動脈の状態をよく観察することが重要である．通常，表在化する上腕動脈の血管径はほぼ一定である．そのため，皮下を走行する表在化動脈も通常は凹凸などがないのが良好な状態で，スムーズな1本の管状の構造として観察できる（**図6-40**）．表在化動脈を造設後，透析用のアクセスとして使用するまでの間に，できれば表在化動脈を写真に撮って，患者のカルテに添付しておくことが勧められる．これにより形態の変化を比較することができ，早期に異常を判別する手助けとなる．視診で異常を察知できる病態としては，瘤，感染，閉塞による血栓性の炎症などがある．瘤の形成や感染・炎症の際には，当然のことながらその部分の動脈が膨隆する．皮膚の色・性状を観察することも重要である．通常，表在化動脈は皮膚直下を走行するため，通常の動脈に比べ異常が起こった早い段階で皮膚に影響を及ぼす．瘤が巨大化すると皮膚が薄くなり，光沢を呈する．感染・炎症では皮膚が発赤する．重症の感染では，穿刺部や弱くなった皮膚から排膿・出血を認める（**図6-41**）．
　これらの異常を認めたら，どのような病態が予測されるかを念頭に置いて，エコーで動脈の状態，周囲組織の状態を精査する必要がある．また，これらの病態は外科的手術の適応になる場合がほとんどであるため，治療のアプローチをどのように行うかをエコーであらかじめ想定することができる．

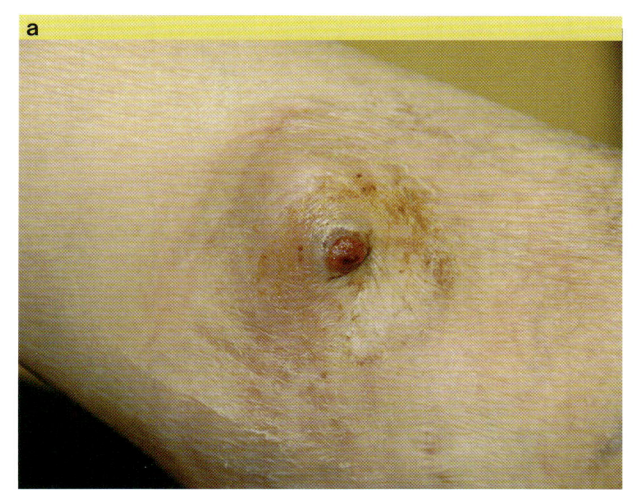

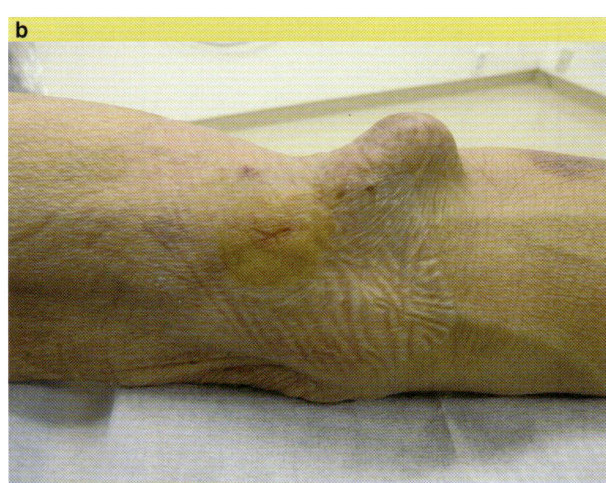

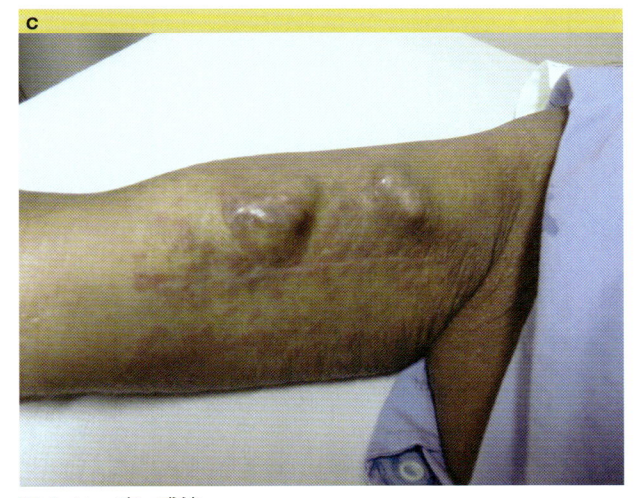

各論 3. 動脈表在化

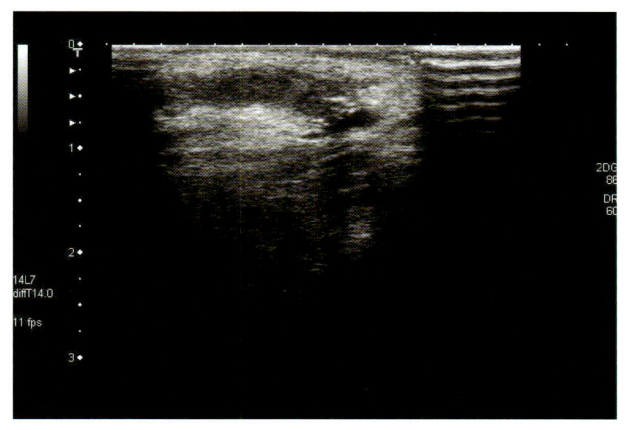

図 6-42 動脈閉塞のエコー像

4 触診

　通常の動脈は，弾性があるものの，血圧を受けているため，やや硬く触知する．表在化手術後の早い時期は，創部の治癒・癒着の影響で皮膚・皮下組織が硬くなり，動脈が触知しにくいこともある．

　動脈瘤は，膨隆した血管を触知する．触知した瘤の性状・形を把握し，エコーの際は壁の性状，瘤と動脈との関係，内部の血栓の状態などを観察する必要がある（**図 6-42**）．

　感染・閉塞による血管炎では，触診で患者が痛みを訴えることが多い．病変部は熱感を帯び，膿がたまるとブヨブヨした感じに触知する．エコーの際は，感染の範囲，膿の溜まり方などを観察する必要がある．閉塞性の血管炎では，閉塞の距離，血栓の状況などを観察する必要がある．

おわりに

　以上，動脈表在化の理学的所見について簡単に述べた．理学的所見を正確にとることは，その後に行うエコー検査を効率よく行うために重要である．

図 6-41 瘤・感染
a：穿刺部感染
b：表在化動脈瘤
c：表在化動脈閉塞による血栓性動脈炎

〔中村順一〕

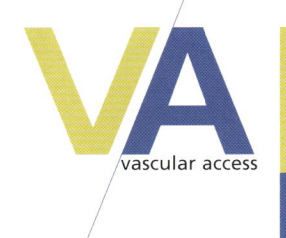

VA 6 日常管理における超音波検査

3 動脈表在化
②超音波検査

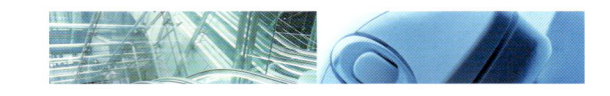

はじめに

動脈表在化は，自己血管内シャント（AVF）や人工血管内シャント（AVG）が作製できない症例に対して適応となるため，症例は少数である．したがって，検査依頼も比較的少ないが，VA作製の最終手段であり，長期開存を目指すうえでも，超音波検査による合併症の評価はきわめて重要である．

1 超音波検査を行う前に

表在化を行う部位として，上腕動脈が第一選択となる[1]．表在化していない上腕動脈は筋膜下を走行し上腕静脈と併走するが，その手術手技から上腕静脈と分離し皮下組織内を走行する（**図6-43〜-45**）．視診で皮膚切開痕を確認し，どの部分を表在化しているか，動脈の拍動を参考にして，どのような走行をしているかを推察する．また，理学的所見や臨床症状を確認し，重点的に観察すべき点を十分に理解しておく．

2 超音波検査

表在化されている上腕動脈に対して超音波パルスドプラ法を施行し，2〜3相性のdicrotic notch（重拍切痕）を伴う動脈波形であることを確認する．血流速波形が狭窄後波形（post stenotic pattern）を呈する場合は，計測部位より中枢側の狭窄が疑われる．次に動脈の形態評価では，血管径や石灰化の有無，狭窄・閉塞の有無，血管走行の深さを観察する．また，動脈表在化では，

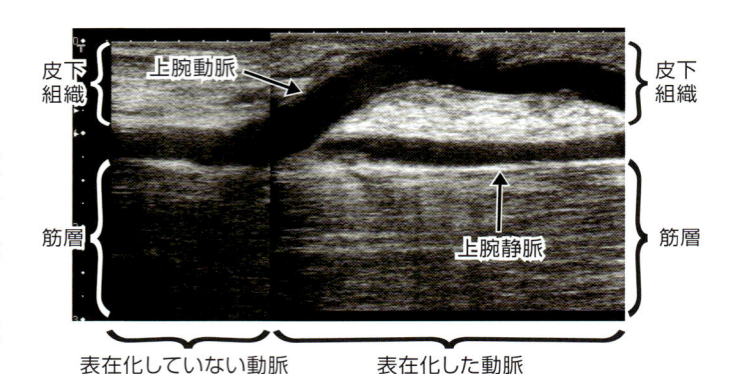

図6-43 動脈表在化の超音波像

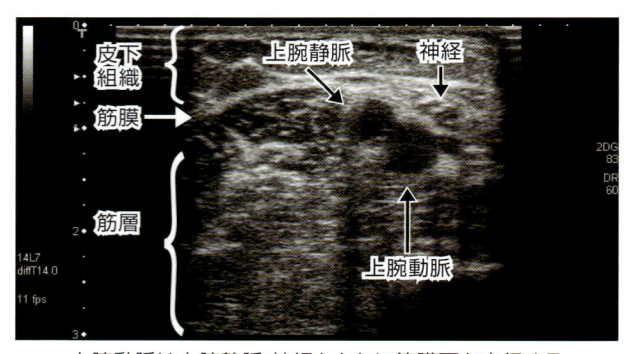

上腕動脈は上腕静脈・神経とともに筋膜下を走行する
図6-44 動脈を表在化していない部位

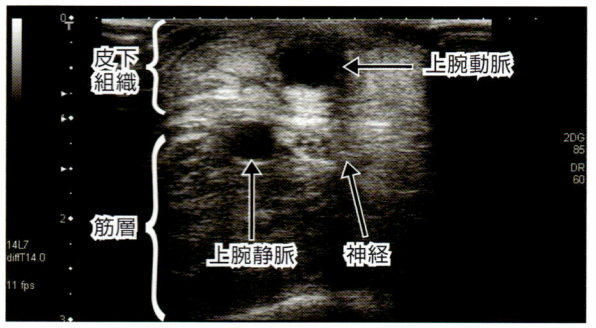

上腕動脈は皮下組織内を走行し，上腕静脈・神経と併走していない
図6-45 動脈を表在化している部位

各論　3. 動脈表在化

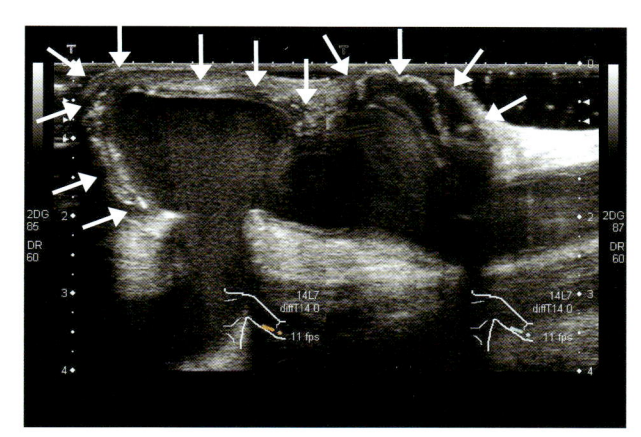

図 6-46　動脈瘤
上腕動脈は瘤化し，一部の壁に石灰化の沈着を認める

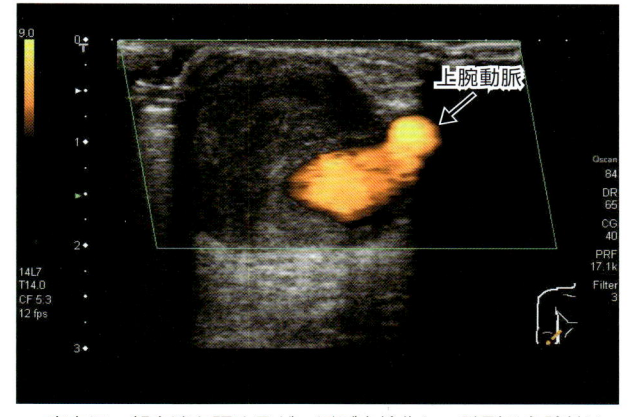

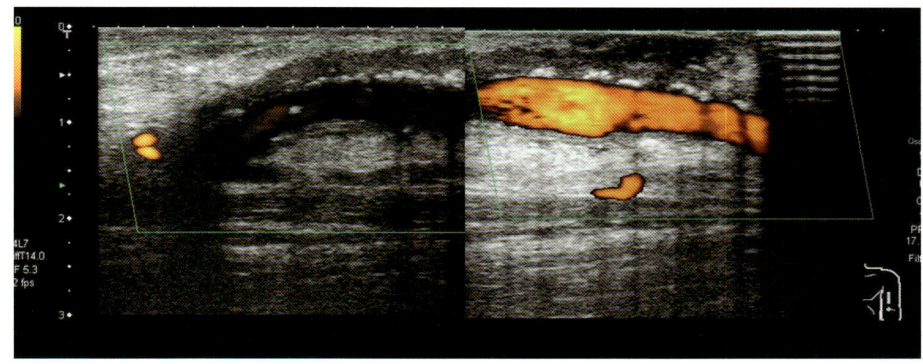

図 6-47　瘤内血栓化
瘤内に一部血流を認めるが，ほぼ血栓化し，破裂の危険性は低いと考えられる

図 6-48　血管前壁（near wall）の肥厚
穿刺困難例．透析時の頻回の穿刺により，内膜が肥厚しており，石灰化の沈着も認める

動脈側のトラブルよりも，返血静脈の確保が問題になることが多い[2]．返血静脈に対しても，血管径や狭窄・閉塞の有無，血管走行の深さを観察する．シャント血流を有さない通常の静脈であるため，血管内圧が低く，圧迫しない走査を心がける．

以下に，主な合併症における特徴的な超音波所見を呈示する．

3　合併症における超音波所見

1　動脈瘤

動脈表在化では最も多い合併症であり[3]，その大きさや壁の厚さ，性状，瘤内への血流の吹き込みを観察する．石灰化の沈着や瘤の内部が血栓化（図 6-46，47）している症例では破裂の危険性は低いが，巨大で軟らかく壁が薄い症例ではその危険性も考えられる．しかしながら，皮膚に光沢を認めたり，最近急速に増大している瘤は要注意であり，理学的所見と併せて判断することが重要である．

2　狭窄・閉塞

穿刺困難で検査が依頼されることが多く，穿刺部位に一致して狭窄や閉塞を伴っている．同一部位の頻回穿刺による狭窄が多く，血管前壁（near wall）の著明な内膜肥厚を認める（図 6-48）．また，壁在血栓の付着を認め，穿刺針が血栓に当たっていると考えられる症例もしばしば経験する（図 6-49）．返血部位も，頻回の穿刺による血管荒廃のため，狭窄を認めることが多い（図 6-50）．この静脈が使用できない場合は，駆

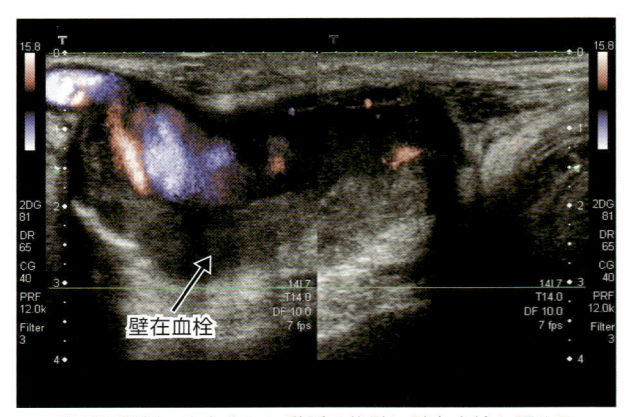

穿刺困難例．表在化した動脈の後壁に壁在血栓を認める
図 6-49　壁在血栓

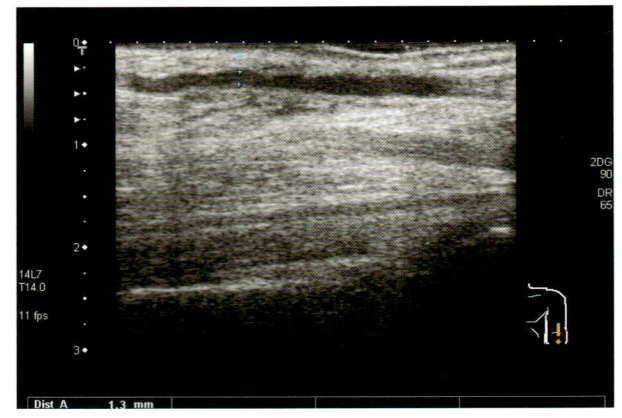

穿刺困難例．返血血管に 1.3mm の狭窄を認め，走行も深い
図 6-50　返血静脈の狭窄

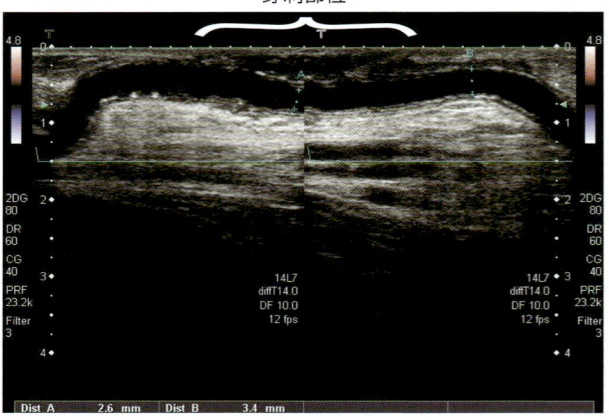

穿刺部位付近の血管径は 2.6mm，狭窄のない部位でも 3.4mm と，全体的に動脈がやや細い
図 6-51　動脈の狭小化

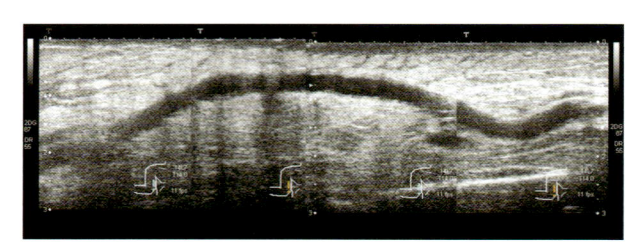

穿刺困難例．皮下脂肪が厚く（多少，浮腫を伴っている），動脈の走行が深い．これが穿刺困難の原因と考えられる
図 6-52　動脈の走行が深い

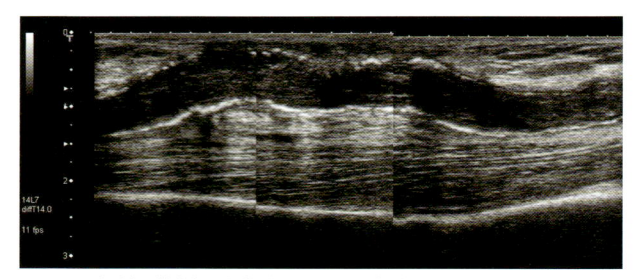

穿刺困難例．表在化した上腕動脈内に血栓を認め，閉塞している
図 6-53　閉塞

血をして怒張する他の静脈を検索する．その他，動脈の狭小化（図 6-51）や血管走行が深いことによる穿刺困難例（図 6-52）もある．閉塞では，血栓が存在する範囲を確認する（図 6-53）．

3　感染

穿刺部位近傍の動脈に接する低エコー域を認めた場合，感染が強く疑われる（図 6-54）．疼痛や発赤・腫脹を認め，発熱や炎症マーカーの上昇を伴うことが多い．しかしながら，超音波所見のみでの確定診断は困難であり，細菌培養検査も考慮すべきであると考える．また，感染による瘤の破裂にも注意する．

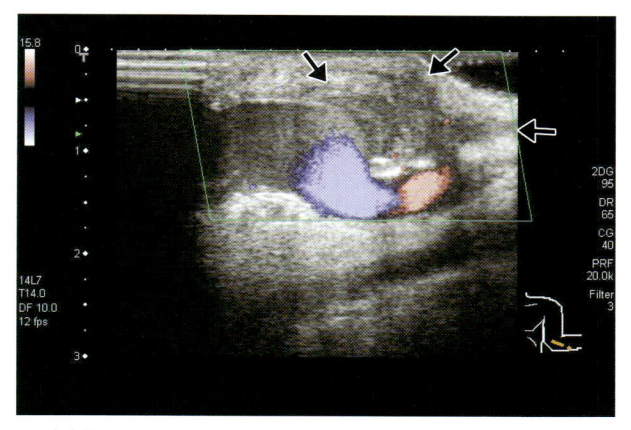

穿刺部位の近傍に低エコー域を認める．穿刺による感染が疑われた

図 6-54 感染

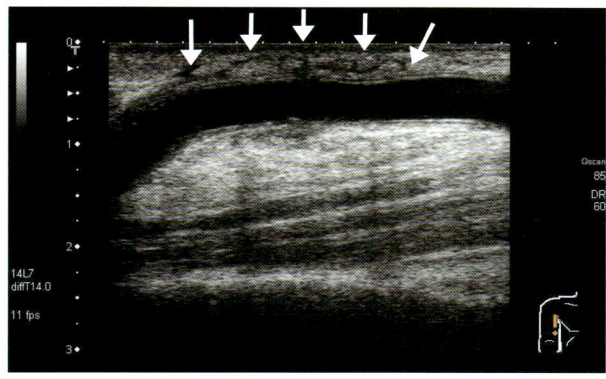

皮下に内出血あり．軽度の皮下血腫を認めた

図 6-55 血腫

動脈表在化の穿刺部周辺に腫脹あり．巨大な血腫を認めた．不十分な止血操作が原因とみられる

図 6-56 血腫

4 血腫

不十分な止血操作が原因となることが多く，皮下組織内に貯留する血腫（**図 6-55**）や限局性に形成する血腫（**図 6-56**）がある．前者は，敷石状のエコー像を呈し，間隙はわずかに低エコーを示す．後者は，内部の血液凝固の状態によってさまざまなエコー像を呈する．血管外への漏出部位の特定と経時的な腫大の程度を評価する．

> **ONE POINT ADVICE**
>
> 超音波による術前検査でAVFおよびAVGの作製が困難と判断される場合は，動脈表在化も視野に入れて検査を行う．近日中に施行された心エコー所見を確認し，駆出率（ejection fraction；EF）の低下や中等度以上の僧帽弁閉鎖不全症（mitral regurgitation；MR）を認める症例あるいはAVF・AVG作製によりスチール症候群が懸念される症例では，動脈表在化の術前評価に切り替える．上腕動脈の性状や血管径を観察し，返血が可能であると考えられる静脈も検索する．また上腕動脈の高位分岐症例では，上腕中央部付近で橈骨および尺骨の2本の動脈が確認され，それぞれの太さや性状の評価を行う（**図 6-57**）．

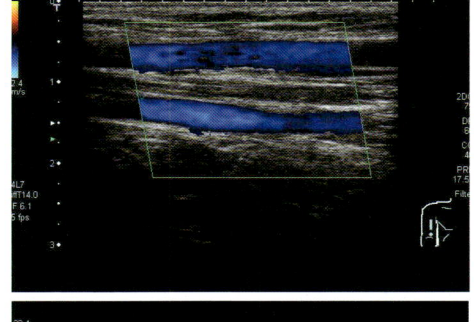

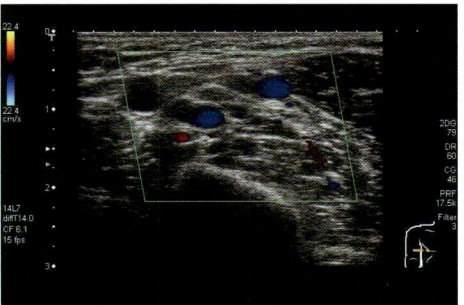

図 6-57 動脈高位分岐

MEMO

近年,超音波診断装置の進歩により,上腕動脈に併走する神経が描出されることが多い.当院では,術前に動脈を観察する際,神経が上腕動脈の直上を走行していれば(図6-58),両者の位置関係を超音波検査報告書に記載している.術中における動脈の周囲組織を剥離する際,慎重な操作が必要となるためである.また,神経のみならず静脈との位置関係も示すことで,動脈を探す際のメルクマールとなる.

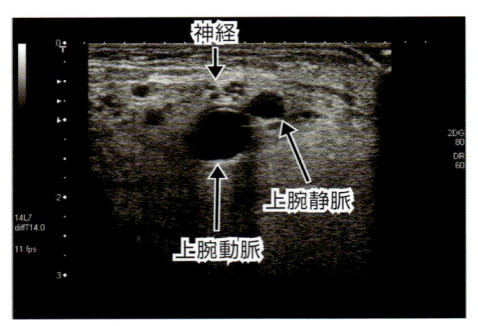

図6-58 神経との位置関係

●文献

1) 日本透析医学会:慢性血液透析用バスキュラーアクセスの作製および修復に関するガイドライン.透析会誌,38(9):1517〜1519,2005.
2) 平中俊行ほか:上腕動脈表在化症例の臨床的検討.腎と透析42巻別冊腎不全外科97,71〜72,1997.
3) 松尾賢三ほか:動脈表在化の成績と合併症.腎と透析49巻別冊アクセス2000,33〜35,2000.

〔小林大樹〕

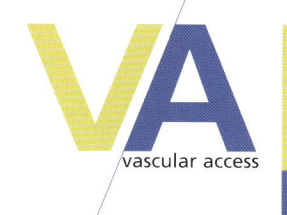

VA 7 透析針穿刺とカテーテル挿入における超音波

1 透析針穿刺における超音波

はじめに

　血液浄化療法を行う際，バスキュラーアクセス（VA）の確保は必要不可欠であり，穿刺が可能であってはじめて治療が開始される．しかし，ときにその確保に難渋し，患者および医療スタッフともに多大なストレスを受けることもある．表在静脈の穿刺では指先の感覚による穿刺が主体であるが，深部静脈では動脈などをメルクマールとしていわゆる"想像"で穿刺するのが通常である．血管穿刺に際し超音波ガイドの有用性が報告されているが[1]，穿刺など血管への侵襲的な操作に対して，超音波ガイドによる操作は安全かつ確実で，多くの利点がある．本稿では透析針穿刺における超音波として，VAトラブルにおける穿刺困難や経皮的血管形成術（PTA）に際し，超音波を用いた血管穿刺の実際について概説する．

1　バスキュラーアクセス（VA）トラブルにおける超音波ガイド下穿刺

　VAトラブルにおける穿刺困難症例について具体的な症例を提示し，超音波を用いた穿刺の実際を示す．なお，当院では超音波診断装置としてALOKA社製SSD-3500SV，電子リニア型プローブ（UST-5546：周波数8.5MHz，有効視野38mm）を用いている．

1　脱血における穿刺困難症例

　症例1 [2,3]　35歳女性．全身型重症筋無力症にて拡大胸腺摘出術，ステロイドパルス療法ののち，定期的に血漿交換を行っている．VAとして左上腕動脈表在

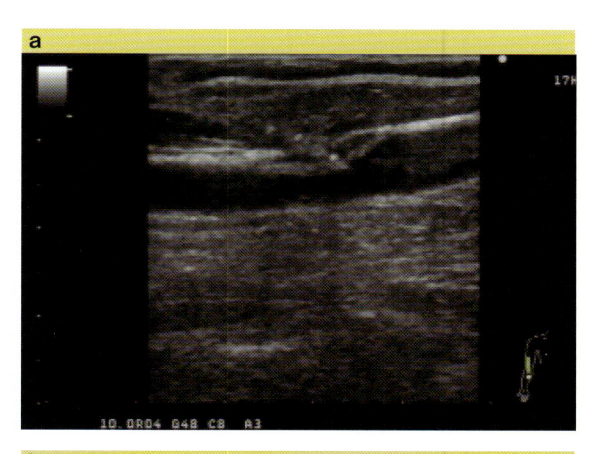

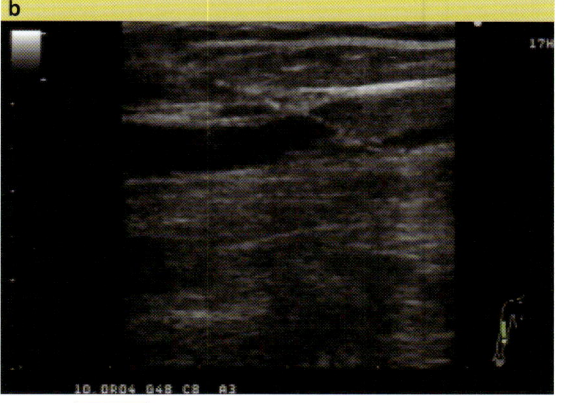

図7-1　症例1　右内頸静脈穿刺（脱血）

化，左上腕動脈人工血管移植（動脈バイパス），右前腕内シャント造設，左下腿内シャント造設，左大腿動脈表在化の既往があるが，いずれも閉塞している．その後，超音波ガイド下に右内頸静脈あるいは左大腿静脈を穿刺，これより脱血し二重濾過血漿交換を施行した．右内頸静脈を超音波画像（長軸）で確認しながら穿刺し（図7-1-a），血管内へ留置した（図7-1-b）．

　本症例では慢性腎不全患者とは違い貧血（腎性貧血）がなく全血凝固時間（ACT）を150～200秒にするため，治療中のヘパリン使用量は10,000単位を超えた．その

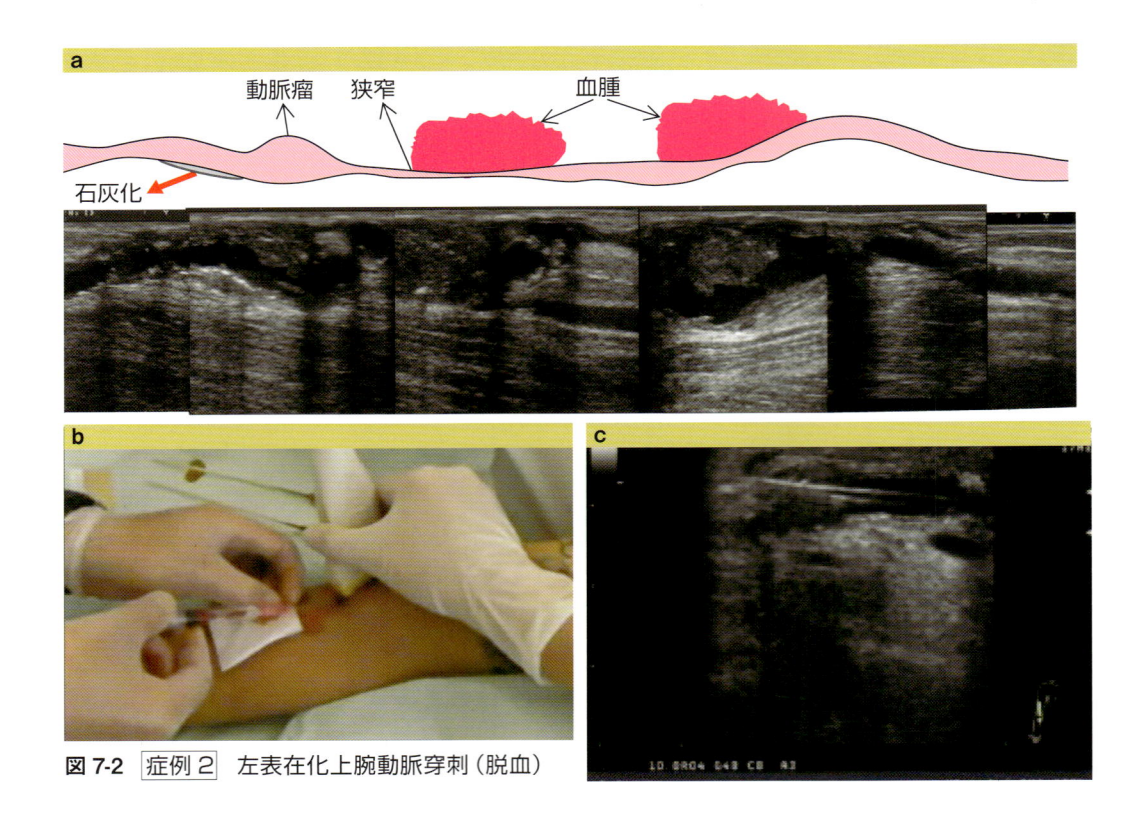

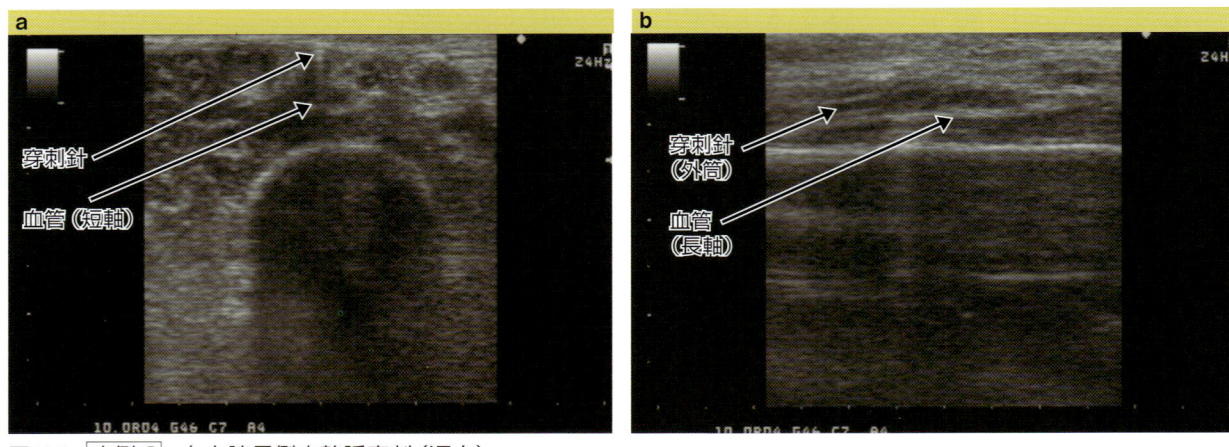

図7-2 症例2 左表在化上腕動脈穿刺（脱血）

図7-3 症例3 右上腕尺側皮静脈穿刺（返血）

ため血管の損傷や誤穿刺による出血は極力避けるべきであり，穿刺時における超音波ガイドが必須であった．

現在までに同手技にて130回を超える二重濾過血漿交換を施行しているが，脱血不良や出血などの合併症はない．

症例2[3] 74歳男性．透析歴9年5カ月（糖尿病性腎症）．VAトラブルにて右上腕動脈表在化，同動脈瘤にて形成術施行，左上腕動脈表在化の既往がある．動脈瘤形成，内腔狭窄，血管蛇行（**図7-2-a**）などにより穿刺困難のため，超音波ガイド下に左上腕動脈を穿刺（**図7-2-b**），留置した（**図7-2-c**）．その後，右前腕人工血管移植を行ったが，同部蜂窩織炎のため移植後6カ月で人工血管を抜去した．一方，その後，返血の静脈穿刺も困難となったため，超音波ガイド下に右内頸静脈を穿刺し返血した．

2 返血における穿刺困難症例

症例3[4] 76歳男性．透析歴2年11カ月（糖尿病性腎症）．狭心症による冠動脈バイパス術，閉塞性動脈硬化症による右大腿動脈バイパス術の既往があり，低心機能のため右表在化上腕動脈にて脱血した．返血の

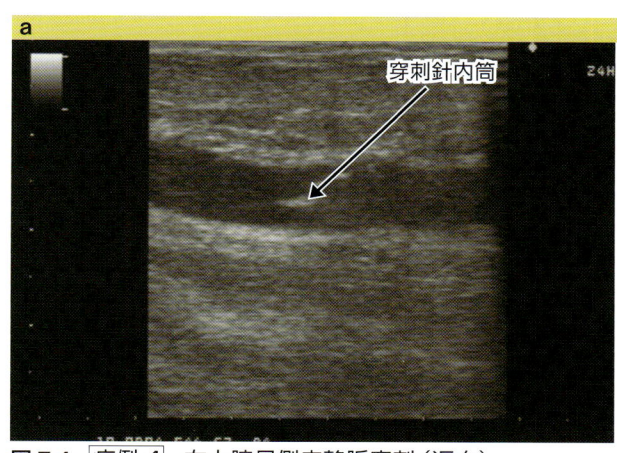

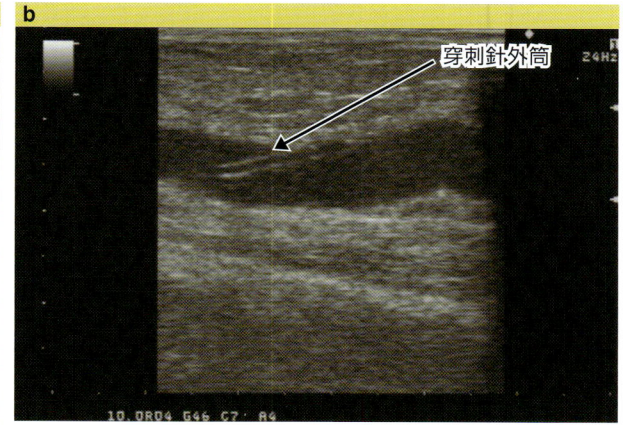

図7-4 症例4　右上腕尺側皮静脈穿刺（返血）

静脈穿刺困難にて，超音波ガイド下に右上腕尺側皮静脈または右上腕伴走静脈を穿刺し返血した．血管径が3mmと細く，超音波ガイドは短軸（**図7-3-a**）と長軸（**図7-3-b**）を併用した．

症例4[4]　75歳女性．透析歴5カ月（糖尿病性腎症）．右肘部内シャントにて血液透析を行っているが，上腕橈側皮静脈への血流はなく，上腕尺側皮静脈のみにシャント血流が流れていた．肘近傍の尺側皮静脈より脱血し，深部静脈となる中枢の上腕尺側皮静脈へは超音波ガイド下に穿刺し返血した（**図7-4**）．

VAトラブルに難渋する症例のなかには，脱血のみならず返血静脈がなく，留置カテーテルを必要とする場合もある．感染や静脈狭窄など留置カテーテルの問題点に対し，超音波ガイド下での深部静脈穿刺では"カテーテル留置"を必要とせず"1回刺し"のため，感染や静脈狭窄などの合併症はほとんどない．表在静脈がない場合でもいずれかの深部静脈は開存しており，VAとして重要な血管であると思われる．"ブラインド"では穿刺困難な深部静脈であるが，超音波ガイド下では基本的に穿刺可能であり，血液浄化療法におけるVAとして有用であると考えられる．

2　PTAにおける超音波ガイド下穿刺

当院では，腋窩より末梢の上腕・前腕におけるVAトラブルに対して，超音波ガイド下PTAを行っている[5]．穿刺に際し超音波ガイドが有用な場合があり，以下にその具体的な症例を提示する．

症例5　70歳男性．透析歴1年6カ月（糖尿病性腎症）．左前腕内シャントにて血液透析を行っているが，脱血不良にてPTAを行った．肘正中皮静脈よりの穿刺針が深部静脈交通枝に入ったため（**図7-5-a**），超音波ガイド下に表在静脈に入れ替え（**図7-5-b**），ガイドワイヤーを挿入（**図7-5-c**），シースイントロデューサを留置した．肘部における穿刺では，本症例のごとく深部静脈交通枝に穿刺針が挿入されることがある．X線透視下における造影では，その状況の把握や対処がむずかしい場合があり，再穿刺を余儀なくされることもある．血管の上下関係（腹側・背側）の把握は超音波ガイドの利点の一つであり，穿刺における有用な点である．

症例6[5]　56歳男性．透析歴3年（慢性糸球体腎炎）．左肘部内シャントにて血液透析を行っているが，上腕橈側皮静脈への血流はなく，上腕尺側皮静脈狭窄にて脱血不良であった．超音波ガイド下に深部静脈となる上腕尺側皮静脈を穿刺しシースイントロデューサを挿入（**図7-6-a**），狭窄部・吻合部を拡張した（**図7-6-b**）．シャント血流は改善し，その後，脱血良好である．

症例7[5]　74歳女性．透析歴1年5カ月（糖尿病性腎症）．左肘部内シャントにて血液透析を行っているが，上腕橈側皮静脈への血流は少なく，上腕尺側皮静脈より脱血していた．上腕尺側皮静脈および吻合部狭窄にて脱血不良であったためPTAを行った．超音波ガイド下に上腕尺側皮静脈を穿刺しシースイントロデューサを挿入，ガイドワイヤーを上腕尺側皮静脈・吻合部・上腕動脈と通過させた（**図7-7**）．バルーンカテーテルにて狭窄部・吻合部を拡張し，シャント血流は改善した．

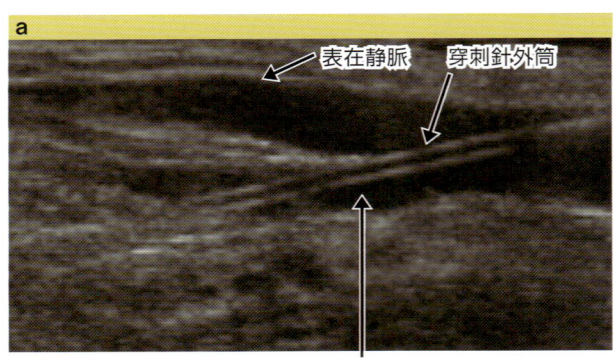

7：透析針穿刺とカテーテル挿入における超音波

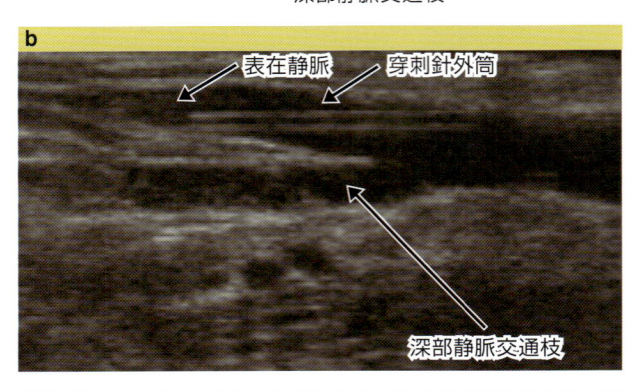

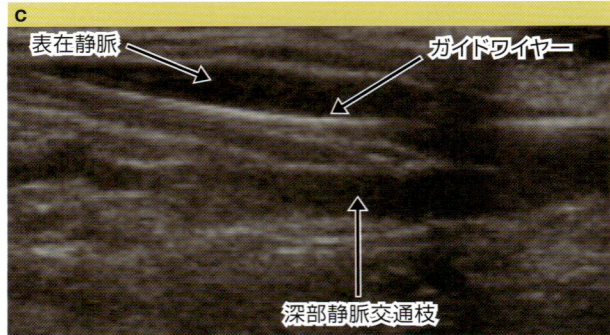

図7-5 症例5 左前腕内シャントPTA

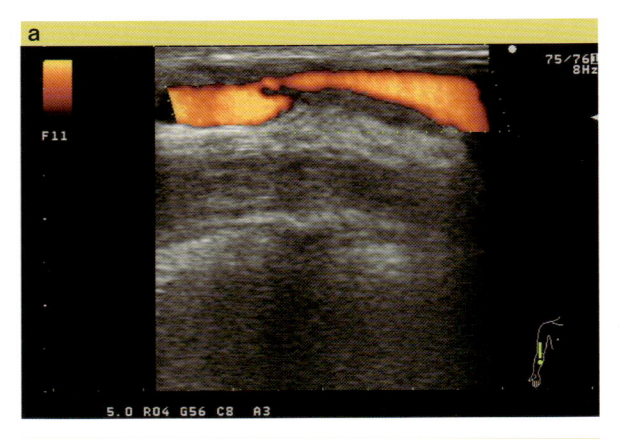

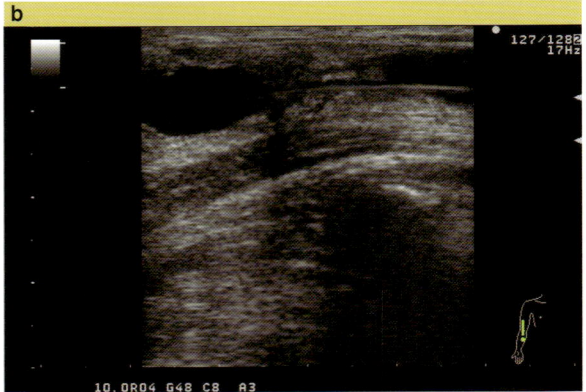

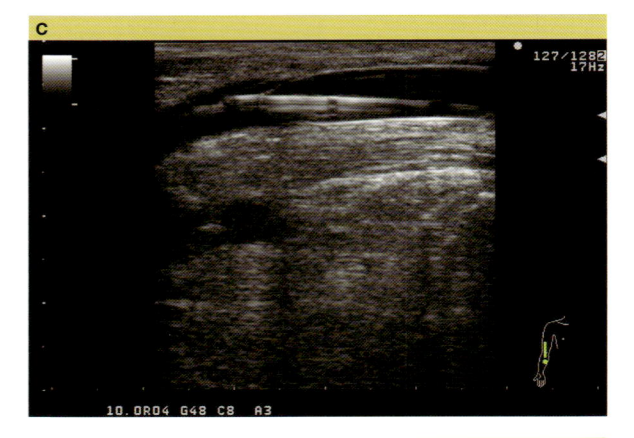

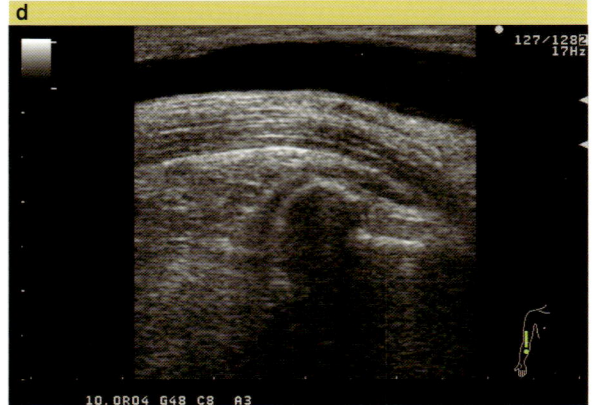

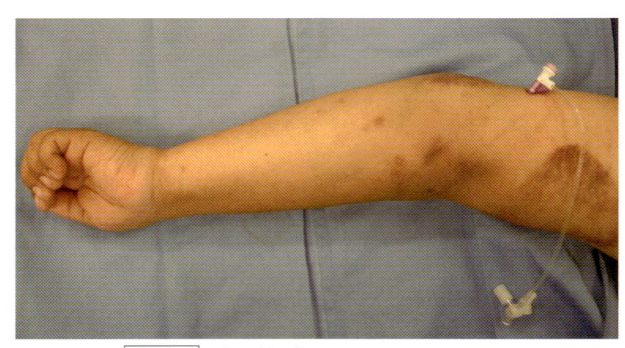

図7-6-Ⅰ 症例6 左肘部内シャントPTA
シースイントロデューサ挿入

図7-6-Ⅱ 症例6 左肘部内シャントPTA
a：拡張前　b：ガイドワイヤー通過
c：バルーンカテーテル（inflate）　d：拡張後

他の血管を穿刺する可能性があると思われるからである．しかし，症例3のように直径3〜4mmの細い血管では，長軸で血管中心への穿刺針の誘導が困難な場合もある．その際には短軸で血管の中心へ穿刺針を進め（**図7-3-a**），血管内に留置されたことを長軸にて確認している（**図7-3-b**）．

2 止血の方法

深部静脈に静脈血が流れている場合と動脈血が流れている場合（シャント血）とでは，抜針後，止血の違いに注意を要する．すなわち，深部静脈に静脈血が流れている場合は通常の"静脈に対する止血"でよいが，動脈血が流れている場合は"動脈直接穿刺"に準じた止血が必要である．当院では15分間の用手圧迫止血後，枕子を用いた24時間の圧迫固定を行っている．止血がうまくいかず出血した場合，次回の穿刺に難渋することもあり注意を要する．血漿交換を含め外来での血液浄化療法を行うに際し，VAの確保のみならず止血も重要な点である．

おわりに

透析針穿刺とカテーテル挿入における超音波の実際について述べた．超音波ガイド下穿刺では，医療スタッフのみならず患者自身が血管穿刺の超音波画像を見ることにより安心感がもたらされることも一つの利点である．

●文献

1） Sandhu, N.P. et al.：Mid-arm approach to basilic and cephalic vein cannulation using ultrasound guidance. *Br J Anaesth*, **93**：292〜294，2004．
2） 佐久間宏治ほか：バスキュラーアクセスに難渋した重症筋無力症に対する血漿交換の1例．腎と透析65巻別冊アクセス2008，190〜192，2008．
3） 佐久間宏治ほか：バスキュラーアクセス確保困難症例に対するエコーガイド下穿刺の有用性．腎と透析66巻別冊アクセス2009，184〜185，2009．
4） 佐藤純彦ほか：VAトラブルにおけるエコーガイド下穿刺―特に深部静脈穿刺について．腎と透析68巻別冊腎不全外科2010，72〜74，2010．
5） 佐藤純彦ほか：VAトラブルに対するエコー下PTA100例の検討．腎と透析66巻別冊アクセス2009，79〜80，2009．

〔佐藤純彦〕

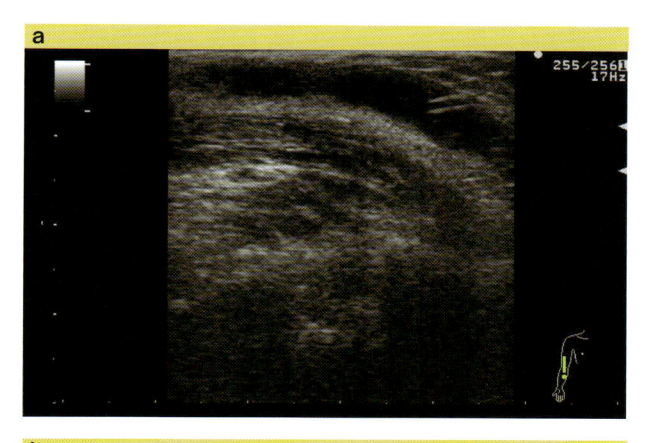

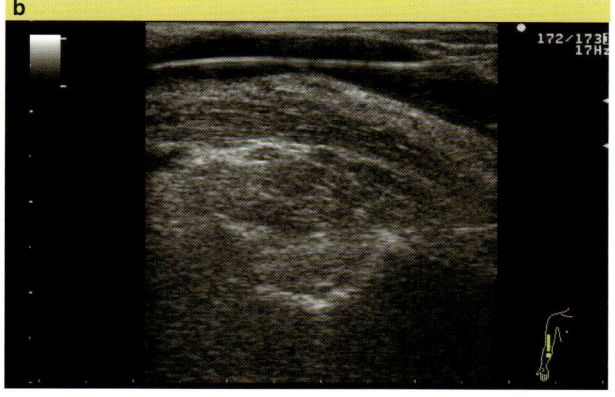

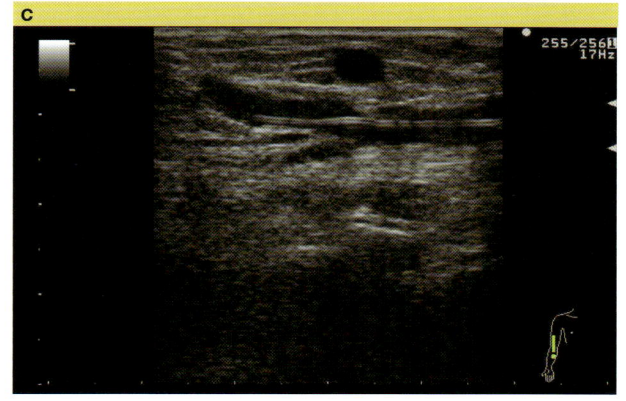

図7-7 症例7 左肘部内シャントPTA
a：穿刺針外筒（上腕尺側皮静脈）
b：ガイドワイヤー（上腕尺側皮静脈）
c：ガイドワイヤー（上腕動脈）

3 超音波ガイド下穿刺の留意点

1 短軸像と長軸像

音波ガイド下の血管穿刺に際し，われわれは主に血管を長軸で描出し穿刺している．短軸では，超音波プローブの描出領域に到達するまでは穿刺針の所在が不明であり，穿刺針が超音波画像上に描出される以前に

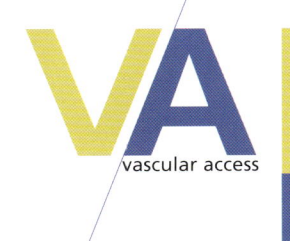

VA 7 針穿刺とカテーテル挿入における超音波
2 透析カテーテル挿入における超音波

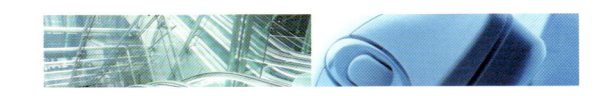

はじめに

透析施設においては，透析導入あるいはバスキュラーアクセス（VA）トラブルのため，透析カテーテル挿入が必要となる機会が多い．穿刺時の合併症あるいはカテーテル留置中の合併症を避けるためにも，透析カテーテル挿入における超音波（以下，エコー）の使用は必須と考えられる．

本稿では，カテーテル挿入時のエコーガイド下穿刺法を中心に解説する．

1 カテーテル挿入部位

透析カテーテルの主な挿入部位は，①内頸静脈，②大腿静脈，③鎖骨下静脈である．

鎖骨下静脈は中心静脈狭窄や閉塞あるいは気胸の合併症が多く，大腿静脈は内頸静脈よりもカテーテル感染が多いため，透析カテーテル挿入部位は内頸静脈が最もよい[1]．また，左内頸静脈は挿入後にカテーテルが2回弯曲するためトラブルが多く，カテーテルが直線的に入る右内頸静脈が第一選択となる[2]．

2 エコー装置

当院ではカテーテル挿入に，7.5 MHzのリニア型プローブを装着した東芝メディカルシステムズ社SSA-700A "Aplio"と，血管穿刺専用ポータブルエコー装置のソノサイト・ジャパン社"iLook25"を使用している．Aplioは比較的広い処置室や手術室で使用するこ

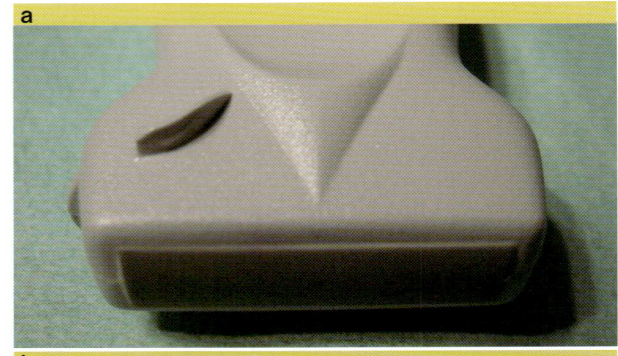

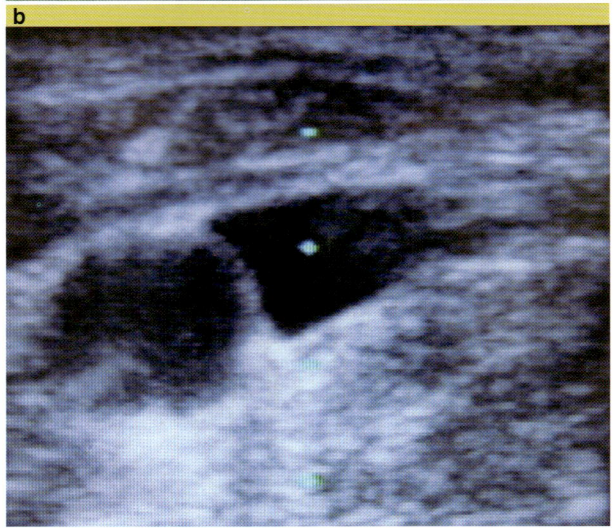

図7-8 a：血管穿刺専用ポータブルエコー装置ソノサイト・ジャパン社iLook25のプローブ先端
b：その表示画面．穿刺用のガイドラインを示すことができる（水色の点）

とが多く，透析外来や病室・検査室などの狭い場所ではiLook25が最適である．

それぞれのエコー装置の特徴として，Aplioはパルスドプラ機能をもつため，血管の同定が容易であり，カラー表示により血流の有無がわかる．iLook25はプローブ中央に矢印（**図7-8-a**）があり，表示画面には，この

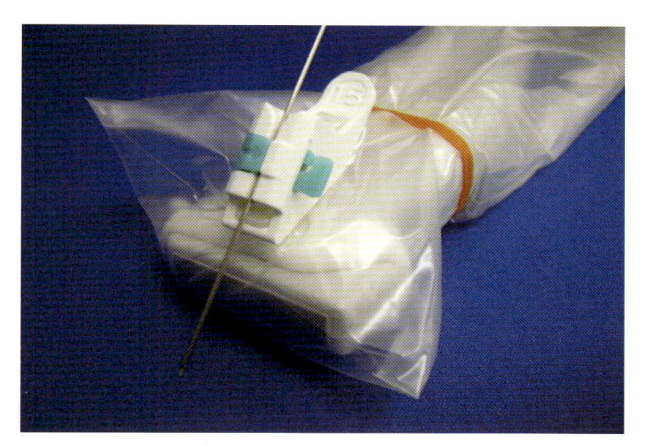

図 7-9　ニードルガイド

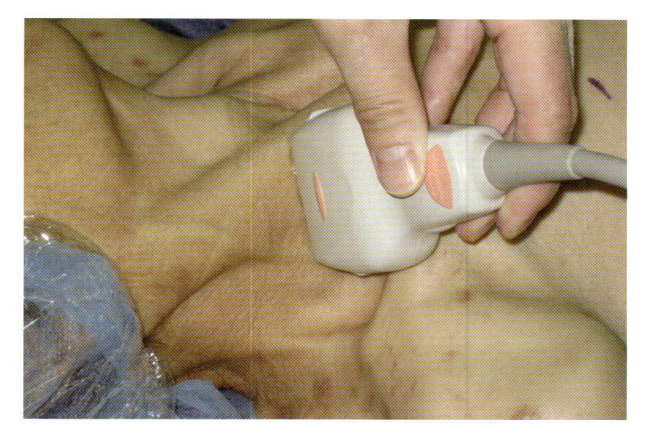

図 7-10　術前チェック（プローブを当てる）

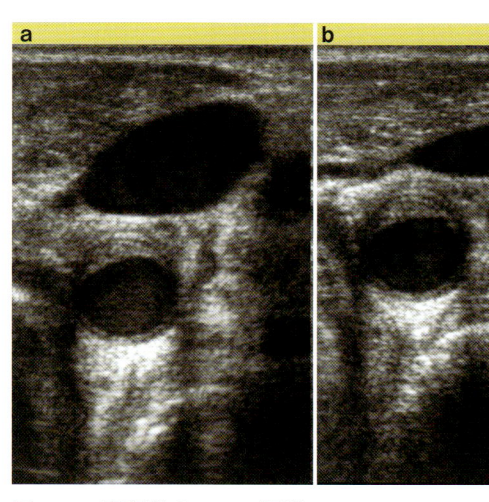

図 7-11　穿刺前のエコー画像
a：圧迫前
b：圧迫時

矢印に一致して穿刺用のガイドライン（**図 7-8-b**）を示すことが可能であり，プローブの矢印で静脈をねらうことができる．さらに iLook25 では，オプションとして静脈の深度に応じた穿刺アダプター（**図 7-9**）が用意されており，穿刺針を一定の角度で保持しながら，目的部位に正確に針先をもっていくことが可能である[3]．

本稿では，多くの施設で施行できるように，一般的なエコー装置のリアルタイム画像による内頸静脈フリーハンド穿刺法[2,4,5]を紹介する．本法を応用すれば，鎖骨下静脈や大腿静脈を穿刺することも容易と考えられる．

3　術前の静脈評価と穿刺の実際

（1）患者は水平もしくは下肢を若干挙上した状態とする．特に脱水状態で静脈圧が低下した症例では，Trendelenburg体位とすることで，内頸静脈の虚脱を防ぎ，穿刺が容易となる[5]．

ONE POINT ADVICE
　内頸静脈を穿刺しやすくする工夫として，Trendelenburg体位（下肢挙上）とすること，患者にいきみ動作（バルサルバ手技）をしてもらうことがある．

（1）顔面を左に向け，胸鎖乳突筋上にプローブを当て（**図 7-10**），短軸像にて内頸静脈と総頸動脈を描出する．**図 7-11-a** は術者が頭側から見たエコー画像を示す．**図 7-11-b** はプローブを強く皮膚に押し当てた状態を示す．内頸静脈は圧迫により容易に圧排されるため，総頸動脈との鑑別に役立つ．プローブを圧迫しすぎると穿刺が困難となるため，圧をかけすぎないことが重

7：針穿刺とカテーテル挿入における超音波

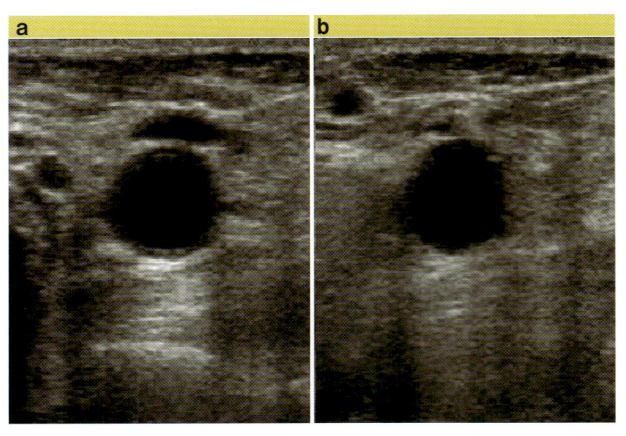

図 7-12 エコー画像（右内頸静脈閉塞症例）
a：総頸動脈上にわずかに開存する内頸静脈
b：鎖骨近くでほぼ閉塞した内頸静脈

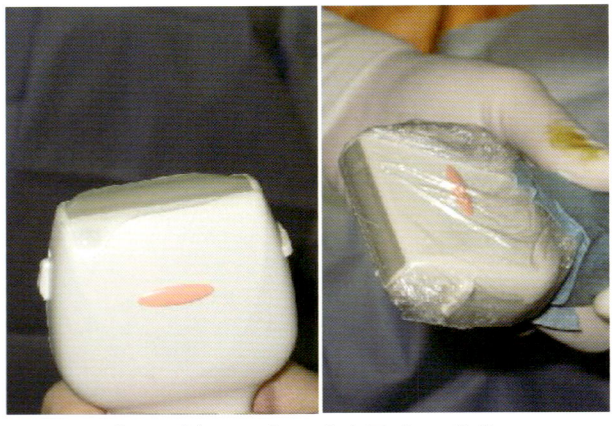

図 7-13 プローブ表面のゼリーと専用ビニール袋

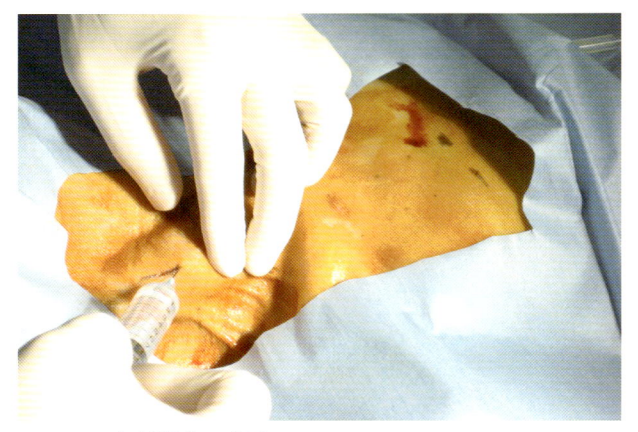

図 7-14 穿刺部位の麻酔

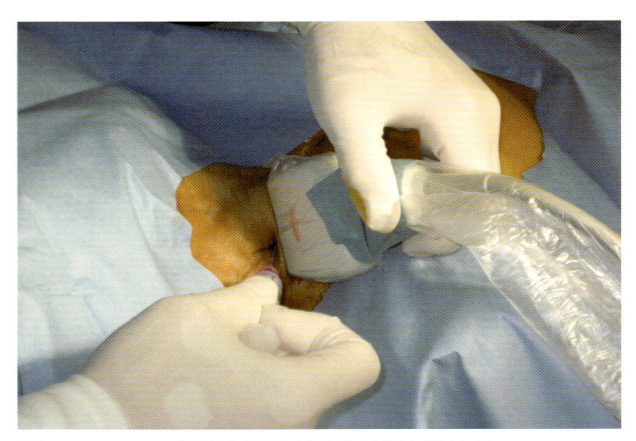

図 7-15 エコー画像を見ながら穿刺針を進める

要である．

　図 7-12 は右内頸静脈閉塞症例のエコー画像を示す．鎖骨下静脈に向かい次第に径が細くなっており（**a→b**），ドプラでは血流が認められなかった．カテーテル挿入前には，穿刺部だけではなく，カテーテルの走行を考えて，鎖骨付近まで静脈を広く観察しておく必要がある．

　（2）穿刺部位とカテーテルの出口周辺（長期留置カテーテル挿入では前胸部まで）を広く消毒する．

　（3）プローブを清潔状態に保つため，プローブ表面にエコー用ゼリーをのせ，滅菌した専用ビニール袋をかぶせてテープで固定する（**図 7-13**）．専用の袋がない場合は滅菌手袋と滅菌紙布でも代用できる．患者にプローブを当てる際は，滅菌ずみのエコー専用ゼリーを使用するが，手元にない場合は，未使用のキシロカインゼリーでも代用できる．

> **ONE POINT ADVICE**
> 緊急でエコーを使用する際，滅菌ビニールカバーがない場合は滅菌手袋で，エコー用滅菌ゼリーがない場合は未使用のキシロカインゼリーで代用できる．

　（4）穿刺部位に 1％キシロカインを注射し，内頸静脈周囲まで麻酔を行う（**図 7-14**）．エコー上の低吸収像により麻酔範囲を確認できる．

　（5）リアルタイムにエコー画像を見ながら穿刺針を進めるが（**図 7-15**），静脈が虚脱しやすい症例では，いきみ動作（バルサルバ手技）を行ってもらうと，静脈に張りが出て，穿刺が容易になる[5]．また，針を小刻みに上下させると先端位置がわかるので，方向の修正が可能である．

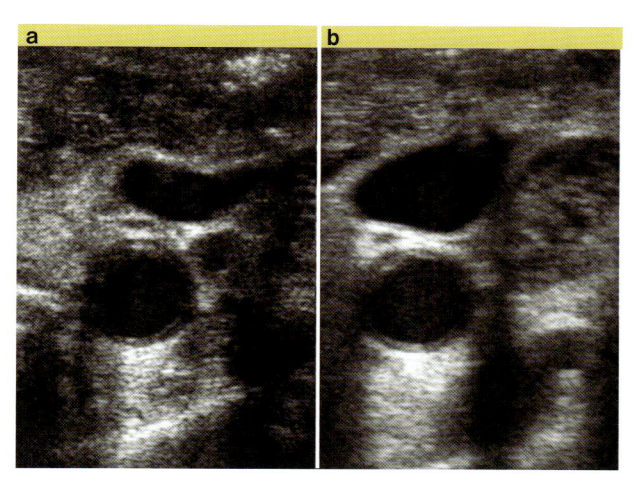

図7-16　a：穿刺針が内頸静脈に達したところ
　　　　b：静脈内に針先を確認

> **ONE POINT ADVICE**
> 静脈と動脈を判別しにくい場合，エコープローブで圧迫して，容易に変形するほうが静脈である．

> **ONE POINT ADVICE**
> 穿刺する場合，針を小刻みにツンツンと上下に動かすことで先端位置がわかる．針先が静脈に達すると静脈上壁が陥凹する．

（6）穿刺針が内頸静脈に達すると，針による圧迫で静脈表面が陥凹するのがわかる（**図7-16-a**）．エコー画像で静脈内に高輝度の針先が確認できたら（**図7-16-b**）シリンジを引き，抵抗なく静脈血の逆流が得られることで，穿刺針が静脈内にあることが再確認できる（**図7-17**）．

> **ONE POINT ADVICE**
> 静脈内の針先は，エコープローブを長軸に向けることでも画像として確認することができる．

（7）ガイドワイヤーは，ゆっくりと抵抗なく入ることを確認しながら進める（**図7-18，-19**）．ガイドワイヤーを無理に入れると鎖骨下静脈との合流部で反転することがあるが，エコーでは鎖骨直下の観察がむずかしいため注意を要する．

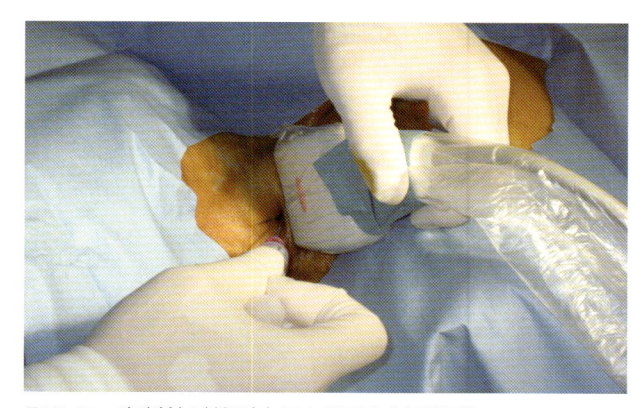

図7-17　穿刺針が静脈内にあることを再確認

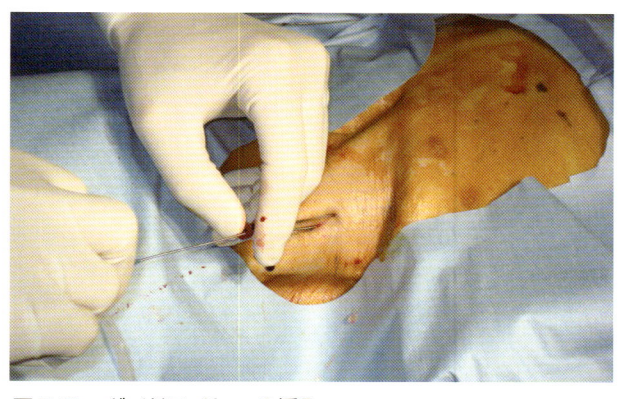

図7-18　ガイドワイヤーの挿入

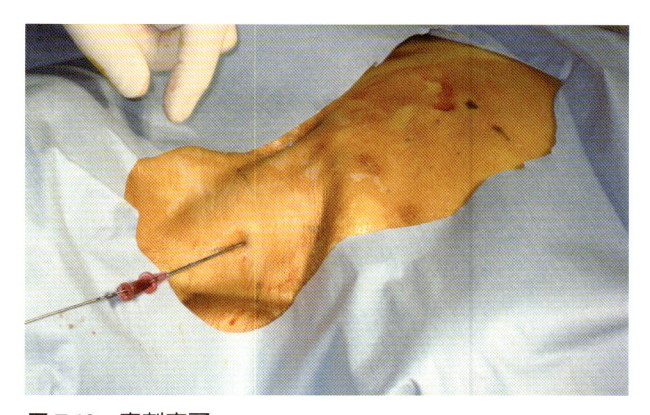

図7-19　穿刺完了

> **ONE POINT ADVICE**
> ガイドワイヤーを挿入する際，抵抗がある場合はガイドワイヤーが反転することがある．抵抗を感じた場合は無理にカテーテルを挿入せず，エコーでガイドワイヤーの反転を確認する必要がある．

> **ONE POINT ADVICE**
> 鎖骨直下はエコーで観察しにくいため，ガイドワイヤーの先端位置が不明確な場合は，X線透視や造影検査を躊躇してはならない．

4　より安全な穿刺のために

Linら[6]は，台湾の104例の尿毒症患者の内頸静脈と総頸動脈との解剖学的位置関係に関して，およそ60%は正常位置で適切な大きさであるが，約20～25%で内頸静脈が総頸動脈に騎乗しており，全体として25%は解剖学的に異常状態であると報告している．したがって，穿刺前にエコーを用いて内頸静脈の位置と走行および閉塞の有無を調べておくことは，穿刺の成功率上昇，合併症の発生防止に重要である．

日本では，2005年の日本透析医学会の『慢性血液透析用バスキュラーアクセスの作製および修復に関するガイドライン』において，透析カテーテル挿入に際してエコーを用いることが推奨された．海外では，透析カテーテル挿入にエコーを用いた場合と体表のランドマークをもとに穿刺した場合とを比較して，成功率，穿刺回数，所要時間，合併症（動脈誤穿刺，気胸，血腫）頻度すべてにおいて勝っていることが報告されている[3,4]．またNadigら[2]は，73回のリアルタイムエコー穿刺で明らかな合併症はなかったと報告している．

エコープローブに関しては，Denysら[3]は穿刺アダプターを使用しているが，Nadigら[2]やFarrelら[4]は筆者と同様，フリーハンドによるリアルタイム短軸像で穿刺を行っている．

筆者ら[7]は，透析カテーテル挿入時にランドマーク穿刺を施行していた時期には，動脈誤穿刺・血腫などの合併症を経験したが，長期留置カテーテル挿入に際して積極的にリアルタイムエコーガイド下穿刺を開始してからは，動脈誤穿刺・気胸・血腫などの合併症は認めていない．

おわりに

すみやかなカテーテル挿入と合併症の発生防止にエコーが有用であることに疑いはない．筆者らは，長期留置カテーテル挿入時には，エコーと併用してX線透視を行い[7]，安全を期しているが，しばしばガイドワイヤーの反転や，鎖骨下静脈への迷入を経験している．エコー単独でカテーテル挿入を行う場合は，鎖骨直下の観察がむずかしいため，ガイドワイヤーが正しく上大静脈に達しているかどうか疑わしいときは，X線透視を行う必要があると思われる．

●文献

1) McGee, D. C. et al.：Preventing complications of central venous catheterization. *NEJM*, (348)：1123～133, 2003.
2) Nadig, C. et al.：The use of ultrasound for the placement of dialysis catheters. *Nephrol Dial Transplant*, **13**：978～981, 1998.
3) Denys, B. G. et al.：Ultrasound-assisted cannulation of the intenal jugular vein. *Circulation*, **87**：1557～1562, 1993.
4) Farrell, J. et al.：Ultrasound-guided cannulation versus landmark-guided technique for acute haemodialysis access. *Nephrol Dial Transplant*, **12**：1234～1237, 1997.
5) 鈴木利保ほか：内頸静脈穿刺法とその注意点．臨床外科，**55**：1505～1509, 2000.
6) Lin, B-C. et al.：Anatomical variation of the internal jugular vein and its impact on temporary haemodialysis vascular access：an ultrasonographic survey in uraemic patients. *Nephrol Dial Transplant*, **13**：134～138, 1998.
7) 内野　敬ほか：長期留置カテーテルの有用性と問題点．腎と透析57巻別冊アクセス2004, 43～46, 2004.

〔内野　敬〕

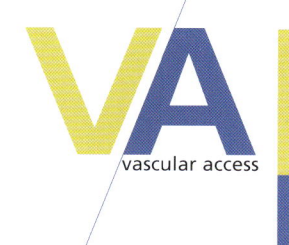

VA 8 合併症の診断における超音波検査

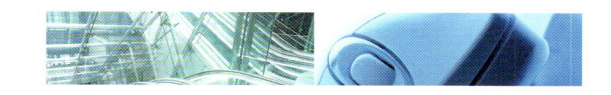

1 狭窄・閉塞
①病態と症状

1 狭窄

1 病態

血管内腔が狭くなって血流が阻害される状態であり（**図8-1**），次の3種類の病態に区別される．

① 血管径が細くなっている（**図8-2**）．
② 血管径は正常であるが，内膜肥厚によって血管内腔が狭められている（**図8-3**）．
③ 血管内に形成された血栓により内腔が狭くなっている．

①と②の鑑別は，血管造影では不可能であるが，超音波では容易である．現実には①と②の合併した狭窄病変が多く，①と②のいずれか一方であるケースは少ない．

狭窄の成因として次のようなものが考えられている．

①血管径が細くなる

・瘢痕：手術施行部（シャント吻合部），穿刺を繰り返した部分，感染部位などに瘢痕形成を生じる．
・血腫：穿刺ミスなどにより生じた血腫が血管を圧迫するため狭窄を生じる．
・強い圧迫：止血操作での過度の圧迫，シャント肢を強く締め付ける着衣が狭窄の原因となる．

しかし，これらの成因と無関係の部分でも，血管径が細くなる現象は認められることがある．

②内膜が肥厚する

シャント静脈内では渦流やジェット流が生じている．これらが血管内壁を刺激することによって内膜肥厚が起こる．シャント吻合部の静脈側，静脈同士の合流部（例：橈側皮静脈と背側中手静脈との合流部）などが好発部位である．

また，狭窄に対する治療として行われているシャントPTA（バルーンで血管を拡張する手技）は，強い圧によって血管を拡張させる．このことが内膜を傷害し，

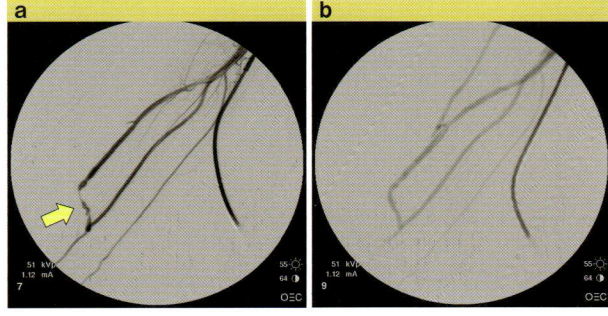

図8-1 静脈狭窄の血管造影
a：シャント吻合部付近の静脈に狭窄を認める
b：PTAを行い，狭窄は解除された

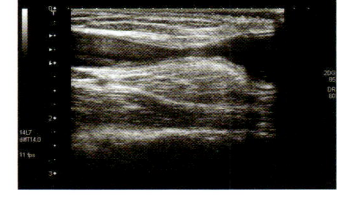

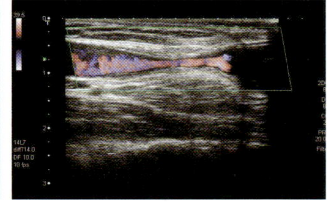

図8-2 血管収縮による狭窄

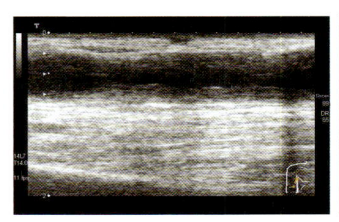

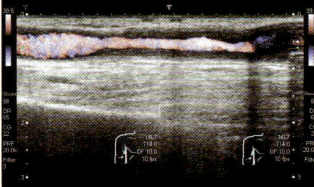

図8-3 内膜肥厚による狭窄

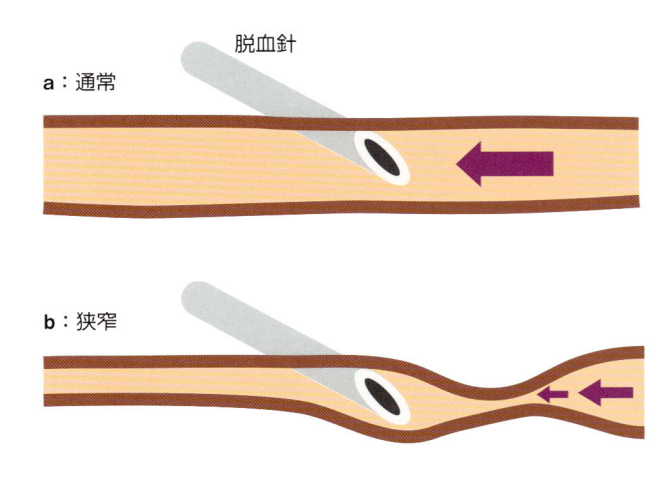

図8-4 狭窄による脱血不良

内膜肥厚を誘発するとされている．

③血栓形成

穿刺部に血栓形成することがあり，これが血流を阻害することが多い．

2 症状

シャント狭窄の臨床症状は，その現れるタイミングによって分類すると理解しやすい．大きくは，①透析時，②常時，の2つに分けられるが，さらに①は，a．穿刺時，b．透析中，c．止血時と分類できる．これらのタイミング別に症状を説明する．

①透析時

a．穿刺時

狭窄を生じると針の穿刺がむずかしくなる．これには次の2つの場合が考えられる．穿刺しようとする部位に狭窄を生じていれば，当然ながら穿刺困難となる．あるいは，穿刺部から離れた上流側に狭窄が生じていても（穿刺部に狭窄がなくても）穿刺困難になることがある．狭窄のためにシャント血流が減少し，狭窄部から下流の血管（穿刺部も含まれる）が虚脱状態となるためと考えられる．

b．透析中

脱血不良：脱血をするための針（"取り"，"A側"，"動脈側"などと呼ぶ）の上流に狭窄があると，設定された流量で脱血することができなくなる（**図8-4**）．狭窄が軽症の場合には，透析の前半は脱血良好であるが，透析後半のみ脱血不良を生じるといったケースもある．これは透析時間が経過していくに従って循環血液量が減少する，あるいは血圧が低下することでシャント血流量が減少していくためと考えられる．

静脈圧上昇：いわゆる"返し"の針から返血を行う際の血液回路内の圧力が静脈圧である．この"返し"の針の部分よりも下流の静脈に狭窄があると，静脈圧上昇を起こす．ただし，狭窄部と針先との間に分岐した静脈があり，そちらへ血液が十分に"逃げる"場合は静脈圧上昇とはならない（**図8-5**）．

再循環："返し"の針から返血された血液の一部が"取り"の針へ逆戻りする現象で，透析効率が著しく低下する（毒素の除去が不十分となる）．これにはいくつかの病態が考えられる．脱血針の上流側に狭窄がある場合，脱血が不十分となる．しかし透析装置は設定された血流量での回転を続けるため，ついには返血側の血液を吸い込んでしまう（**図8-6-b**）．また返血針の下流に狭窄があると，スムーズに下流側へ流れていかず，脱血針まで逆流することがある（**図8-6-c**）．これらによって再循環となる．なお，再循環そのものは透析中の現象であるが，透析中には気づかないことも多い．透析前後の血液検査値が普段よりも悪いといったかたちで疑われ，発見されるのがよくあるケースである．

c．止血時

"止血"とは，透析が終了してから抜針を行い，穿刺部を指先で軽く数分間圧迫することである．"取り"，"返し"のいずれの穿刺部においても，その部分の血管内圧が上昇していれば，なかなか止血ができなくなる．これを"止血困難"と呼び，ひどい場合は30分も止まらない場合がある．病態的には前述した透析中の静脈圧上昇と同じである．つまり，穿刺部の下流の静脈に狭窄があり，かつ狭窄部と穿刺部の間に"逃げ"となる分枝がない（または，あっても細い）場合に止血困難となる．ただし，止血困難の原因のすべてが狭窄というわけではない（たとえば，抗凝固薬の服用，同一部位の頻回穿刺，穿刺部感染，不適切な止血方法などによっても止血困難となりうる）．

②常時──透析時・非透析時にかかわらず

シャント音の減弱や消失，狭窄音（ピーピーとかヒューヒューといった音）が聴取される．またthrillが弱くなったり消失したりする．「①透析時-c」で説明したように，狭窄部の上流側は血管内圧が高くなること

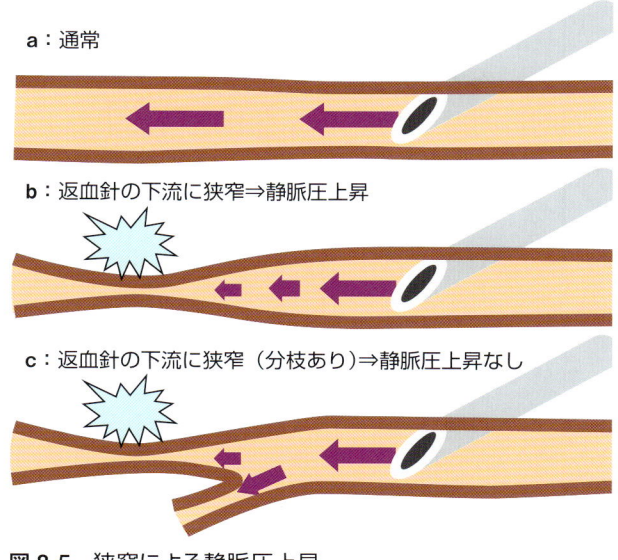

図8-5 狭窄による静脈圧上昇

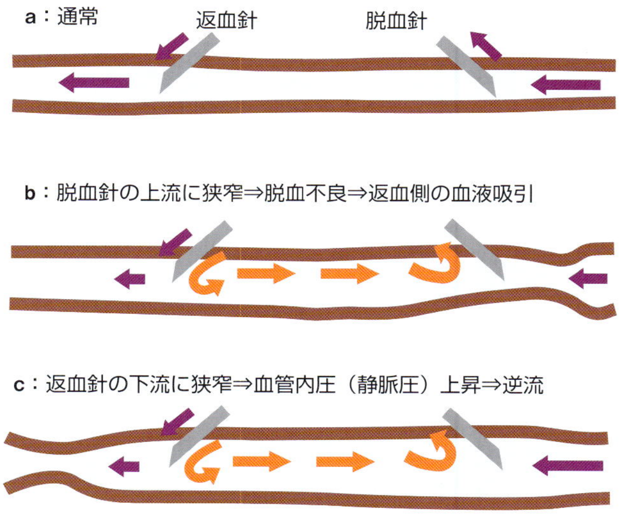

図8-6 再循環

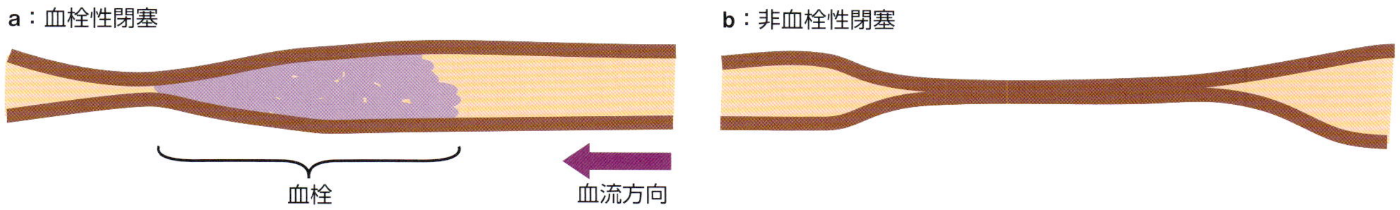

図8-7 血栓性閉塞と非血栓性閉塞

がある．この状態が長期間続くと，血管径が拡大したり，瘤を形成したりする．また，狭窄部の上流側に分枝血管があって，血液の一部がそちらへ逆流すると静脈高血圧症を呈する．これについては「静脈高血圧症」の項（p.160）を参照されたい．

> **ONE POINT ADVICE**
>
> 透析時にみられる狭窄症状は，穿刺部位と狭窄部位の位置関係により変化する．言い換えると，狭窄によってなんらかの症状があっても，穿刺部位を変えるだけで症状が消失することがある．血管エコーを行う際は穿刺部位を確認することが必須である．

2 閉塞

1 病態

閉塞は，臨床的には2種類に分けて考えなければならない．1つ目はシャント吻合部（動静脈吻合部）の血流が途絶えている状態で，一般に"シャント閉塞"という場合はこの状態を指している．2つ目は，シャント吻合部には血流はあるが，その下流の静脈の一部が閉塞している状態である．本稿ではこれを部分的閉塞と表記する．

また，閉塞の原因によっても2種類に分類される．1つ目は血栓が形成されたために血流が途絶える"血栓性閉塞"で，2つ目は狭窄病変が次第に進行して血流が途絶する"非血栓性閉塞"である（**図8-7**）．ただし，臨床的には両者の混合型ともいえる病態が多くみられる．

①血栓性閉塞

シャント血管内に血栓を形成して，血流途絶するケース．強い狭窄病変があると，その上流側の血管内で血流停滞を生じ，やがて血栓が形成される．狭窄が存在するところへ，脱水・低血圧（ショック状態）・凝固能亢進・シャント部圧迫などの要因が加わると，血栓が形成されて閉塞となる．なかには狭窄がないにもかかわらず，血栓を形成するケースもある．

②非血栓性閉塞

狭窄の成因は前述のとおりであるが，狭窄病変は時間とともに進行し，より細くなっていく．そして，ついには血管内腔が消失してしまい，血流が途絶えた状態となる．

実際のシャント閉塞は，シャント吻合部付近の狭窄部に血栓が形成されて起こることがほとんどである．

2 症状

①シャント閉塞

シャント音消失，thrill 消失となり，透析を行うこともできなくなる．多くの場合，血栓性閉塞であり，生じた血栓によって血栓性静脈炎を合併する．これは強い疼痛を伴うため，患者は「急にシャントが痛くなって，見たら，つまっていた」と訴えることになる．

②部分的閉塞

生じた部位によって異なる種々の症状を生じる．基本的には「狭窄の症状」に示した場合と同じである．ただし，症状の程度は"狭窄"よりも強いことが多い．たとえば，返血針の下流の一部が閉塞していると，静脈圧が著しく上昇して，（脱血はできているにもかかわらず）透析が全く施行できない場合がある．

> **ONE POINT ADVICE**
> 最近のインターベンション治療技術の進歩により，シャント閉塞・部分的閉塞ともに治療可能なケースが増えてきている．エコー検査にあたっては，閉塞した血管の走査も行うべきである．

〔中山祐治〕

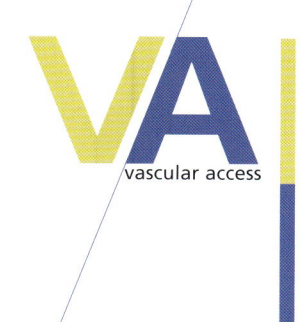

VA 8 合併症の診断における超音波検査

1 狭窄・閉塞
②超音波検査

1 狭窄

　狭窄を，"血管の前後径に比べて細い部位" と定義すれば，どのようなシャントでも少なからず存在する．しかしながら，その狭窄が血行動態にどの程度の影響を与えているかを考えると，症例は限られる．たとえば，狭窄が存在しても，シャント肢の腫脹や手指の冷感がなく，透析を行ううえで問題がなければ，良好なシャントといっても過言ではない．一方，吻合部の直上に狭窄を認め，それより中枢側での穿刺で脱血不良を認める場合は，その狭窄が責任病変である可能性が高い．このように，一概に狭窄といっても，臨床症状の有無や透析状況により有意か否かの判断が異なってくる．つまり，バスキュラーアクセス（VA）に対する超音波検査では，臨床症状の原因となっている狭窄病変を指摘することが重要であり，そのためには，狭窄部位と穿刺部位との位置関係から，どのような臨床症状が起こりうるかを理解しておく必要がある．

1 自己血管内シャント (arteriovenous fistula；AVF)

①超音波検査を始める前に

　シャント狭窄は，VAトラブルのなかでも遭遇する頻度が高い合併症であり，主に脱血不良を伴うことが多い．プローブを持つ前に，吻合部と脱血穿刺部位・返血穿刺部位の位置関係を確認し，視診・触診・聴診を行うと，血行動態や狭窄病変部位の推測に役立つ．超音波検査では，狭窄病変による血行動態の変化や理学的所見のみでは得られない狭窄形態や程度を評価することがポイントになる．

②超音波検査

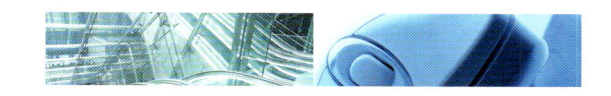

　シャント狭窄は，吻合部の直上（図 8-8）や穿刺部（図 8-9），肘正中皮静脈（図 8-10），吻合部の動脈側（図 8-11），中心静脈（図 8-12），動脈（図 8-13），交通枝（図 8-14）などさまざまな部位に発生する．橈側皮静脈が一本化したシャントでは，cephalic arch に好発する（cephalic arch stenosis；CAS，図 8-15）．また，血行動態の観点から，通常は中枢側へ向かう静脈でありながら，これらの狭窄病変による末梢側への逆流や側副血行路を認めた場合は，それより中枢側に狭窄の存在を疑うことができ，間接所見として重要である（図 8-16）．病変は1カ所とは限らないので，血流の状態も考慮しながら，複数存在することも念頭に置いて検査を進める．

　狭窄病変の形態種別として，血管自体が収縮した狭窄（図 8-17）や内膜肥厚を伴う狭窄（図 8-18），あるいは両者が混在した狭窄（図 8-19），弁膜様狭窄（図 8-20）がある．弁膜様狭窄では弁の肥厚や石灰化の沈着があれば容易に描出されるが，弁膜が薄い場合は断層像のみでは見逃しやすいため，ドプラを併用すると発見の契機になる．また，長期の透析によりシャント部への異所性石灰化の沈着による狭窄（図 8-21）も存在する．

　これらの狭窄が関与する主な臨床症状は脱血不良であるが，次に多いのは静脈圧の上昇である．脱血は問題ないことが多いが，血管内圧が高く，継続的に静脈圧の上昇を認める症例では，返血穿刺部位やその中枢側に存在する狭窄が原因となるため，積極的に中枢側も走査する（図 8-22）．

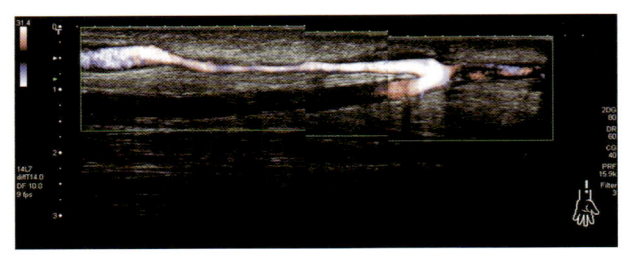

図 8-8　吻合部直上の狭窄

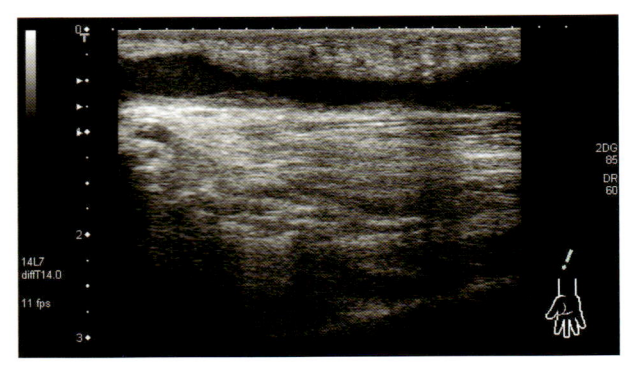

図 8-9　穿刺部の狭窄
同一部位での頻回穿刺により狭窄が発現する．穿刺の針穴の痕を確認する

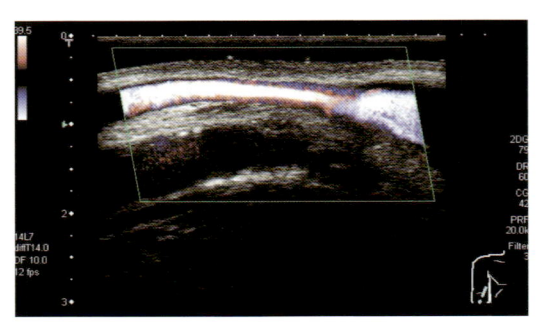

図 8-10　肘正中皮静脈の狭窄

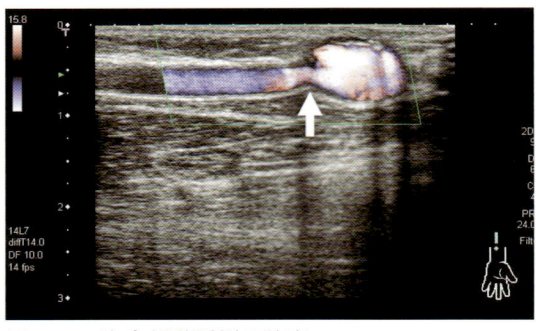

図 8-11　吻合部動脈側の狭窄
動脈の縦断像（左）および側面（右）の両方から走査する

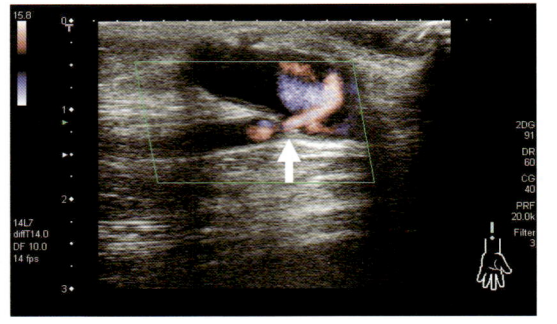

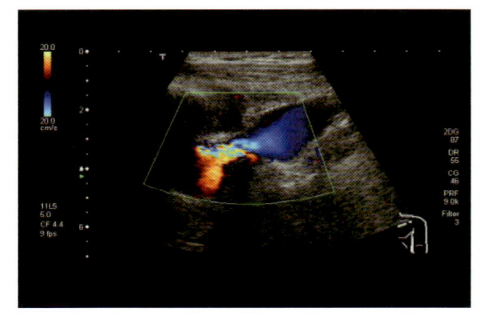

図 8-12　鎖骨下静脈の狭窄

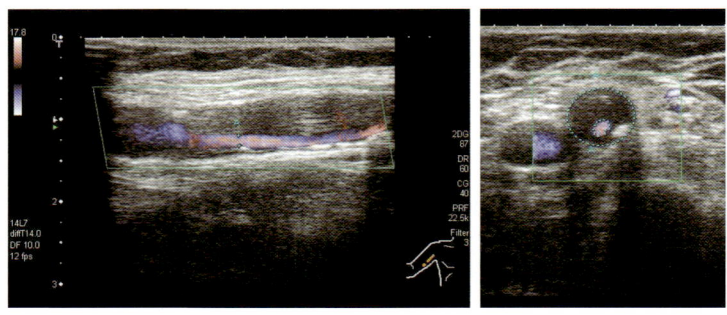

図 8-13　上腕動脈の狭窄
血流低下を認めるにもかかわらず，下流に有意な狭窄を認めない症例や，血流速波形が狭窄後波形を呈する症例では，測定部位より中枢側の狭窄を疑う

1. 狭窄・閉塞

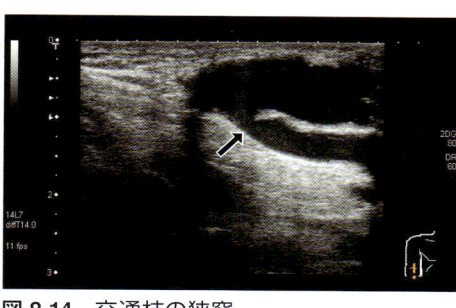

図 8-14　交通枝の狭窄

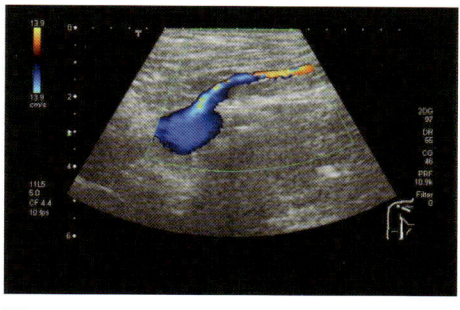

図 8-15　cephalic arch stenosis
この部位は，圧迫により血管が変形しやすいので注意して走査する（trapezoid linearで観察）

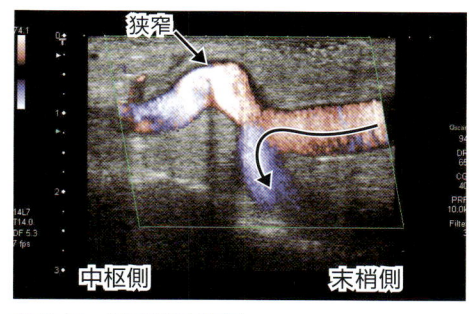

図 8-16　逆流する静脈
狭窄病変により，手背へ逆流する血流を認める

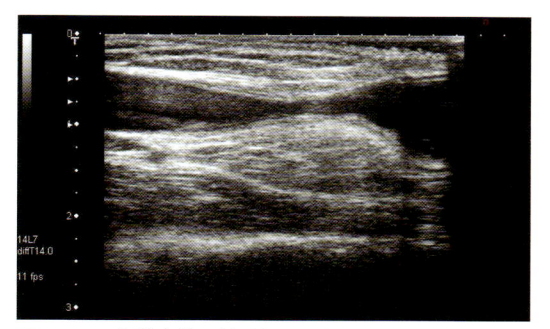

図 8-17　血管自体が収縮した狭窄
触診上も確認しやすく，超音波検査でも検出しやすい

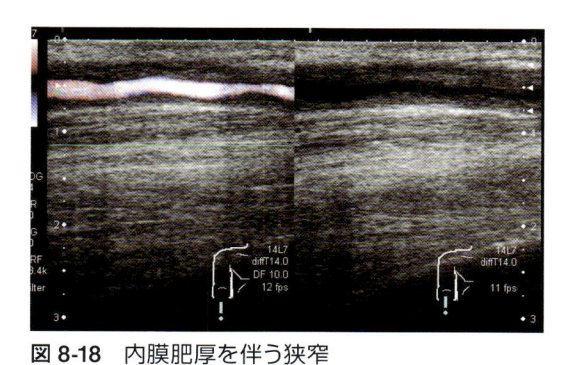

図 8-18　内膜肥厚を伴う狭窄
血管内腔の狭小化を認める．血管外径が保たれているため，触診のみでは狭窄度の推定が困難なことがある．肥厚した内膜は比較的低エコーであり，断層像のみでは狭窄を見落とす可能性もあるため，ドプラを併用する

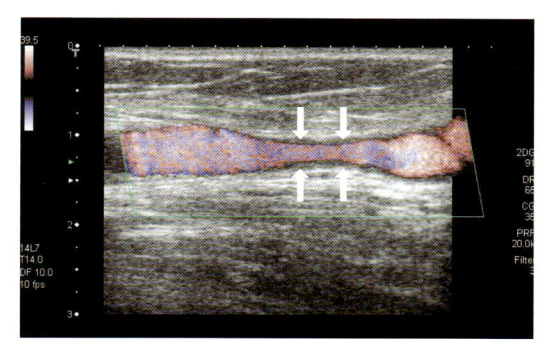

図 8-19　血管収縮と内膜肥厚が混在した狭窄

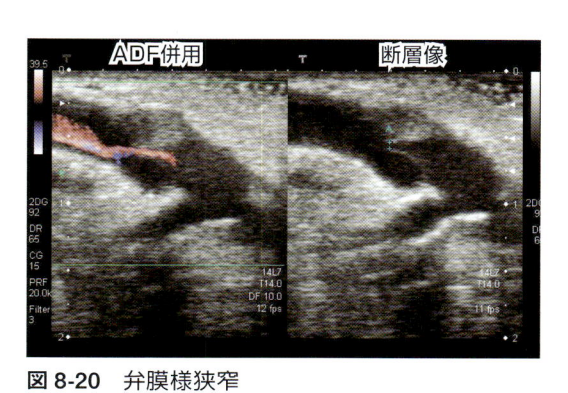

図 8-20　弁膜様狭窄
触診では病変を境界に前後で圧較差を認め，狭窄の程度が高度であるほど著明となる

151

8：合併症の診断における超音波検査

> **MEMO**
> 狭窄径については，臨床症状や疑う疾患により評価が異なる．当院では，スクリーニングとして指摘すべき狭窄径は，おおむね3.0mm以下としている．なかでも，血流に障害を与える可能性がある狭窄径は2.0mm以下と考えているが，VAの状態は狭窄径のみでは判断できないため，上腕動脈血流量やRIも併せて評価すべきである．また，静脈高血圧症や静脈圧の上昇を呈する症例では，2.0mm以上の相対的狭窄でも臨床症状を認める場合がある．

> **MEMO**
> 弁膜様狭窄に対して正確な形態と程度を評価することは，経皮的血管形成術（percutaneous transluminal angioplasty；PTA）におけるガイドワイヤーのアプローチ方向の推定に役立ち，治療時間の短縮にもつながる（図8-23）．また，この狭窄はシャント造影検査では不明瞭なことが多く，超音波画像のほうがより明瞭に描出することができる（図8-24）．

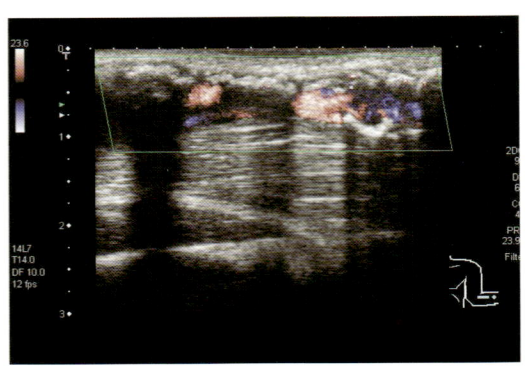

図8-21　石灰化の沈着を伴う狭窄
音響陰影を伴う部位の評価は困難である

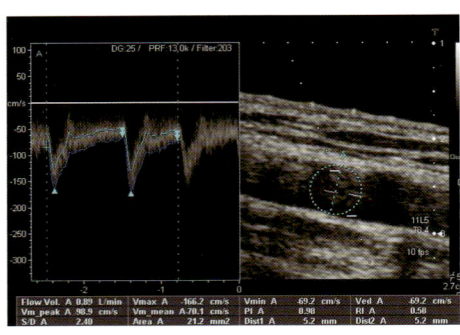

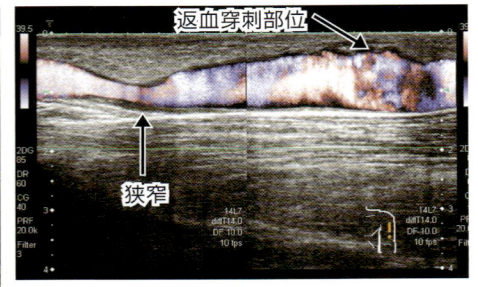

図8-22　静脈圧の上昇
1週間前から透析時の静脈圧の上昇を認めたため，超音波検査にて精査を行った．上腕動脈血流量は890ml/minと良好であるが，返血穿刺部位のやや中枢側に2.3mmの狭窄を認め，静脈圧上昇の原因と考えられた

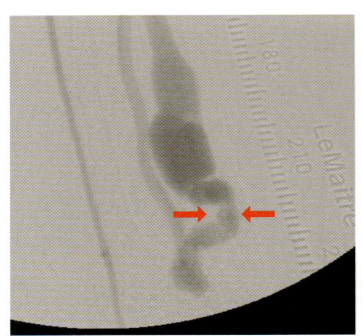

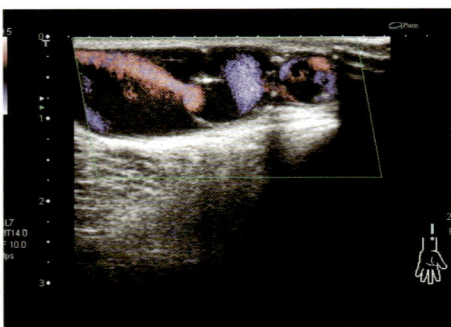

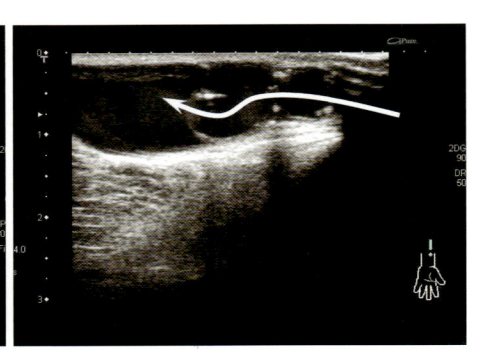

図8-23　ガイドワイヤーのアプローチ方向
造影画像では，その形態の詳細は不明瞭である．この狭窄に対し，PTAでガイドワイヤーを進める際，末梢側からのアプローチ（画像右側から左側へ）が容易に狭窄部を通過させることができる

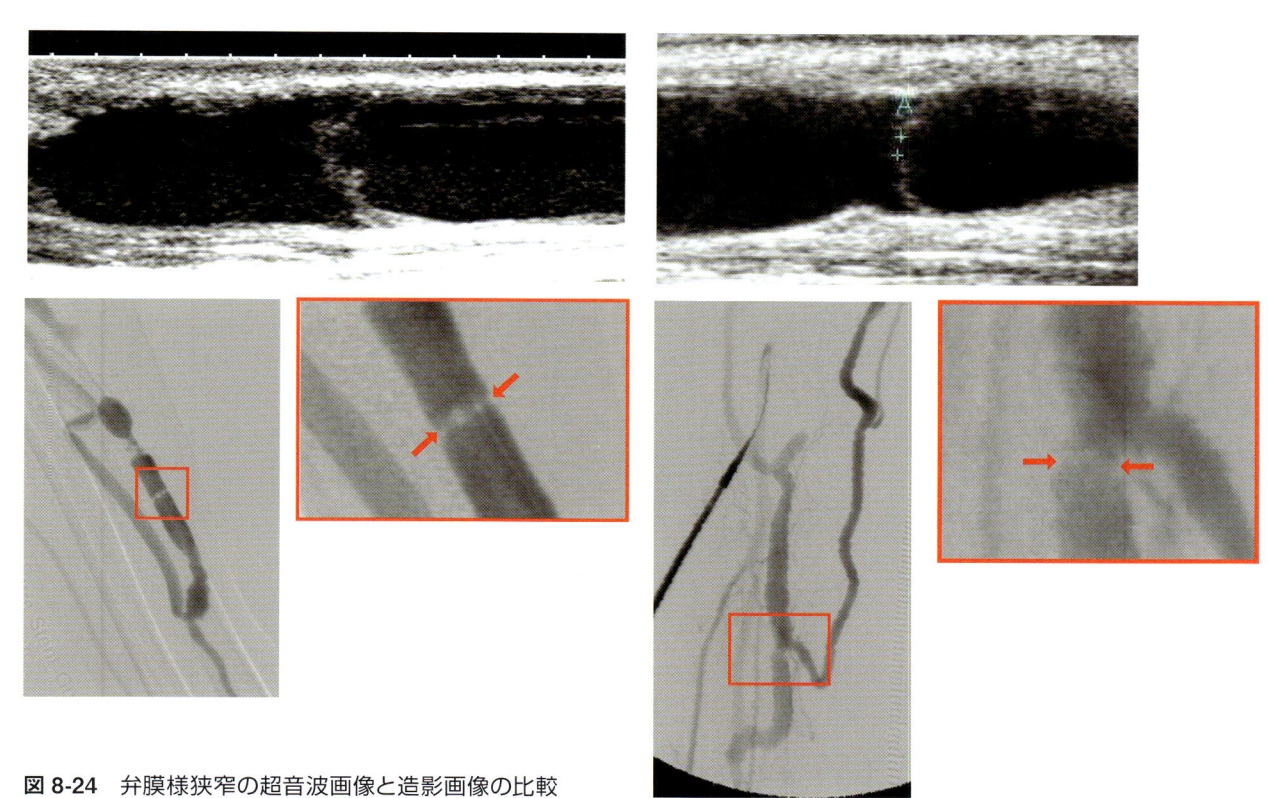

図 8-24 弁膜様狭窄の超音波画像と造影画像の比較

2 人工血管内シャント（arteriovenous graft；AVG）

①超音波検査を始める前に

視触・聴診では AVF ほど多くの情報は得られず，主観的な評価になる．『慢性血液透析用バスキュラーアクセスの作製および修復に関するガイドライン』[1]でも，超音波パルスドプラ法を用いた血流量の測定が推奨されており，客観的かつ経時的な変化をみることができる．これに加えて形態評価を行うことで，より詳細な血行動態が把握できる．

②超音波検査

AVG に発生する狭窄の大部分は，流出路静脈の狭窄である（図 8-25）．その他，動脈側の吻合部（図 8-26）や人工血管内（図 8-28）の狭窄がある．また，同一部位への頻回穿刺による人工血管内の狭窄は，シャント造影検査では比較的軽度に描出される（図 8-29）．ステント内狭窄における内膜肥厚では低エコーを示すため，ドプラを併用すると発見しやすい（図 8-30）．

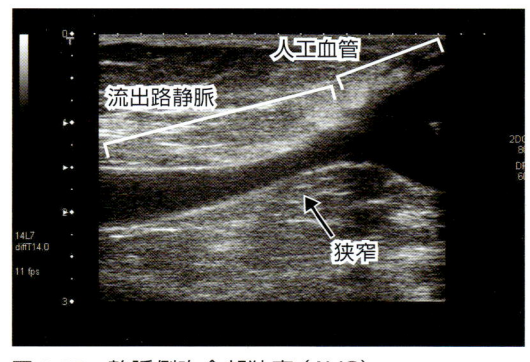

図 8-25 静脈側吻合部狭窄（AVG）

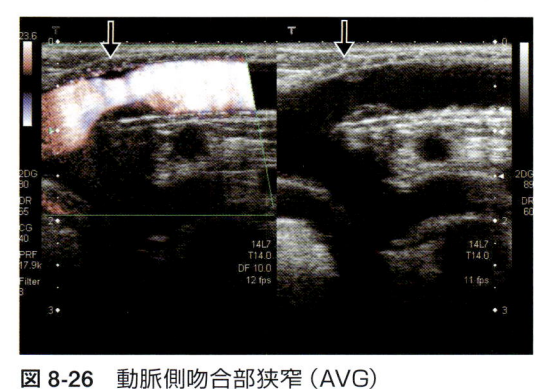

図 8-26 動脈側吻合部狭窄（AVG）
動脈側吻合部のグラフト内にプラークを認める．主に血栓であることが多い

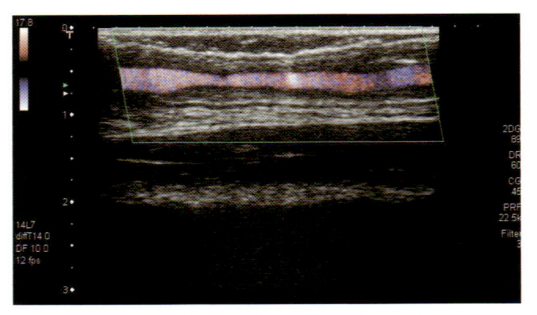

8：合併症の診断における超音波検査

図 8-27　人工血管内狭窄：PTFE（AVG）

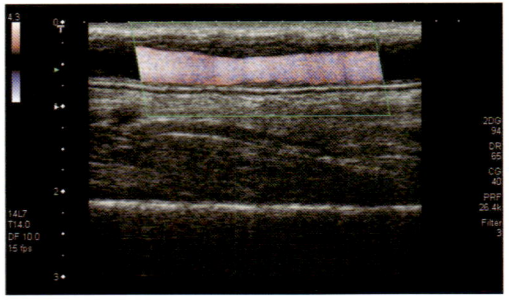

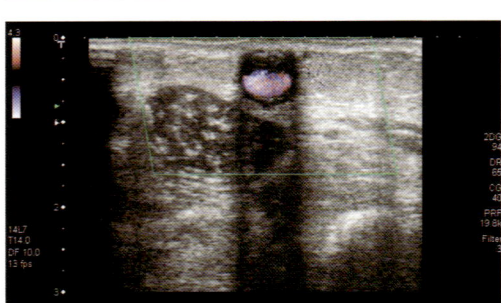

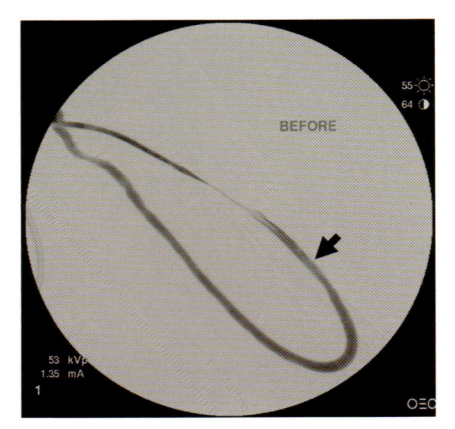

図 8-28　人工血管内狭窄：PTFE（AVG）
頻回の穿刺により血管前壁が肥厚しているため，必ず短軸でも観察する．この形態の狭窄はシャント造影検査では軽度に描出される

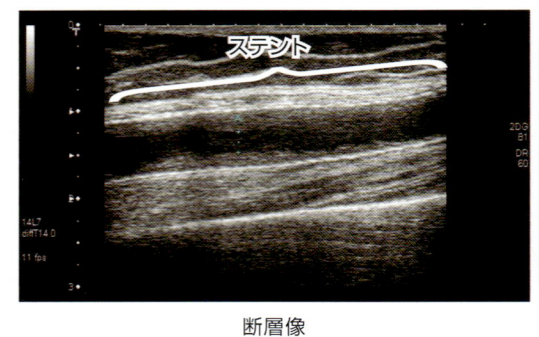

断層像　　　　　　　　　　　　ADF併用

図 8-29　ステント内狭窄

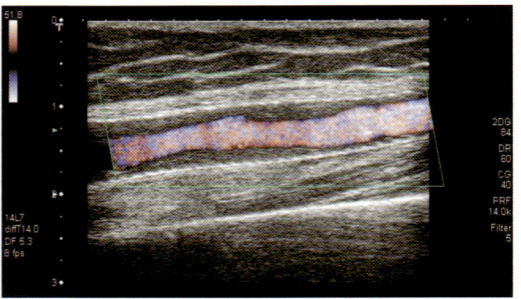

ONE POINT ADVICE

ポリウレタン製人工血管の合併症の一つにkinkingの発生がある．人工血管を留置後，長期に経過した症例や透析時の頻回穿刺により徐々に描出が可能になってくると，超音波画像では折れ曲がったように描出される（図8-30）．

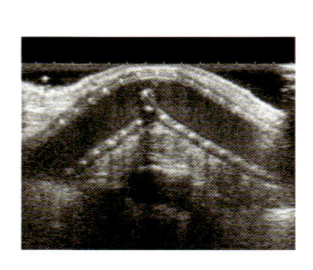

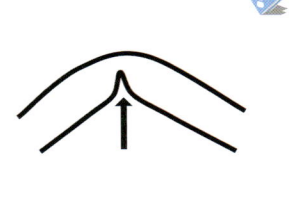

図 8-30　kinking

2 閉塞

シャント閉塞は，狭義の閉塞と広義の閉塞の2種類に分けられる．前者は，血流低下を伴い修復の絶対的適応になるが，後者は，本幹閉塞により側副血行路を形成し，穿刺部位の変更でVAとして機能しうるシャントである．

1 AVF

狭義の閉塞（図8-31）

①超音波検査

上腕動脈血流量およびRIは不良，かつ閉塞病変を認め，機能と形態の評価が一致する．つまり，脱血できない状態になる．このような閉塞症例に対しては，シャント造影検査が施行できず病態の詳細は不明であることから，超音波検査に委ねられることが多く，その意義は主に術前の情報を得ることにある．狭窄病変の好発が動静脈吻合部の直上であることから，これが責任病変となって閉塞することが多い（図8-32）．表8-1に観察ポイントを示す．また，血栓性静脈炎の併発により疼痛を訴えることがあるため，プローブ走査には十分注意する．

②治療への応用

閉塞は，血栓性閉塞（図8-33）と非血栓性閉塞（図8-34）に分けられる．ガイドラインには，「血栓量が少ない場合は，バルーンPTAのみで再開通が可能な場合もあるが，血栓量がある程度以上であれば，バルーンPTAの前に経皮的な血栓溶解療法，血栓除去法，血栓吸引法などで血栓を処理する必要がある」[1]との記載がある．したがって，閉塞病変が血栓性か非血栓性かの所見は，治療におけるデバイスの選択に有用な情報となる．血栓の性状では，高輝度で不均一の場合は硬い血栓のケースが多い（図8-35）．一方，低輝度で均一の場合は比較的軟らかいことが多い（図8-36）．これらの情報を参考にすれば，PTAの成否の予測材料となりうる．しかしながら絶対的なものではないので，

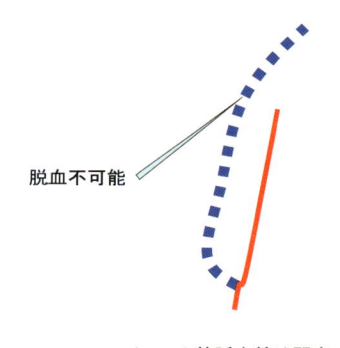

赤線：動脈
青線：静脈
点線：閉塞部位
実線：血流あり

図8-31 狭義の閉塞（AVF）

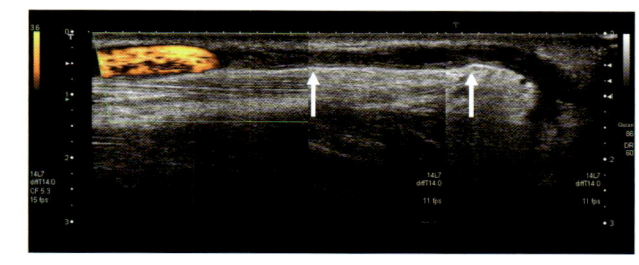

図8-32 閉塞（AVF）
吻合部直上に狭窄を認め，これが原因で閉塞したものと思われる

表8-1 AVF閉塞に対する観察ポイント

観察ポイント	超音波検査所見	治療への情報
血栓の量	血栓性閉塞または非血栓性閉塞	血栓除去の必要性
血栓の性状	高輝度・不均一または低輝度・均一	ガイドワイヤーの通過性
責任病変	どの部位の狭窄病変が原因で閉塞したか	VAIVT*における狭窄部位に対する拡張の必要性
閉塞範囲	血栓あるいは狭窄の存在する範囲	再建術における再吻合部位決定の一助
血流の再開通	中枢側の狭窄病変の有無	

*VAIVT: vascular access intervention therapy

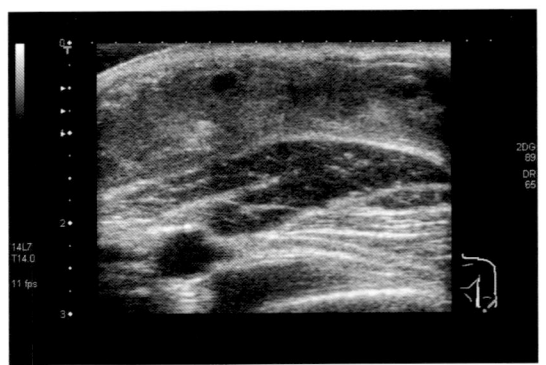

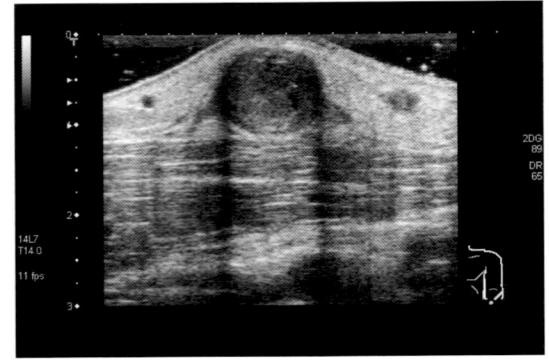

図 8-33　血栓性閉塞

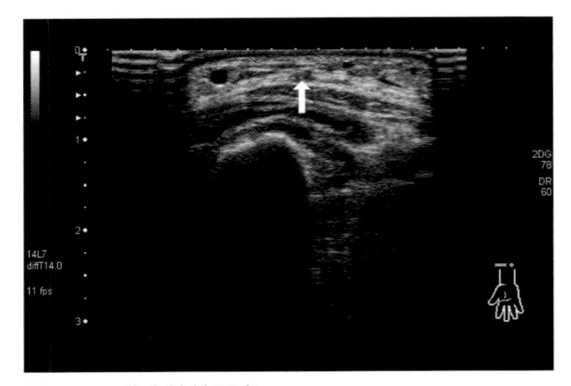

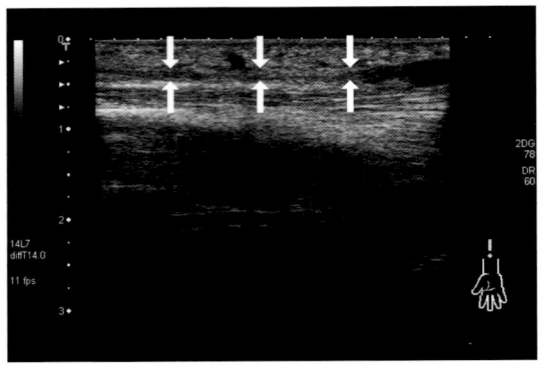

図 8-34　非血栓性閉塞

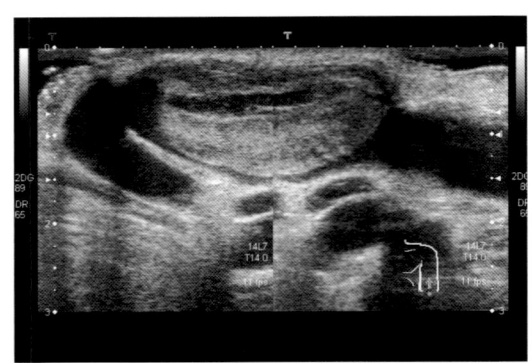

図 8-35　高輝度・不均一の血栓
返血穿刺部位（深部静脈交通枝の手前）に血栓を認める．血栓は巨大で輝度も比較的高く，内部は不均一である．肘部本幹閉塞のため，再建術は不可能であり，PTAを試みるも不成功であった

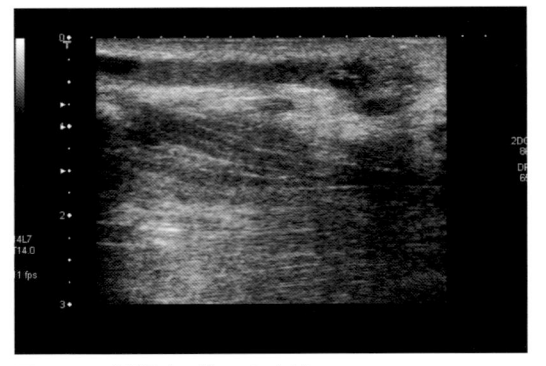

図 8-36　低輝度・均一の血栓
長時間，吻合部付近にサポーターを巻いていたことが原因で閉塞したものと考えられる．血栓は低輝度・均一で軟らかい印象であった．PTAで再開通に成功した

触診による血栓の硬さも加味して判断する．閉塞の原因となる責任病変の指摘は，バルーン PTA における拡張の必要性を予測できるが，低エコーを呈する内膜肥厚や弁膜様狭窄では，血栓との境界が判別しにくいことがある（図 8-37）．また，閉塞範囲や血流が再開通する部位，それより中枢側の病変の有無を評価することで，再建術における再吻合部位決定の一助になる（図 8-38）．

血栓　　　　　　　　　　　　　吻合物

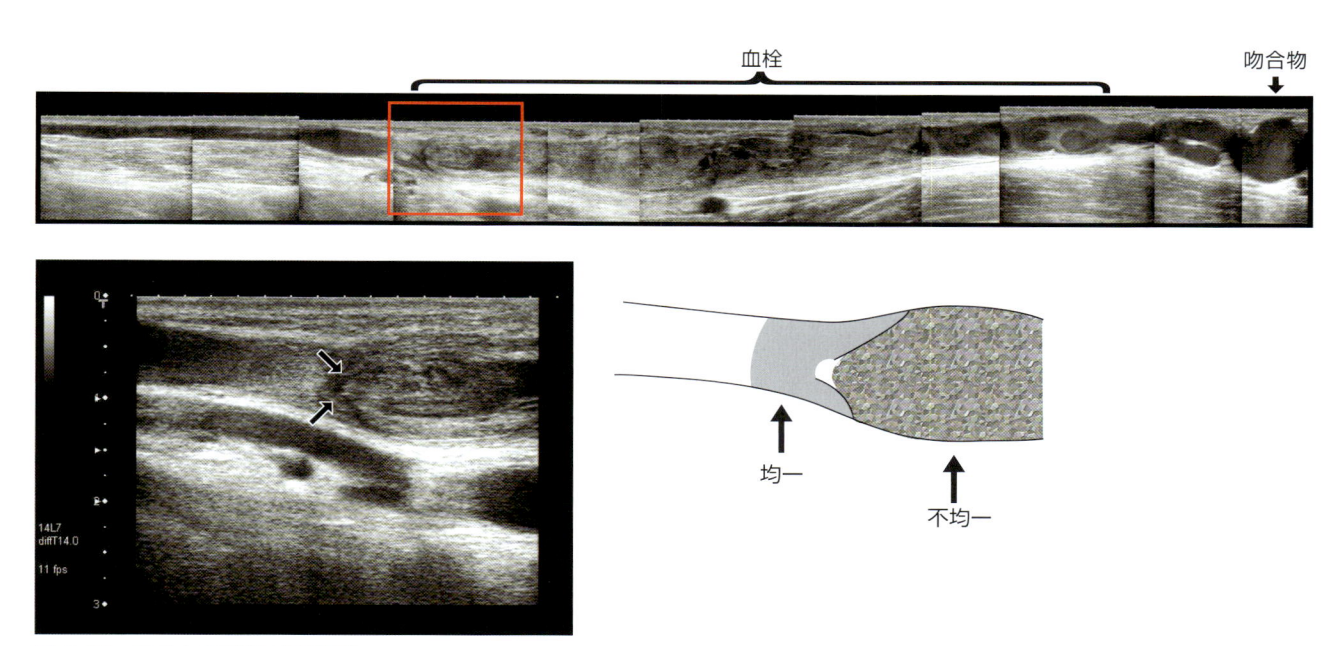

図 8-37　血栓との境界が不明瞭
弁膜様狭窄が原因で閉塞した症例．血栓との境界はやや不明瞭であるが，狭窄前後での血栓の性状が異なる場合があるので，注意深く観察する

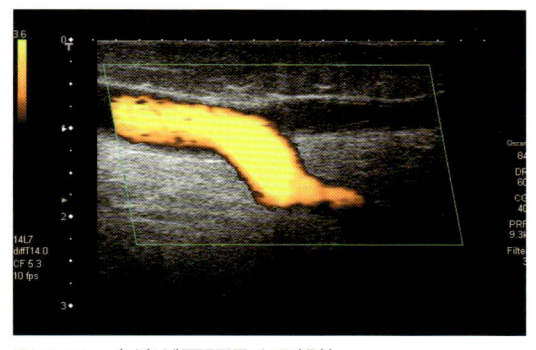

均一　　不均一

図 8-38　血流が再開通する部位
吻合部直上からやや中枢側に血栓を認める．手背からの静脈血流により再開通している．これより中枢側に狭窄を認めなかったため，この部位で再建術が可能であると考えられた

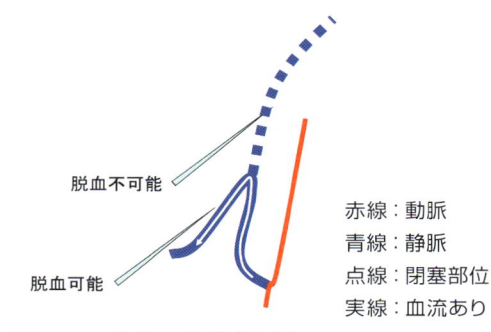

図 8-39　広義の閉塞（AVF）
本幹は閉塞しているが，血流は手背に流れている

脱血不可能
脱血可能
赤線：動脈
青線：静脈
点線：閉塞部位
実線：血流あり

広義の閉塞（図8-39）

①超音波検査

　閉塞病変を認めるものの，上腕動脈血流量やRIは不良ではなく，機能と形態の評価が乖離する．よく遭遇するのは，吻合部のやや中枢側でシャント本幹が閉塞し，手背に流れている症例である．脱血穿刺部位は本幹閉塞部位より中枢側であることから，脱血不良を伴うが，血流を豊富に認める手背の静脈を穿刺することで脱血できる場合がある．このような症例では，必ず側副血行路の存在を確認し，上腕動脈血流量やRIが不良にならない理由を証明する必要がある．このほ

橈側皮静脈の閉塞　　肘正中皮静脈の閉塞
交通枝および上腕静脈から中枢側へ流れる
返血
脱血
赤線：動脈
青線：静脈
点線：閉塞部位
実線：血流あり

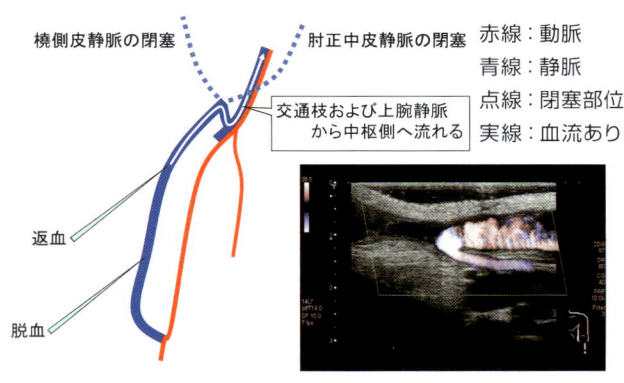

図 8-40　閉塞病変とVA機能（AVF）
肘部では肘正中皮静脈および橈側皮静脈・交通枝があるが，いずれか1つのルートで中枢側に多く流れていれば，VAとして機能する

かに，肘部で肘正中皮静脈と橈側皮静脈が閉塞し，深部静脈交通枝から上腕静脈を経て中枢側に流れる症例では，前腕部で2カ所の穿刺部位が確保でき，血流が良好かつ透析に問題がなければVAとして機能することになる（**図8-40**）．つまり，閉塞病変を認めても必ずしも不良なVAとは限らないため，VA全体の血行動態を把握したうえで評価することが重要である．

②治療への応用

基本的には，前述の"狭義の閉塞"と同様である．治療の必要性は医師の判断によるが，このタイプの閉塞病変を修復することにより穿刺範囲が広くなるというメリットを有する．

2 AVG

狭義の閉塞（図8-41）

流出路静脈狭窄の進行が原因で閉塞することから，それより末梢側の人工血管内に血栓を形成する（**図8-42, -43**）．つまり，人工血管内に穿刺しても，脱血や返血はできない．**表8-2**に超音波検査における観察ポイントを示す．

閉塞後早期であれば，インターベンション治療（VAIVT）が可能である．治療への応用として，AVGでは血栓量が多いため，ほとんどが血栓溶解療法あるいは血栓除去法が必要になる．血栓の性状に対するガイドワイヤーの操作においても，AVFに比べて血管走

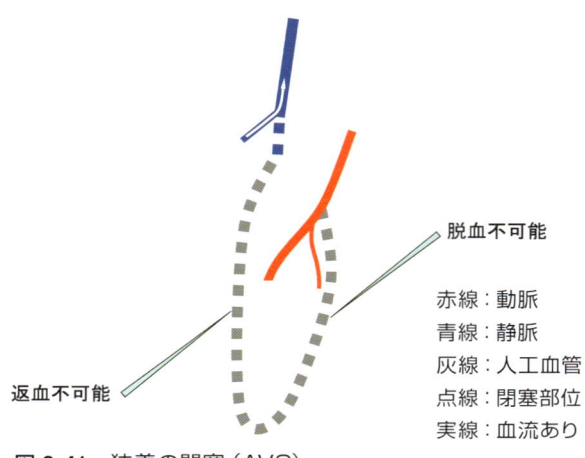

図8-41　狭義の閉塞（AVG）
人工血管内に血栓を形成し，脱血・返血ともに不可能

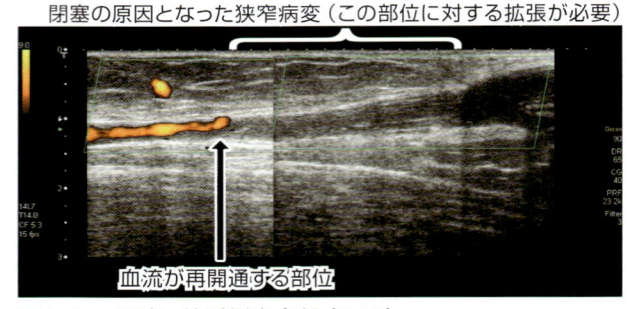

赤線：動脈
青線：静脈
灰線：人工血管
点線：閉塞部位
実線：血流あり

図8-42　閉塞：静脈側吻合部（AVG）
閉塞の原因となった狭窄病変（この部位に対する拡張が必要）
血流が再開通する部位

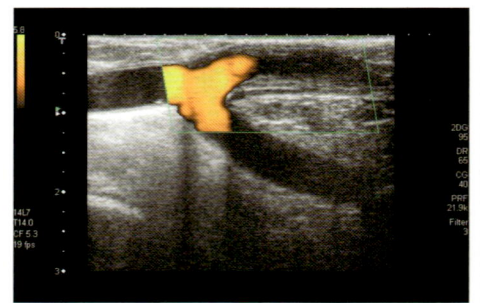

動脈側吻合部，肘部上腕動脈および人工血管の流入部は血流を認めるが，下流の人工血管内は血栓を認め，血流シグナルは検出されない

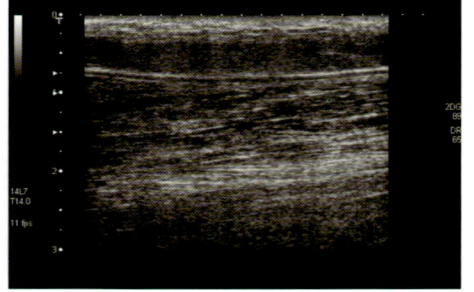

人工血管内に血栓を認める．人工血管の内径を計測すると，バルーン径選択の参考になる

図8-43　AVG閉塞

表 8-2　AVG 閉塞に対する観察ポイント

観察ポイント	超音波検査所見	治療への情報
責任病変	どの部位の狭窄病変が原因で閉塞したか	VAIVTにおける狭窄部位に対する拡張の必要性
閉塞範囲	血栓あるいは狭窄の存在する範囲	VAIVTにおける血栓除去が必要な範囲
血流の再開通	中枢側の狭窄病変の有無	人工血管延長術における吻合部位決定の一助

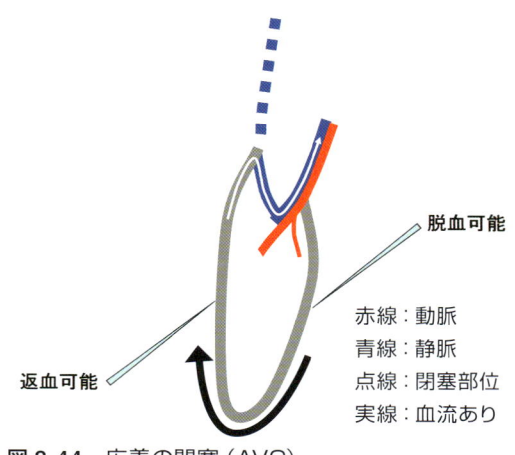

図 8-44　広義の閉塞（AVG）
流出路静脈のみ閉塞する．人工血管内の血流は保たれている

赤線：動脈
青線：静脈
点線：閉塞部位
実線：血流あり

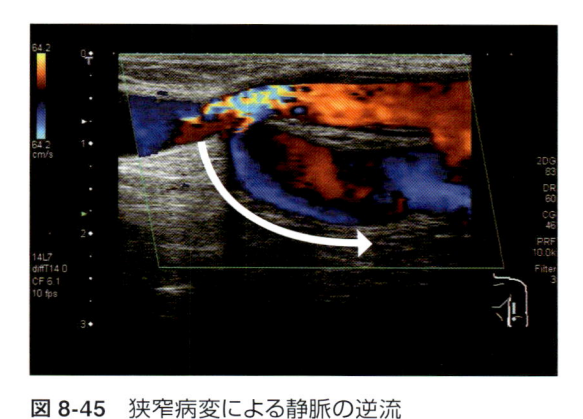

図 8-45　狭窄病変による静脈の逆流
静脈側吻合部の狭窄により末梢側へ逆流する血流を認める．この段階でPTAによる拡張を行うと本幹閉塞を防止できる

行が複雑ではないため，大部分は難渋することなく通過する．

広義の閉塞（図8-44）

　流出路静脈が閉塞し，静脈側吻合部の末梢静脈を逆流する．つまり，静脈本幹は閉塞しているが，人工血管内の血流は保たれている．透析を行ううえでは問題はないが，血流量のモニタリングの管理のみでは閉塞病変を見逃す．また，末梢への逆流枝によりシャント肢腫脹を伴う静脈高血圧症を発症することもある．
　治療への応用は，AVF に対する PTA と同様である．閉塞期間が長期にわたるとガイドワイヤーの通過が困難になるため，狭窄の段階で発見することが重要である（**図 8-45**）．外科的血栓除去術を施行する場合は，人工血管延長術が必要になるため，血流が再開通する部位や血管径，中枢側の病変の有無を観察する．

> **ONE POINT ADVICE**
> VA閉塞の原因は大部分が狭窄病変の進行であるが，これ以外に血圧の低下や脱水，過凝固能，外傷，穿刺部圧迫，感染などがある．また，軽度の狭窄でも，これらの因子が加わることにより閉塞のリスクが高まる．

● 文献
1) 日本透析医学会：慢性血液透析用バスキュラーアクセスの作製および修復に関するガイドライン．透析会誌，38（9）：1534，2005.

〔小林大樹〕

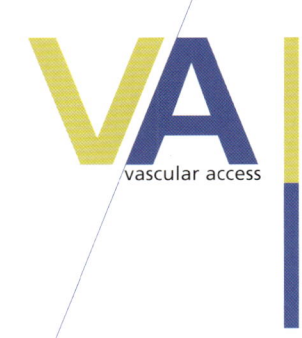

VA 8 合併症の診断における超音波検査

2 静脈高血圧症
①病態と症状

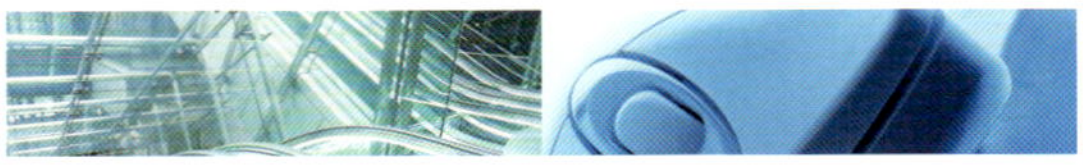

1 病態

静脈高血圧症とは,「シャントに流入した血液量を流出静脈が十分に灌流することができず,腕や手背の浮腫,静脈拡張,うっ血,皮膚潰瘍などを生じる症候群」[1]をいう.すなわち,〔シャント血流量＞流出静脈が灌流しうる血流量〕となることが第1の要因である(**図8-46**).そして,灌流能を超過した分の血流が側副血行路へ流入して逆行性血流となるために,腫脹・発赤・疼痛などの症状を引き起こす.ゆえに,逆行性血流となるような側副路が存在することが第2の要因である(**図8-47**).これら2つの要因が揃った場合に静脈高血圧症の症状が現れる(**図8-48〜-50**).

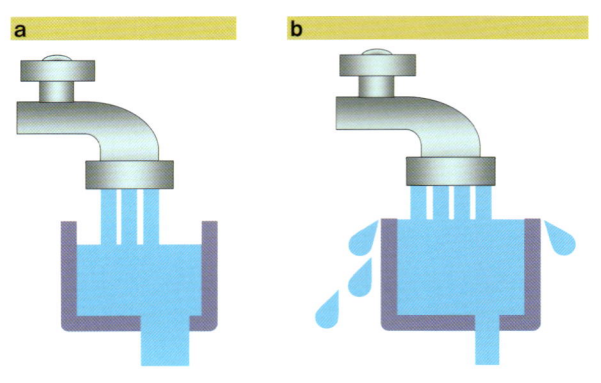

図 8-46
a：入る水の量と出ていく水の量が釣り合っていれば,あふれない
b：入る水の量が出ていく水の量を超えると,あふれてしまう

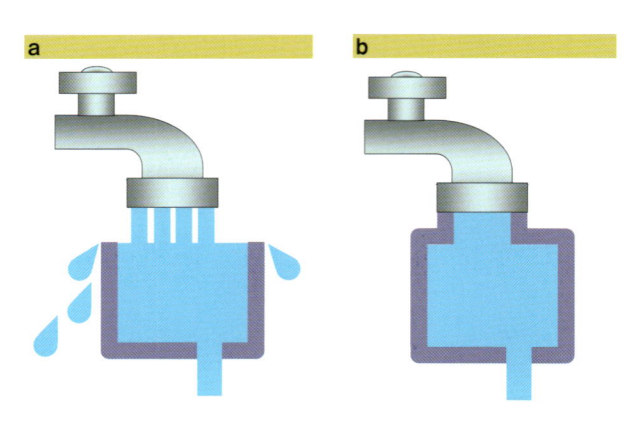

1 逆行性の側副路

上記の2要因のうち,まず後者について説明する.
静脈には多数の分岐が存在し,中枢側へ向かって順行性にシャント流出路静脈本幹から分岐していく静脈

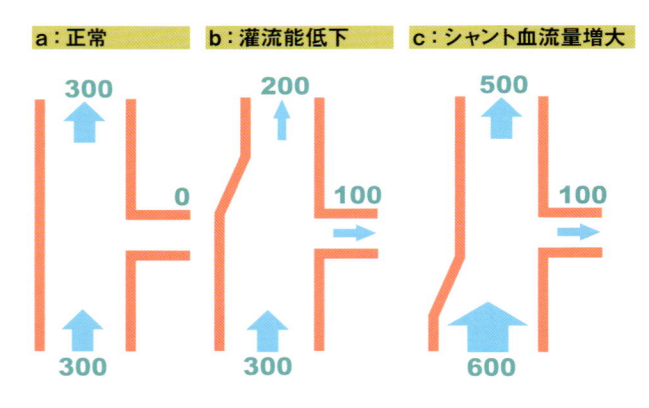

図 8-47
a：容器の上が開いていると,あふれる(側副路がある状態)
b：容器を密閉すれば,あふれない(側副路がない状態)

	a	b	c
シャント血流量	300	300	600↑
灌流能(上限)	500*	200↓	500
側副路への"逃げ"	0	100	100

*灌流能が500であっても,シャント血流量(この場合は300)以上には流れない

図 8-48 静脈高血圧症発症の模式図

2. 静脈高血圧症

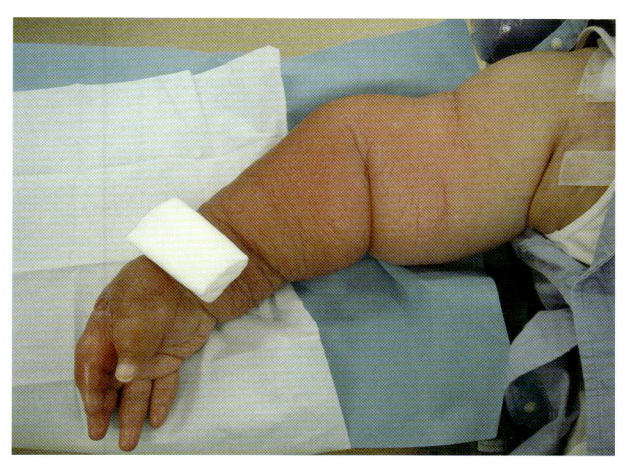

図 8-49 右腕頭静脈狭窄による静脈高血圧症

図 8-50 右腕頭静脈狭窄による静脈高血圧症例の血管造影
a：右腕頭静脈に狭窄（矢印）を認め，側副路が出現している
b：PTA治療後，狭窄部は拡張され，側副路は減少した

もあれば，末梢側からシャント流出路静脈本幹に合流してくる静脈もある．通常では，合流してくる静脈にシャント血流は流入しない．しかし，シャント流出路静脈本幹に狭窄・閉塞が存在すると，次の機序により分枝静脈の血流が逆方向となる．すなわち，まず，狭窄・閉塞のためにその上流側の静脈内圧が上昇しようとする．このとき，上流側の静脈から順行性に分岐する静脈があれば，そちらへ血流が"逃げる"ため実際には内圧上昇は起こらない．しかし，順行性分枝がないか，あっても十分な灌流能を有しない場合には，シャント流出路静脈本幹の血管内圧が上昇する．その結果，順行性でない分枝（シャント流出路静脈本幹に合流してくる静脈）への逆流が生じる．

2 シャント血流量＞流出静脈が灌流しうる血流量

この条件が成立するには，"シャント血流量"が増加すること，または"流出静脈が灌流しうる血流量"が減少すること，のいずれか一方が起これはよい（両方同時に起こってもよい）．

まず，前者の"シャント血流量"が増加することについて考えると，これはいわゆる過大シャント（large shunt）の状態である．実際，静脈高血圧症を起こしている症例は，過大シャントである場合が多い．シャント手術の際に吻合口を大きくしすぎると，過大シャントになりやすい．また，前腕橈骨部に作製されたシャントよりも，肘部で作製されたシャントのほうが血流量過剰となる傾向がある．グラフト（人工血管）シャントも自己血管シャントに比べると血流量過剰となりやすい．

後者の"流出静脈が灌流しうる血流量"が減少する

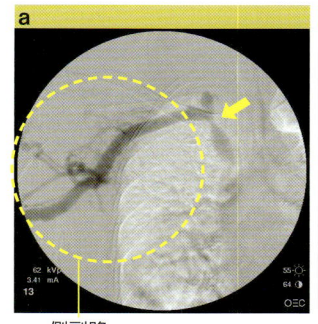

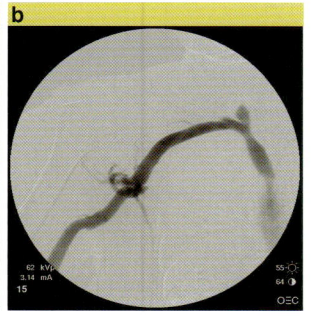

こととは，①流出路静脈本幹に狭窄・閉塞を生じること，および②順行性の側副血行路に十分な灌流能力がないこと，の2つがかかわっている．流出路静脈本幹に狭窄・閉塞を生じても，順行性の側副血行路があればシャント血流はそちらへ灌流されるため，流出静脈全体としての灌流能は保たれる．しかし，この側副血行路がもともと細い場合，あるいは側副血行路に狭窄や閉塞を生じた場合には，灌流能が不足して，流出静脈以外への"逃げ"が起こる（**図 8-51**）．狭窄・閉塞の原因は（流出路静脈本幹，側副血行路のいずれの場合も），シャント乱流による血管内膜の肥厚，穿刺・止血の影響などが考えられている．詳細については，「狭窄・閉塞」の項（p.145）を参照されたい．また，中心静脈（鎖骨下静脈や腕頭静脈など）の狭窄・閉塞は，カテーテル留置の既往，ペースメーカ留置，乳癌手術後などの場合に生じやすいとされている．

上記のとおり，静脈高血圧症例の大半はシャント血流量過剰となっているが，血流量が正常域であっても流出静脈の灌流能を超えれば静脈高血圧症となりうる．発症はあくまでも両因子の相対的バランスに依存していることに注意しなければならない．

2 症状

前述したように，静脈高血圧症の本態は，流出静脈が灌流しうる血流量をシャント血流量が上回ることにある．上回った分の血流は側副路へ流入して逆行性血流となり，腫脹・発赤などの症状を引き起こす．したがって，狭窄部の末梢側（上流側）に症状が出現する．

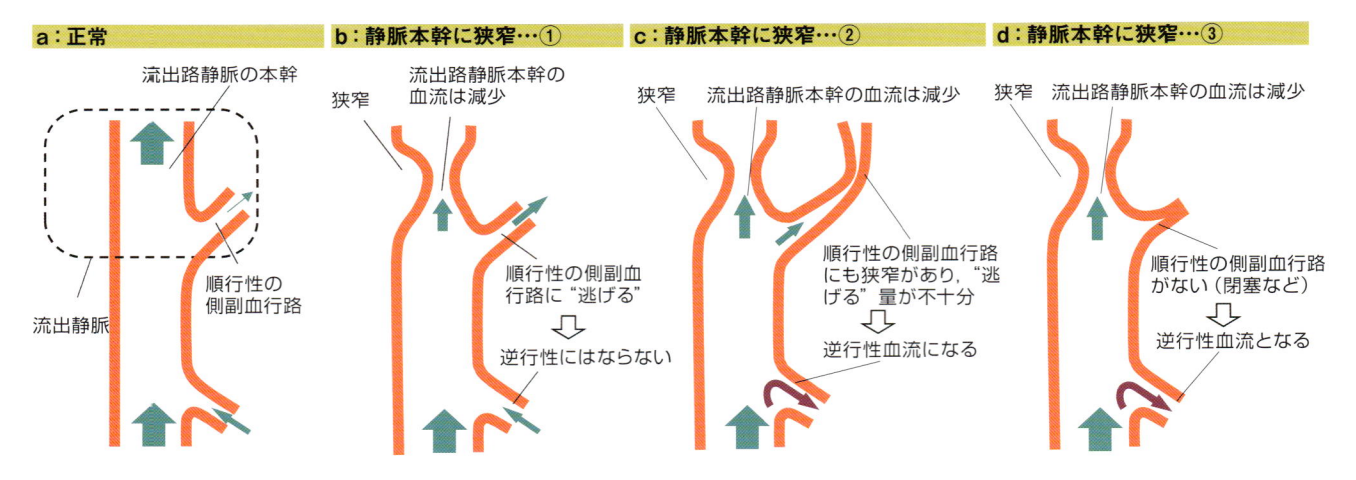

図 8-51 逆流発生の機序

a：正常
b：静脈本幹に狭窄…①
c：静脈本幹に狭窄…②
d：静脈本幹に狭窄…③

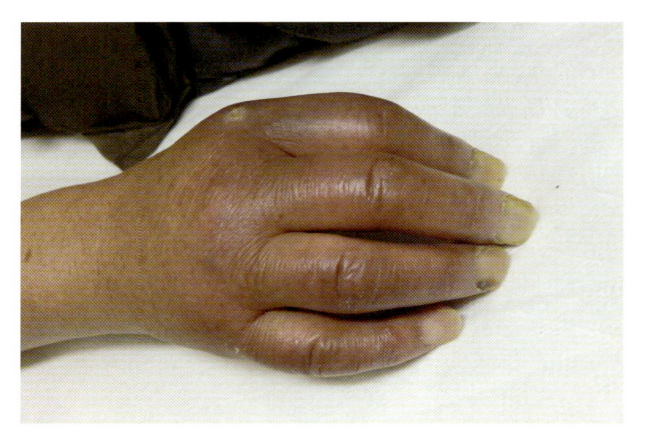

図 8-52 sore thumb syndrome

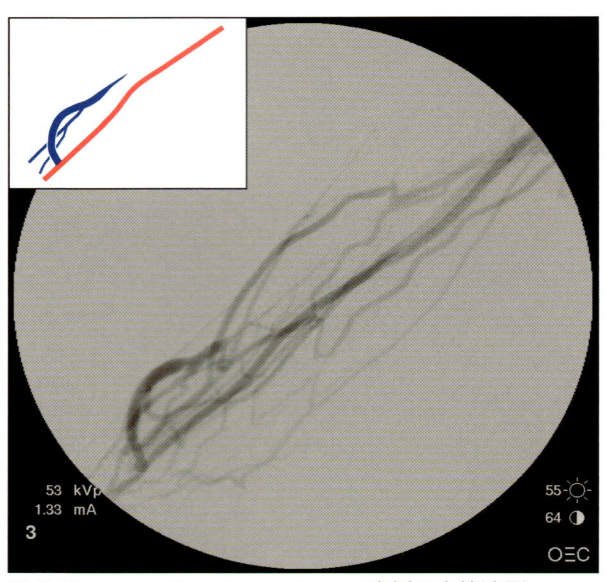

図 8-53 sore thumb syndrome 症例の血管造影

　中心静脈（鎖骨下静脈や腕頭静脈など）に病変がある場合は，シャント側の上肢全体に浮腫を生じて腫脹する．腫脹の程度がひどい場合は皮膚潰瘍ができる場合もある．また，シャント側の胸部の毛細血管の拡張や皮下静脈の怒張が著明となる．腕頭静脈や上大静脈に病変があって内頸静脈への逆流を生じた場合は，顔面の腫脹をはじめ，ほてり感・頭重感・頭痛・鼻出血・睡眠障害などを起こすことがある．外頸静脈への逆流を生じると，怒張した外頸静脈が視診で観察される．

　肘部から上腕の静脈の狭窄では，前腕のみが腫脹する．ただし，順行性の分岐血管や深部交通枝が比較的多い前腕の肘部近傍では，1カ所に狭窄があっても静脈高血圧症は起こしにくい．一方，鎖骨下静脈狭窄やシャント吻合部近くの狭窄では，順行性の分岐がほとんどない場合が多く，軽度の狭窄でも静脈高血圧症を呈しやすい．

　比較的末梢側の静脈に狭窄・閉塞を生じた場合は，手背部（特に母指側）の腫脹・発赤・疼痛が認められる．これは特に sore thumb syndrome と呼ばれる（**図 8-52, -53**）．

●文献
1) 橋本幸始ほか：静脈高血圧症．透析ケア，**15**（10）：1020～1023, 2009.

〔中山祐治〕

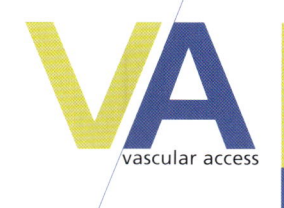

VA 8 合併症の診断における超音波検査

2 静脈高血圧症
②超音波検査

はじめに

静脈高血圧症は，流入血流量がドレナージ可能な容量を上回ることにより，血液がうっ帯し腫脹を呈するというのが特徴である．その発生原因は，静脈の狭窄や閉塞病変により血液が中枢側へ戻っていくルートが障害されることによるものと，バスキュラーアクセス（VA）の過剰血流（過大シャント）によるものとがあるが，大半は前者である．

1 検査の前に

超音波検査の前に，カルテなどにより必要事項を確認し，理学的観察を行う．なかでも視診が重要であり，シャント肢の腫脹の範囲や血管の怒張の観察は，超音波検査を行ううえで重要な情報となる．超音波検査に先立って行うべき確認事項を**表 8-3** に示す．

表 8-3 検査に先立って確認する事項
- 腫脹の程度とその範囲
- 表在血管の怒張の範囲と程度
- 逆流分枝血管の確認（特にソアサム症候群の場合は観察されることが多い）
- 発赤，潰瘍，皮膚のひび割れなどの有無
- 腫脹発生の時期
- 上肢全体の腫脹を認める場合は，頸部からの透析用留置カテーテルの挿入既往（留置カテーテル挿入により狭窄が発生するため）
- ペースメーカ移植の既往（リード線による狭窄が発生することがあるため）
- 乳癌手術の既往（腋窩リンパ節郭清によるリンパ浮腫の可能性があるため）

2 超音波検査

静脈高血圧症に対する超音波検査においても，通例どおり機能評価を行い，血液がどの程度流れているかを把握する．次に，形態評価にて血管走行全体を把握し，静脈高血圧症の原因となる狭窄や閉塞病変の検索と評価を行う．

1 観察のポイント

腫脹の原因となっている静脈の逆流分枝と，逆流発生の原因となっている狭窄や閉塞病変の検索により，ほぼ診断が可能である．一般的には狭窄や閉塞病変部より末梢に腫脹を呈するため，腫脹や表在血管の怒張の範囲を十分に観察し，病変部の位置を推測したうえで検査を行うことにより，診断能力の向上や検査の効率化を図ることができる．

2 さまざまな静脈高血圧症と超音波検査による診断

①ソアサム症候群（sore thumb syndrome）

母指を中心とし，手背に腫脹を呈する静脈高血圧症をソアサム症候群という．手背側から橈側皮静脈に合流する分枝血管に血液が逆流し，手背が腫脹を呈する場合や（**図 8-54**），手首付近で側々吻合にて自己血管内シャント（AVF）を作製した際に，吻合部より末梢の静脈へ血液が逆流し，手背が腫脹を呈する場合などがあるが，頻度は前者のほうが多い．前者は，母指に限らず手背全体が腫脹することが多く，後者は母指を中心に腫脹を認める．腫脹を呈する部位は，逆流する分枝血管の走行により異なる．

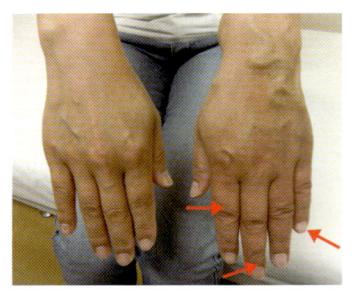

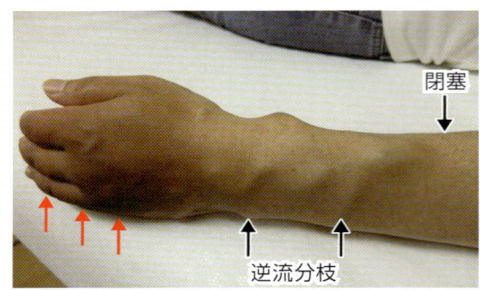

図 8-54　手背・指先に腫脹を認める（→）
橈側皮静脈の慢性完全閉塞により手背側の分枝血管（→）に血液が逆流した症例（sore thumb症候群）

MEMO
ソアサム症候群とは，sore（ひりひりする），thumb（母指）から由来しており，母指周囲の腫脹による疼痛を生じることからこの名称がついた．

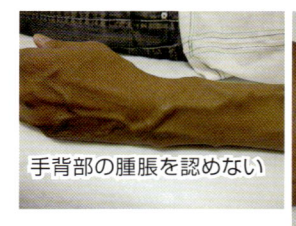

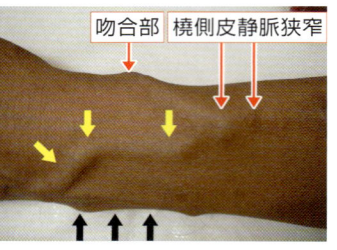

図 8-56　橈側皮静脈に合流する分枝血管へ血液が逆流し，著明な発達を認めるが（→），中枢へ戻るルートがあるため（→），手背の腫脹を認めない

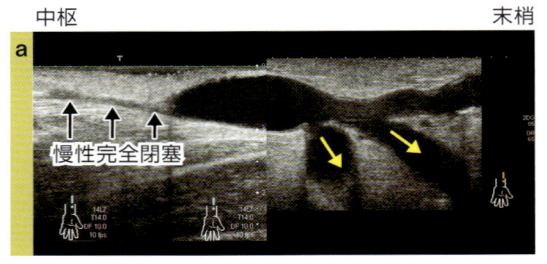

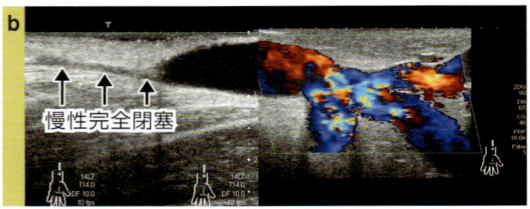

図 8-55　図 8-54 で示した症例の超音波画像
本幹静脈が閉塞し，手背側の分枝血管に逆流する様子が観察される（→）

超音波検査における観察ポイントは，手背側の分枝血管や吻合部から末梢へ血液が逆流していることをカラードプラにて観察し，逆流の原因となっている狭窄や閉塞病変を検索することである（図 8-55）．手背側の分枝血管への逆流が著明であっても，中枢へ戻るルートが確保されている場合は，静脈高血圧症とはならない（図 8-56）．図 8-56 のような症例では，逆流する分枝血管を圧迫して上腕動脈血流量を測定すると，本幹静脈である橈側皮静脈へ流れる血流量の推定がおおむね可能である（図 8-57）．

②側々吻合による静脈高血圧症

側々吻合よってVAが作製された場合は，吻合部より中枢側の静脈の狭窄や閉塞病変が発生した際に，吻合部から末梢の静脈への逆流量が増加し，静脈高血圧症状を呈することがある．吻合部より末梢に腫脹を認める場合には，動静脈の吻合形態の観察も必要である．図 8-58 の症例は，上腕動脈と肘正中皮静脈を側々吻合したAVFである．吻合部より中枢の静脈が完全閉塞し，血液が末梢のみに流れたために静脈高血圧症となった．

③前腕部の静脈高血圧症

前腕部全体が腫脹していれば，肘関節部～上腕部の静脈に狭窄や閉塞病変が存在していることが多い．図 8-59 の症例は，前腕ループ型の人工血管内シャント（AVG）で，前腕部の腫脹と発赤を呈している（図 8-59-a）．超音波検査において流出路静脈に狭窄が認められ，静脈側吻合部から末梢へ血液が逆流している様子がカラードプラにて観察された（図 8-59-b）．本症例は，流出路静脈狭窄に対して経皮的血管形成術（PTA）が施行され，5日後には腫脹はほぼ消失した（図 8-60）．

AVGの超音波検査において，流出路静脈に狭窄を認めた場合は，吻合部から末梢の静脈への逆流の有無をカラードプラにて確認する必要がある．

④中心静脈領域の病変による静脈高血圧症

上肢全体に腫脹を認めた場合は（図 8-61-a），腋窩静脈より中枢の鎖骨下静脈や腕頭静脈に狭窄や閉塞病

2. 静脈高血圧症

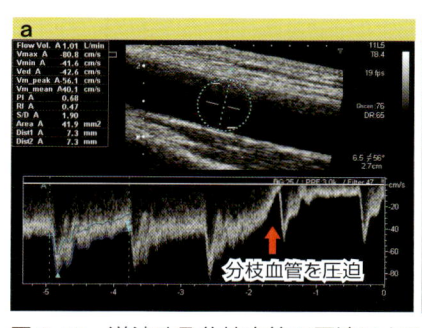

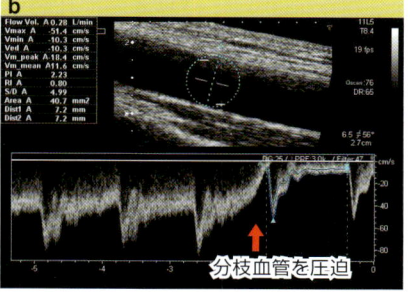

図 8-57　逆流する分枝血管の圧迫による上腕動脈血流量の変化
a：分枝血管を圧迫していないときの上腕動脈血流量（この症例では1,010ml/min）
b：分枝血管を圧迫したときの上腕動脈血流量（この症例では280ml/min）

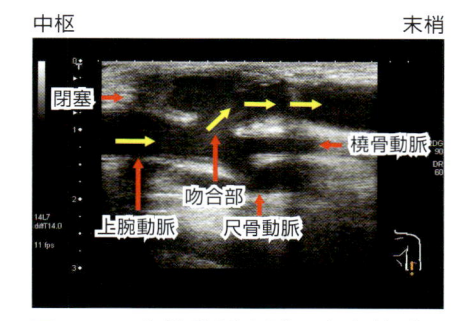

図 8-58　上腕動脈と肘正中皮静脈を側々吻合した AVF
吻合部より中枢の静脈が完全閉塞し、血液が末梢のみに流れたために静脈溝高血圧症状を呈した

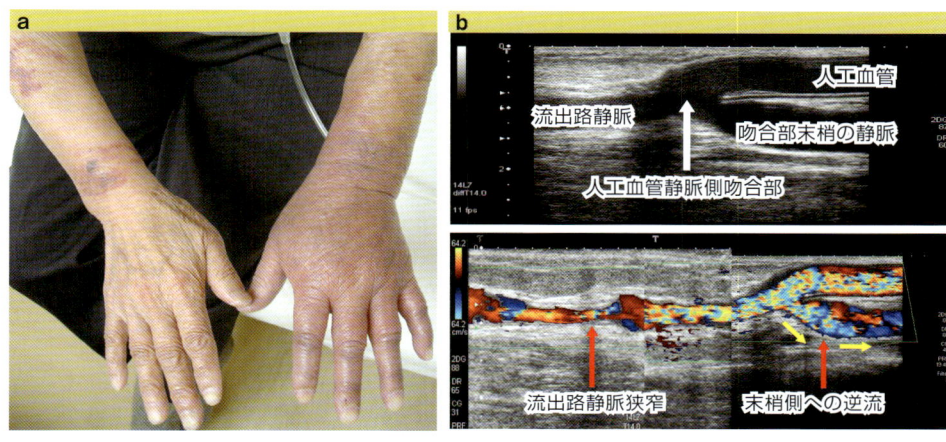

図 8-59　前腕ループ型 AVG 症例
a：前腕部の腫脹・発赤を認める
b：人工血管の流出路静脈の狭窄により末梢静脈への逆流を認める（⇨）

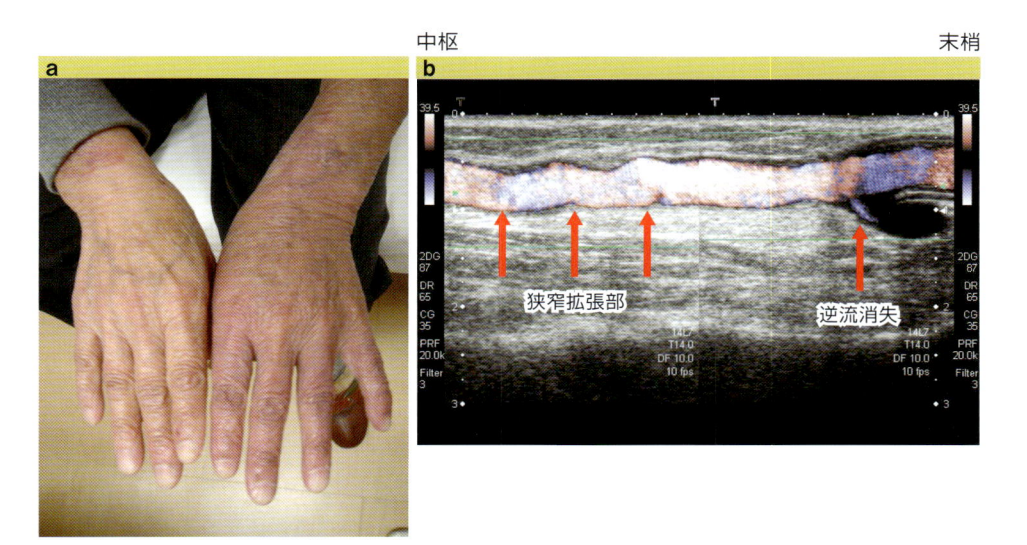

図 8-60　図 8-58 で示した症例の PTA 施術 5 日後
a：シャント肢の腫脹はほぼ消失している
b：流出路静脈の狭窄も解除され、末梢静脈への逆流もほとんど認めない

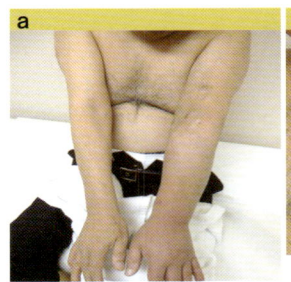

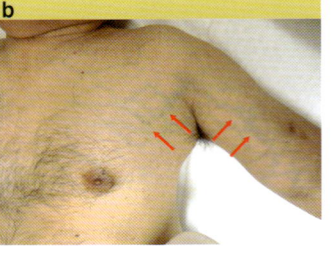

8：合併症の診断における超音波検査

図8-61
a：上肢全体に腫脹を認める
b：上腕〜前胸部に表在血管の著明な怒張を認める（→）

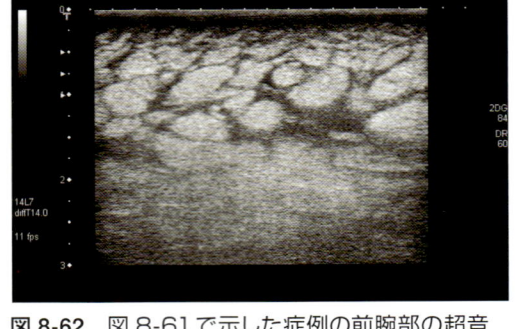

図8-62 図8-61で示した症例の前腕部の超音波断層像
前腕腫脹部は敷石状の浮腫像を認める

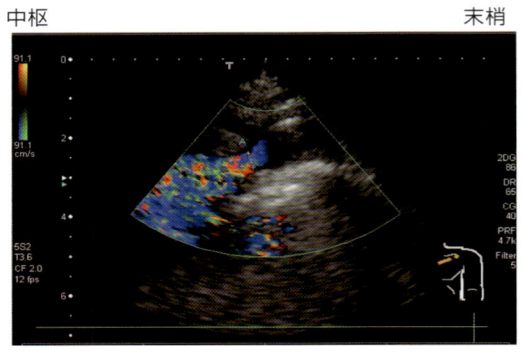

図8-63 図8-61で示した症例の超音波画像
鎖骨下静脈に高速血流を示す狭窄病変を認めた

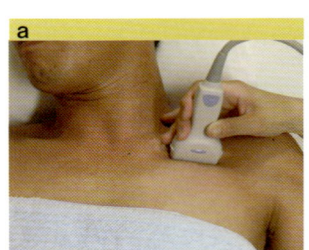

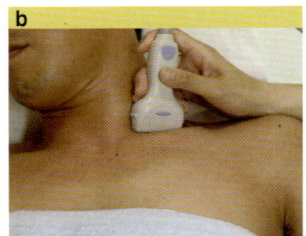

図8-64 中心静脈の描出方法
a：第1肋間からのアプローチ
b：鎖骨上窩からのアプローチ

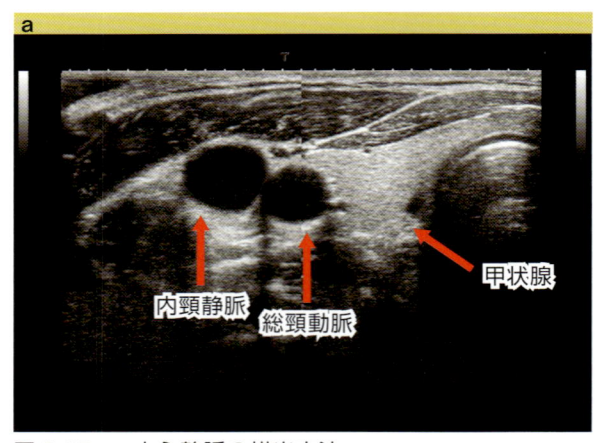

図8-65 中心静脈の描出方法
a：内頸静脈の短軸像
b：鎖骨下静脈と内頸静脈の合流部

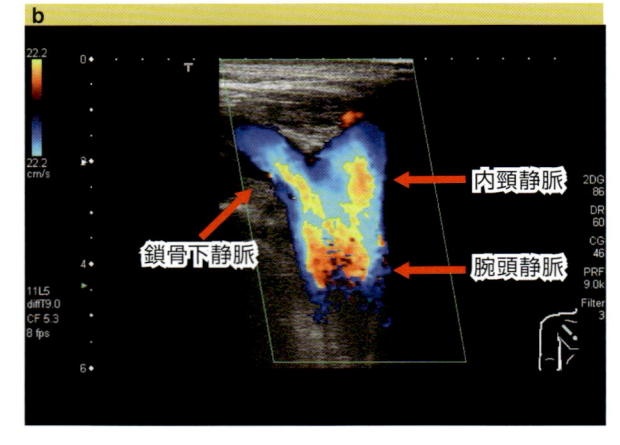

変が存在し，上腕〜前胸部の表在血管の怒張が著明になる（図8-61-b）．腫脹を呈する部位は，超音波断層像において敷石状の浮腫像が観察される（図8-62）．本症例は，中心静脈領域を観察したところ鎖骨下静脈に狭窄病変を認めた（図8-63）．

＜中心静脈領域の観察＞

中心静脈領域（鎖骨下静脈や腕頭静脈）の観察は，血管走行が深いため機器設定や使用するプローブの変更が必要となり，走査もやや熟練を要する．鎖骨下静脈の観察は，cephalic archの合流部とその数cm中

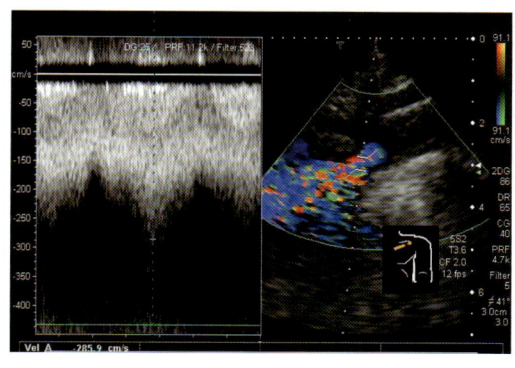

図8-66 図8-61で示した症例の狭窄病変部の血流速測定
画面はセクタ型プローブを用いてパルスドプラにて流速を測定している

表8-4 中心静脈における超音波検査の狭窄病変の特徴[1]

	狭窄なし	相対的狭窄 過大シャント	絶対的狭窄
Bモード			
血管腔	保たれている	保たれている	狭小化
異常エコー	なし	なし	あり
カラードプラ	乱流なし	乱流なし	乱流あり
パルスドプラ			
最高血流速度	ほとんど 1m/s未満	上昇 1m/s以上	上昇 1m/s以上
血流波形	2峰性	2峰性	1峰性
呼吸性変動	あり	あり	消失

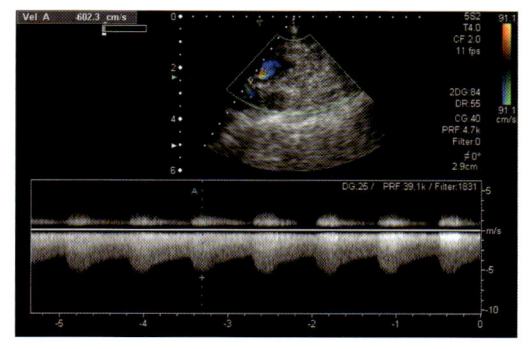

図8-67 鎖骨下静脈の高度狭窄病変
連続波ドプラにて6m/sの高速血流を検出した

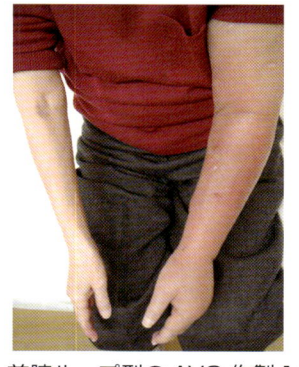

図8-68 前腕ループ型のAVG作製1ヵ月後
上肢全体に浮腫が強く，静脈高血圧様症状を呈する

枢までは，第1肋間からの観察が可能であるが（**図8-64-a**），それより中枢は鎖骨上窩からのアプローチが必要となる（**図8-64-b**）．また，鎖骨上窩からのアプローチにおいては，リニア型プローブでは観察困難な場合が多く，セクタ型やマイクロコンベックス型を使用する．

鎖骨下静脈から腕頭静脈への移行部の描出は，内頸静脈からのアプローチが有用である．内頸静脈を短軸像で描出し，そのまま心臓側へスライドさせ，プローブを体幹側へ扇動させると鎖骨下静脈との合流部が描出される（**図8-65**）．

中心静脈領域における断層像は不明瞭な場合が多く，カラードプラをガイドとして血管走行の把握や病変の検索を行う．しかし，閉塞病変が存在すると血流シグナルは著明に弱くなり血管走行の把握が困難な場合も多い．また，狭窄や閉塞病変の近傍には発達した側副血行路が多数存在するため，目的とする血管と見誤ることがあり慎重な観察を要する．

腕頭静脈に狭窄や閉塞病変が存在した場合は，血液が内頸静脈へ逆流することが多く，鎖骨下静脈の病変ではこの逆流はほとんど認められない．よって，内頸静脈の血行動態の観察は，腕頭静脈病変の副所見となる．

＜中心静脈領域の狭窄病変の評価＞

中心静脈領域における狭窄病変は，断層像が不明瞭なため狭窄径の計測は困難な場合が多く，病変部の高速血流を検出し，流速を測定することにより評価を行う（**図8-66**）．

中心静脈領域に対する超音波検査の報告は少なく，今後の検討課題も多い．真崎らは，中心静脈領域に狭窄を認めない症例は，ほとんどが流速は1m/s未満であり，血流速波形は2峰性を示し，相対的狭窄症例や過剰血流の症例は，流速が1m/s以上となるが血流速波形は2峰性のままであるとしている．一方，腫脹を伴い絶対的な狭窄病変を有する症例においては，流速が1m/s以上となり血流速波形が1峰性となると報告している（**表8-4**）[1]．高度な狭窄病変では，4〜6m/sと非常に高速な血流を認める場合もあり，セクタ型プ

ローブの連続波ドプラを用いて流速を測定する必要がある（**図 8-67**）．

3 静脈高血圧様症状

ePTFE（expanded polytetrafluoroethylene）製人工血管を用いたAVGを作製すると，術後早期に静脈高血圧様症状の浮腫を呈する（**図 8-68**）．通常は術後数週間が腫脹のピークで，1～2カ月後にはほぼ消失するが，個人差も大きい．超音波断層上は**図 8-62**と同様の浮腫像を認め，静脈高血圧症との区別は困難なため，超音波検査の前にAVG作製の有無と作製時期の確認は必須である．

4 機能評価

静脈高血圧症を呈するVAは，AVF・AVGともに，血流量が1,000 ml/min 以上と，高血流量の症例が多い．血流量は，過大シャントによる静脈高血圧症の診断に有用な指標となる．また，静脈高血圧症の治療として，動脈や静脈の絞扼術や縫縮術を行う場合もあり，術前・術中・術後のモニタリングには血流量がよい指標となる．

まとめ

静脈高血圧症に対する超音波検査は，VAの血行動態と狭窄や閉塞病変の検出により診断が可能である．しかし，腫脹や側副血行路の発達により血管走行・血行動態などの把握が困難な場合も少なくない．また，中心静脈領域の観察には適正な機器設定，プローブの選択，走査テクニックが必要となる．よって，超音波診断装置の限界や検者の技量も考慮し，観察条件が不良な場合には，超音波検査にこだわることなく，最終的な診断は血管造影検査や3D-CTなど他の検査に委ねることが必要である．

●文献
1) 真崎優樹ほか：腋窩静脈より中枢病変（狭窄）観察における体表面エコーの初期経験．腎と透析66巻別冊アクセス2009，141～142，2009．

〔山本裕也〕

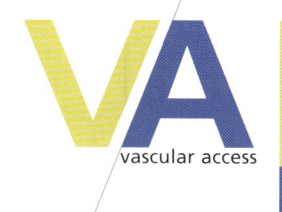

VA 8 合併症の診断における超音波検査

3 瘤
①病態と症状

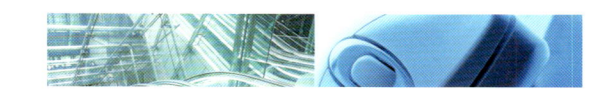

はじめに

血管アクセスの瘤としては，自己血管内シャント・人工血管内シャントにできた瘤，表在化動脈瘤があげられる．

以下，それぞれの病態と症状について述べる．

1 病態

1 自己血管内シャントの瘤

自己血管内シャント（AVF）は，自己動脈と自己皮静脈で形成されたシャントである．形成された瞬間からシャント化された動静脈の環境は変化するが，圧倒的に静脈側の変化のほうが大きくなる．もともと，健常な末梢静脈の静脈圧は数mmHgとされている．シャント化された静脈には，吻合された直後から動脈圧が常にかかることになる．

瘤化の原因の1つめは，この動脈圧による静脈壁の加圧・過伸展である．静脈壁の伸展性が良好な場合は，時間の経過とともに静脈が太く膨隆するようになる．吻合部を起点として上腕，場合によっては中心静脈まで著しい静脈の怒張・膨隆を認めるのは，多くはこのタイプの静脈である．

このタイプの瘤は，シャントが過大シャントの状態を呈している場合がほとんどである．シャントには狭窄を認めないか，または静脈弁部分・分枝部分に軽度の狭窄を認める．そのため，ソーセージ様の外観を呈することがある．シャント自身の内圧はそれほど高くなく，圧迫するとへこむ（図8-69）．

2つめの原因は，シャント化された静脈に吻合部から数cm以上離れた部位に狭窄を形成する場合である．この場合は，車にたとえると高速道路の事故渋滞のような状態である．狭い出口に車（血液）が集中するため，出られない車（血液）で渋滞が発生している状態である．途中にインターチェンジ（分枝）がなければ，全体が瘤状に膨隆する．分枝があれば，その枝を逆流し，静脈高血圧症を併発することがある．

このタイプの瘤は内圧が高く，圧迫でへこまないことが多い．また，吻合部瘤を形成することが多く，吻合部瘤は異所性石灰化の好発部位のためエコーでその詳細を把握するのがきわめて困難なことが多いのが特徴である（図8-70）．

3つめの原因は，シャント穿刺部にできた穿刺による瘤である．これは，傷ついた血管壁が脆弱となり皮下

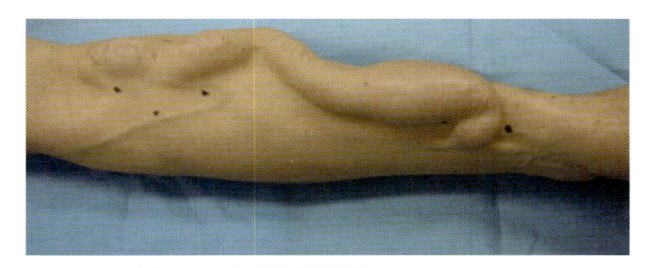

図8-69 瘤化シャント（過伸展型）

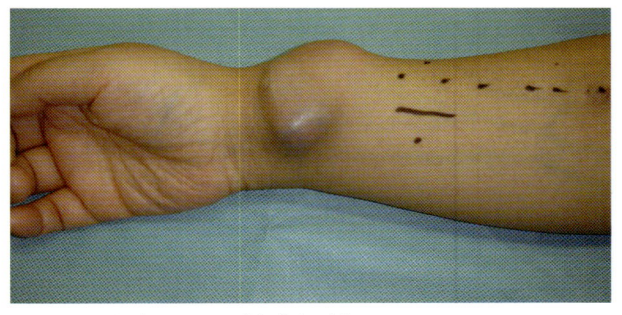

図8-70 瘤化シャント（吻合部瘤）

8：合併症の診断における超音波検査

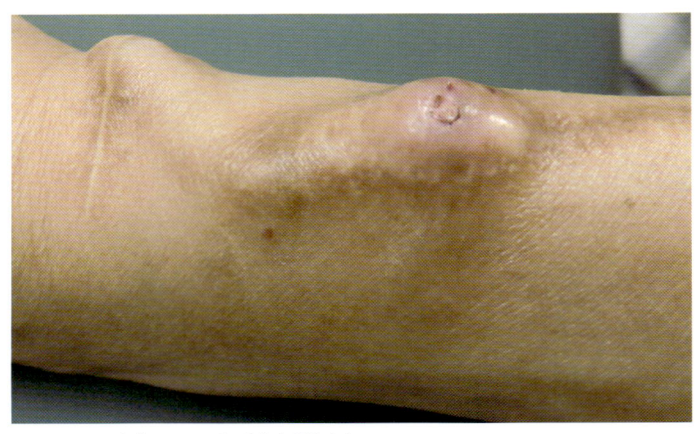

図 8-71　瘤化シャント（穿刺部瘤）

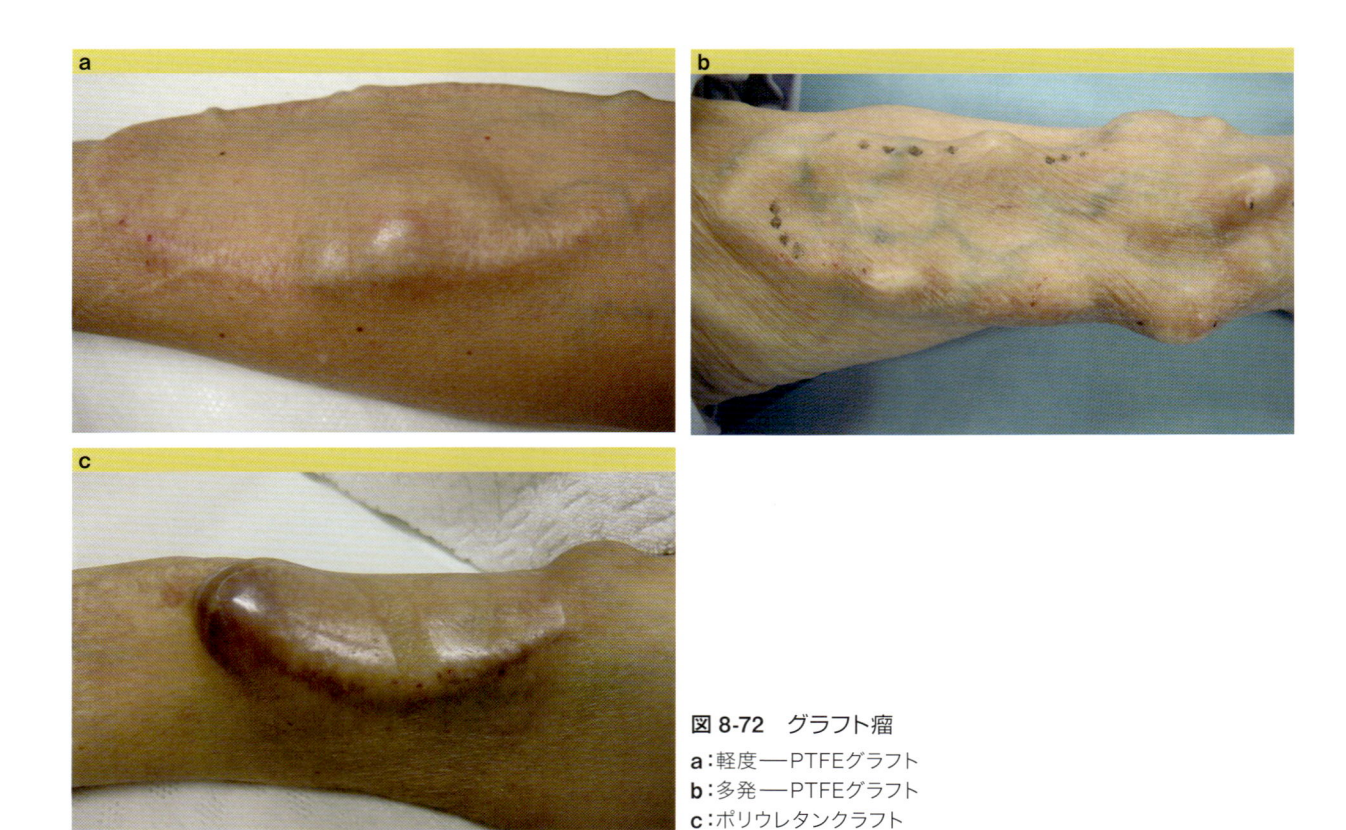

図 8-72　グラフト瘤
a：軽度──PTFEグラフト
b：多発──PTFEグラフト
c：ポリウレタングラフト

組織へ膨隆するかたちをとる（図 8-71）．

2　人工血管内シャントの瘤

　人工血管内シャント（AVG）の瘤は，そのほとんどが穿刺・止血のトラブルにより発生する．成因は，人工血管の比較的近い部分を何回も穿刺することによる．瘤形成の過程は，同じような部位を穿刺し続けることにより穿刺孔が大きくなり，人工血管より血液が皮下に噴出し続け，血管と皮下組織との間に瘤が形成される．成因として問題となるのは，穿刺・止血の過程と，人工血管と皮下組織との癒着の程度である．皮下組織と人工血管の間は，比較的しっかりと癒着している人から，ほとんど癒着していない人まで，個人差がある．人工血管の素材としてはポリウレタングラフトで巨大瘤の発生が多いようである．これは，ポリウレタン人工血管は皮下組織と癒着を形成しにくい構造となっているからである（図 8-72）．

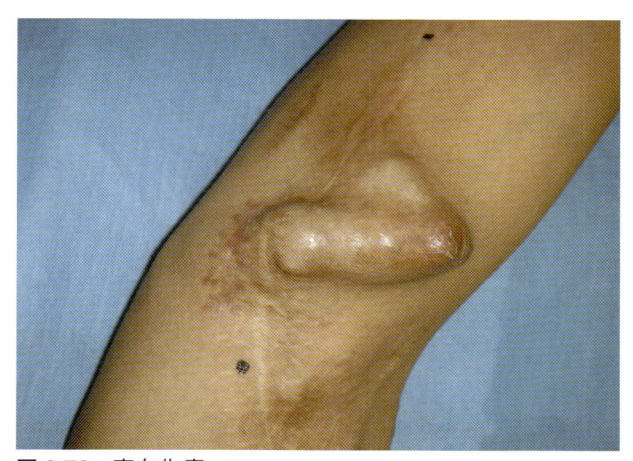

図 8-73　表在化瘤

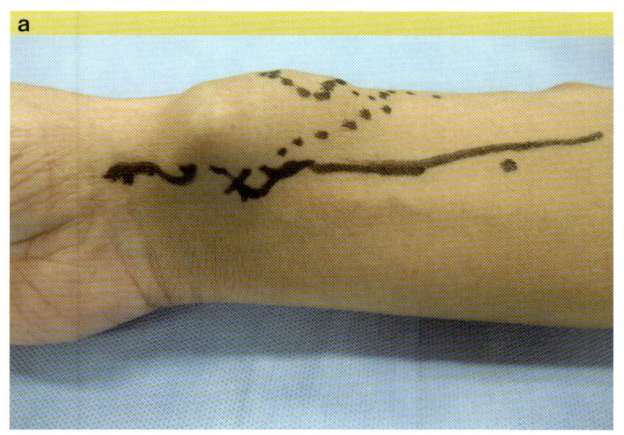

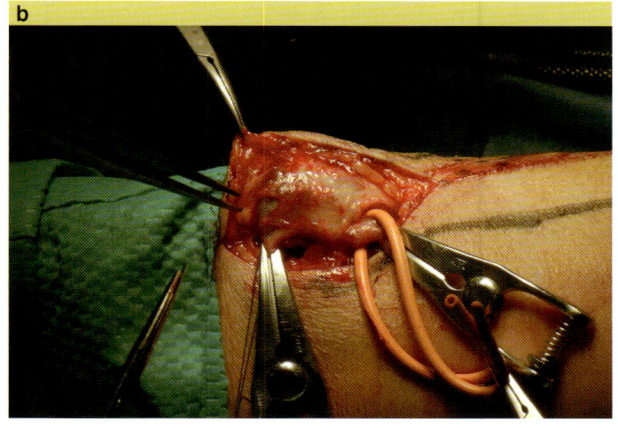

図 8-74　外科手術
a：術前エコーで瘤と流入動脈・流出静脈の関係を皮膚にマークした様子
b：術中写真（同一症例）

3 表在化動脈の瘤

　表在化動脈も，人工血管内シャント同様に瘤の成因のほとんどが穿刺・止血のトラブルによる．ただ，瘤の形態は，人工血管内シャントが皮下組織で裏打ちされた仮性瘤であるのに対して，表在化動脈は血管壁に裏打ちされた仮性瘤の状態がほとんどである（**図 8-73**）．

2 症状

　自己血管内シャント・人工血管内シャント・表在化動脈ともに，瘤は当然ながら血管の膨隆・突出を愁訴とする．その他の症状としては，穿刺困難・止血困難・疼痛であり，特に急速な瘤の増大や皮膚の光沢の出現も重要な所見である．これらの状態を認めれば，比較的早急に外科的な治療を要する．術前のエコーでは，瘤に連続する動静脈をあらかじめ同定することにより手術の一助にすることができる（**図 8-74**）．

〔中村順一〕

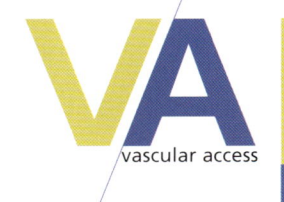

VA 8 合併症の診断における超音波検査

3 瘤
②超音波検査

1 超音波検査の前に

超音波検査の前に必ず理学的観察を行う．視診にて，瘤の大きさ，色調の変化，皮膚の光沢の有無を観察する．瘤の増大に伴い，皮膚が菲薄化し，色調が変化したり光沢を帯びた場合は，切迫破裂の危険があるため注意が必要である．次に，触診にて血管内圧の確認を行うが，疼痛を訴える場合もあるので注意を要する．また，感染を伴っている場合は切迫破裂の危険があるため，むやみに触れないほうがよい（**図 8-75**）．

2 超音波検査

瘤における超音波検査においても通例どおり機能評価を行い，血流がどの程度流れているかを把握し，次に形態評価にて血管走行全体を観察し，瘤発生の原因となる狭窄や閉塞病変の検索とその評価を行う．

1 瘤の評価

瘤に対する観察ポイントは，全体の大きさ，内腔の大きさ，血管壁と皮膚の厚さ，石灰化の有無，壁在血栓の有無を観察し，カラードプラやパワードプラにより内部血流の有無を観察することである（**図 8-76**）．経験的には，血管壁から皮膚までの厚さが1mm未満の場合は，菲薄化がさらに進行すると切迫破裂の危険があるため，注意深い観察が必要である（**図 8-77**）．

自己血管内シャント（arteriovenous fistula；AVF）の吻合部瘤は石灰化を伴うことも多く，瘤内部の観察が困難な場合がある（**図 8-78**）．ただし，石灰化が高度な場合は，急激な増大や切迫破裂の危険性は少ない．また，石灰化や壁在血栓により穿刺困難になる場合もあるため，瘤内部の観察は重要である．仮性瘤に対しては，開口部の大きさを計測することにより，手術の際に有用な情報となる（**図 8-79**）．

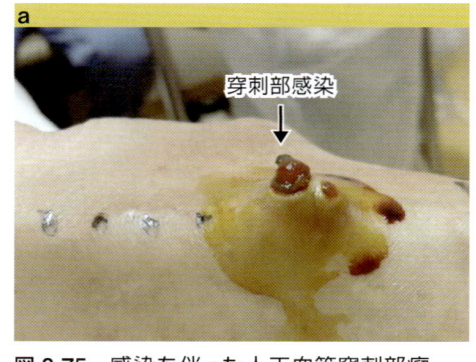

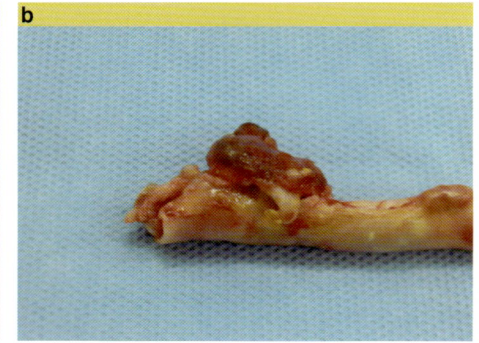

図 8-75　感染を伴った人工血管穿刺部瘤
a：穿刺部から感染巣と思われる組織が突出している．血流に合わせて拍動しており，切迫破裂の危険性が高い
b：摘出した人工血管．人工血管は瘤化し，その上に感染を伴っている

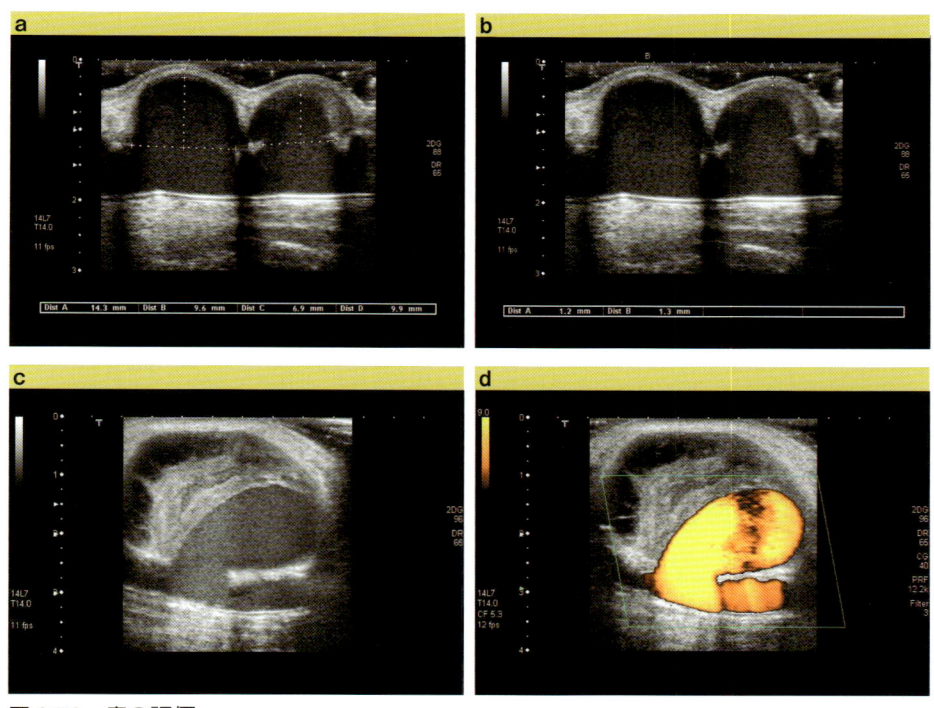

図 8-76　瘤の評価
a：瘤の大きさの計測，b：壁厚の計測，c：瘤内部に壁在血栓を認める，d：パワードプラによる内部血流の確認

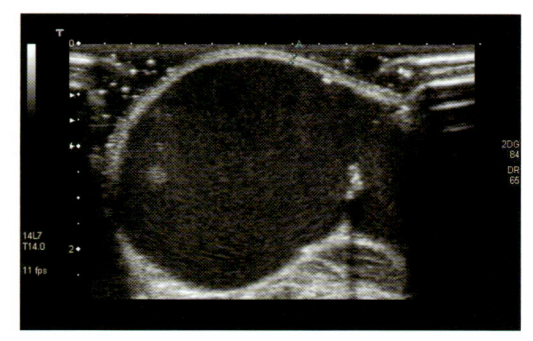

図 8-77　壁が菲薄化した AVF 吻合部瘤
最小壁厚は0.8mmであった

2　原因検索

　瘤の発生原因を検索することが，その後の治療方針の決定に有用な情報となる．血管内圧の上昇により発生した場合は，瘤の中枢に狭窄や閉塞病変が存在している可能性が高く，その病変の検索と評価を行う．
　高血流量の VA において明らかな狭窄を認めない場合は，過剰血流によるものの可能性が高い．そのほかに，頻回の穿刺で血管壁が脆弱になり発生するものや，静脈の進展性がよいことなど，さまざまな要因が混在していることも多く，超音波検査の際は発生要因を念頭に置きながら検査を行う必要がある．

3　さまざまな瘤

① AVF の吻合部瘤

　AVF の吻合部瘤は比較的発生頻度が高く，年単位で徐々に増大する場合が多い（**図 8-80-a,-b**）．急激な増大，疼痛，感染，美容的観点などにより切除術を行う場合もある．そのような場合には，吻合部に流入出する動脈と瘤の位置関係を観察し，シェーマを描くと，手術の際に有用な情報となる（**図 8-80-c**）．
　まれに，閉塞した VA の吻合瘤が突如として増大や疼痛を起こすこともある（**図 8-81**）．

②穿刺部に発生した瘤

　頻回の穿刺により血管壁が脆弱になり瘤化する．穿刺部瘤においては，血栓や石灰化などにより穿刺困難となる場合があるため，超音波検査による瘤内部の詳細な観察が有用である．また，穿刺部は血管壁の脆弱化や菲薄化，血管内圧の上昇などにより止血困難になる場合もある．

AVF：

　図 8-82 は，AVF の脱血穿刺部に発生した瘤である．超音波断層像において壁不整があり，臨床症状として止血時間の延長を認めた．**図 8-83** は，直近の 1 カ月程

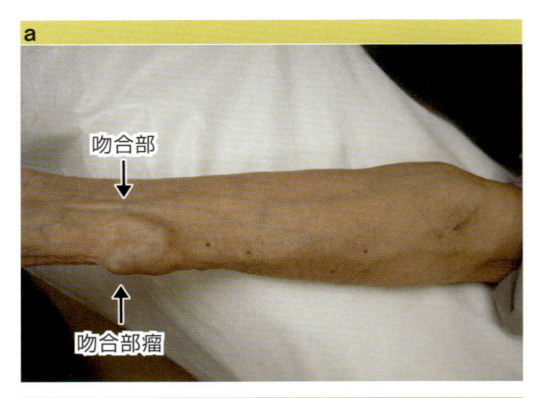

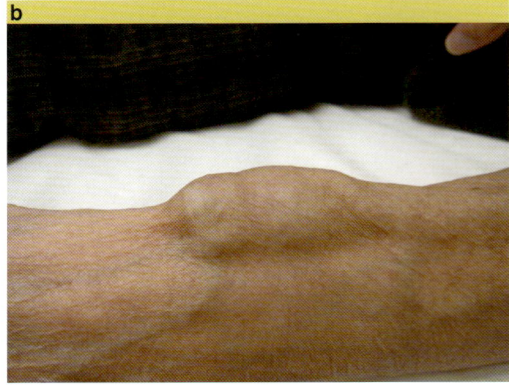

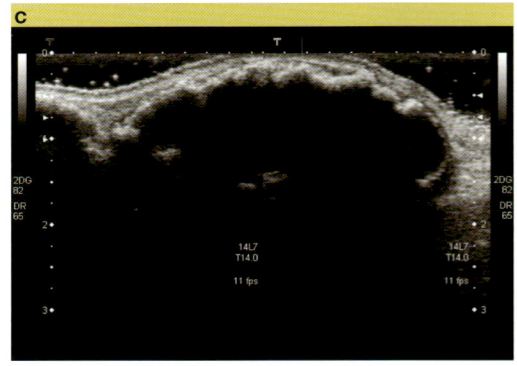

8：合併症の診断における超音波検査

図 8-78　石灰化を伴った AVF 吻合部瘤
a，b：吻合部に瘤の形成を認める．触診上は非常に硬い．
c：超音波断層像では，きわめて高度な石灰化により瘤内部の観察が困難であった

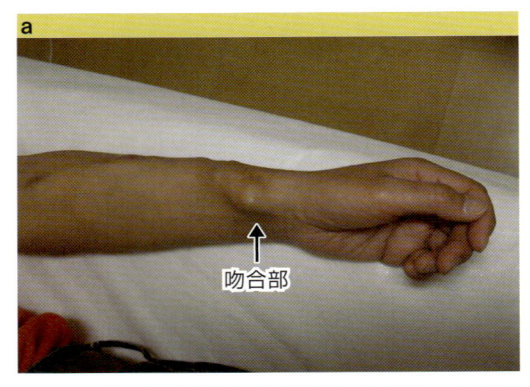

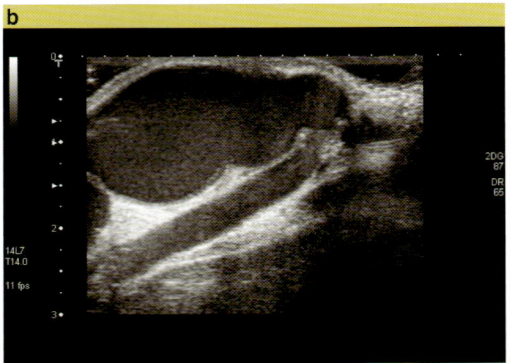

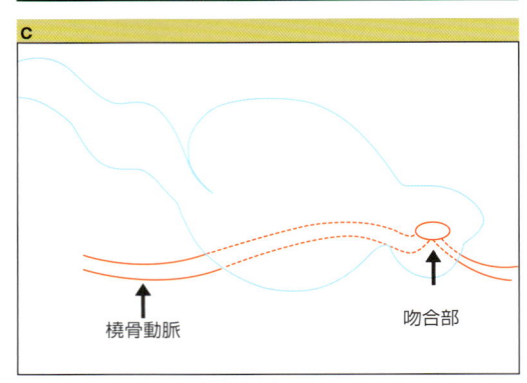

図 8-80　AVF の吻合部瘤
a：吻合部瘤
b：吻合部瘤の超音波断層像
c：吻合部のシェーマ．吻合部瘤と流入出する動脈の位置関係を記載する

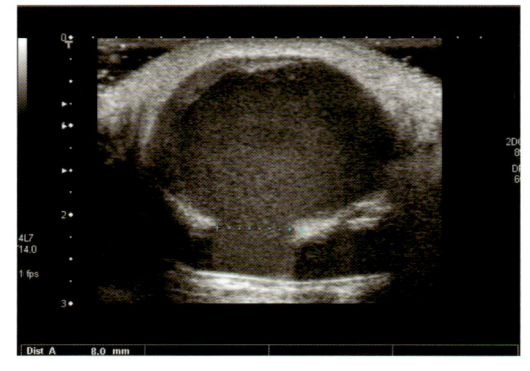

図 8-79　人工血管穿刺部に発生した仮性瘤の開口部の計測

度で急激に増大した旧穿刺部に発生した瘤である．本症例は中枢側に狭窄と閉塞病変が存在しており，血管内圧の上昇が瘤増大の要因と考えられた．

AVG：

　AVG は，穿刺や止血のミス，再出血などにより仮性瘤を形成することがある（**図 8-84**）．**図 8-85** は，ピンホール状の穿孔部から血液の流出を認めた初期の仮性瘤である．同一部位の穿刺や血管内圧などの影響により，穿孔部が拡張し巨大な仮性瘤を形成する（**図 8-86-a,-b**）．穿刺針を深く刺しすぎたために人工血管の後壁を貫き，仮性瘤を形成する場合もある（**図**

3. 瘤

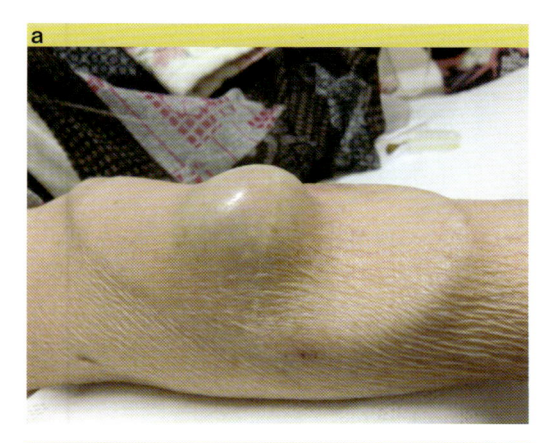

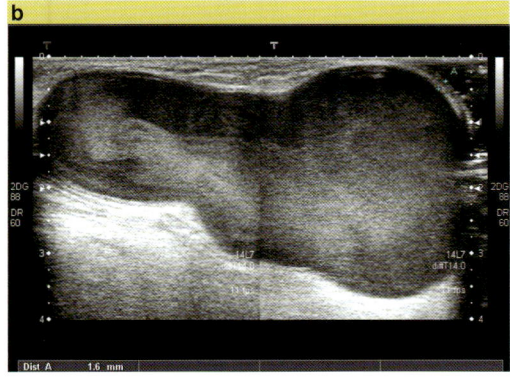

図 8-81 AVF 吻合部瘤の増大
a：以前使用していたAVF吻合部瘤が増大した症例（現在のVAは前腕ループ型のAVG）
b：瘤内部は，もやもやエコーで渦を巻くように瘤内への血流が確認された

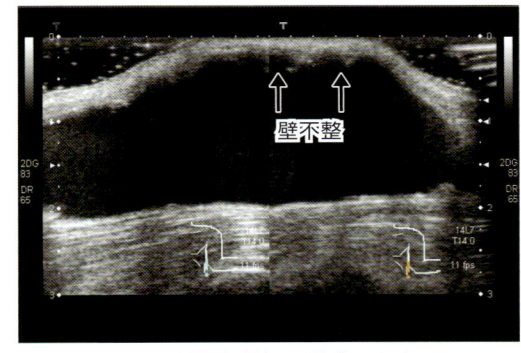

図 8-82 AVF 脱血穿刺部に発生した瘤
血管前壁は穿刺により不整であった．臨床症状としては止血時間の延長を認めた

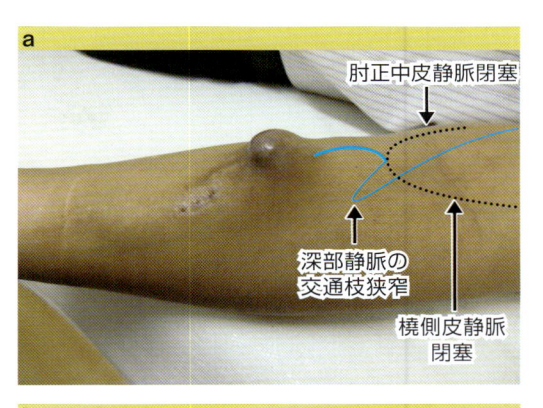

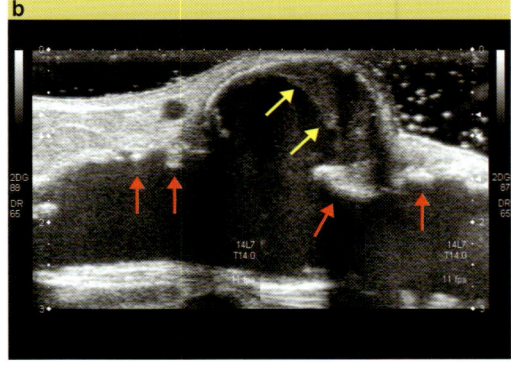

図 8-83 旧穿刺が急速に拡大した瘤
a：肘正中皮静脈と橈側皮静脈が閉塞し，メインルートである深部静脈交通枝に狭窄を認めた
b：瘤内部は壁在血栓を認めた（⇒），また，石灰化（→）によるacoustic shadowを認めた

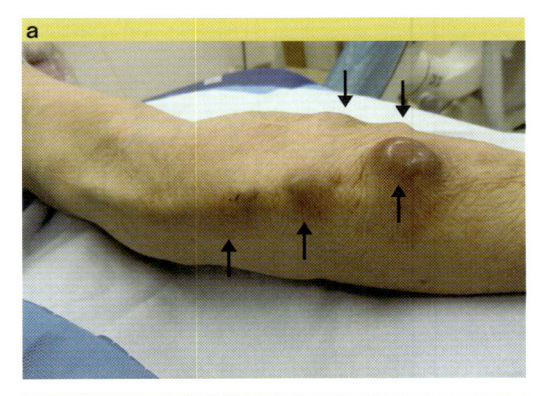

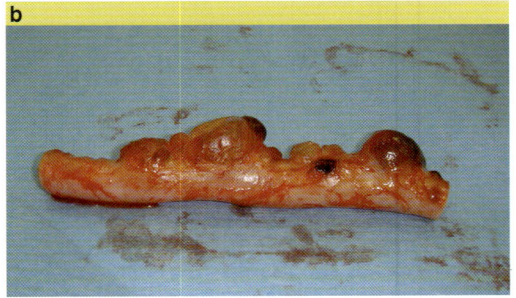

図 8-84 前腕ループ型 AVG に発生した瘤
a：多発性の人工血管穿刺部瘤（→）
b：摘出された人工血管

8-87-a,-b）．
　仮性瘤が巨大化した場合や穿刺部が確保できなくなった場合などは，新たな人工血管で部分置換術やバイパス術を行う．

動脈表在化：
　図 8-88 は，表在化した動脈の穿刺部瘤で，臨床症状として穿刺困難を認めた症例である．超音波断層像

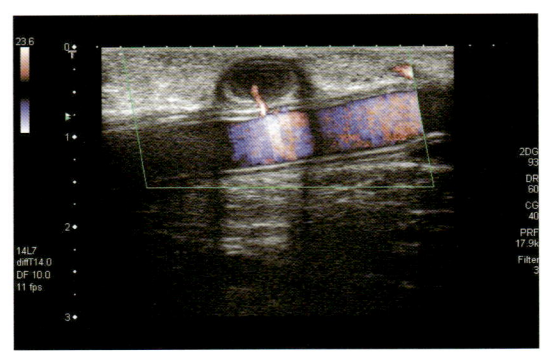

図 8-85　人工血管穿刺部から発生した初期の仮性瘤

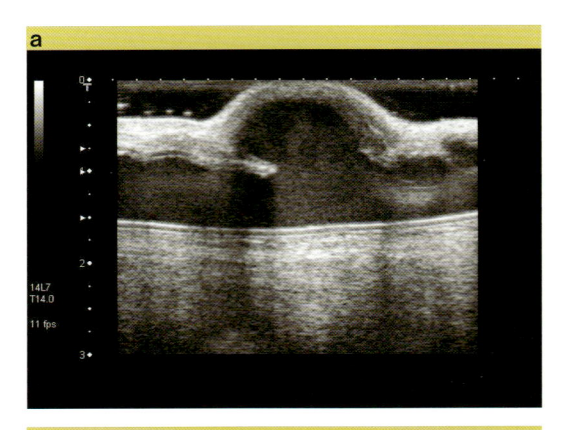

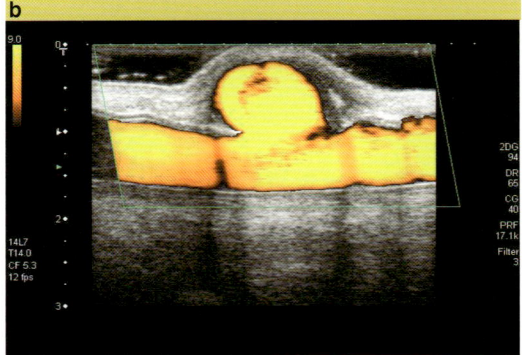

図 8-86　人工血管穿刺部瘤
a：人工血管仮性瘤の穿孔部が拡張し増大
b：パワードプラ画像

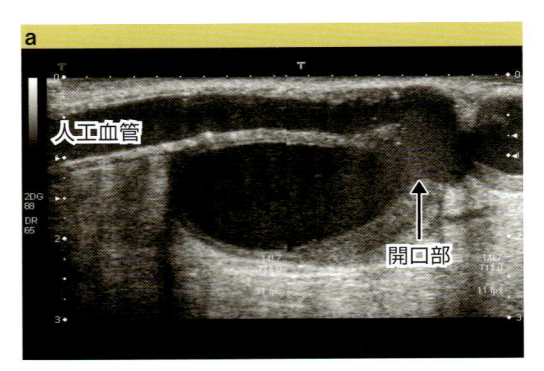

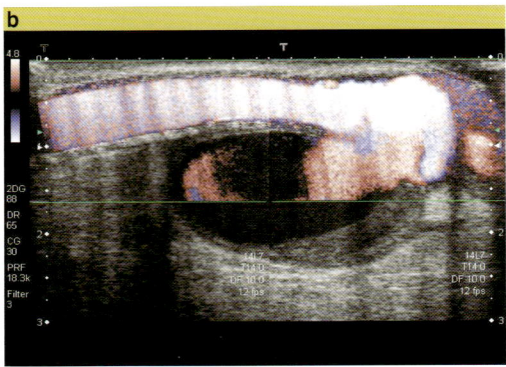

図 8-87　穿刺による仮性瘤
a：穿刺により人工血管後壁を貫通したために発生した仮性瘤
b：開口部より瘤内に血流を認める

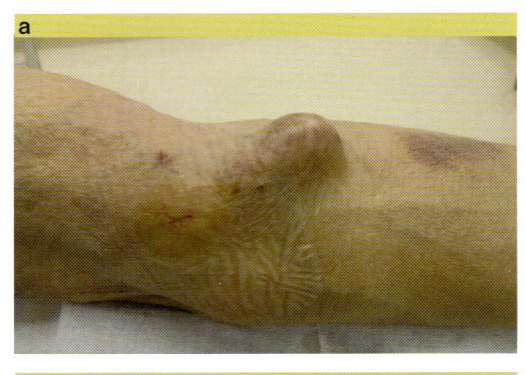

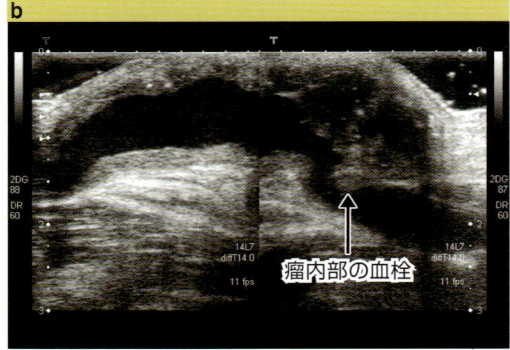

図 8-88　動脈表在化の穿刺困難症例
a：動脈表在化に発生した瘤
b：動脈壁が頻回の穿刺により瘤化し，内部に血栓がみられる．血栓のために穿刺が困難であった症例

において，瘤内部に血栓が付着しており，穿刺困難の原因と考えられた．

③過剰血流により発生した瘤

　図 8-89 は，機能評価において，上腕動脈血流量が3,030 ml/min と高血流であり，吻合部瘤より中枢に狭窄病変は認めず，過剰血流による瘤化と考えられた．本症例は，瘤増大の抑制と過剰血流に対する治療として縫縮術が施行され血流を低下させた．当院では，縫

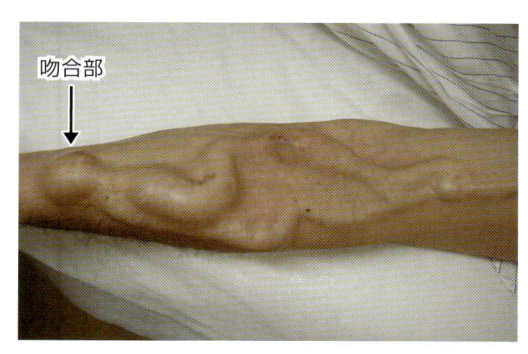

図 8-89 AVF の過剰血流による静脈の瘤化
機能評価において，上腕動脈血流量は3,030ml/minであった

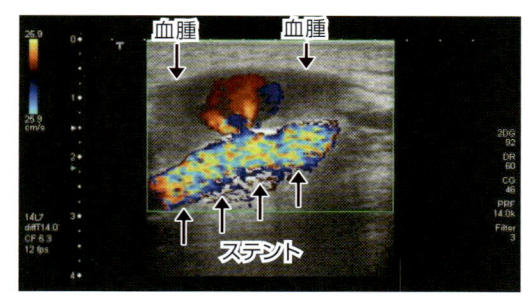

図 8-90 PTA の血管損傷で発生した仮性瘤
留置したステントから血管外へ吹き込む血流を認める

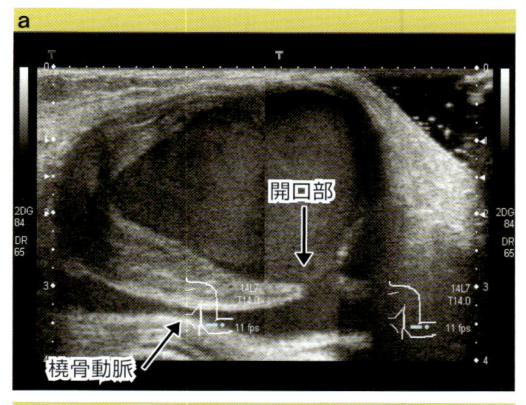

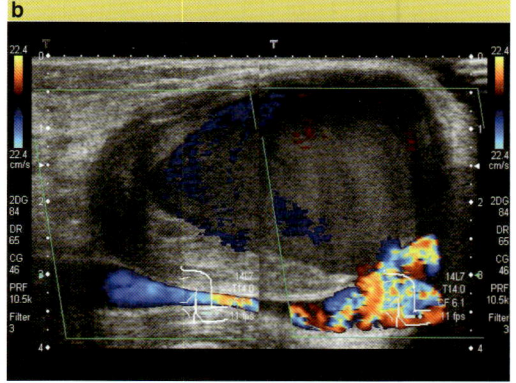

図 8-91 AVF 作製数日後に発生した吻合部の仮性瘤
a：仮性瘤により動静脈は圧迫され，VAの血流は微弱であった
b：カラードプラ画像

縮術施行の際，術中に超音波診断装置にて血流量をモニタリングしながら血流調整を行っている．

④経皮的血管形成術（PTA）後に発生した仮性瘤

PTA により血管が損傷し仮性瘤を形成する場合がある．図 8-90 の症例は，血管拡張後にステントを留置し血流良好となったが，数日後，腫脹と発赤が出現したために超音波検査を施行したところ，血管損傷による血腫を形成し，その内部に血流の吹き込みを認めた．このような症例に対しては，血腫の大きさ，血腫内の仮性瘤の大きさ，血流の吹き込みの程度を経時的に確認する．本症例の血腫と仮性瘤は，経過観察により次第に消失した．

⑤吻合部の術後再出血により発生した仮性瘤

図 8-91 の症例は，AVF 作製数日後に創部の腫脹と発赤が出現したために超音波検査を施行したところ，吻合部に巨大な仮性瘤を形成していた．吻合部から瘤内への血流の吹き込みを認め，仮性瘤により橈骨動脈とシャント静脈を圧迫しており VA はほぼ閉塞状態で

あった．本症例のような巨大な仮性瘤においては，長軸像，短軸像，さまざまな角度からの観察により開口部の位置と大きさを観察することが重要であり，手術の際にも有用な情報となる．

4 血清腫との鑑別

血清腫は，ePTFE（expanded polytetrafluoroethylene）製人工血管を用いた AVG の作製後に発生し，好発部位は動脈側吻合部付近である（**図 8-92-a**）．人工血管周囲に腫瘤を認めた場合は，瘤と血清腫の鑑別が必要であり，鑑別方法として超音波検査は有用な手法である．血清腫は，内部に血流を認めず，内部エコーは均一なものが多い（**図 8-93-a,-b**）が，無エコーのもの（**図 8-93-c,-d**）や，不均一なもの（**図 8-92-b,-c,-d**）などさまざまである．腫瘤内が無エコーのものでもドプラにより血流の有無を観察すれば，瘤との鑑別は可能である（**図 8-93-c,-d**）．血清腫は，人工血管や流出路静脈を圧迫し，狭窄を発生させたり（**図 8-92-d**），増大すると皮膚の壊死や感染を起こすこともある．

8：合併症の診断における超音波検査

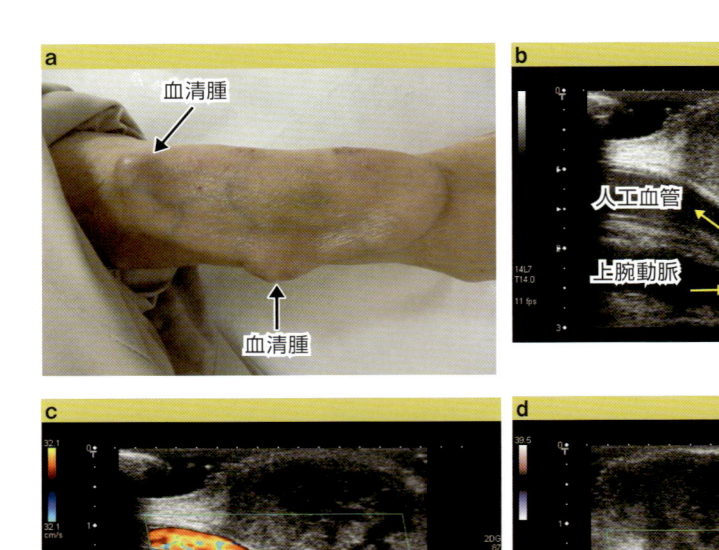

図8-92 AVGに発生した血清腫（seroma）
a：上腕ループ型AVF．動脈側吻合部付近とループ部に血清腫を認める
b：動脈側吻合部の超音波断層像．内部エコーは不均一．（➡）は血流方向
c：動脈側吻合部のカラードプラ画像
d：静脈側吻合部．流出路静脈が血清腫により圧迫され，狭窄となっている

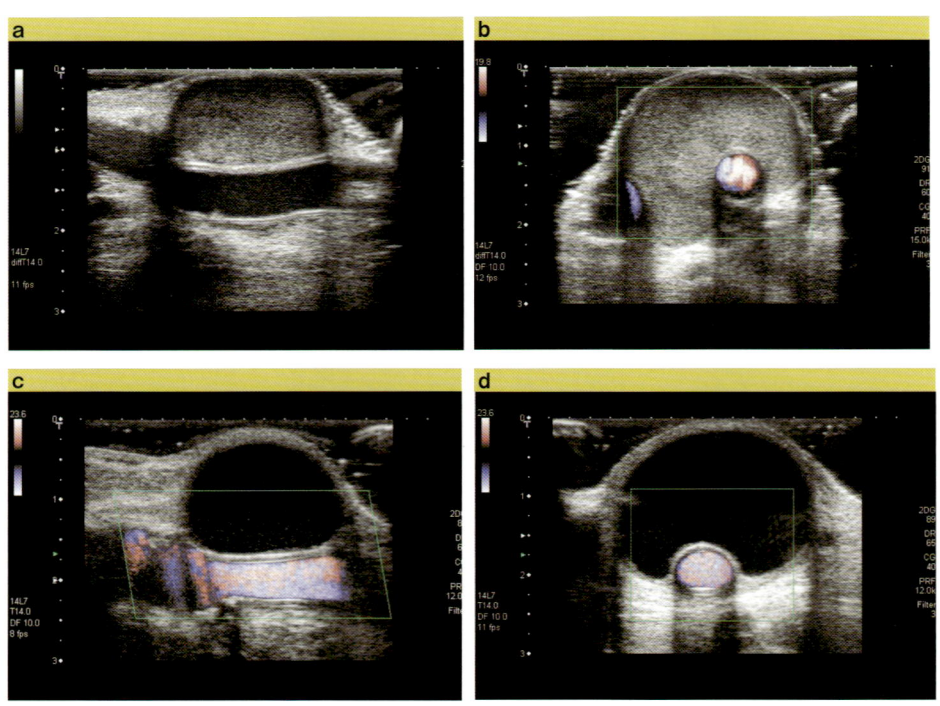

図8-93 AVGに発生した血清腫（seroma）
a：AVG動脈吻合部に発生した血清腫（長軸像）．均一な内部エコーを認める
b：aの短軸像．カラードプラにて腫瘤内に血流がないことを確認
c：腫瘤内部無エコーの血清腫（長軸像）
d：cの短軸像．カラードプラにて腫瘤内に血流がないことを確認

3. 瘤

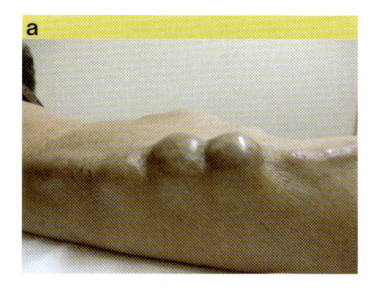

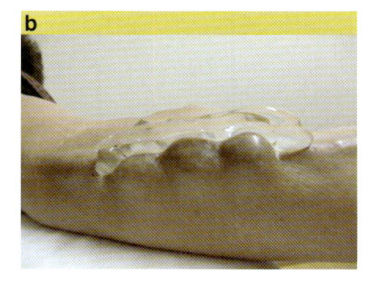

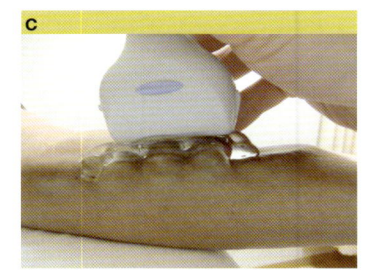

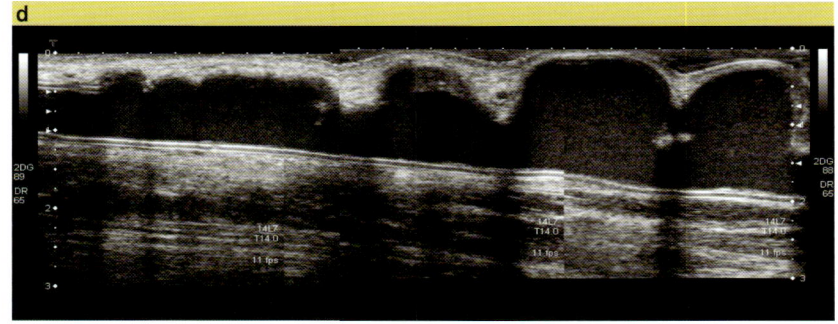

図 8-94　瘤の観察テクニック
a：AVG穿刺部に発生した多発性のグラフト瘤
b, c：瘤と瘤の隙間にゼリーを充塡する
d：瘤の全体像の観察が可能となる

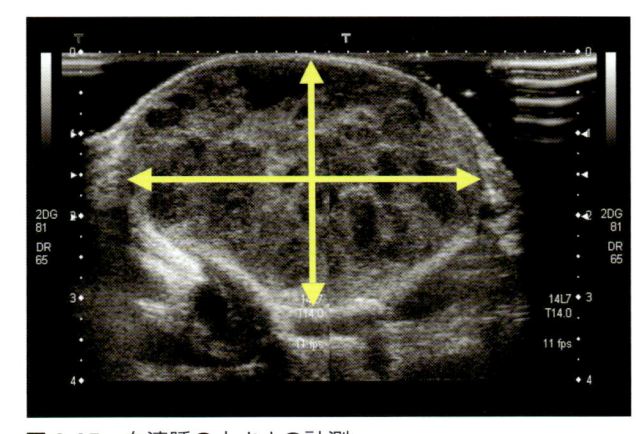

図 8-95　血清腫の大きさの計測
経時的な大きさを観察することで，治療の有用な情報となる

ONE POINT ADVICE

瘤は凹凸があるため，プローブの接触面積が小さくなり，観察条件が悪い場合がある．そのような場合は，隙間をエコーゼリーで充塡することにより瘤の全体像を観察することが可能となる（図 8-94）．隆起した面に対する観察のために，シャント肢を水中に浸し観察する方法もある．水中に浸すことにより，皮膚にプローブを接することなく凹凸面に対しても全体像の観察が可能となる．

MEMO

血清腫によるトラブルが発生した場合は，血清腫を除去し，ポリウレタン製人工血管を用いた置換術などが施行される．超音波検査により，血清腫の大きさを経時的に観察することも重要である（図8-95）．

まとめ

瘤はVAの代表的な合併症であり，血液透析の際に支障をきたすだけでなく，増大した場合は切迫破裂の危険性もある．よって，その評価を行う臨床的意義は高いといえる．超音波検査は，瘤の大きさや内部構造が詳細に観察でき，発生原因の検索も可能なため有用な検査である．また，瘤とその周囲の血管の位置関係が詳細に観察可能なため，外科的手術の際にも有用な情報を提供できる．

〔山本裕也〕

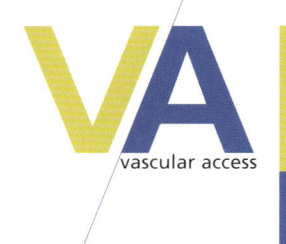

VA 8 合併症の診断における超音波検査

4 穿刺困難
①病態と症状

はじめに

穿刺トラブルは，患者に苦痛を与えるのみならず，スタッフにとっても非常にストレスとなる．誰でも容易に穿刺可能な血管がある一方，最近では透析導入患者の高齢化，糖尿病患者の増加などによる自己血管の荒廃に伴い穿刺困難患者が増加してきており，穿刺困難の原因究明およびその対策を考えることは重要となってきている．

1 穿刺困難の原因および対策
（表8-5，-6）

穿刺困難の原因は，血流不良，血管の問題，穿刺技術の問題の3つに分けて考えるとわかりやすい[1]．

1 血流不良

シャント血流不良になると，駆血を行っても血管に張りがなくなり，触診で血管の走行や深さなどがわかりにくくなる．また，穿刺時に穿刺針で，前壁に加え後壁まで貫いてしまうため穿刺困難を呈する（図8-96）．

表8-5 穿刺困難の原因

(1) 血流不良	①狭窄 ②血行動態的問題（血圧低下） ③シャント作製早期
(2) 血管の問題	①血管径　非シャント静脈 　　　　　　シャント作製早期
	②血管走行　深部走行 　　　　　　　血管蛇行
	③血管内腔　内膜肥厚 　　　　　　　血栓 　　　　　　　静脈弁 　　　　　　　血管内隔壁 　　　　　　　石灰化 　　　　　　　血腫
(3) 穿刺技術の問題	

表8-6 穿刺困難への対策

(1) 血流不良	①狭窄に対する経皮的血管形成術（PTA） ②血行動態改善 ③シャント発達を待つ．なるべく太い部位に穿刺
(2) 血管の問題	①②③いずれも 可能なら穿刺部位変更 部位変更が不可能なら穿刺困難の原因を認識し，それを避けるように穿刺
(3) 穿刺技術の問題	穿刺技術指導

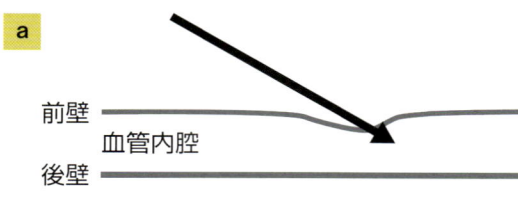

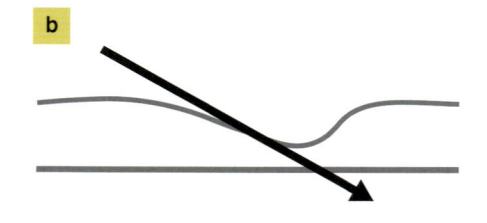

図8-96 シャント血流不良で穿刺困難を呈する理由
a：シャント血流が十分なとき——駆血時に血管が張るため，血管の前壁に針が入ったとき，血管の後壁まで距離がある
b：シャント血流が不良なとき——駆血時に血管に張りがないため，血管の前壁に針が入ったと同時に，血管の後壁まで針で貫いてしまう

ONE POINT ADVICE

穿刺困難や穿刺失敗の原因を知るには，透析室でのエコーがより有用である．

通常，穿刺困難患者のエコー検査は，穿刺失敗の数日後に検査室で行われることが多い．検査者は検査依頼書を見て検査を行うことになるが，依頼書のみでは穿刺時の詳細な情報（穿刺部位・穿刺方向・針の刺入角度など）がわかりにくい．また，時間がたっているため，穿刺失敗の直後に認められる血腫などの重要な所見が消失していることも多い．

最近，透析現場でのエコーの有用性の報告が散見される[2〜4]．当院でも，穿刺困難患者を中心に透析室でのエコーを積極的に行っている．穿刺者がいつもと違い何かがおかしいと感じたとき，穿刺失敗の原因を知りたいときなどに透析室ですぐにエコーをとれるようにしている．穿刺時の詳細な情報のもとで検査可能で，重要な所見も残っているため，穿刺困難の原因がより正確にわかる．

その他，透析室スタッフも一緒にエコーを見て失敗の原因を知ることができるために，報告書のみの場合と比べて結果が伝わりやすいというメリットもある．

＜穿刺困難における透析室でのエコーの有用性＞
① 穿刺時の詳細な情報のもとで検査可能．
② 血腫などの重要な所見が残っている．
③ 検査結果が透析室スタッフに伝わりやすい．

a：深部走行の血管．血管内腔に外筒が到達していない（矢印：外筒先端）

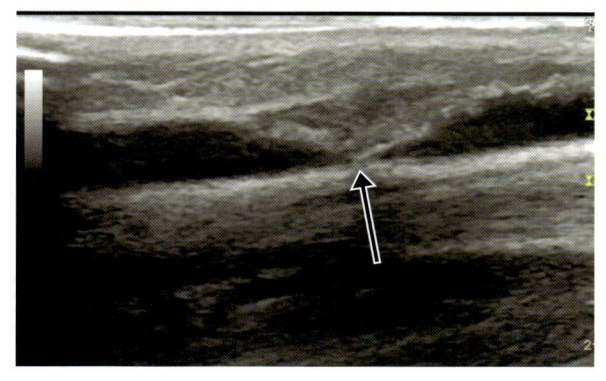

b：外筒先端が後壁内にあり，血管内腔に血腫が形成されている（矢印：外筒先端，点線内：後壁に形成された血腫）

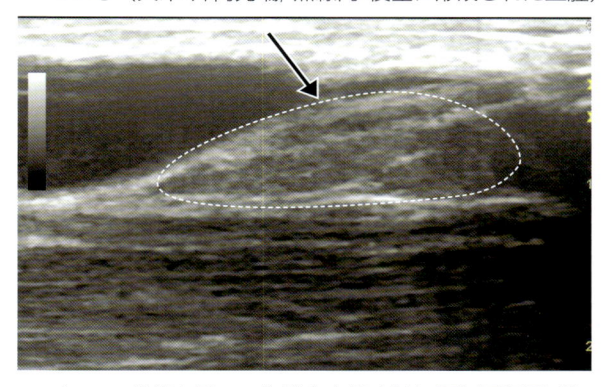

c：左── 一度血管内腔に入った外筒が再度血管外（上壁）へ出ている（矢印：外筒先端）．

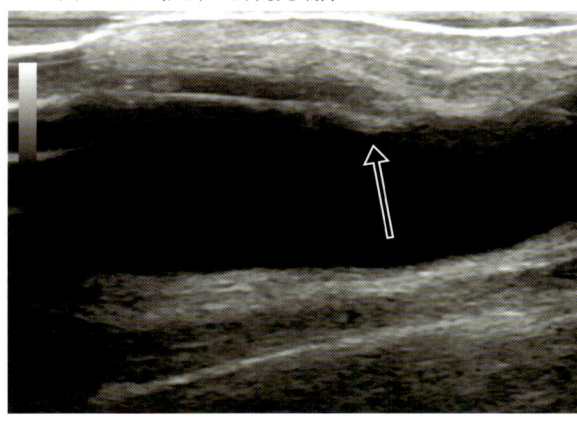

c：右── 外筒を引いて先端を血管内腔に戻し再留置（矢印：外筒先端，矢頭：外筒が入っていた部位）

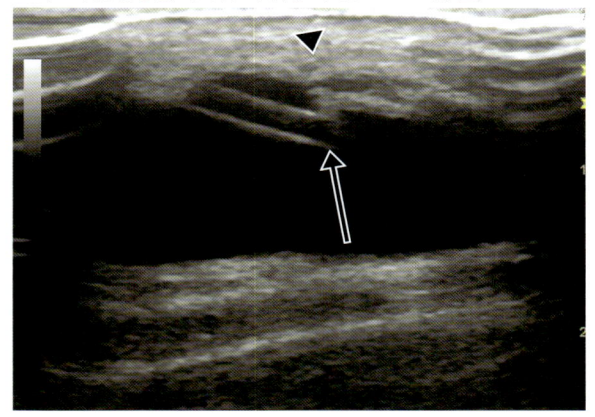

d：外筒が血管内腔に充満している血栓に当たっている（矢印：外筒先端）

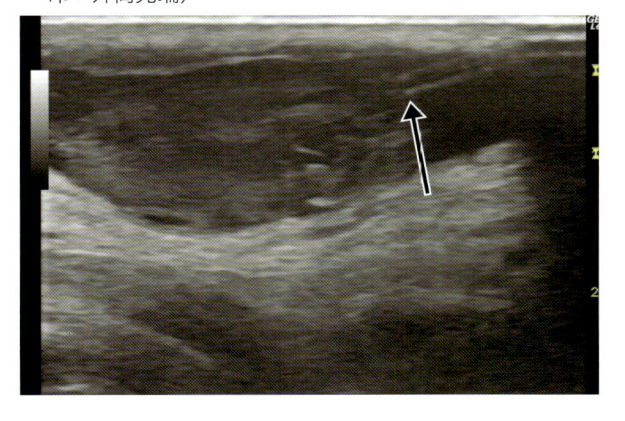

e：表在化動脈の後壁の毛羽立った部位に外筒が入り込んで進まない（矢印：外筒先端）

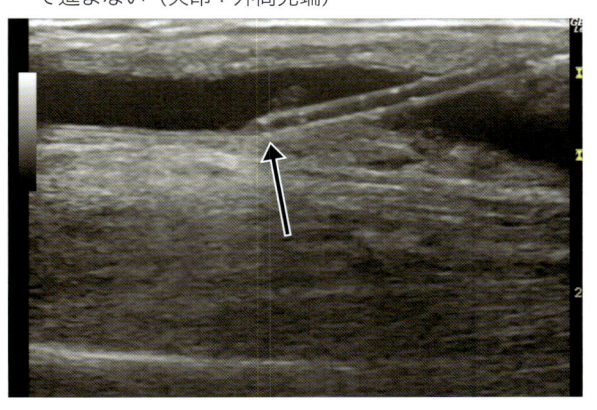

①狭窄

血流不良の最も一般的な原因は狭窄である．聴診で狭窄部に狭窄音が聞かれ，触診では狭窄部にスリルを触れ，その前後で圧較差が認められる．狭窄部より吻合部寄りでは血管が張るため穿刺は容易であるが，中枢側では血管の張りが弱く穿刺困難を呈する．

エコー所見では，シャント血流量減少や血管抵抗指数上昇などの機能異常，血管内腔狭小化などの形態異常が認められる．経皮的血管形成術（PTA）を行うと穿刺困難は改善する．

②血行動態的問題

血圧低下など血行動態に問題があると，シャント血流量が低下し穿刺困難を呈する．聴診では，シャント血管全体でシャント音が弱く，吻合部から離れると急激にシャント音が減弱する．触診では，吻合部直後からシャント血管全体の張りが弱くなる．

エコー所見では，血圧低下時にシャント血流量が低下している．ドライウェイトなどの透析条件の見直しや降圧剤の調節などにより血行動態が改善すると，穿刺困難も改善する．

③シャント作製早期

シャント新規作製後，シャント静脈が発達するまで（通常1～2カ月）は，シャント血流が少なく，血管も拡張していないため，穿刺困難を呈することがある．

エコー所見ではシャント血流量が少なく，血管径も全体的に細い．シャントの発達とともに穿刺困難は改善していくが，それまでの間は血管径が大きいところをみつけるなどして，なるべく穿刺しやすい部位に穿刺するようにする．

2 血管の問題

①血管径

非シャント静脈：非シャント静脈では動脈血流が流れ込まず，経時的に血管が拡張することがないため穿刺困難を呈することがある．

シャント作製早期：上記（「2 血流不良-③」）参照．

穿刺部狭窄：同一部位に穿刺を繰り返すとその部位に狭窄が出現してくることがあり，穿刺困難を呈することがある．穿刺部位の変更を行うが，日ごろから広範囲に穿刺するよう心がけて，狭窄を起こさないよう

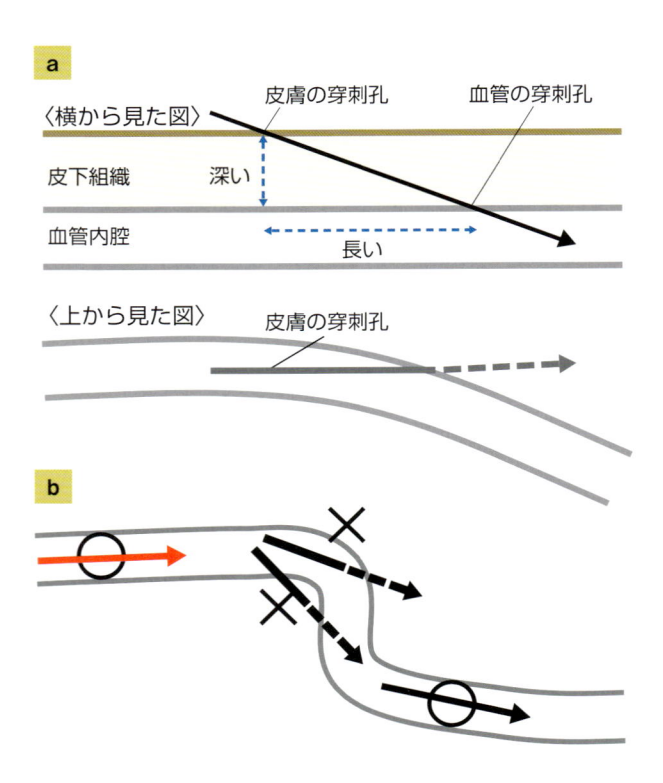

図 8-97 血管走行が原因で穿刺困難を呈する理由
a：深部を走行する血管——血管が触れにくく十分な血管の診察ができない．また，皮膚の穿刺孔から血管の穿刺孔までの距離が長いため（横から見た図）針の方向と血管の方向がずれやすい（上から見た図）
b：蛇行する血管——直線の部位の穿刺（○部位）と異なり，蛇行している部位の近傍に穿刺（×部位）すると，側壁に針が進んで血管外にいきやすい

に予防することが大切である．

②血管走行

深部走行（図 8-97-a）：太った患者などで皮下組織が厚い患者では，血管が深部を走行していることがある．触診では血管の径や走行がわかりにくい．また，皮膚の穿刺孔から血管の穿刺孔までの距離が長いため針の方向と血管の方向がずれやすく，穿刺困難を呈してくる．

エコーでは，血管の正確な深さがわかるとともに径や走行もわかる．穿刺部位変更が不可能なら，十分な触診を行うとともに，エコーで血管のイメージを十分つかんで穿刺するようにする．

血管蛇行（図 8-97-b）：シャント血管は，経年変化により拡張，伸展し，蛇行・屈曲が出現してくる．蛇行している部位に穿刺すると側壁など血管外に針がいきやすいために，穿刺困難を呈してくる．血管蛇行は触診でもある程度わかるが，蛇行が強く血管が一塊となって触れるときや深い部位に血管があるときにはわかり

にくい.

エコーでは長軸・短軸を組み合わせて血管の走行を評価する．エコーにより深部の血管の評価も可能である．穿刺困難対策としては，可能なら，より直線的な血管走行の部位に穿刺するようにする．蛇行した部位に穿刺せざるをえないときには，針を進めすぎて血管外にいかないように注意が必要である．

③血管内腔

血管内腔の問題に関しては，触診のみではわからないことも多いため，エコーが有用である．

内膜肥厚（図 8-98-a）：シャント静脈では，動脈血が流れることによる血管壁へのストレスの影響や，繰り返し行われる穿刺の影響などにより内膜肥厚が起こってくる．内膜肥厚があると，穿刺時や血管内腔に外筒を進めるときに抵抗を感じる．

血栓（図 8-98-b）：血流不良や止血時の強い圧迫，穿刺部の感染などにより，シャント血管内に血栓が形成される．新しい血栓は軟らかく触れるが，古い血栓は硬く触れる．穿刺時に針を進めるとき抵抗を感じる．

静脈弁（図 8-98-c）：静脈には多数の弁が存在する．シャント作製時に生理食塩液で血管に圧力をかけて拡張する．このとき，弁の一部は破壊されるが，残った弁や破壊された弁の一部が，シャント作製後時間がたつと次第に器質化していく．器質化した静脈弁に向けて穿刺すると，針あるいは外筒が当たるために抵抗が感じられる．

血管内隔壁（図 8-98-d）：シャント血管内腔にはときどき隔壁が認められる．穿刺などで血管の壁の一部がはがれてできたものと考えられる．血管内隔壁の近傍で穿刺すると，針や外筒が隔壁内に進み，抵抗を感じることがある．

石灰化（図 8-98-e）：シャント作製後長期経過すると，動脈血流の血管壁へのストレスや二次性副甲状腺機能亢進症などによるリン・カルシウム代謝異常の影響などで，シャント血管に石灰化が起こってくる．部分的な石灰化のこともあれば，広範囲に石灰化を起こしてくることもある．触診では血管壁が硬く触れる．石灰化の部位は針が進まないために，穿刺部位の変更が必要となる．

血腫（図 8-98-f）：穿刺失敗したあとなどにその近傍で穿刺すると，血腫の影響で穿刺が困難になる．針や外筒が血腫腔を広げるようなかたちで進んでいき，血

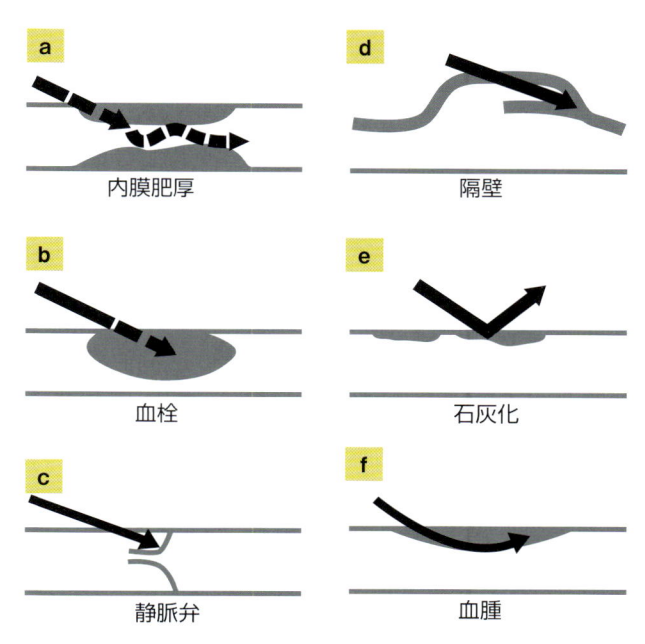

図 8-98　血管内腔に問題があり穿刺困難を呈する理由
a：内膜肥厚——穿刺時抵抗あり．また，血管内腔に外筒を進めるときにも抵抗を感じる
b：血栓——穿刺時抵抗あり．無理に針を進めると血栓をはがしてしまう可能性もある
c：静脈弁——静脈弁で針や外筒が進まなくなる
d：血管内隔壁——隔壁内で針や外筒が進まなくなる
e：石灰化——石灰化の部位に穿刺すると強い抵抗を感じ，針が進まない
f：血腫——針や外筒が血腫内を進みやすいため，血管内腔に到達しにくい

管内に入りにくいためと考えられる．血腫が認められる部位の穿刺は避けるようにする．

3　穿刺技術の問題

以上に該当しない症例では，穿刺技術に問題がある可能性があるため，穿刺技術の指導が必要になる．

まとめ

穿刺困難は種々の原因で起こってくる．その原因を知ることは対策を考えるうえで重要である．血流評価や血管内腔評価が容易にできるエコーは，穿刺困難の原因を知るうえで非常に有用と考えられる．

ONE POINT ADVICE

穿刺困難症例でのエコーガイド下穿刺:

最近,中心静脈穿刺はエコーガイド下で行うのが一般的になってきたが,通常のシャントにおける穿刺困難症例においてもエコーガイド下穿刺が用いられる[4].特に深部を走行する血管で触診が困難な症例,静脈弁など血管内腔に問題があっても他に穿刺部位がなくその部位に穿刺せざるをえない症例などでは有用である.

長軸で血管の走行方向を確認後,プローブを180°回転.血管の短軸をプローブの真ん中に描出.穿刺者はプローブの真ん中の延長線上の部位から血管の走行方向(=プローブの長軸方向)に向かって穿刺する.穿刺針の内筒(金属部分)は高輝度に見えるため,針がどこにあるのかがリアルタイムにわかる.そのため,穿刺針の方向のずれなども容易に修正可能である.また,血管内腔の外筒がはっきりと描出されるため,弁などがあればそれを避けるように留置することが可能である.

a:エコーガイド下穿刺──
穿刺者と,エコーを操作する助手の2名で行う

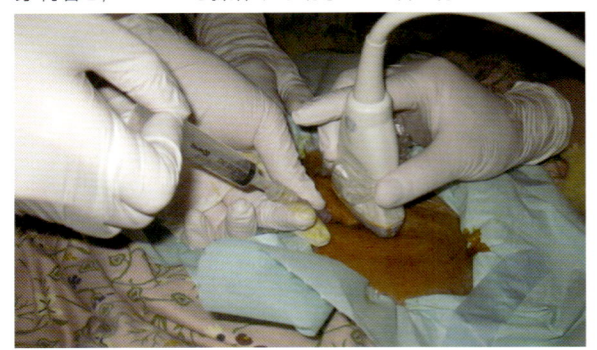

b:長軸像──内筒と外筒が血管内腔に入っている
(矢印:内筒先端)

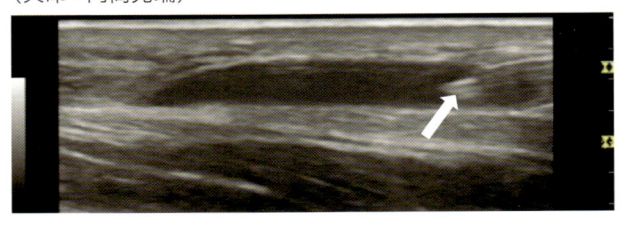

c:短軸像──内筒と外筒が血管内腔のほぼ真ん中にある
(矢印:内筒と外筒)

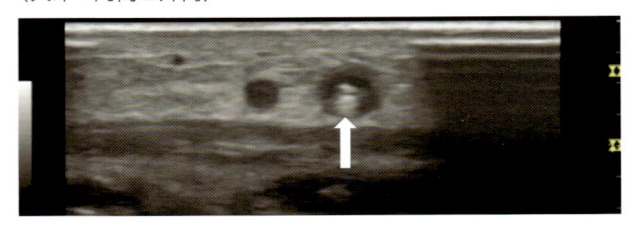

d:外筒がはっきりと描出され,血管内腔に留置されているのが確認できる(矢印:内筒の先端)

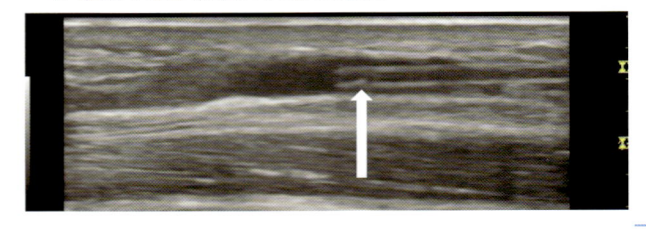

●文献

1) 大谷正彦ほか:穿刺困難例の原因と対策—シャントエコーを用いた解析—.腎と透析69巻別冊アクセス2010,254~255,2010.
2) 松田政二ほか:透析現場における携帯式超音波装置の有効性—Sonosite iLook25の臨床評価—.腎と透析63巻別冊アクセス2007,179~183,2007.
3) 桜井寛ほか:透析現場における超音波画像診断装置(iLook25)の有用性.腎と透析65巻別冊アクセス2008,233~237,2008.
4) 佐久間宏治ほか:バスキュラーアクセス確保困難症例に対するエコーガイド下穿刺の有用性.腎と透析66巻別冊アクセス2009,184~185,2009.

〔下池英明,大谷正彦,真崎優樹〕

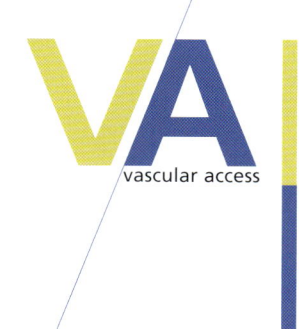

VA 8 合併症の診断における超音波検査

4 穿刺困難
②超音波検査

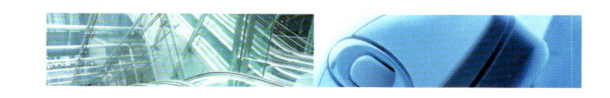

はじめに

穿刺困難の原因としては，血流不良，血管の問題，穿刺技術の問題に大きく分けられる（p.180 の**表 8-5** 参照）．このうちエコー検査からは，血流不良，血管の問題に関する有用な情報が得られる．穿刺困難症例の解析で，血流不良が 12％，血管の問題が 72％であり，両者合わせると 84％の症例がエコーで穿刺困難の原因が特定できる（**図 8-99**）[1]．血流不良では狭窄部に対する経皮的血管形成術（PTA），血管の問題では穿刺部位の変更などにより穿刺困難が改善するので，エコーにより穿刺困難の原因を探るのは非常に有用と考えられる．

1 エコー検査の前に確認すること

穿刺困難の検査依頼があったときに，ポイントを絞った検査を行うためには，検査の前に以下の項目を確認する必要がある．

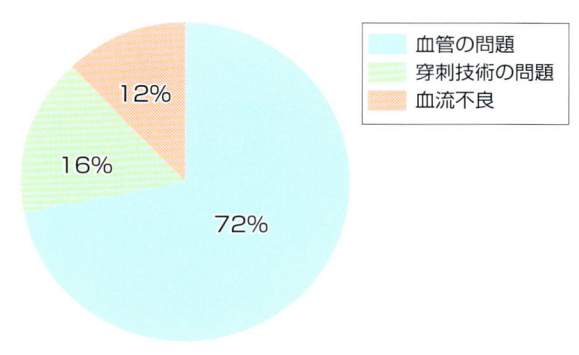

図 8-99 穿刺困難症例の原因解析

1 患者のシャントに関する情報

シャントに関する情報により，穿刺困難の原因がある程度予想できる．

①シャントの種類

自己血管患者では種々の原因で穿刺困難を呈するが，人工血管患者では人工血管内石灰化や人工血管内穿刺部狭窄，また動脈表在化患者では動脈石灰化，血管内腔狭窄などで穿刺困難を呈してくることが多い．

②シャント作製後経過年数

内シャント，特に動脈化された静脈は過大な血流量と内圧の上昇により経年変化する[2]．そのため，穿刺困難の原因もシャント作製後経年的に変化していく．作製後間もない（〜数カ月）時期には，シャントが十分発達していないための穿刺困難が多い．その後は，内膜肥厚や静脈弁などによる穿刺困難が起こってくる．シャント作製後長年経過したシャント（10 年〜）では，血管の屈曲・蛇行や血管壁の石灰化による穿刺困難が加わってくる．

③シャント治療歴

シャント治療歴，特に経皮的血管形成術（PTA）の既往のある患者では，治療部位が再狭窄を起こすことにより血流不良となり，穿刺困難を起こしてくる．

2 穿刺困難に関する具体的な情報

穿刺困難に関する具体的な情報により，穿刺困難の原因がある程度予想できる．以下，いくつか例を示す．
①駆血をしても血管が怒張しない──血流不良が考

えられる．
②駆血をしても，どこに血管があるのかわからない——血流不良や血管の深部走行が考えられる．
③穿刺部が硬く，穿刺針刺入時に抵抗がある——血栓・内膜肥厚・石灰化などの血管内腔の問題や血管屈曲による血管の重なりなどが考えられる．
④外筒が途中から進んでいかない——静脈弁，内膜肥厚や血栓による血管内腔の狭小化，血管の蛇行，血管内隔壁などが考えられる．
⑤外筒が進んでいくが，脱血不良や静脈圧上昇が起こる——外筒の一部が血管外に出ていることが考えられる．

3 視診・触診・聴診

シャントの診察により，血流不良や狭窄の存在，血管の深さや血管走行，血栓・石灰化などはある程度予想できる．

2 エコー検査の手順

穿刺困難で検査依頼がきたときのエコー検査では，ルーチン検査や他の依頼で行うシャントエコー検査同様に，機能評価（シャント血流量や血管抵抗指数をみる検査）と血管の形態評価を行う．

検査の見落としを防ぐためには検査手順を決めておいたほうがよい．当院では，まず機能評価を行い血流不良の有無をチェックしたあとに，穿刺部位近傍を中心とした形態評価を行う（**図 8-100**）．形態評価を先に行ってもかまわないが，血流不良と血管の問題は合併することもあるので，必ず両者を評価する必要がある．

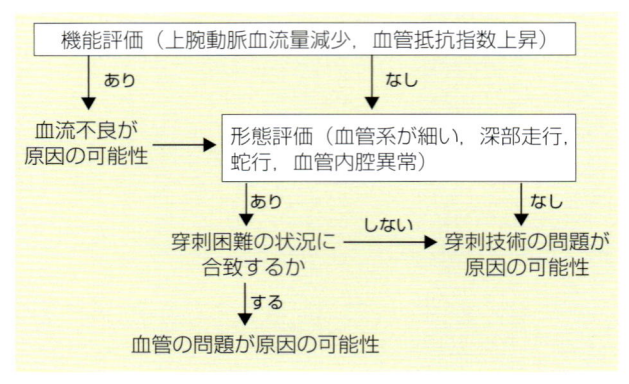

図 8-100　検査の手順

3 症例

1 血流不良（図8-101）

86歳女性．透析歴3年．左前腕内シャント（シャント歴3年）．PTAの既往あり．血管の張りが弱く，穿刺が困難とのことで検査依頼あり．以前のPTA施行部位の再狭窄を認めた．PTA後，穿刺困難は改善．

2 血管の問題

①血管径が細い（図8-102）

59歳女性．透析歴1カ月．左前腕内シャント（シャント歴1カ月）．血管が細く，穿刺が困難とのことで検査依頼あり．エコーで血管径を測定し，比較的大きい部位に穿刺するようにしたところ，穿刺困難は改善．

②血管が深部を走行（図8-103）

29歳女性．透析歴2カ月．左前腕内シャント（シャント歴2カ月）．血管が触れにくく，走行がわかりにくいとのことで検査依頼あり．エコーでは血管が深部を走行しているのを確認．エコーでの血管走行と触診所見を比較することにより，血管走行をイメージしやすくなり，穿刺困難改善．

③血管が蛇行（図8-104）

57歳女性．透析歴9年．左前腕内シャント（シャント歴9年）．穿刺時に抵抗があり，針を進めると患者が痛みを訴えるとのことで検査依頼あり．エコーでは蛇行した血管が認められ，一部血管壁の折れ重なった所見あり．同部位を穿刺針が通過するために抵抗・痛みがあるものと考えられた．穿刺部位を変更し，穿刺困難は改善．

④血管内膜肥厚（図8-105）

62歳男性．透析歴18年．左前腕内シャント（シャント歴18年）．穿刺時に抵抗があり，外筒挿入時にも抵抗があるとのことで検査依頼あり．穿刺部位血管内腔に内膜肥厚を認めた．穿刺部位を変更し，穿刺困難は改善．

⑤血栓（図8-106）

80歳男性．透析歴27年．左前腕内シャント（シャント歴27年）．PTAの既往あり．最近，穿刺時や外筒挿入時に抵抗があるとのことで検査依頼あり．穿刺部位の血管内腔に血栓を認めた．血栓溶解療法にて

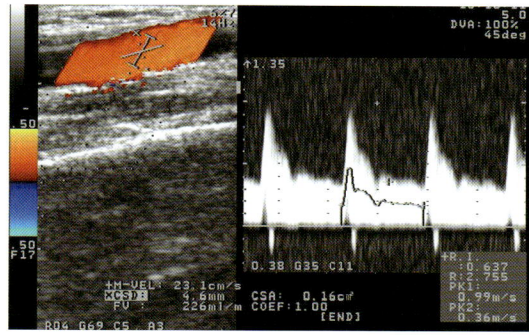

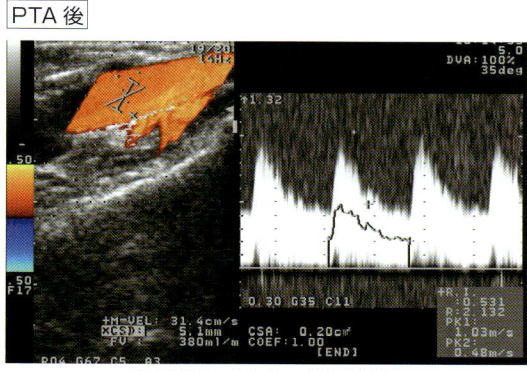

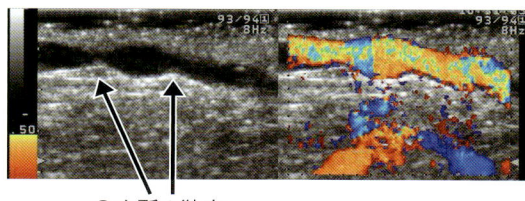

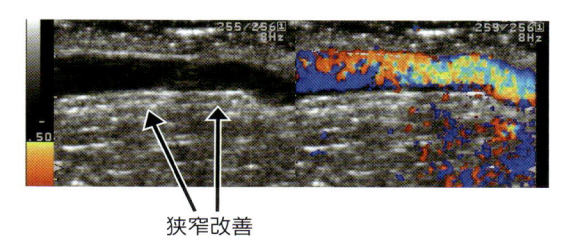

4. 穿刺困難

図 8-101 血流不良（PTA 部位再狭窄）により穿刺困難を呈した症例
上： PTA後には上腕動脈血流量（FV）が増加し，血管抵抗指数（RI）は低下している
下： PTA後，狭窄部位は拡張している

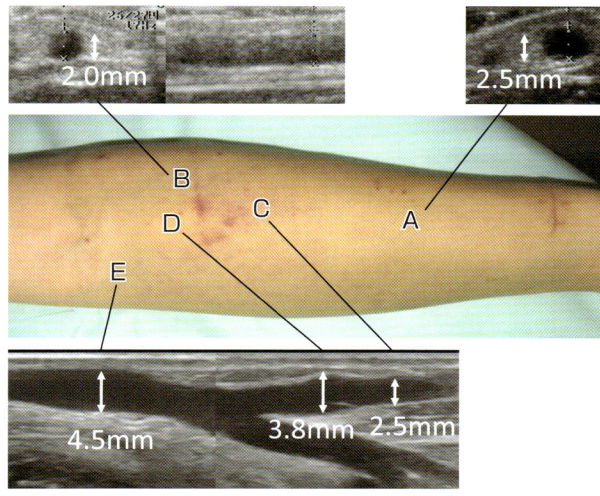

図 8-102 シャント作製早期に穿刺困難をきたした症例
機能評価ではFV 147ml/minと少なく，シャントが十分に発達していない．A，B，Cの部位で穿刺困難を呈していたが，比較的太いD，Eの部位にも穿刺するようになり，穿刺困難は改善（数字は血管径を表す）

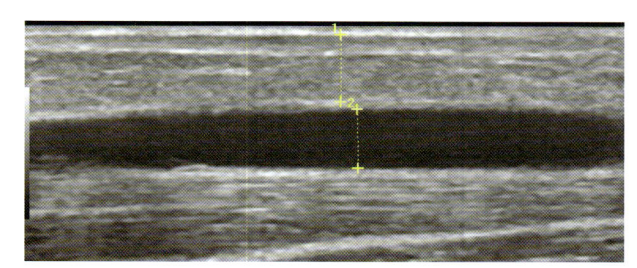

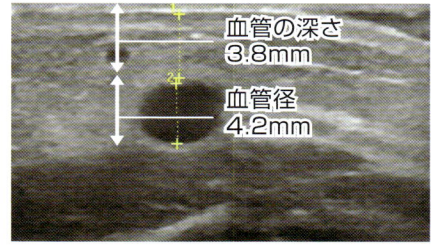

図 8-103 血管が深部を走行するために穿刺困難を呈した症例

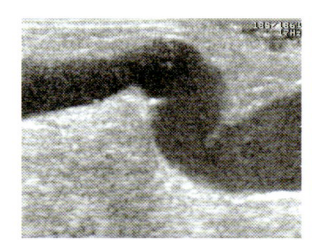

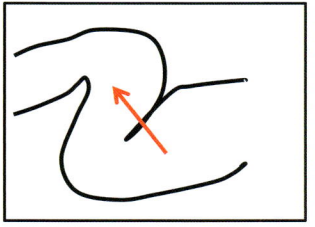

図 8-104 蛇行血管により穿刺困難を呈した症例
血管の折れ重なった部位を穿刺針が通過するために穿刺困難を呈していた（←：穿刺の方向）

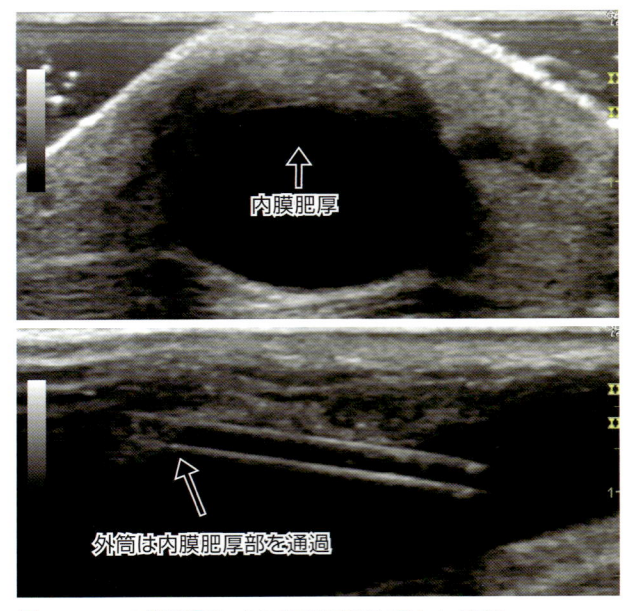

図 8-105　内膜肥厚により穿刺困難を呈した症例

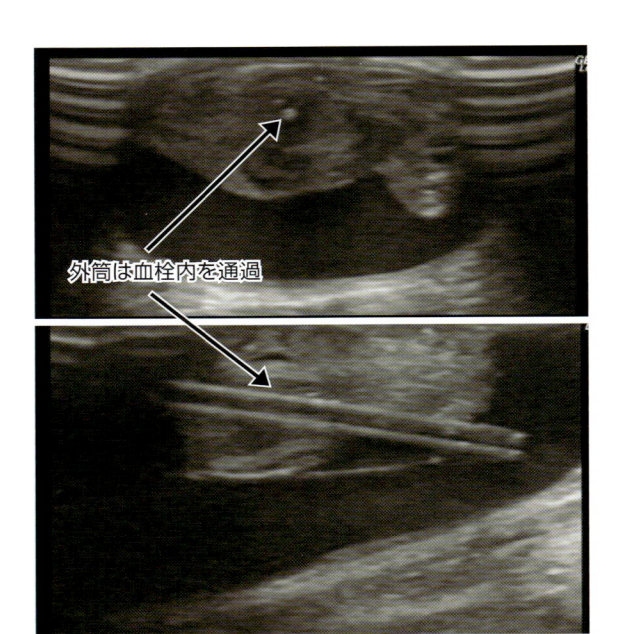

図 8-106　血栓により穿刺困難を呈した症例

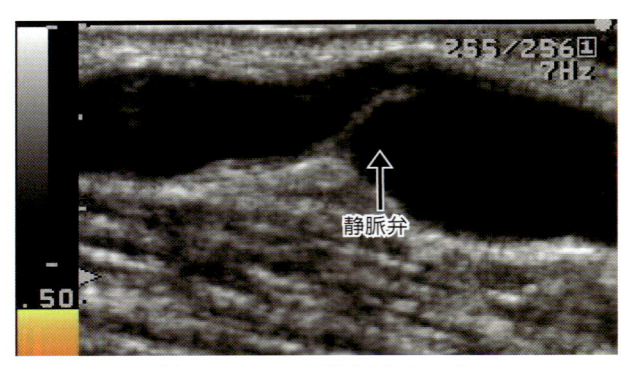

図 8-107　静脈弁により穿刺困難を呈した症例

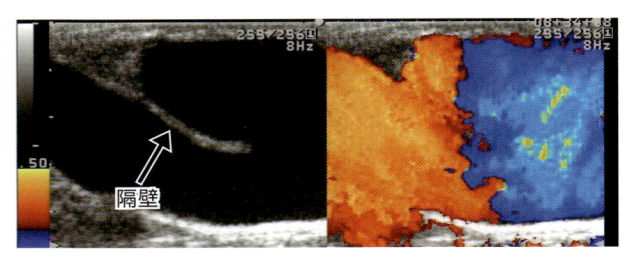

図 8-108　血管内隔壁により穿刺困難を呈した症例

血栓は消失し，穿刺困難は改善．上腕動脈血流量は493ml/minと保たれており，PTA部位に再狭窄所見もなかったため，止血圧迫が原因で血栓が形成されたものと考えられた．

⑥静脈弁（図8-107）

83歳男性．透析歴2年．右前腕内シャント（シャント歴2年）．外筒が進んでいかないとのことで検査依頼あり．穿刺部位近傍に静脈弁を認めた．穿刺部位を変更し，穿刺困難は改善．

⑦血管内隔壁（図8-108）

60歳女性．透析歴11年．左肘部内シャント（シャント歴11年）．外筒が進んでいかないとのことで検査依頼あり．血管内に隔壁を認めた．穿刺部位を変更し，穿刺困難は改善．

⑧石灰化（図8-109）

a：67歳男性．透析歴35年．左前腕内シャント（シャント歴35年）

b：73歳男性．透析歴8年．右前腕人工血管（移植後5年）

c：87歳女性．透析歴27年．表在化上腕動脈（使用歴6カ月）

いずれの症例も，穿刺時に抵抗があり，穿刺針が血管内に入らないとのことで検査依頼あり．穿刺部位近傍に石灰化を認めた．穿刺部位を石灰化の少ない部位に変更し，穿刺困難は改善．

⑨血腫（図8-110）

77歳男性．透析歴7年．左前腕内シャント（シャント歴4年）．外筒はスムーズに進むものの，脱血ができないとのことで検査依頼あり．血管内の前壁が解離し，解離腔内に血腫を認めた．外筒は解離腔内を進んだものと考えられた．穿刺部位の変更を行い，穿刺困難は改善．

4. 穿刺困難

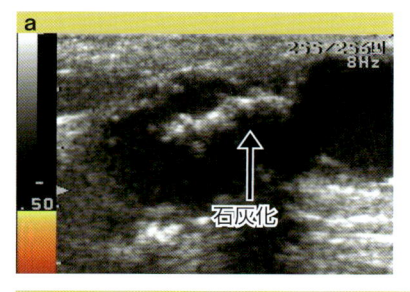

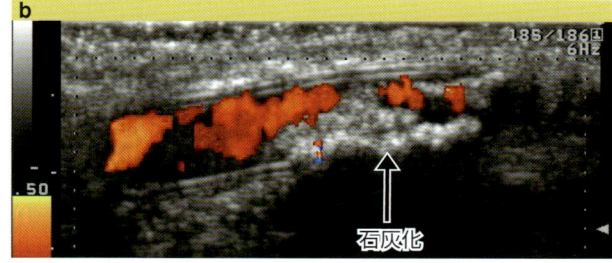

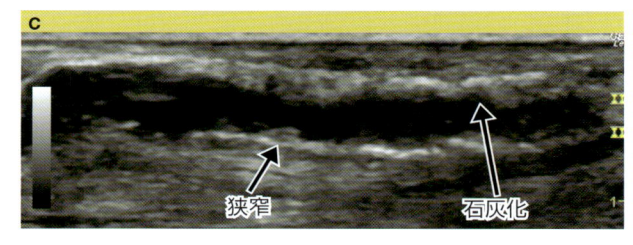

図8-109 石灰化により穿刺困難を呈した症例
a：自己血管
b：人工血管
c：表在化上腕動脈（後壁損傷による狭窄も合併）

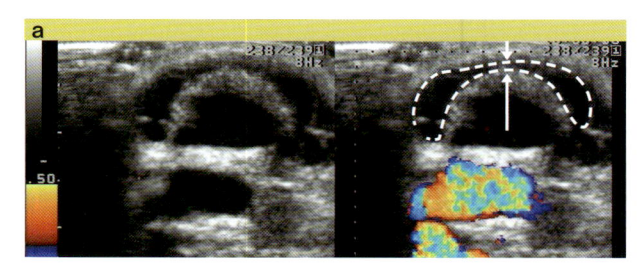

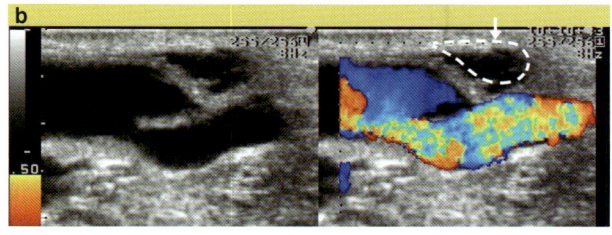

図8-110 血腫により穿刺困難を呈した症例
（a：短軸像，b：長軸像）

血管前壁が解離（矢印）し，解離腔内に血腫（点線内）を認める．カラードプラでは血腫腔に血流を認めない

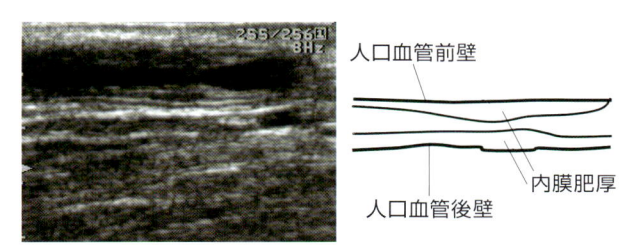

図8-111 人工血管内穿刺部狭窄により穿刺困難を呈した症例

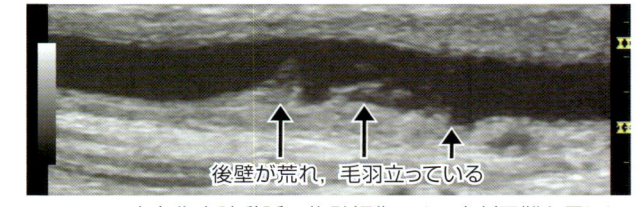

図8-112 表在化上腕動脈の後壁損傷により穿刺困難を呈した症例

⑩ 人工血管内穿刺部狭窄（図8-111）

67歳女性．透析歴3年．右前腕人工血管（移植後3年）．外筒が人工血管内をスムーズに進まないとのことで検査依頼あり．人工血管内の穿刺部に内膜肥厚による狭窄が認められた．穿刺部位の変更を行い，穿刺困難は改善．狭窄部位に対してはPTAを施行．

⑪ 表在化動脈の後壁損傷による内腔狭窄（図8-112）

69歳男性．透析歴6カ月．表在化上腕動脈（使用歴6カ月）．外筒が進んでいかないとのことで検査依頼あり．動脈後壁が損傷しており，同部位に外筒がひっかかるために進んでいかないものと考えられた．穿刺部位の変更を行い，穿刺困難は改善．

8：合併症の診断における超音波検査

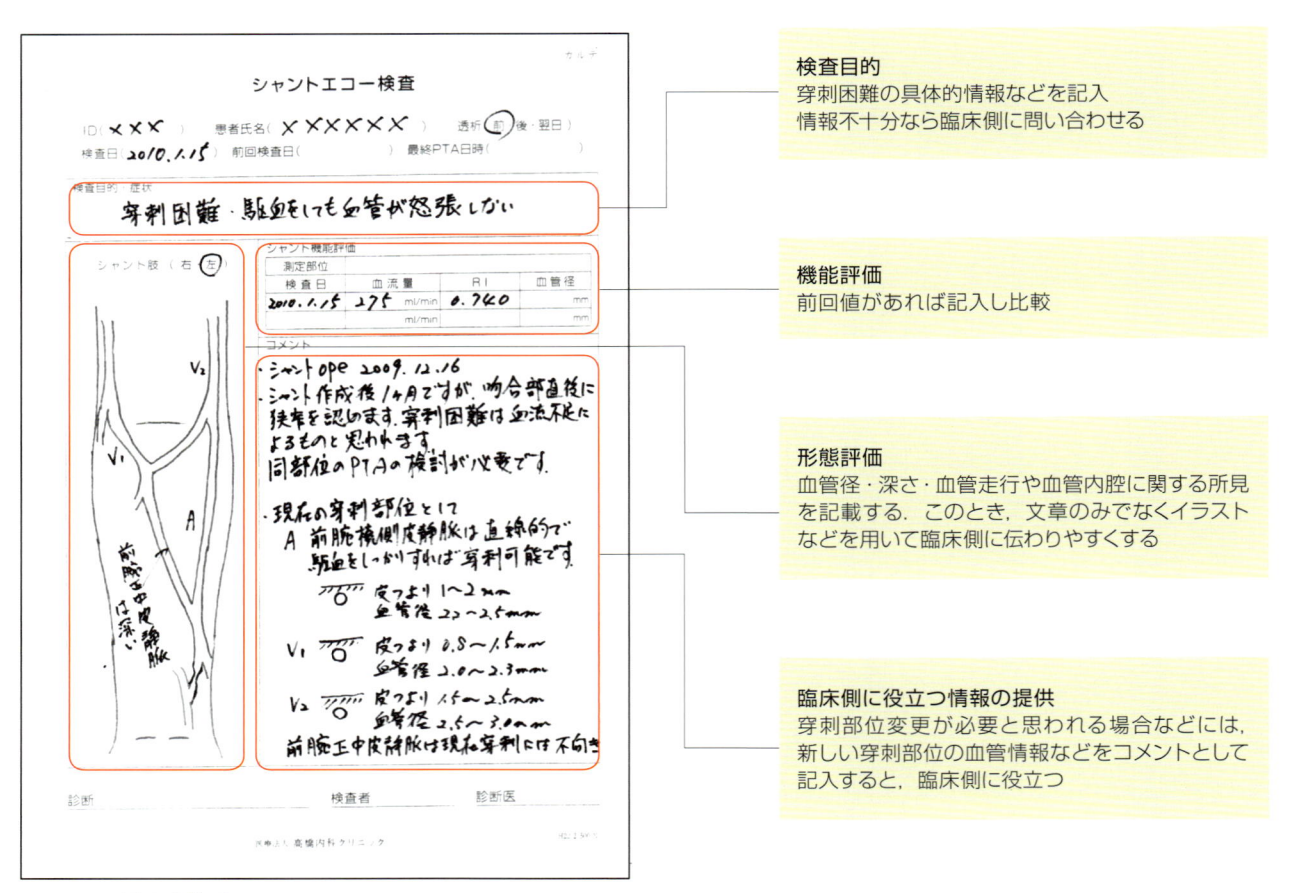

図 8-113　検査報告書

検査目的
穿刺困難の具体的情報などを記入
情報不十分なら臨床側に問い合わせる

機能評価
前回値があれば記入し比較

形態評価
血管径・深さ・血管走行や血管内腔に関する所見を記載する．このとき，文章のみでなくイラストなどを用いて臨床側に伝わりやすくする

臨床側に役立つ情報の提供
穿刺部位変更が必要と思われる場合などには，新しい穿刺部位の血管情報などをコメントとして記入すると，臨床側に役立つ

ONE POINT ADVICE

穿刺困難のエコー依頼がきたときの報告書の書き方（図8-113）
　報告書は，臨床側（透析室，穿刺者）にわかりやすく，役立つように書く必要がある．文章のみでなくイラストを用いるとよりわかりやすくなる．また，穿刺困難の原因を探すのみでなく，他の穿刺可能部位の血管情報を入れるなどして臨床側に役立つようにするとよい．

●文献
1) 大谷正彦ほか：穿刺困難例の原因と対策—シャントエコーを用いた解析より—．腎と透析69巻別冊アクセス2010，254〜255，2010．
2) 太田和夫：さらばシャントラ．東京医学社，東京，2002，29．

〔真崎優樹，大谷正彦，下池英明〕

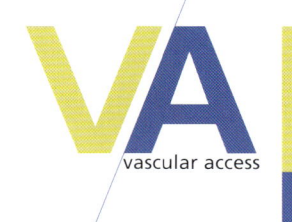

VA 8 合併症の診断における超音波検査

5 スチール症候群
①病態と症状

1 概念と病態

内シャント作製後は，多かれ少なかれ動脈血流が静脈に直接流入する．ほとんどの症例では，シャントフローが増加するにつれ動脈血流も増加し，末梢の血流の低下は認めないが，もともと動脈硬化により末梢の動脈抵抗が強い患者では，本来末梢に供給されるべき血流が低下することがある．それに伴う手指の虚血症状を有するものを"スチール症候群"と称している．スチールとは本来"盗む"という意味であり，手指への血流がシャント静脈に盗まれることを意味している．スチール症候群を呈するか否かは，シャント血流量と末梢動脈の抵抗の関係で決まる．

通常の radiocephalic arteriovenous fistula（RCAVF）におけるスチール症候群の病態をみてみよう．

シャント静脈に流入する血流は，橈骨動脈からの順行性ものに加えて尺骨動脈からの逆行性のものが混在している．尺骨動脈から手指に供給されるべき血流が手掌動脈弓を介して，シャント吻合部に逆行性に流れ込む（**図 8-114**）．その際，シャント静脈の抵抗が少なく，末梢動脈の抵抗が高いと，手指に供給されるべき動脈血が低下する．

図 8-114 はスチール症候群の典型的な病態であるが，必ずしも逆流する血流がなくても，スチール症候群をきたす場合がある．吻合に上腕動脈を用いた AVF や AVG で過剰血流が生じると，中枢動脈からの血流のほとんどがシャント静脈に流入し，末梢への血流の供給が極端に低下してスチール症状をきたす．特に頻回のアクセス手術症例では，橈骨動脈が閉塞していること

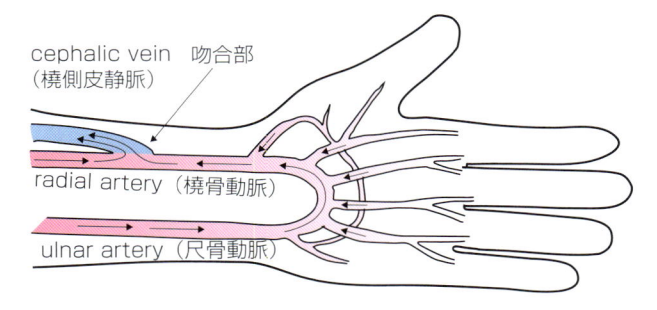

図 8-114 スチール症候群の病態

表 8-7 スチール症候群の原因

末梢動脈抵抗増大	シャント血流量過剰
動脈狭窄 動脈硬化 糖尿病 高齢者 女性 SLE	肘窩・上腕のシャント 人工血管 吻合径過大

がある．このような症例に対して肘下で AVF を作製すると，スチール症候群が起こりやすい．臨床的にはむしろこのようなタイプのスチール症候群が多い．

スチール症候群は，シャント血流量と末梢動脈抵抗の関係で決まる（**表 8-7**）．肘窩部位の内シャントや上腕動脈に吻合した人工血管移植術後は，過剰血流に伴うスチール症候群を呈しやすい．また，糖尿病・高齢者・SLE（全身性エリテマトーデス）などの末梢動脈抵抗が高い患者では，血流過剰を伴っていなくても，シャント作製後にスチールを呈する危険がある．特にこれらの基礎疾患を有する患者に過剰血流シャントを作製するとスチール症候群が高率に発生するため，注意が必要である．

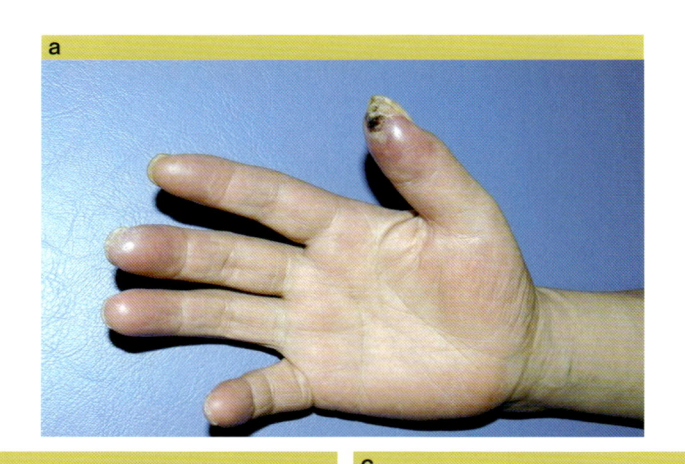

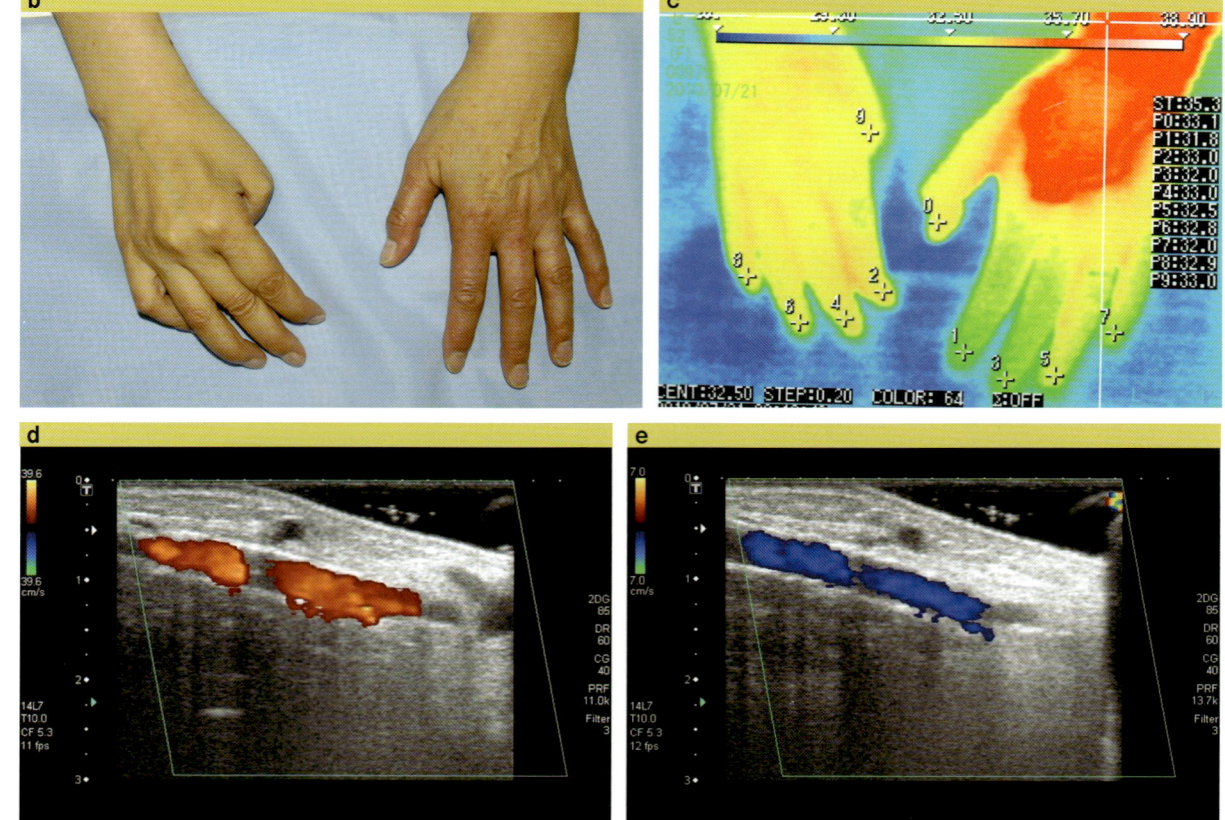

8：合併症の診断における超音波検査

図 8-115 スチール症候群の症状

a：stage Ⅳ．手指の痛みとしびれを訴えて受診．指先が全体的に暗赤色になっており，血流低下がある．第1指の一部は壊死している
b：stage Ⅲ．手指の冷感・痛みを主訴として受診．左手指の色調が不良である
c：サーモグラフィ所見．シャント側（左）の手指末梢の皮膚温低下がみられる．シャント吻合部から中枢側はむしろ皮膚温が上昇している
d, e：シャント吻合末梢側の橈側動脈のカラードプラ所見．dでは，橈骨動脈を逆流して，シャント吻合部に向かう血流がみられる．シャント静脈を圧迫すると，橈骨動脈は順行性に変化する（e）

2　症状と診断

スチール症候群の症状は，その重症度に応じて，stage Ⅰから stage Ⅳ に分類されている（**表 8-8**）．軽度のものでは手指の軽い冷感にとどまるが，重症では潰瘍や壊死を伴うことがあり，透析に従事するスタッ

表 8-8 スチール症候群の重症度分類

stage	症状
Ⅰ	手指の冷感や蒼白
Ⅱ	透析や運動により痛みが悪化する
Ⅲ	安静時でも手指の痛みがある
Ⅳ	潰瘍や壊死

フはスチール症候群を十分認識しておく必要がある．診断は自覚症状と他覚所見を総合して行うが，後述するように現在では超音波検査が有効な診断ツールになる．

末梢循環血流を客観的に評価する方法としては，指尖脈波，SaO_2，サーモグラフィ，皮下組織灌流圧（SPP: skin perfusion pressure）などがある．これらの検査はスチール症候群の診断というよりも，むしろ治療効果判定に用いることが多い．

スチール症候群との鑑別診断が必要な病態としては，手根管症候群，ソアサム症候群（sore thumb syndrome）がある．手根管症候群は正中神経の圧迫により生じる病態であり，痺れや疼痛が主な症状で，手指の冷感は伴わない．ソアサム症候群は潰瘍を生じ痛みも伴うためスチール症候群との鑑別が困難なことがあるが，スチール症候群が虚血であるのに対して，ソアサム症候群はうっ血であり，両者は全く異なる血行動態である．

スチール症候群はシャント作製直後に生じることが多いが，シャント作製から時間を経過した症例でも，シャント血流量の増加や動脈硬化の進展により，次第にスチール症状を呈することがある．シャント作製術後のスチール症候群は急激に発症し，その症状も強いのが特徴である．

3　治療

スチール症候群の治療は，緊急度・重症度・血行動態に応じて決定される．このなかでも，緊急に治療を要する症例の見極めが重要となる．特にシャント作製術後は，血行動態の急速な変化があり，術後24時間以内にスチール症候群を呈する可能性がある．シャント指の痛みや痺れ，強い冷感を伴う場合は（stage Ⅲ以上），緊急にシャント閉鎖術を行う．

慢性に進行する症例でもstage Ⅲ・Ⅳの症状があれば，手術を要する．**図 8-115-a** の症例は，痛みと冷感だけでなく，第1指に潰瘍形成がみられため（stage Ⅳ），シャント閉鎖術を施行した．血流過剰の場合は，シャント静脈のバンディング手術（PTFEグラフトで巻きつけて，血管を縫縮する方法）が有効であり，第一に考慮する．**図 8-115-b** はstage Ⅲの症例で，痛みとしびれがある．潰瘍形成は認めないが，左右で皮膚の色が異なる．サーモグラフィを行うと，シャント肢（左）は手指末梢の皮膚温が低いが，シャント血流がある部位ではむしろ皮膚温が高い（**図 8-115-c**）．また，シャント吻合部の末梢の動脈フローは逆流してシャント吻合部に向かっていたが，シャントを圧迫することで順行性の血流に変化した（**図 8-115-d, -e**）．理論的には，吻合部の末梢での橈骨動脈を結紮して，逆流する血流を遮断し，尺骨動脈からの手指の動脈血を増加させることが有効である．しかし，将来的に尺骨動脈の血流が低下したときに，対処法がなくなる．この症例は，過剰血流があったため，静脈バンディングを行って血流を低下させたところ，症状の改善が得られた．

〔春口洋昭〕

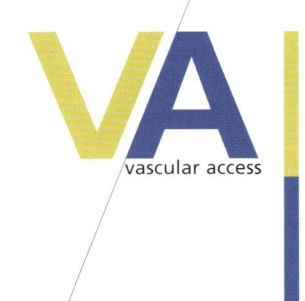

VA 8 合併症の診断における超音波検査

5 スチール症候群
②超音波診断

1　スチール症候群の超音波検査

　スチール症候群が疑われた場合は，まず上腕動脈血流量（グラフトであれば，グラフトの血流量）を測定する．前述したように，過剰血流の有無によって治療方針が異なるからである．1,000 ml/min 以上の過剰血流がある場合は，シャント静脈のバンディング手術が有効になるため，シャント血流量は最重要な情報になる．

　過剰血流がなくスチール症候群を生じている場合は，動脈硬化による末梢循環障害が存在していることが多い．このような場合は，鎖骨下動脈から順に動脈を走査して，動脈狭窄の有無をチェックする．まれではあるが，中枢の動脈狭窄が末梢循環障害の原因となることがある．その場合は動脈の PTA が有効になるため，動脈狭窄のチェックも重要となる．

　糖尿病や長期透析患者では，動脈の石灰化が強く，上腕動脈・橈骨動脈・尺骨動脈の石灰化による狭窄を呈していることが多い．このような症例はむしろシャント血流量が少なく，シャントによるスチール症候群というよりも，動脈硬化による末梢循環障害と考えられる．シャント血流量が少ないのにもかかわらず，スチール症状を呈している場合は，シャント閉鎖してもスチール症状が改善しないことがある．

　シャント吻合部の中枢側と末梢側の動脈血流量とその方向を検査するのも重要である．スチール症候群では末梢循環の血流が低下している．そのため，超音波検査では，通常のシャントの検査と異なり，シャント吻合部の末梢の動脈血流を精査する必要がある．

　前腕末梢の橈骨動脈と橈側皮静脈皮静脈で作製したシャント（RCAVF）では，吻合部末梢の橈骨動脈の血流パターンをチェックする．「病態と症状」の項（p.191）で解説したように，シャント吻合部の末梢の橈骨動脈からシャント吻合部に逆流する血流が観察されることが多い．このような場合，シャント静脈を圧迫すると，逆流する血流が順行性に変化する（図 8-116）．しかし，逆流する動脈血流はスチール症候群に特徴的な所見ではなく，RCAVF の 90% にみられるとの報告もある．

　スチール症候群があっても，必ずしも橈骨動脈の逆流血流がみられるわけではない．手掌動脈弓が不完全な場合は，尺骨動脈からの血流の橈骨動脈への逆流がみられないことがある（図 8-117）．このような症例では，第 1・2 指の血流障害がみられることが多い．また，もともと尺骨動脈の血流不全がある場合は，順行性の橈骨動脈血流があっても，第 4・5 指まで十分な動脈血流が到達せず，第 4・5 指の症状が強く出現することがある（図 8-118）．このように，スチール症候群では，症状が出現している手指から，血行動態を推測することが可能となる．

　図 8-117，-118 のような血行動態では，橈骨動脈末梢は順行性の血流になる．すなわち，橈骨動脈末梢の逆行性の血流はスチール症候群の診断の必要条件でもなければ，十分条件でもないことを認識する必要がある．しかし，超音波検査で得られた血行動態は，治療方針を決めるにあたってたいへん参考になるため，スチール症状がある症例に対しては超音波検査が有用となる．

　特に肘窩部で作製したシャントでは，末梢からの逆流がなくても，スチール症状を呈することがある．この場合，吻合部の末梢の動脈血は順行性であるが，血流量が非常に少なく，シャントを圧迫すると末梢の血流が増加する（図 8-119）．このような症例の多くは，血流過剰の状態であり，シャント閉鎖術や静脈縫縮術（バンディング手術）が有効になる．

a：スチール症候群の病態（再掲）

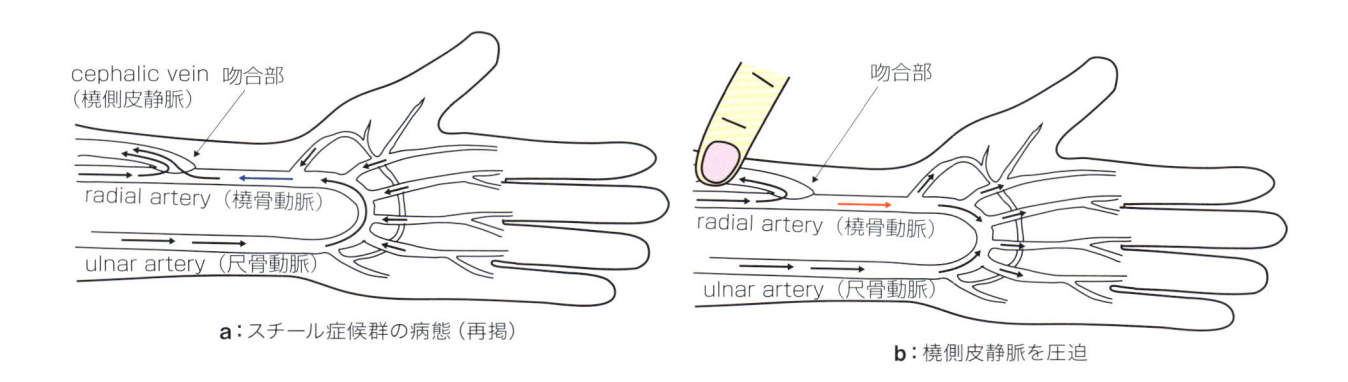

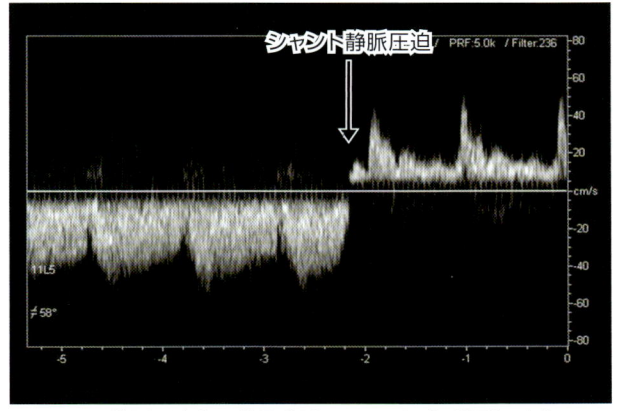

b：橈側皮静脈を圧迫

c：シャント静脈圧迫後の橈骨動脈のパルスドプラ波形の変化

図 8-116　橈骨動脈を逆流してシャント静脈に流入している症例
シャント静脈を圧迫して，一時的にシャント血流を遮断すると，シャント吻合部の末梢側の橈骨動脈が順行性に変化する

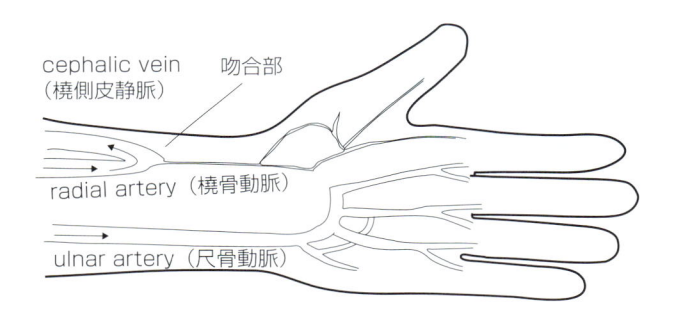

図 8-117　不完全な手掌動脈弓
手掌動脈弓が不完全な場合，第1・2指は橈骨動脈からのみ血流が供給される．シャント吻合部末梢の橈骨動脈の血流不全があれば，第1・2指の循環障害が生じる．第3〜5指は尺骨動脈から十分な血流が供給されている

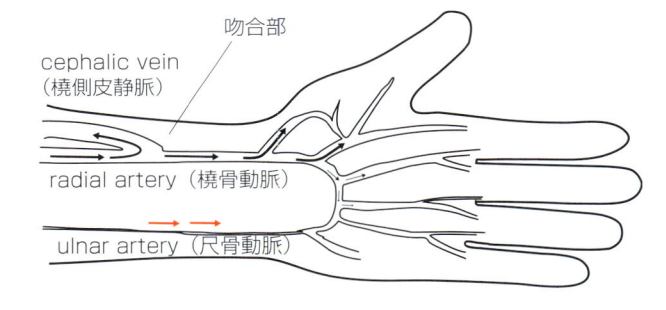

図 8-118　尺骨動脈血流不全
もともと尺骨動脈の血流不全があり，手指の血流のほとんどが橈骨動脈から供給されていた場合，シャントを作製することで，橈骨動脈末梢の血流が低下し，第3〜5指には十分な血流が供給されず，循環障害を呈することがある

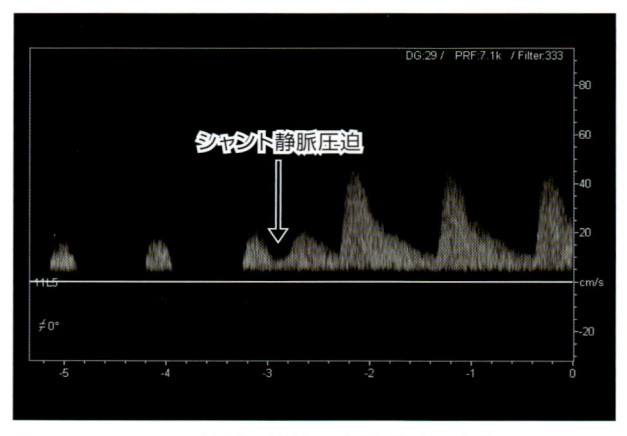

図 8-119　シャント静脈圧迫後の上腕動脈の変化
上腕で作製されているシャントにおける吻合部末梢の上腕動脈の血流．シャント静脈を圧迫する前の血流は非常に少なかったが，シャント静脈圧迫により末梢の動脈血流が増加している．このような症例では，過剰血流があれば，シャント静脈のバンディング手術が有効になる

表 8-9　超音波所見と治療法の選択

超音波所見	治療法
中枢の動脈狭窄あり	動脈のPTA
中枢の動脈狭窄なし 　過剰血流（＋） 　過剰血流（－）　前腕末梢のAVF 　　　　　　　　　橈骨動脈の逆流あり 　　　　　　　　　橈骨動脈の逆流なし 　　　　　　　　肘窩より中枢のAVF 　　　　　　　　　上腕動脈の逆流あり 　　　　　　　　　上腕動脈の逆流あり	 静脈バンディング 橈骨動脈末梢の結紮 薬剤治療（stage Ⅰ・Ⅱ），シャント閉鎖（Stage Ⅰ・Ⅳ） DRIL* 薬剤治療（stage Ⅰ・Ⅱ），シャント閉鎖（Stage Ⅰ・Ⅳ）

＊DRIL：distal revascularization-interval ligation の略．シャント吻合部末梢の直後の動脈を結紮し，吻合部の中枢と結紮した動脈の末梢をバイパスする方法．シャント血流，末梢循環血流を維持しつつ，シャント吻合部に逆流する血流を遮断できる

　実際に末梢に到達している血流を推定する方法もある．橈骨度脈を逆流するタイプの場合は，原理的には尺骨動脈血流と逆行する橈骨動脈血流の差が手指に供給される（骨間動脈血流などから手指に供給される血流を無視すると）．また，上腕動脈血流量とシャント静脈の血流量の差も，末梢循環血流量になる．しかし，末梢動脈やシャント静脈の血流量は誤差が大きく，これらの方法で測定した血流量はあくまでも参考程度にとどめるべきである．

　スチール症候群に対する超音波検査は，治療法を決定するうえで非常に重要な情報になる（**表 8-9**）．橈骨動脈の逆行性の血流が原因の場合は，シャント吻合部末梢の橈骨動脈の結紮術が有効になる．ただ，スチール症候群は複合的な原因で生じることが多いため，さまざまな情報をもとに治療法を決定することが重要となる．特に過剰血流と動脈硬化による末梢抵抗増大の両者が存在する場合が多い．過剰血流があるからといって，そこで検査を終了してはならず，動脈フローの方向や動脈硬化の程度も必ずチェックする．

〔春口洋昭〕

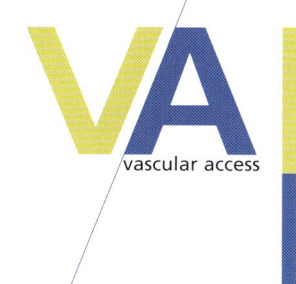

VA 8 合併症の診断における超音波検査

6 感染
①病態と症状・治療

はじめに

バスキュラーアクセス（VA）の合併症のなかでも，感染は，その診断時期や治療開始時期を誤ると敗血症から多臓器不全へと移行し生命に危険が及ぶことがあり，最も注意すべき合併症の一つである[1,2]．

われわれ透析医療従事者は，常日頃より，VAを観察することが大事である．透析室における観察では，以下の点につき透析ごとに行うべきである．

① シャントの観察（シャント音，腫脹，発赤，疼痛，血腫）
② 血流は十分に出るか
③ 静脈圧はいつもどおりか

特に①においては，シャント音がいつもと同じであるか，狭窄音はないか，腫脹はないか，発赤や疼痛の感染徴候はないか，血腫を形成していないか，などが大切である．さらに，②，③を加えればVA合併症の80％は診断ができると考えられる．

VAに関係していると考えられる発熱・発赤・疼痛があれば，感染を疑うべきである．次には，その感染が局所のみのものなのか，全身的なものなのかによって治療方針が異なる．当院では，VAの感染を疑った場合は図 8-120 のフローチャートに沿って診断・治療を進めている．すなわち，自己血管内シャントの感染，人工血管内シャントの感染，動脈表在化の感染，シャント瘤の感染などに分けて診断・治療を進めていくべきである．それぞれの診断過程において侵襲のない超音波検査を適宜組み入れることは重要である．

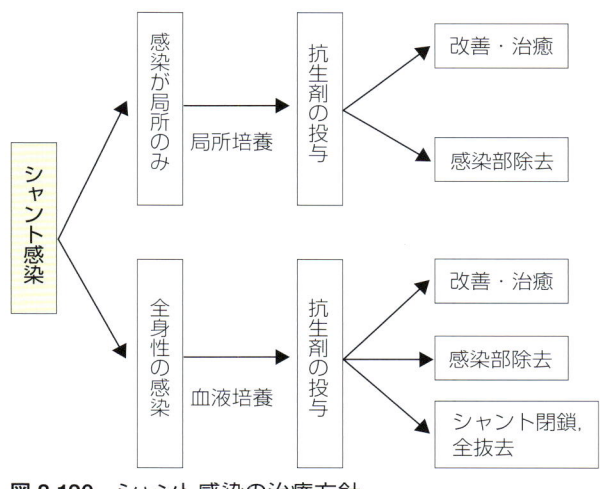

図 8-120 シャント感染の治療方針

1 自己血管内シャントの感染

自己血管の感染では，初発症状が発熱・発赤・疼痛のことが多い．注目するポイントは，感染が局所のみなのか，全身性なのかということである．感染がありSIRS（systemic inflammatory response syndrome）の基準を満たしていれば，全身感染症として対処すべきである．局所のみの感染であれば，ドレナージや抗生剤投与で対処できることが多い．いずれの場合も，局所に膿が認められていれば細菌培養を行うべきであるし，全身的な発熱があれば血液培養を行うべきである．超音波検査は感染の広がりを同定するのに有用である．これらのことを行ってから抗生剤の投与やγ-グロブリン製剤の投与（敗血症の場合）を行うのがよい．

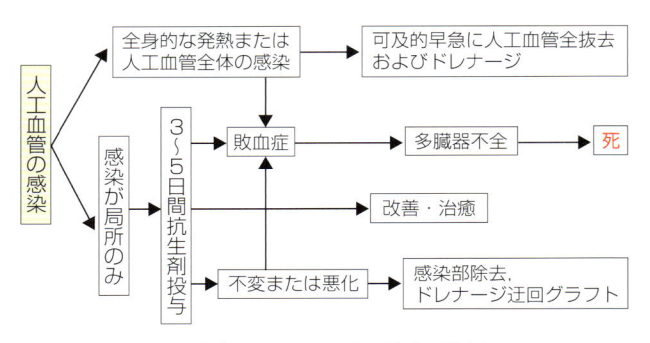

8. 合併症の診断における超音波検査

図 8-121 人工血管感染の治療方針

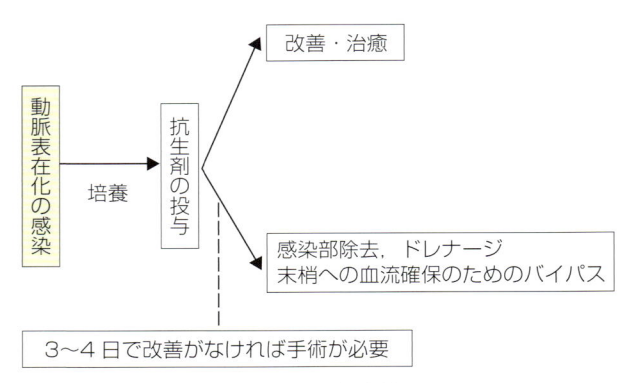

図 8-122 動脈表在化感染の治療方針

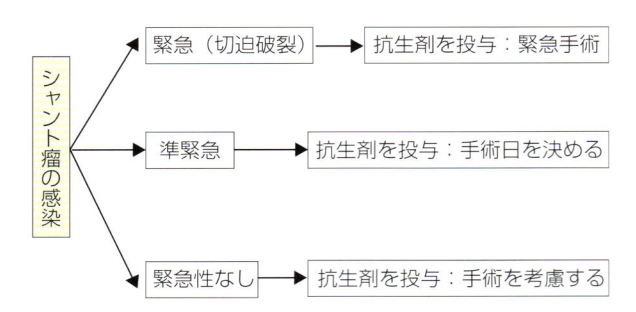

図 8-123 シャント瘤感染の治療方針

2　人工血管内シャントの感染

　人工血管の感染では，その治療時期を誤ると死の転帰をたどることがあるため，早急に的確な治療が求められる[3〜6]．当院では，**図 8-121** のような治療方針でその治療に当たっている．感染の範囲や広がり具合の診断には超音波検査が有用である．後述の症例の項で呈示する．人工血管の感染においても自己血管の場合と基本的考え方は同様であるが，人工血管内シャントの感染で出血を伴う場合はMRSAのことが多い．たとえ培養の結果が出ていなくともMRSAを疑えば，手術時にバンコマイシン1gを点滴すべきであると筆者は考えている．

3　動脈表在化の感染

　動脈表在化の感染でも，その診断・治療方針は自己血管内シャントや人工血管内シャントの感染と同様であるが，感染部末梢の血流障害のことも念頭において治療に当たらなければならない．上腕動脈の中枢側1/3くらいまでは上腕副動脈があるため，最悪の場合は上腕動脈本管を結紮してもよいが，副動脈の発達が悪い症例では**図 8-122** の方針のように末梢への血流を確保したうえで治療に当たる必要がある．

4　シャント瘤の感染

　シャント瘤の感染では，第一に緊急性の有無の判断が重要である．瘤表面が薄くなり光沢を帯びているときは切迫破裂の徴候である．エコーにて表皮の薄さと内部不均一な像が認められれば緊急手術が必要である．また，瘤内の血流の有無をドプラで確認しておくことも大切である．表皮がある程度の厚みがあり切迫破裂の危険がないと判断できても，感染している瘤は保存的には治癒しないものと考え，手術にて切除すべきである．**図 8-123** に診断・治療のフローチャートを示した．

5　症例

　症例は80歳女性．妊娠腎による慢性腎不全にて血液透析導入，透析歴は13年．左右の上肢は複数回のVA手術にて血管が荒廃．平成21年8月，左大腿部にポリウレタングラフト移植，2カ月後グラフトの一部に感染がありePTFEにて部分置換術施行．平成22年6月，39℃の発熱と7cm大の腫瘤を認め紹介・入院となる．入院時，エコーにてePTFE部分に5cm大の均一な充実性の腫瘤と一部に液体成分を認める像が得られた．**図 8-124** のように均質な充実性エコー像がみられる血清腫の部分と，液体成分の貯留を認める感染部が

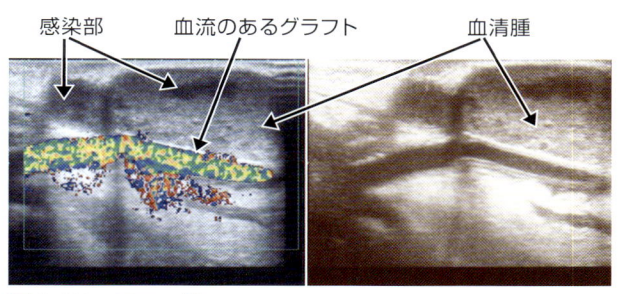

図 8-124　エコー像

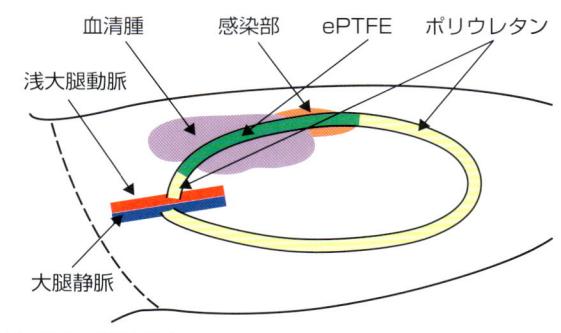

図 8-125　術前のシェーマ

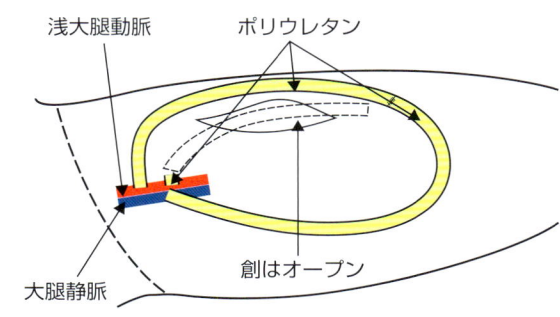

図 8-126　術後のシェーマ

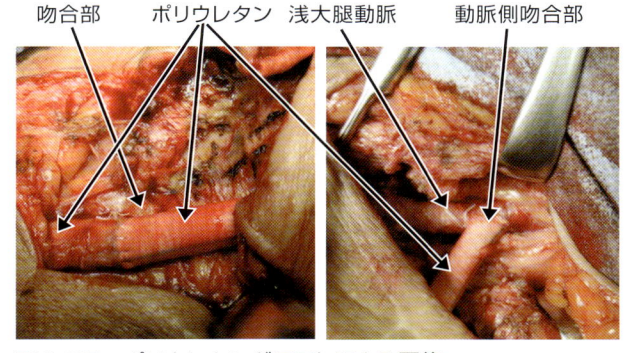

図 8-127　ポリウレタングラフトによる置換

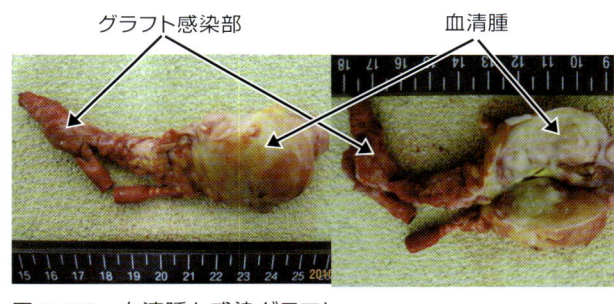

図 8-128　血清腫と感染グラフト

みられた．手術前のシェーマは図 8-125 のとおりであり，感染部を迂回させるポリウレタングラフトを移植し感染部と血清腫の除去を行った．術後のシェーマを図 8-126 に示した．迂回グラフト移植終了時が図 8-127 である．血清腫および感染部を図 8-128 に示した．

おわりに

VAの感染は生命が危険にさらされるもの[1,3,6]であることの認識が大切で，可及的すみやかにその診断・治療を行うことが肝要である．

● 文献
1) 副島一晃：バスキュラーアクセスの合併症と修復法—(H) 感染．バスキュラーアクセス—その作製・維持・修復の実際，中外医学社，160〜167，2007．
2) 浜田弘巳ほか：ブラッドアクセス感染の治療．腎と透析51巻別冊アクセス2001，13〜16，2001．
3) 平中俊行ほか：人工血管内シャントの感染と対策．腎と透析59巻別冊アクセス2005，24〜26，2005．
4) 新宅究典ほか：感染を生じたシャントグラフトの管理についての検討．腎と透析61巻別冊アクセス2006，56〜60，2006．
5) 塩田　潤ほか：鎖骨下動脈-上腕動脈バイパスを余儀なくされた，腋窩動静脈ループグラフトMRSA感染の1症例．腎と透析63巻別冊アクセス2007，254〜255，2007．
6) 副島一晃ほか：敗血症化したグラフト感染症例の治療成績．腎と透析61巻別冊アクセス2006，50〜55，2006．

〔室谷典義〕

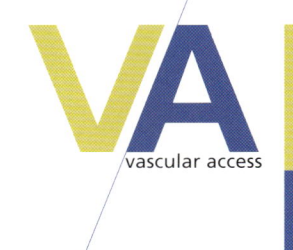

VA 8 合併症の診断における超音波検査

6 感染
②超音波検査

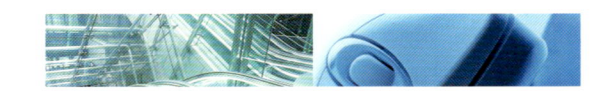

はじめに

バスキュラーアクセス（VA）感染は，自己血管内シャント（AVF）に比べて人工血管内シャント（AVG）に合併する頻度が高い．また，AVF 感染では保存的治療で治癒することが多いのに対し，AVG におけるグラフト感染では完治困難な場合も多くみられるため，維持透析患者にとっては，グラフト廃絶の主要要因であるばかりでなく，生命予後に影響を及ぼす重大な合併症である．近年，糖尿病性腎症の増加や維持透析患者の長期高齢化が進み AVG 患者が増加しており，今後グラフト感染患者が増加することが予測される．本稿では維持透析患者におけるグラフト感染の超音波検査について述べる．

1 グラフト感染における超音波検査の役割

平中らは，AVG の感染成績について，「晩期グラフト感染のなかで最も頻度の高かったのはグラフト体部の単発性感染であり，穿刺操作に関連するものと考えられる」と報告している[1]．穿刺部やグラフト周囲に発赤・熱感・圧痛などの局所所見がみられる場合，または局所所見に乏しくても全身所見がみられる場合は，グラフト感染が疑われ，超音波検査が依頼される（**表 8-10**）．グラフト感染の診断は，患者の全身所見や起炎菌の同定によりなされるため，超音波検査で確定診断をすることはできない．しかし，超音波検査による膿瘍の検出や感染範囲の推定は，グラフト感染における内科的治療効果の判定や外科的治療選択の補助的診断としてきわめて有用であると考える．

2 超音波診断

超音波検査を施行する前に，必ず全身所見の確認と，穿刺部を中心としたシャント肢の視触診を行い，局所所見の有無を確認する．超音波検査では膿瘍の検出や感染の範囲について評価を行う．感染は局所多発あるいは広範囲の場合もあるため，グラフト周囲に全周性あるいは偏在性に，また断続的に膿瘍が描出されることもある．『慢性血液透析用バスキュラーアクセスの作製および修復に関するガイドライン』では，グラフト感染について，穿刺部の局所感染で全身感染を伴っていない場合はグラフト部分抜去が可能であるが，吻合部に及ぶ感染や全身感染を伴う場合はグラフト全抜去が必要である[2]とされていることから，超音波検査では穿刺部だけでなくグラフト全体を評価し，感染が吻合部まで及んでいないか確認する必要がある．また，膿瘍は穿刺部血腫などと鑑別困難な場合もあるため，周囲組織の炎症を示唆する間接所見についても評価し鑑別を行う必要がある．

表 8-10　グラフト感染

好発部位	局所所見	全身所見
穿刺部	発赤 熱感 圧痛 浮腫 硬結 排膿 その他	熱発 白血球増多症 CRPの上昇

『慢性血液透析用バスキュラーアクセスの作製および修復に関するガイドライン』[2]（第10章　バスキュラーアクセスの修復の時期と方針）をもとに作成

1 膿瘍の超音波像

膿瘍は，境界やや不明瞭な不整形の充実性低エコー像として描出されることが多いが，病期により内部エコー・形状ともに変化し，さまざまなエコー像を呈する．

膿瘍の内部エコーは，融解壊死とともに低下し，混在性領域や無エコー領域へと変化する．また，徐々に膿瘍壁が形成され，膿瘍の境界は明瞭となる（**表8-11，図 8-129 〜 -133**）．

表 8-11 膿瘍の超音波所見

境界	形状	性状	内部エコー	後方エコー
不明瞭〜明瞭	不整形〜類円形	低エコー〜無エコー	均一〜不均一	不変〜軽度増強

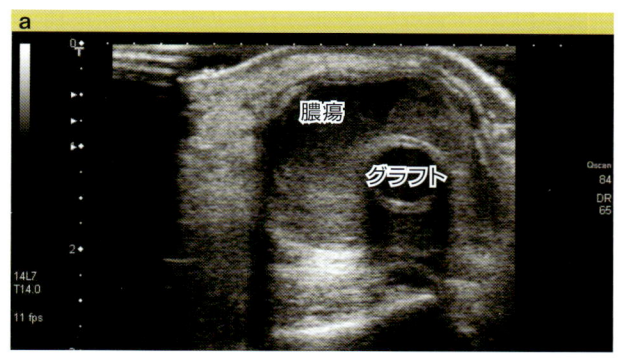

図 8-129　グラフト周囲膿瘍（a：短軸像，b：長軸像）
グラフト周囲に境界ほぼ明瞭，内部不均一な低エコー域を認める

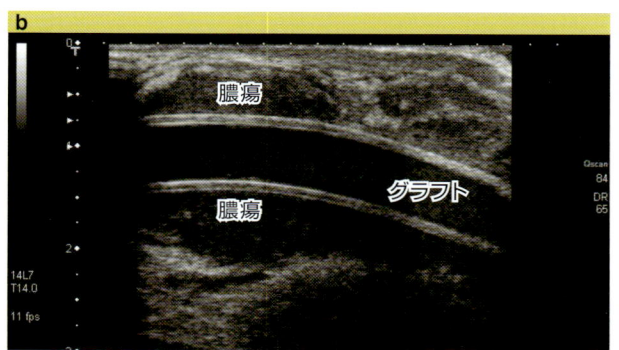

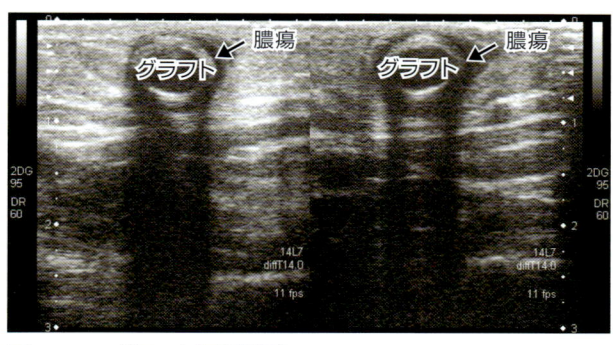

図 8-130　グラフト周囲膿瘍
グラフト周囲に境界やや不明瞭な低エコー域を認める

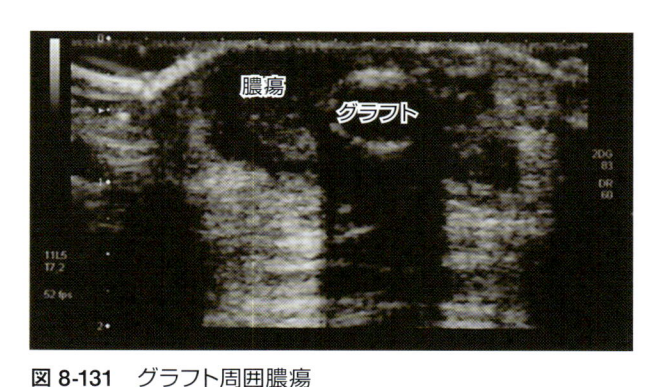

図 8-131　グラフト周囲膿瘍
グラフト周囲に形状不整，境界一部不明瞭，内部不均一な無エコー〜低エコー域を認める

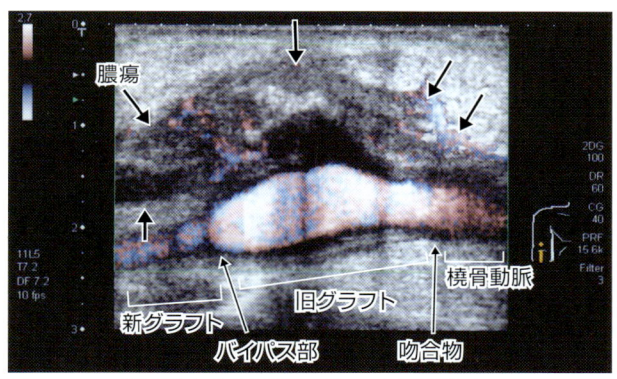

図 8-132　動脈側吻合部近傍のグラフト周囲膿瘍
グラフトから動脈側吻合部に境界やや不明瞭，内部不均一な低エコー域を認める

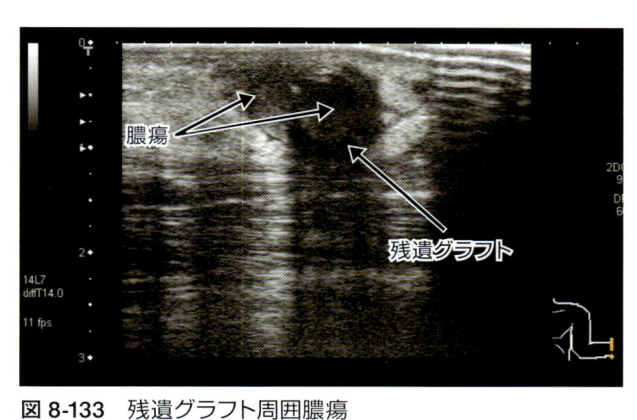

図 8-133　残遺グラフト周囲膿瘍
グラフト周囲に境界不明瞭，内部不均一な低エコー域を認め，残遺グラフト内部にも低エコー域を認める

2 膿瘍周囲の超音波像

膿瘍周囲では，皮下表層組織の肥厚，皮下脂肪層の肥厚，血流の増加などがみられる．これらの炎症を示唆する間接所見についても同時に評価を行う（**表 8-12**，**図 8-134 ～ -137**）．

表 8-12 間接所見

- 皮膚表層組織の肥厚
- 皮下脂肪層の肥厚
- 浮腫
- 膿瘍およびグラフト周囲低エコー域の血流増加

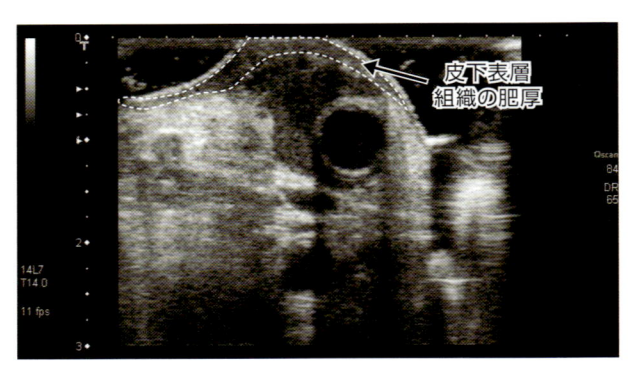

図 8-134　膿瘍周囲皮下表層組織の肥厚
グラフト周囲膿瘍に接する皮下表層組織の肥厚像がみられる

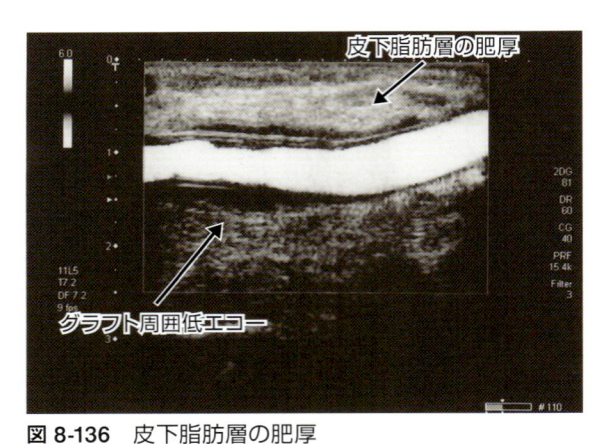

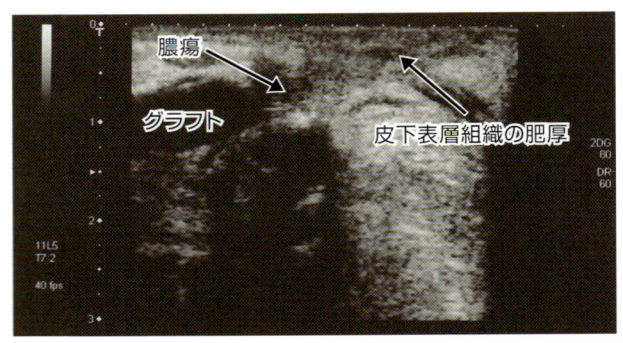

図 8-135　穿刺部皮下表層組織の肥厚
グラフト周囲膿瘍に連続する穿刺部直下の皮下表層組織の肥厚がみられる

図 8-136　皮下脂肪層の肥厚
グラフト周囲に低エコー域を認め，周囲の皮下脂肪組織は肥厚している

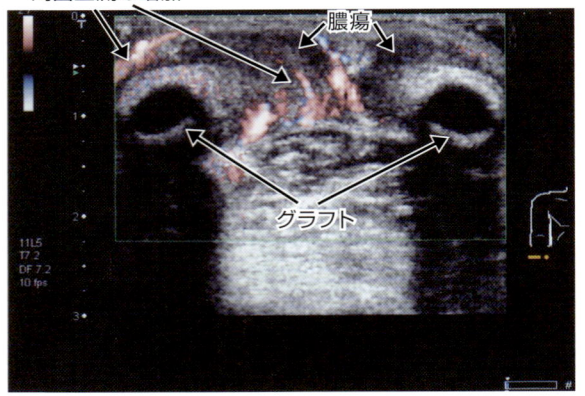

図 8-137　膿瘍周囲血流の増加
膿瘍周囲にグラフトと連続性のない血流の増加を認める

ONE POINT ADVICE

グラフト移植術後にもグラフト周囲に低エコー域がみられることがあるため，鑑別が必要である．術後にみられるグラフト周囲低エコー域は，そのまま残存することもあれば，消失してしまう場合もある．局所所見や全身所見がみられ，穿刺部から連続するグラフト周囲低エコー域が新たに出現し，低エコー域周囲の血流増加がみられる場合は，炎症の波及や感染の進展の可能性があるため，以前の超音波写真などを参考に低エコー域の範囲の拡大などはないか評価する必要がある（**図 8-138**）．

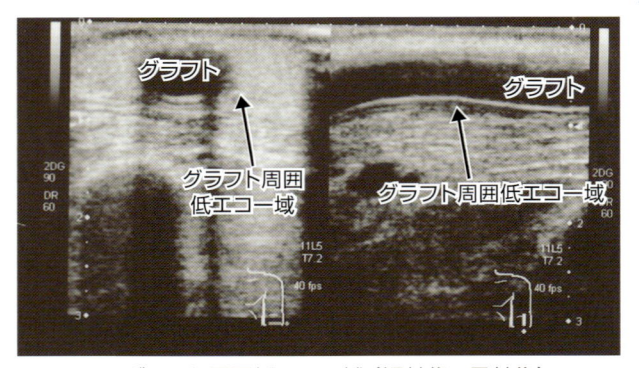

図 8-138　グラフト周囲低エコー域（短軸像・長軸像）
グラフト移植術後5カ月．グラフト周囲に偏在性の低エコー域を認める．周囲組織に炎症を示唆する間接所見は認めない

ONE POINT ADVICE

上肢全体に腫脹や発赤が観察され，超音波検査が依頼されることがある．感染以外にもグラフト移植術後や静脈高血圧症などで，上肢の皮下表層組織・皮下脂肪層の肥厚や浮腫などの間接所見がみられる場合がある．超音波検査で膿瘍が検出されない場合は，間接所見の範囲や側副血行路の有無などを参考に，腫脹や発赤の原因を検索し報告する必要がある（表8-13，図8-139, 140）．

表 8-13 間接所見の原因検索

	グラフト感染	グラフト移植術後	静脈高血圧
膿瘍	あり	なし	なし
間接所見の範囲	局所	移植部上肢（術後数日〜数週間）	狭窄部より末梢側上肢
その他		動静脈吻合部や弯曲部に血腫・セローマを認めることがある	狭窄が原因／狭窄部より末梢側の静脈拡張・側副血行路の発達

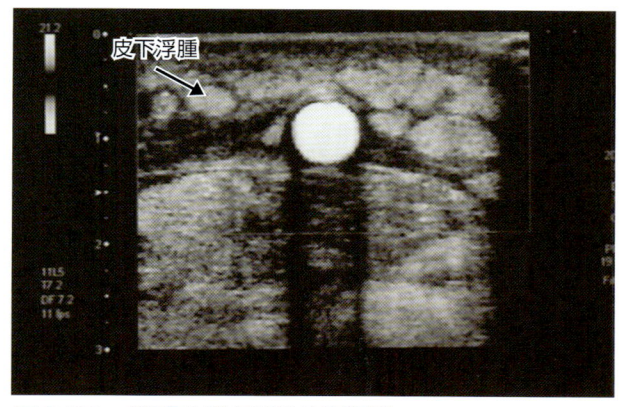

図 8-139 グラフト移植術後皮下浮腫
グラフト移植術2週間目．移植部上肢に皮下浮腫がみられる

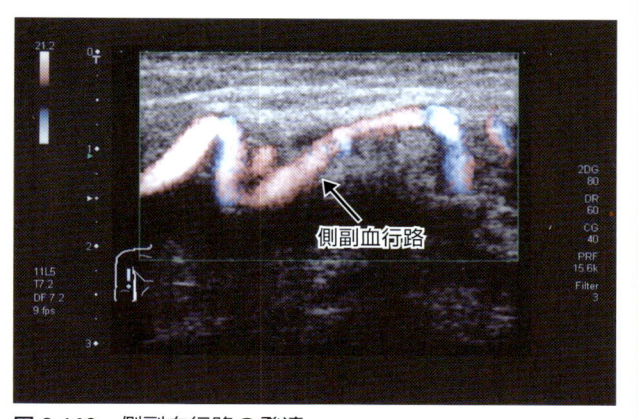

図 8-140 側副血行路の発達
上腕に拡張蛇行した側副血行路がみられる

3 鑑別診断

膿瘍は血腫やセローマと鑑別困難な場合がある．血腫やセローマも内部エコーが経時的に変化し，さまざまな超音波像を呈するため，身体所見・局所所見や存在位置・炎症所見の有無などを参考にして鑑別診断を行う（表8-14, -15，図8-141〜-143）．

表 8-14 血腫およびセローマの超音波所見

	血腫	セローマ
境界	明瞭〜不明瞭	明瞭
形状	不整形	類円形
性状	無〜高エコー	無〜高エコー
内部エコー	均一〜不均一	均一〜不均一
後方エコー	増強	不変〜増強
側方陰影	なし	あり

表 8-15 鑑別診断

	膿瘍	術後血腫	穿刺部血腫	セローマ
好発部位	穿刺部	動静脈吻合部・弯曲部	穿刺部	動静脈吻合部・弯曲部
炎症所見	局所	移植部および上肢全体	なし	なし

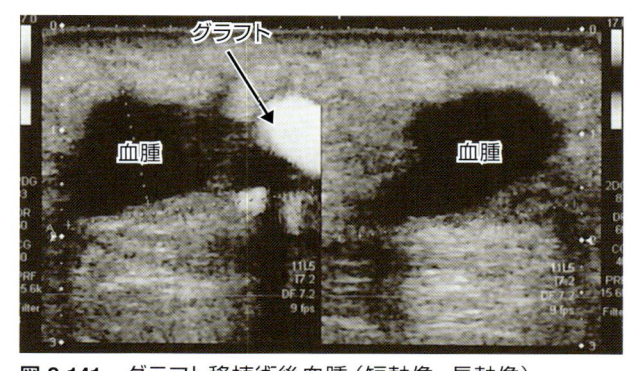

図 8-141 グラフト移植術後血腫（短軸像・長軸像）
グラフト移植術後3週間目．動脈側吻合部に形状不整，無エコー域を認める

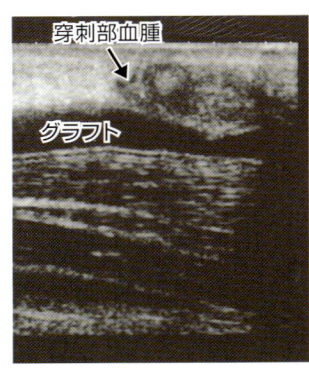

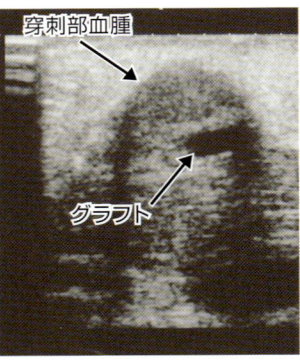

図 8-142　穿刺部血腫（長軸像・短軸像）
穿刺部体表側に境界不明瞭，内部不均一な低エコー域を認める．周囲組織に炎症を示唆する間接所見は認めない

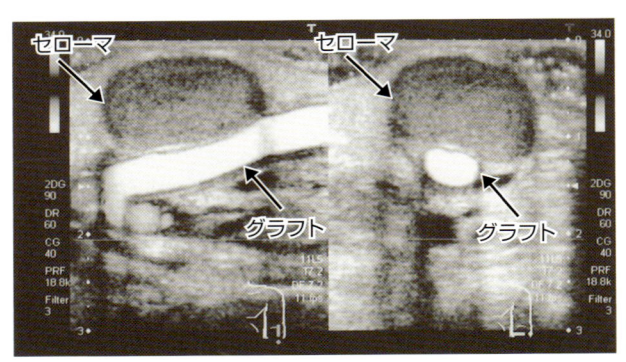

図 8-143　動脈側吻合部近傍セローマ（長軸像・短軸像）
グラフト周囲に境界明瞭，内部ほぼ均一な低エコー腫瘤を認める．内部血流は認めず，周囲組織に炎症を示唆する間接所見も認めない

まとめ

VA感染はそれほど多くみられる合併症ではない．しかし，人工血管内シャントにおけるグラフト感染は，グラフト廃絶のみならず，透析患者の生命予後にもかかわる重大な合併症である．

超音波検査で感染の確定診断をすることはできないが，膿瘍の検出を行うことで，感染の補助的診断になりうると考えられる．

膿瘍は，検査時期によっては超音波診断に苦慮する場合も少なくない．穿刺部やグラフト周囲を詳細に観察し，間接所見を含めて質的診断を行う必要がある．

超音波検査は，感染の早期発見・早期治療に欠かすことのできない，たいへん重要な検査法であると考える．

（図 8-129,-130,-132：大阪バスキュラーアクセス天満中村クリニック・小林大樹先生提供）

● 文献
1) 平中俊之ほか：人工血管内シャントの感染と対策．腎と透析59巻別冊アクセス2005．24～26，2005．
2) 日本透析医学会：慢性血液透析用バスキュラーアクセスの作製および修復に関するガイドライン．透析会誌，**38**（9）：1491～1551，2005．

〔河村知史〕

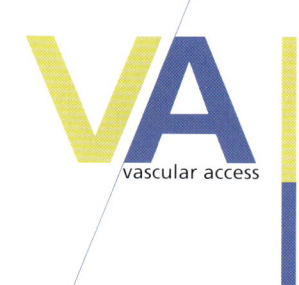

VA 9 超音波ガイド下PTA

1 超音波ガイド下PTAの基礎
装置と配置，利点と欠点

　超音波ガイド下PTA施行にあたって，必要な超音波装置，インターベンションデバイス，その有効的な配置について述べる．目標狭窄部の位置，イントロデューサカテーテルの向きなどで術者・助手・超音波画面の位置は変わってくる．術中，変更を余儀なくされることもあり，随時対応できる態勢が必要である．

1 装置

1 超音波装置

①プローブ

　血管の深さなどによるが，一般的にリニア型10～15MHz前後の周波数のものがよい．ビニールカバーの中に超音波ゼリーを少量入れ，プローブを入れる．輪ゴムなどで固定するとよい．皮膚とプローブの間は滅菌ゼリーを用いるが，これはイソジンゲルで代用できる（図9-1）．

②インターベンションデバイス

　ガイドワイヤー：0.014～0.035インチまで，通常，超音波の視認性は良好である．長さは短いほうが使用しやすい．100～150cmが使いやすいであろう．

　バルーンカテーテル：一般・特殊型を問わず，3mm以上の内径をもつバルーンであれば，拡張前・拡張中の視認性は良好である．前後の血管径から決定する．4～6mm前後のバルーンの使用が一般的である．

　インデフレータ：生理食塩液もしくは蒸留水で満たす．拡張中，透視による補助を要する可能性が高ければ，随時希釈した造影剤で満たすようにする．

　ドレープ，消毒，局所麻酔ほか：専用ワゴンを用意するとよい（図9-2）．

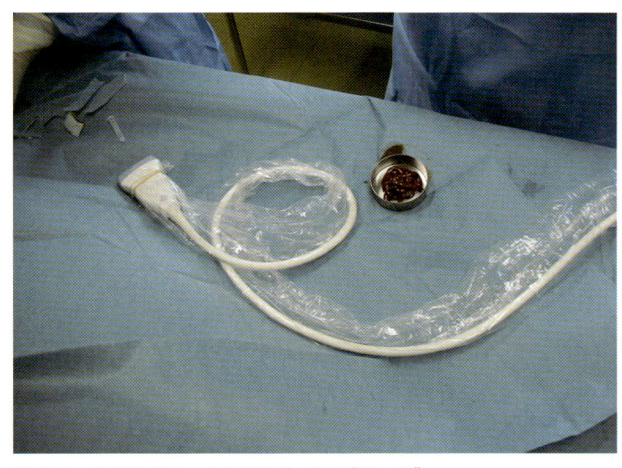

図9-1　滅菌ビニールでおおったプローブ

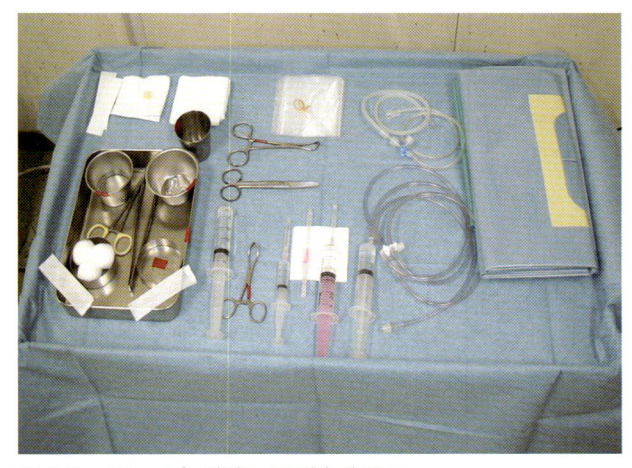

図9-2　ドレープ，消毒，局所麻酔ほか

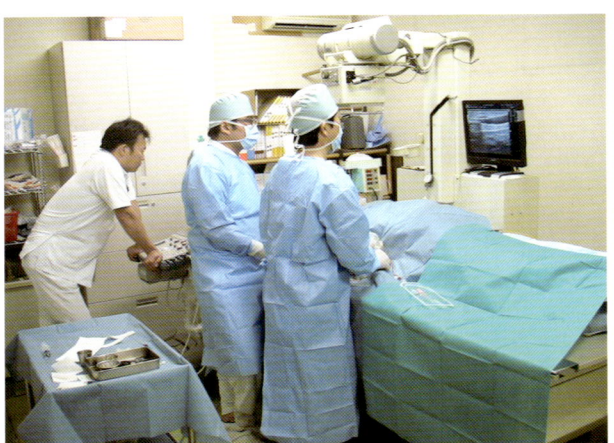

9：超音波ガイド下PTA

図9-3 術野・配置

> ONE POINT ADVICE
> 病変が複雑であるほど，術者自身によるプローブ操作が有効である．慣れないうちは助手がプローブ操作を行う方法がやりやすく感じるかもしれないが，習熟していくと術者によるプローブ操作のほうがより複雑な病変に素早く対応できることが実感できるだろう．装置・デバイスの配置は，病変が左腕にあるか，右腕にあるか，順行穿刺か逆行穿刺かで変わってくる（**図9-4, -5**）．術者が最も操作しやすい位置に助手が立てるよう，状況に対応しやすい配置が望ましいと考える．

図9-4 右手逆行穿刺時の立ち位置
順行穿刺の場合，術者と助手は逆がよい

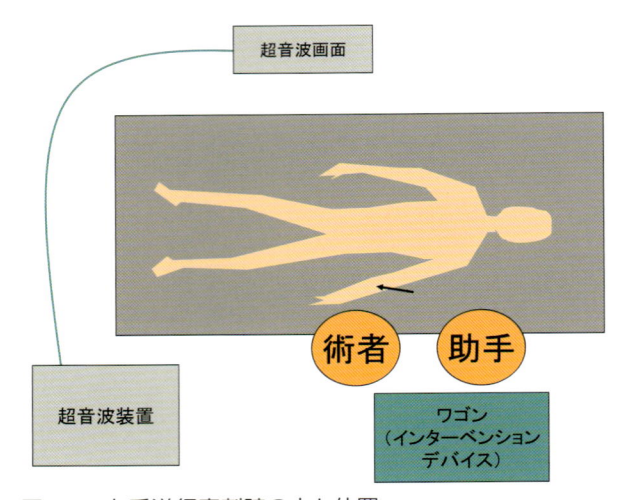

図9-5 左手逆行穿刺時の立ち位置
順行穿刺の場合，術者と助手は逆がよい

2　配置・術野

　術野は透視下同様，広範囲に消毒し，ドレープをかける．超音波モニターが術者の正面にくるよう設置する．
　術野には術者と助手が並んで立つ（**図9-3**）．
　術者がプローブ操作とカテーテルまたはガイドワイヤー操作を行い，助手がインデフレータ操作とガイドワイヤーまたはカテーテル操作を行える態勢をとる（術者がワイヤー操作を行っているときはカテーテル牽引を，カテーテル操作を行っているときはワイヤー牽引を行う）．

3　利点

　超音波ガイド下PTAを施行するにあたって，その利点と欠点，問題点を熟知しておくことは，超音波ガイド下で行うか，透視下で行うかの選択に大きくかかわってくる．
　利点として次のような点があげられる．
① 患者・術者・助手の被曝を防ぐことができる．
② 造影剤を使用せず手技が施行できる．
・人体への投与が不要で，残腎機能を温存したい症例，造影剤アレルギーのある症例で有効．
・インデフレータ内への造影剤が不要：インデフレータ内は生理食塩液または蒸留水で満たすこ

とが可能となり，粘稠度が低いためデフレート時間が短縮できる．
③ 病変を3次元的にとらえることができる．
④ 血管外の組織が確認できる．
血管外リークへの迅速な対応が可能．
⑤ 造影剤の通過しない血管の内部を確認できる．
閉塞病変・静脈弁・高度狭窄にて造影剤が通過しにくい病変に安全に対応できる．

4 欠点

欠点として次のような点があげられる．
① 全体像がとらえにくい．
② 超音波にて描出しにくい病変が存在する（高度石灰化病変，深部血管）．

拡張時のバルーンは，通常その拡張度は超音波にて視認が良好であるが，動静脈吻合部病変など高度屈曲部では視認性不良であることが多い．適宜，透視補助を考えるべきである．

> **ONE POINT ADVICE**
>
> 全体像のなかで，特にガイドワイヤーがどの程度進んでいるか，屈曲がないかを判断しにくい場合があり，体外に出ているワイヤーの長さからワイヤー先端部の位置を推測したり，マーカーつきのガイドワイヤーを使用するなどの対策が必要となる．場合によっては，超音波にこだわらず透視をすぐ併用するなど臨機応変な対応が望まれる．超音波の特徴として，血管内・外の様子がリアルタイムに確認できることがあげられる．特に血管外血液漏出がみられたとき，超音波では瞬時に対応が可能となる（血管内からのバルーンニング，血管外からの圧迫，流入血流遮断など）．

〔若林正則〕

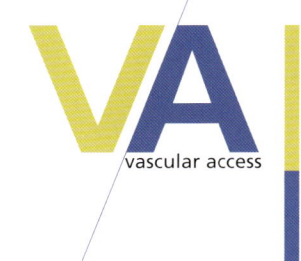

VA 9 超音波ガイド下PTA

2 超音波ガイド下PTAの実際
①治療の進め方

1 超音波の特性を活かした効率的な治療

　超音波ガイド下にPTAを行うことにより，被曝量や造影剤の使用量を軽減できるだけでなく，デバイスが血管内を通過していることをリアルタイムに確認でき，安全で確実な手技が可能となる．造影剤が通過しないような閉塞病変では，特にその利点が発揮される．さらに血管内膜への直接的なアプローチが可能となり，治療の幅が格段に広がることとなる．

　本稿では，これから超音波ガイド下のPTA治療を始めようとされている先生方や，実際に始めたけれどスムーズにいかないと行き詰っている先生方へ，どのようにしたら超音波の特性を活かし，治療を効率的に進められるかを解説していきたいと思う．

　ポイントとしては，次のような点がある．
　(1) 透析上の支障，それを予測する因子（透析中の圧情報など）をもとにPTA適応を判断し，インターベンション目標部位を，触診・理学的所見に加え，超音波所見を併せて同定する．
　(2) 穿刺部位，バルーンサイズなどを超音波所見を参考に決定する．
　(3) エンドポイントは画像上の判断に頼らない．

　自家静脈内シャントの動静脈吻合部付近の病変，人工血管静脈側病変の典型的な2症例を提示して，治療の進め方を示す．

2 症例

症例1——45歳男性（透析歴11年，原疾患：糖尿病）

主訴：GPI（返血側静的静脈内圧／動脈圧）[1] 上昇．
　他院にて維持血液透析施行中である．
　バスキュラーアクセス（VA）として，現在，右前腕の人工血管を用いた内シャントを使用していた．
　平成20年11月，右上腕動脈－尺側皮静脈間に4～6mmテーパー型のePTFEグラフトを移植．以後，GPIをモニタリングし，0.8以上を目安に静脈側PTAを繰り返していた．今回，GPIが0.82に上昇し，PTA目的に紹介となった．

来院時所見：
　触診上，人工血管の内圧上昇（硬く拍動性に触れる）あり．
　静脈側吻合部付近に強いスリルを触れた．超音波上の静脈側吻合直上の狭窄と乱流を確認した．

PTA手順
① 前腕部人工血管より静脈側吻合部に向け4Frのショートシースを挿入．
② 0.016インチGTワイヤーを超音波ガイド下に病変部に通過させた．

> **MEMO**
> **GPI（graft pressure index）**：
> 〔返血側静的静脈圧内圧／動脈圧〕で，人工血管静脈側狭窄に対するモニタリング法の一つ．静的静脈圧の測定部位を一定にし，動脈圧との比をとることで再現性を高め，個々の症例の静脈側狭窄度の変化を推測する方法として用いることができる．

1. 超音波ガイド下PTAの実際

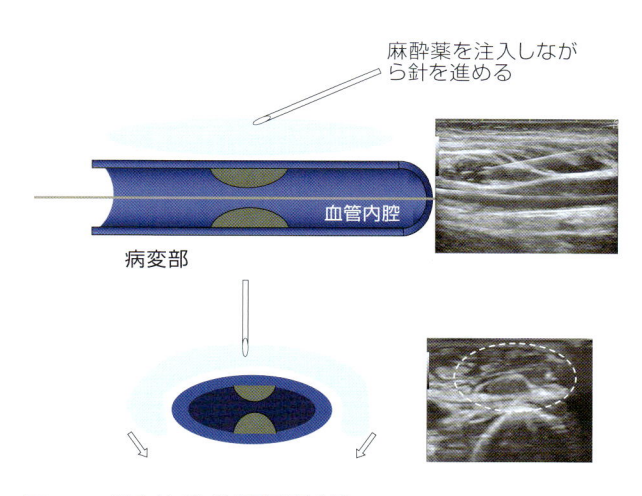

図9-6 超音波ガイド下局所麻酔
ガイドワイヤーで直線化した血管の外膜に向けてカテラン針を挿入する

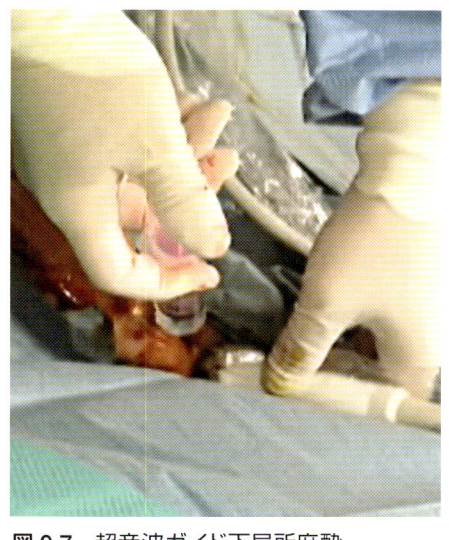

図9-7 超音波ガイド下局所麻酔
長軸・短軸を随時組み合わせて施行する

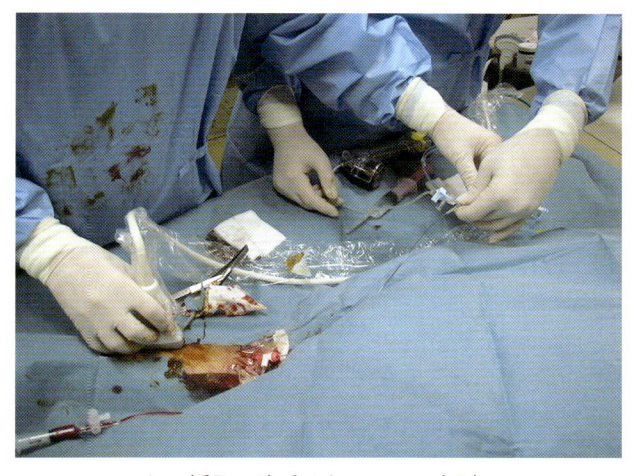

図9-8 ワイヤー挿入．助手はカテーテル牽引

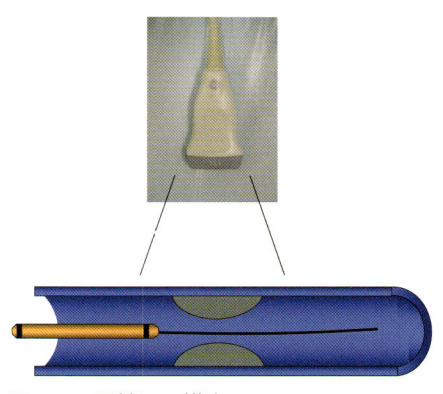

図9-9 長軸にて描出

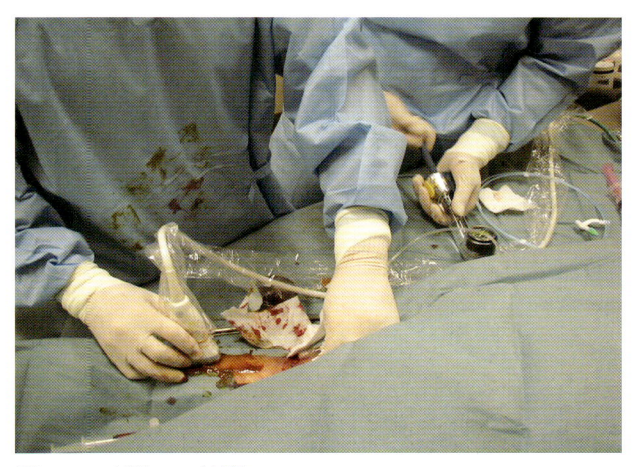

図9-10 バルーン拡張

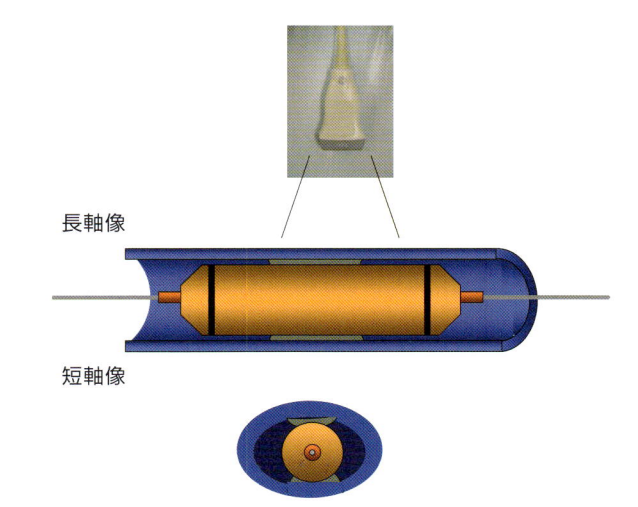

図9-11 長軸・短軸にて拡張度を確認

9 超音波ガイド下PTA

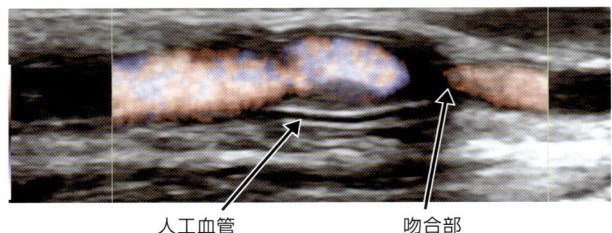

図9-12　PTA前
人工血管　吻合部

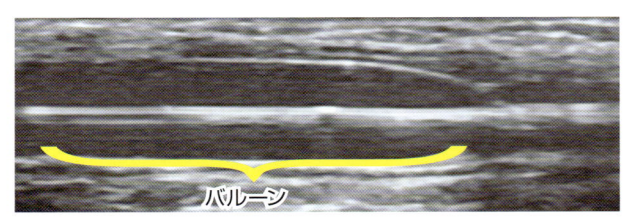

図9-13　バルーン拡張中
バルーン

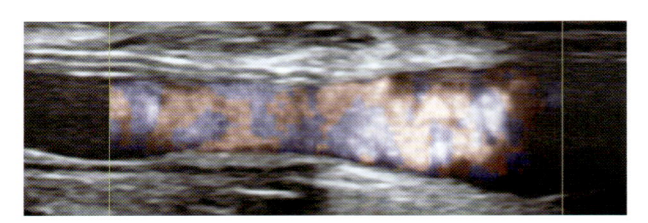

図9-14　拡張後

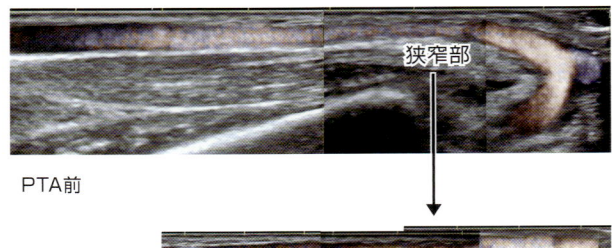

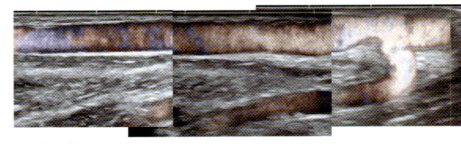

図9-15　PTA前後の超音波像
PTA前
狭窄部
PTA後

③ 超音波ガイド下に狭窄部位に局所麻酔の注入を行った（**図9-6, -7**）.
④ 超音波ガイド下に径6mm×40mmバルーンスフィアを病変部に通過させた（**図9-8, -9**）.
⑤ 超音波長軸・短軸像を確認しながら病変部の拡張を行った．18気圧15秒3回の拡張にて完全拡張が得られた（**図9-10, -11**）.
⑥ 超音波にて血管外血液漏出がないことを確認し，終了した．**図9-12～-15**にPTA前後の超音波画像を示す

症例2──74歳女性（透析歴5年，原疾患：慢性腎炎）

主訴：脱血不良．

VAとして，自家静脈内シャントを使用していた．脱血不良，透析効率の低下あり，動静脈吻合部付近の高度狭窄を疑い紹介となった．

来院時所見：

触診上，シャント静脈の内圧低下，虚脱あり．経過局所所見より治療適応と判断した．超音波上，動静脈側吻合直上の狭窄と乱流を確認した．

PTA手順

① 前腕部シャント血管より動静脈側吻合部に向け逆行性に4Frのショートシースを挿入．なお，術前超音波，触診にて静脈弁によるデバイスの逆行性の不通過がないことをあらかじめ確認している．
② 0.016インチGTワイヤーを超音波ガイド下に病変部に通過させた．
③ 超音波ガイド下に狭窄部位に局所麻酔の注入を行った．
④ 超音波ガイド下に径6mm×40mmバルーンシラヌイHPを病変部に通過させた．
⑤ 超音波長軸・短軸像を確認しながら病変部の拡張を行った．18気圧15秒3回の拡張にて完全拡張が得られた．
⑥ 超音波にて血管外血液漏出がないことを確認し終了した．

なお手技においては，いずれも術者が左手でプローブの操作を行い，右手でカテーテルもしくはワイヤー操作を行った．助手はインデフレータ操作とカテーテル，ワイヤートラクション操作を行った．

3　拡張効果の判定

拡張後の血管は，血管攣縮，局所麻酔による壁外圧迫，内膜浮腫などにより一時的に内腔の狭小化を生じることが多い．elastic recoilによる狭小化も可能性と

してありうるが，拡張直後の形態でそれを判定することは困難である．

GPI値もPTA直後には低下しないことが多い．以後の経過（静的静脈圧値，動的静脈内圧値の推移など）でrecoilの有無を判断し，以後のPTAに際し，長時間拡張，ステント留置などを考慮する．PTAの適応決定はあくまでも透析上の支障（脱血不良，止血不良，再循環による透析効率低下，穿刺困難など）あるいはそれが予測される場合（頻回PTA症例における内圧変化など）とすべきである．

ONE POINT ADVICE

局所麻酔は，ガイドワイヤーにて直線化した血管を長軸で描出しながら行うとよい．外膜の外は結合組織が最も疎になっており，ここに針先が入ると血管を取り囲むように麻酔薬が浸潤する．なお，ガイドワイヤーを通過させる前に局所麻酔をかけると，麻酔薬によって浮腫状になった組織に血管が押しつぶされ，のちにワイヤーが通過しにくくなるので注意が必要である．

4　PTA適応の決定

超音波ガイド下のPTAというと超音波検査の延長ととらえられがちである．超音波に限らず造影などの画像診断における形態にてPTAの適応を決めようとするのは多くの混乱を招くこととなる．超音波で病変をみつけるのではなく，身体所見，透析経過でPTAが必要と考えられた病変を超音波で**同定**（**超音波で決定するのではない**）するのである．いたずらに画像診断を駆使し形態上の変化に振り回されないことが，超音波ガイド下PTAを用いた効率的なアクセス管理につながると考えられる．

5　超音波ガイド下PTAトレーニングについて

超音波ガイド下に治療を行っていくには，常日ごろから超音波ガイドの**治療**に慣れておく必要がある．超音波ガイド下の穿刺，局所麻酔，中心静脈カテーテル留置など治療のなかで超音波を用いる手技を数多くこなすことが上達の近道と考えられる

●文献
1) 若林正則：バスキュラーアクセスの評価　透析患者の合併症とその対策―バスキュラーアクセスの管理―．透析医会誌，(17)：94〜102，2008．

〔若林正則〕

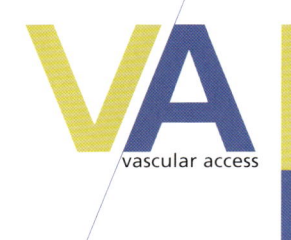

VA 9 超音波ガイド下PTA

2 超音波ガイド下PTAの実際
②超音波補助下の透視下PTA

はじめに

通常の造影下PTAを行う場合には1人で行うことが可能であるが，超音波補助下のPTAを行う場合にはエコープローブを保持する必要があり1人では行えない．そのため，助手が必要となる．また，透視下でのガイドワイヤー操作に慣れた状況下から，いきなり超音波下でのガイドワイヤー操作に切り替えることへの抵抗感も少なくない．そのため，超音波を補助的に併用した透視下のPTAを行うことにより，完全に超音波下のみの手技に移行し慣れるための準備期間といった側面のみならず，その他のいくつかの利点が生まれる．その利点は，造影剤使用量（患者への投与量）の減少または未使用，放射線被曝量の減少（術者・患者とも），狭窄部位の3次元的評価と考えられる．すなわち，PTA前後のバスキュラーアクセス（VA）の評価は超音波下に行い，ガイドワイヤーの操作を透視下で行う．もちろん透視を参考に超音波下での操作を多くしていく．基本的には造影剤はバルーンの拡張のみに使用する．そのため造影剤の影響を考慮する必要はない（バルーンが破裂した場合は考慮する必要がある）．ガイドワイヤーの操作ならびにバルーンの拡張状態のみを透視で確認するため，造影を行わない分の被曝量が減少する．また，PTA施行部分の評価は造影でなく超音波で行うため，3次元的な評価が可能である．

欠点としては，不慣れな状況で手技がうまく行えずガイドワイヤーやバルーンが病変部を通過しない，あるいはPTAを行う部分が局所麻酔の影響で描出が不明瞭になる．不慣れなことによる検査時間の延長などが考えられる．また超音波の欠点として，あまりに表在の血管の場合にかえって描出がむずかしくなる側面があり，プローブによる血管の圧迫で血管径が正確に評価されない場合もある．しかし，いずれもある程度慣れに伴って改善していくと考えられる．

以下，実際の手順について簡単に説明する．

1 超音波補助下の透視下PTAの実際

1 ガイドワイヤーならびにバルーンの挿入

触診および超音波検査にて病変部を確認し，病変部へのアプローチ方法を決定しておく．シースを透視下に留置し，引き続きガイドワイヤーを透視下に挿入する．ガイドワイヤーが狭窄部を通過しない場合には，超音波ガイド下に狭窄部を通過する．バルーンの挿入も透視下に行う（図9-16）．

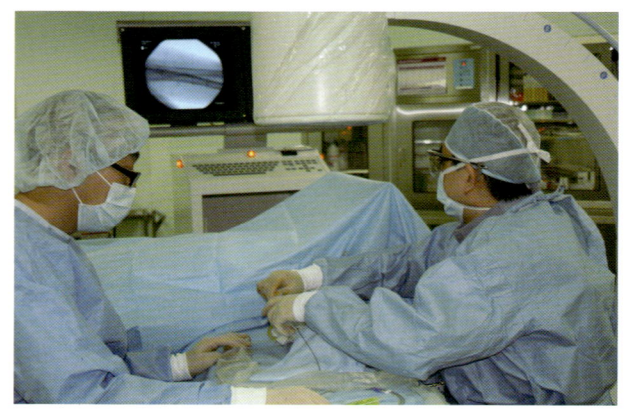

図9-16　ガイドワイヤーならびにバルーンの挿入

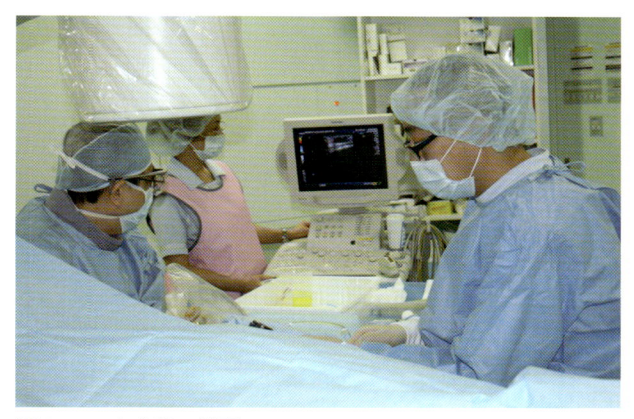

図9-17 病変部の拡張

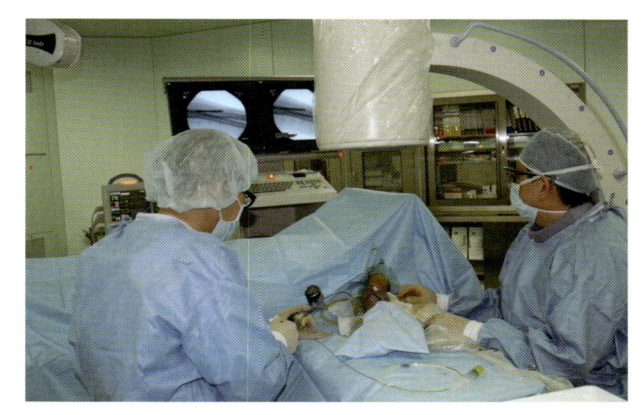

図9-18 透視下で拡張したバルーンの確認

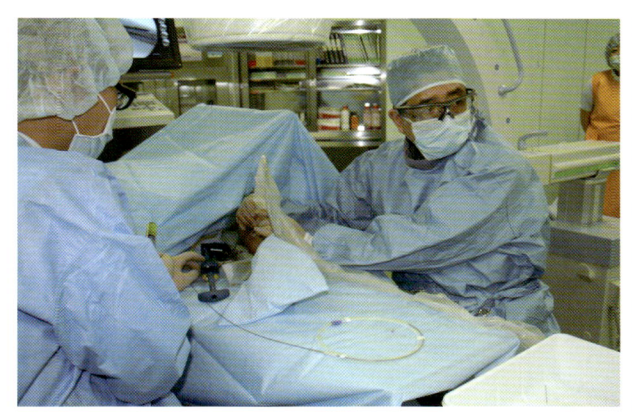

図9-19 超音波下に拡張部位の確認

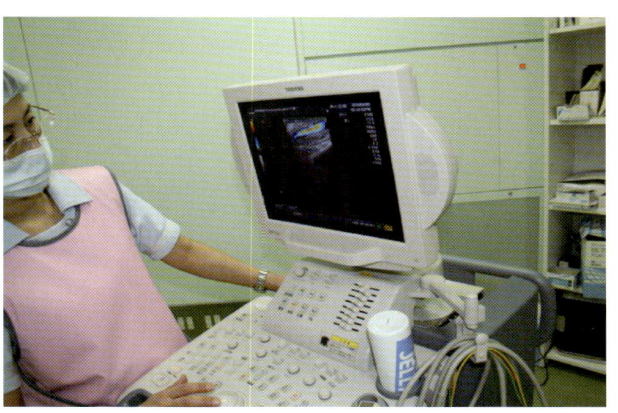

2 病変部の拡張

病変部の拡張は超音波下に行う．術者は超音波プローブを左手に，バルーンを右手で保持し，助手がインデフレータの加圧を行う（**図9-17**）．加圧は1気圧ごとに助手が発声し，術者は超音波モニター画面でバルーンならびに病変部の拡張状況を常に確認する．十分な拡張が行えて加圧を維持する状況になった時点で，透視下でも併せてバルーンの状況を確認する（**図9-18**）．

3 拡張部位の評価

次に，PTAを施行した部分の評価を超音波下に行う（**図9-19**）．最初に拡張に伴う血管損傷（出血）の有無を確認する．問題ないと判断した場合にはPTA施行部分の評価を行う．造影検査による評価を併用しても問題はないが，手技に慣れていくに従って，造影検査は行わず，超音波検査のみの評価とし，造影剤未使用とすることが可能となる．これは患者への負担を軽減することにつながり，併せて被曝量の軽減にもつながる．これらの操作を繰り返し，狭窄部分の拡張を十分に行う．最後に，VA全体を再度超音波にて確認し終了とする．なお，最初の数例は血管造影を併用し，エコー下での血管評価と比較検討することも必要である．

〔赤松　眞〕

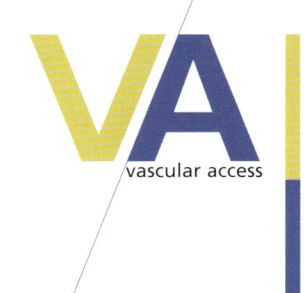

VA 9 超音波ガイド下PTA

2 超音波ガイド下PTAの実際
③超音波のみ使用PTA

はじめに

血液透析患者のバスキュラーアクセス（VA）トラブルに対する経皮的血管形成術（PTA）は，一般的にX線透視下（以下，透視下）に行われている．造影剤アレルギーなどごく一部の症例に対して超音波ガイド下PTAが行われていたが，近年その簡便性，有用性などにより広く行われつつある．本稿では，透視を用いない超音波のみ使用による超音波ガイド下PTAの実際について概説する．

1 超音波ガイド下PTAの適応

2005年7月に日本透析医学会から出された『慢性血液透析用バスキュラーアクセスの作製および修復に関するガイドライン』[1]では，狭窄部に対する臨床症状として，①血流不全，②静脈圧の上昇，③再循環による透析効率の低下があげられている（第10章GL-1）．これはすなわちVAトラブルに対する治療の適応であり，PTAの適応と思われる．当院では，超音波ガイド下PTAの適応として腋窩より末梢の血管を対象としている．したがって，上肢全体の腫脹など中心静脈の狭窄が疑われる場合などは透視下にPTAを行うこととしている．また，血栓性閉塞（第10章GL-3）や非血栓性閉塞（第10章GL-4）もPTAの適応となるが，後述のごとく透視下PTAに対し超音波ガイド下PTAの利点の一つと思われる．

MEMO
GL：guideline（ガイドライン）

2 超音波ガイド下PTAの実際

1 超音波ガイド下PTAの必要物品

図9-20に超音波ガイド下PTAを行う際に必要な物品を示す．施設により多少異なると思われるが，基本的には透視下PTAと同様である．当院では，超音波装置としてアロカ社製SSD-3500SV，プローブは電子リニア型プローブ（UST-5546：周波数8.5 MHz，有効視野38 mm）を使用している．清潔野で操作を行うため，プローブの薬液消毒（グルタラールなど）やガス消毒（ホルマリンガス），またエチレンオキサイドガス（EOG）滅菌や滅菌ゼリーを使用する．一方，滅菌したビニール袋をプローブにかぶせて使用することも可能である．その際，通常使用している非滅菌ゼリーをプローブに付け，その後，滅菌したビニール袋をかぶせて使用する．体表に対してはポビドンヨードを用いているが，超音波画像など支障はない．

2 超音波ガイド下PTAの手技[2〜4]（表9-1）

（1）PTA施行前，超音波により吻合部や狭窄部・閉塞部を含め，可能なかぎり全体像を把握することが重要である．その際，脱血不良や閉塞・腫脹など主訴に応じた病変部位の推定やガイドライン[1]による触診〔第10章GL-1：狭窄部より中枢側では，スリルを比較的よく感じるが，狭窄部の末梢側ではスリルが触れず，パルス（拍動）状になることがある〕などが有用である．

（2）全体像把握のもとにPTAのデザイン，アプローチ（シースイントロデューサ：シース挿入部位）を検討する．透視下と同様に狭窄部位が複数ある場合，最

① 穿刺針（シース用）
② ガイドワイヤー（シース用）
③ シースイントロデューサ
④ ガイドワイヤー（0.035″）
⑤ バルーンカテーテル
⑥ インデフレータ
⑦ ヘパリン加生理食塩液
⑧ 局所麻酔薬（1%キシロカイン）
⑨ 20ml シリンジ（⑦）
⑩ 1ml シリンジ（⑧）
⑪ モスキート
⑫ 滅菌ゼリー
⑬ 超音波プローブ

図 9-20 超音波ガイド下 PTA の必要物品

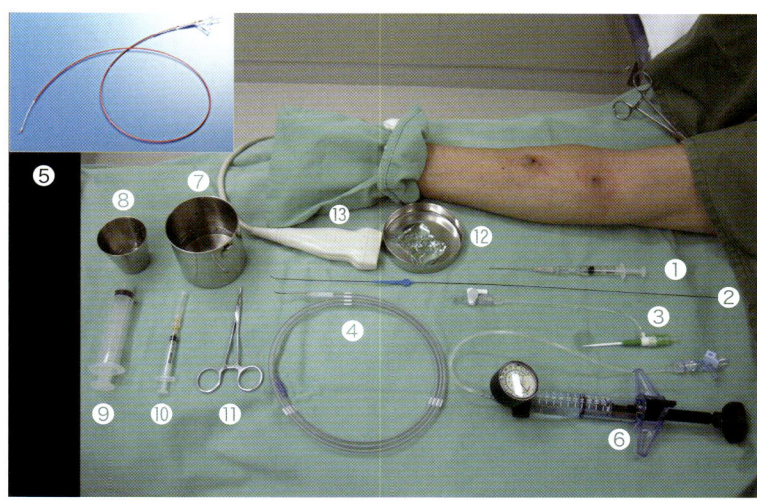

表 9-1 超音波ガイド下 PTA の手技

① PTA 施行前，超音波により，吻合部・狭窄部を含め，可能なかぎり全体像を把握する
主訴（脱血不良・閉塞・腫脹など）に応じた病変部位の推定
② PTA のデザイン，アプローチ（シースイントロデューサ；シース挿入部位）を検討
③ 吻合部・シース挿入部を含めた広範囲を消毒し，滅菌ドレープを掛ける
④ シースの挿入（肘部では深部静脈交通枝に挿入されることもあり，注意を要する）
⑤ シースよりヘパリンの全身投与（2,000単位）
症例により（体重，血管の性状など）投与量調整
⑥ シースよりガイドワイヤーを挿入し，狭窄部・閉塞部・吻合部などを通過させる
⑦ バルーンカテーテルにて拡張
・前腕・上腕では主に径4〜6mmのバルーン使用
・30〜60秒/回，数回施行
・バルーンの変形，notchが取れるまで（thrillが触れるようになるまで）
・血管の剥離形成時，elastic recoil時は長時間（120〜180秒/回）拡張
⑧ 閉塞例は非閉塞例に比べ，明らかに初期成績・長期成績とも劣る
したがって，狭窄の段階での治療（PTA）が望まれる
・閉塞例：血栓を末梢および中枢側へ飛ばすことによるトラブルの回避
ウロキナーゼ12万〜24万単位，ヘパリン3,000〜5,000単位，生理食塩液50〜100mlをシャント静脈や人工血管内に注入し，2〜4時間後にPTA施行

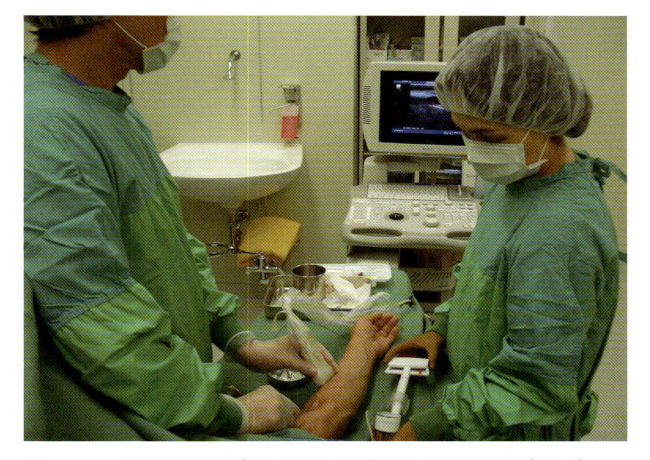

図 9-21 超音波装置（ALOKA社 SSD-3500SV）とプローブ（電子リニア型プローブ UST-5546：周波数 8.5MHz，有効視野 38mm）

も中枢の狭窄部位を把握することが重要であり，その中枢側にシースを挿入することが多い．

（3）吻合部・シース挿入部位を含めた広範囲を消毒し滅菌ドレープを掛ける．透視下と異なりプローブの操作によってのみ対象となる部位の画像が得られるため，広範囲を露出する．

（4）（2）に基づいたアプローチにてシースを挿入するが，超音波ガイドを併用することもある．特に肘部付近では深部静脈交通枝に挿入されることもあり，注意を要する（p.135「7. 透析針穿刺とカテーテル挿入における超音波（1）透析針穿刺における超音波」参照）．

（5）当院ではヘパリンの全身投与（2,000単位）を行っているが，体重や血管の性状など症例により投与量を調整する場合もある．

（6）先に想定したPTAのデザインによってシースよりガイドワイヤー（ワイヤー）を通し，狭窄部・閉塞部・吻合部を通過させる．当院では，術者が左手でプローブ，右手でワイヤーやバルーンカテーテルの操作を行い，助手がインデフレータの操作を行っている（**図9-21**）．プローブの操作により血管の立体的な位置関係の観察が可能であり，特に透視下に比べ血管の上下（腹

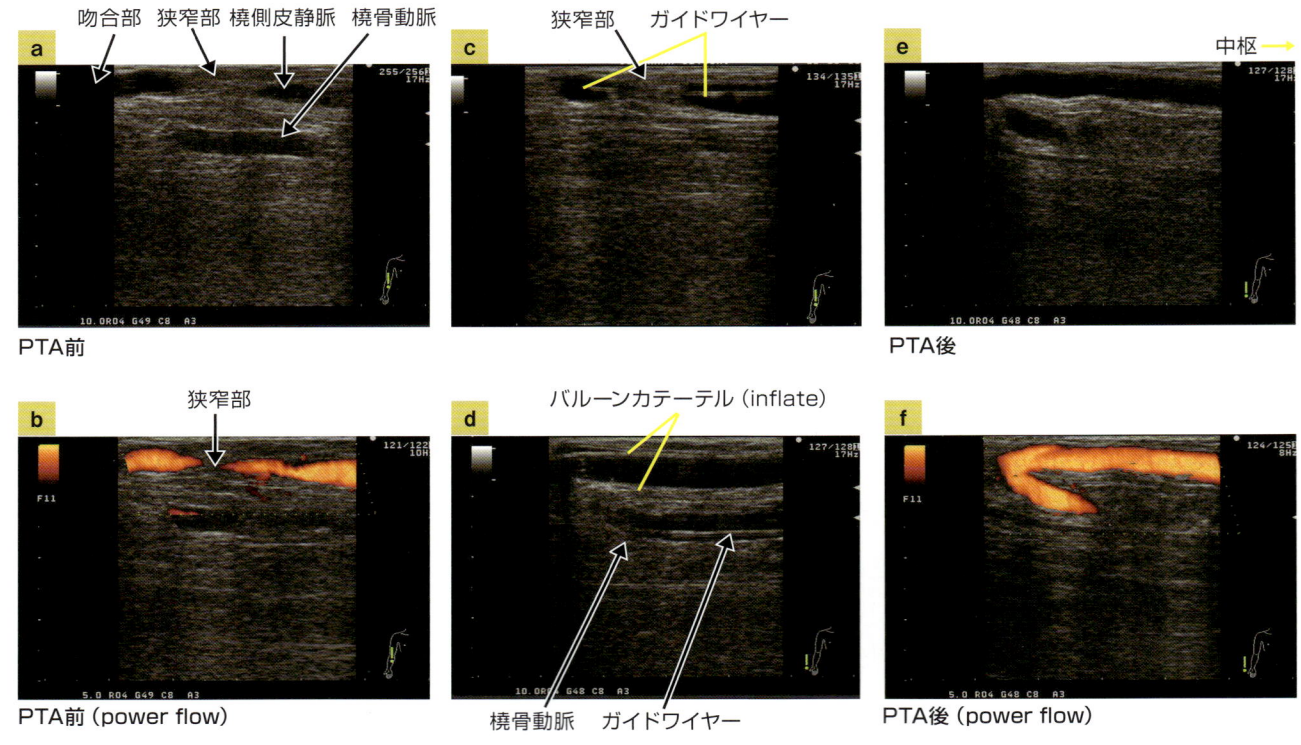

図 9-22 左前腕内シャント脱血不良例

側・背側)関係の把握が容易である．超音波ガイド下では，実際の血管径より画像が拡大されており，細い血管での操作がしやすく，また目的とする血管内にワイヤーがあることの確認が容易である．

(7) バルーンカテーテルにて狭窄部・吻合部などを拡張する．使用するバルーン径や拡張時間，PTA終了の目安などは，基本的に透視下PTAと同様である．ただし，吻合部など同一画像でとらえにくい部位では，拡張の程度を超音波画像にて把握しにくいこともあり，十分な拡張に留意する．

(8) 閉塞例は非閉塞例 (狭窄例) に比べ明らかに初期成績・長期成績とも劣るため，狭窄の段階でのPTAが望まれる．超音波ガイド下PTAでは，閉塞しているシャントや人工血管においても狭窄部・吻合部などの観察が可能であり，透視下に比べワイヤー操作がしやすいことも利点の一つである．

3 超音波ガイド下PTAの画像

①内シャント脱血不良における超音波ガイド下PTA

透析歴1年の67歳女性．左前腕内シャント脱血不良のため，超音波ガイド下PTAを行った．吻合部中枢約2cmの橈側皮静脈に狭窄を認め (**図 9-22-a**)，power flowにても血流の低下を認めた (**図 9-22-b**)．狭窄部中枢の橈側皮静脈よりシースを挿入し，ワイヤーを狭窄部 (**図 9-22-c**)・吻合部，さらに吻合部中枢の橈骨動脈内に進めた (**図 9-22-d**)．橈骨動脈・吻合部・橈側皮静脈狭窄部を径5mmのバルーンカテーテルにて拡張した (**図 9-22-d**)．その後，狭窄部は拡張し (**図 9-22-e**)，血流も改善した (**図 9-22-f**)．

②透視下で確認可能で，超音波ガイド下でも確認可能な画像 (図 9-23)

① 吻合部のワイヤー通過
② ワイヤーの反転
③ 吻合部の拡張
④ notchの消失
⑤ X線不透過マーカーの確認

(1) 吻合部のワイヤー通過において，透視下では"吻合部と思われる近傍"でワイヤーを操作し，一般的に吻合部中枢の動脈内にワイヤーを進める．一方，超音波ガイド下では，直接吻合部を描出し，ワイヤーが吻

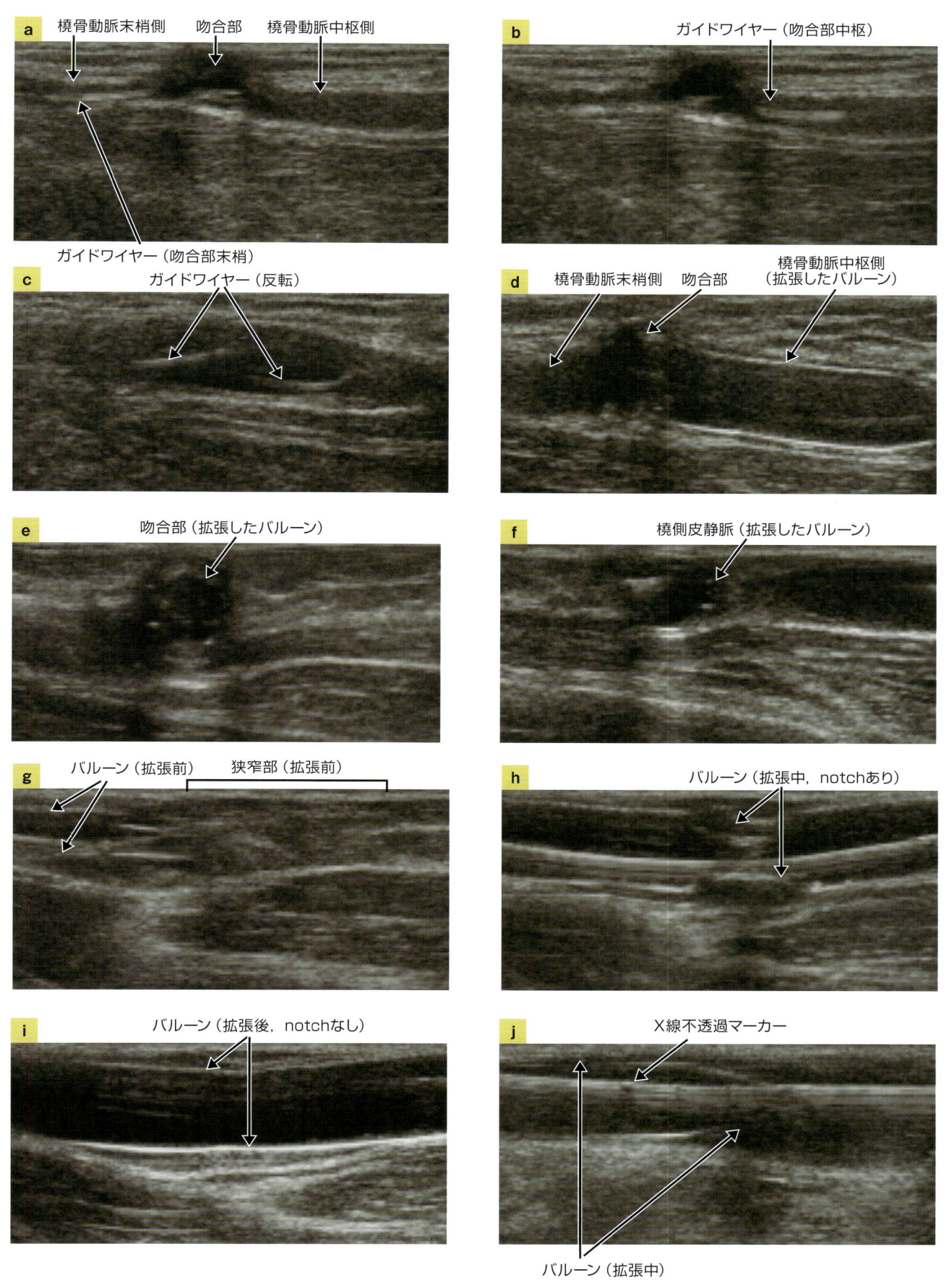

図 9-23 透視下で確認可能で，超音波ガイド下でも確認可能な画像

9：超音波ガイド下PTA

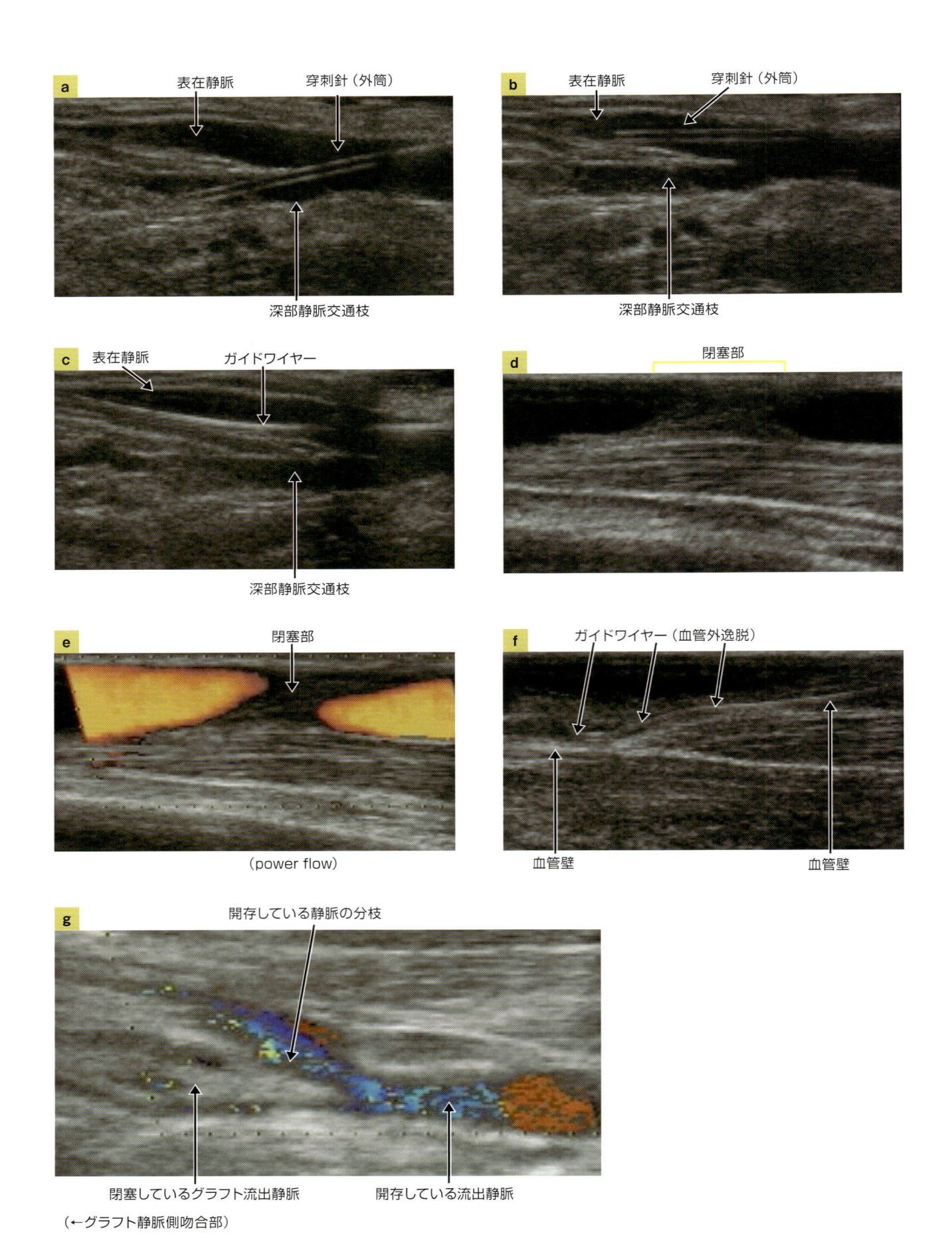

図9-24 透視下では確認困難・不可，超音波ガイド下で確認可能な画像

合部あるいは吻合部末梢の動脈（**図 9-23-a**），中枢の動脈（**図 9-23-b**）に存在することが確実に認識可能である．

（2）ワイヤーの反転は透視下では即座に把握できるが，超音波ガイド下ではその把握に習熟を要する．すなわち，ワイヤーを押す抵抗や超音波画像によりその反転を想定し，プローブ操作にて反転を描出する（**図 9-23-c**）．ワイヤーの反転が明らかになれば，引きつつその反転を解除する．

（3）一般に動脈・吻合部・静脈が超音波画像上で1画面に描出できることは少ない．しかしプローブの操作により，拡張したバルーンの動脈（**図 9-23-d**）・吻合部（**図 9-23-e**）・静脈（**図 9-23-f**）内にあることを描出し，吻合部の拡張が確認できる．

（4）静脈狭窄部（**図 9-23-g**）の拡張に際しnotchの存在（**図 9-23-h**）・消失（**図 9-23-i**）は超音波ガイド下でも確認可能であり，また拡張前後の血管内腔の比較が可能である．

（5）X線不透過マーカーは超音波ガイド下にても確認可能であり（**図 9-23-j**），バルーンカテーテルのオリエンテーションに有用である．

③透視下では確認困難・不可であるが，超音波ガイド下で確認可能な画像（**図 9-24**）

① 肘部（深部静脈交通枝付近）でのシースの挿入
② 静脈完全閉塞部でのワイヤーの血管外逸脱
③ 閉塞グラフト流出静脈の開存状況

（1）深部静脈交通枝付近は枝も多く，また流入角度的に交通枝に穿刺針が挿入されやすい（**図 9-24-a**）．透視下では，深部静脈交通枝とシースを挿入すべき表在静脈との位置関係の把握が困難である．しかし，深部静脈交通枝に挿入された穿刺針を超音波ガイド下に表在静脈内に誘導し（**図 9-24-b**），ワイヤーを挿入することが可能である（**図 9-24-c**）．

（2）静脈完全閉塞部（**図 9-24-d,-e**）にPTAを試みる際，ガイディングカテーテルなどを使用してもワイヤーが閉塞部を通過しない場合，ワイヤーが血管外に逸脱していることがある．透視下では"ワイヤーが進まない"だけの情報であるが，超音波ガイド下ではワイヤーが血管外に逸脱していることが把握できる（**図 9-24-f**）．しかし，この状況でのワイヤー閉塞部通過は，超音波ガイド下においても困難である．

（3）閉塞グラフトにおける流出静脈の中枢側状況は，透視下では確認困難である．ドプラを併用した超音波ガイド下では，閉塞部中枢での開存している（血流のある）静脈の確認が可能であり（**図 9-24-g**），その部位までの拡張により閉塞グラフトの血流改善が図られる．

おわりに

超音波ガイド下PTAは，腋窩より末梢のVAトラブルに対して透視下PTAに匹敵する治療法と考えられ，ときに透視に勝る情報を得る場合もある．超音波ガイド下PTAの利点・欠点[2〜4]をふまえ，透視下PTAとともにVAトラブルに対するPTAのさらなる発展が望まれる．

●文献
1) 日本透析医学会：慢性血液透析用バスキュラーアクセスの作製および修復に関するガイドライン．透析会誌，**38**（9）：1491〜1551，2005．
2) 佐藤純彦ほか：バスキュラーアクセストラブルに対するエコーガイド下PTAの検討．腎と透析64巻別冊腎不全外科2008，78〜81，2008．
3) 佐藤純彦ほか：バスキュラーアクセストラブルに対するエコーガイド下PTA．腎と透析65巻別冊アクセス2008，107〜110，2008．
4) 佐藤純彦ほか：VAトラブルに対するエコーガイド下PTA．腎と透析66巻別冊腎不全外科2009，111〜115，2009．

〔佐藤純彦〕

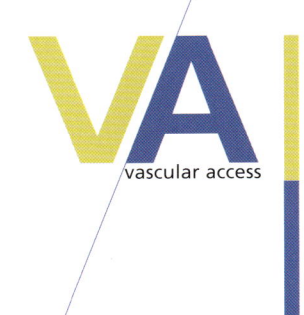

VA 9 超音波ガイド下PTA

2 超音波ガイド下PTAの実際
④閉塞病変に対するPTA

はじめに

造影剤の通過しないバスキュラーアクセス（VA）の閉塞病変に対しては，エコー使用下のPTAは効果的である．

自己血管・人工血管ともに，血栓性閉塞に血栓吸引術を施行する際，いかに血栓を中枢側へ流入させずに再開通させるかが重要なポイントである．

自己血管においては血栓が少量で吸引可能な症例であれば吸引術も可能であるが，大きな血栓性閉塞に対しては外科的な再建術の選択肢を考慮すべきである．

人工血管の血栓閉塞では，人工血管内血栓（**図9-25**）流入口である動脈吻合部と，流出口である静脈吻合部（**図9-26**），および返血路の自己静脈を中枢側まで血栓を確認する．血栓確認時には，プローブによる圧迫法とドプラ法を併用する．

ここでは，血栓性閉塞に対する当院における人工血管血栓吸引術を施行手順に沿って解説する．

1 吸引カテーテルを用いた血栓吸引術の手順

① シースイントロデューサ（イントロデューサカテーテル）の挿入（**図9-27**）
② 静脈側吸引
③ 動脈側吸引
　滅菌ターニケットの装着
　器質化血栓除去カテーテルの使用（**図9-11, 12**）
　血栓吸引
④ 血管拡張
⑤ 血流確認

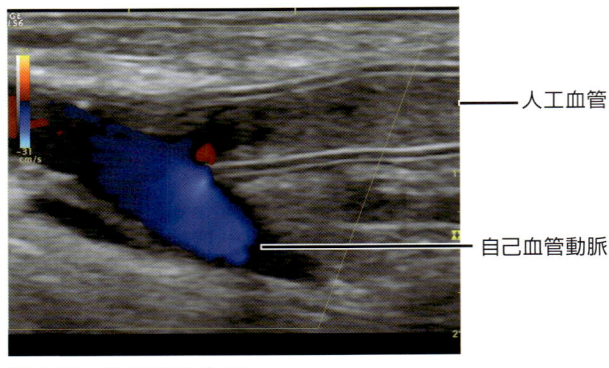

図9-25 動脈側吻合部
動脈本管には血流がみられるが，グラフト内にはドプラ反応はみられない

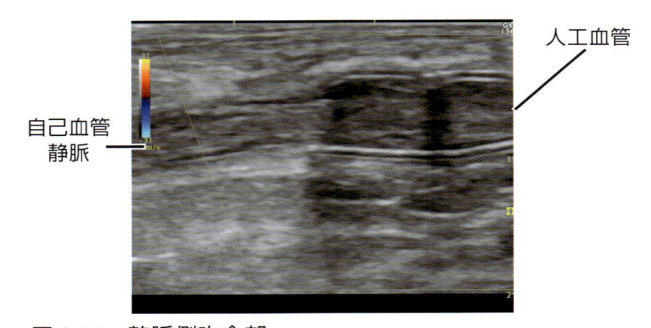

図9-26 静脈側吻合部
静脈側吻合部では器質化と思われる血栓が確認できる．ともに血流がみられないため，ドプラ反応は確認できない

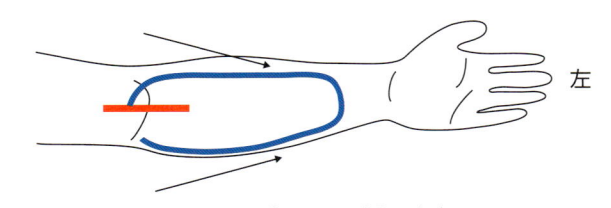

図9-27 シースイントロデューサの挿入方向
両側の吻合部に向けて挿入する

1 シースイントロデューサの挿入

動脈・静脈吻合部に向け，シースイントロデューサ（シース）の穿刺を行う（**図 9-27**）．血流があれば穿刺時にバックフローが確認できるのであるが，血栓内では血流がないため穿刺には注意が必要である．超音波下での穿刺が安全である．また，一方の穿刺が成功したあとグラフト内の圧が低下し虚脱状態であれば，ヘパリン加生理食塩液（ヘパ生）を用いてフラッシングを行い，少しでも血栓を吸引しておく．吸引後，ヘパ生を軽く注入しグラフト内を低陽圧状態にすることで，2本目のイントロデューサの穿刺が確実になる．

動脈・静脈双方のシースイントロデューサを挿入後，シースからできるだけ吸引を試みる．ヘパ生を使用し注入と吸引を繰り返すことにより，血管壁に張りついた血栓を吸引することができる．

2 静脈側血栓吸引

静脈側より吸引を行う（**図 9-28**）．血流再開時の中枢側への血栓流入をきたさないよう注意して，静脈側のグラフト内，自己血管内の血栓吸引を行う．超音波を使用することにより，血流がなくとも血栓を確認しながら吸引することが可能である．血栓のない静脈部にいたるまで走査を行う．グラフト内ではガイドワイヤーは不要であるが，自己血管内ではガイドワイヤーは必要である．

吸引時に超音波を使用することにより選択的に血栓を吸引することが可能であり，無駄に血液を吸引することなく血栓を吸引することができる．人工血管静脈側吻合部から順に中枢まで，超音波にて残存血栓の有無の確認を行う．走査時には圧迫法やドプラ，Bフローなどを併用することにより，血流のある血管と血栓閉塞血管の識別が確認可能となる（**図 9-30**）．

人工血管内から一通り血栓を吸引する．人工血管内では分枝はないことから，デバイスを通過させやすい．吸引カテーテルの吸引効果を良好にする目的で，ガイドワイヤーは使用せず吸引を施行できることが多い．中枢側の自己血管を吸引する際にはガイドワイヤーは必ず使用する．

残存血栓に対しては，目標の血栓に対しプローブを用いて上部や斜めから圧迫しながら吸引を行う（**図 9-31**）．カテーテル操作のみでは血栓に吸引カテーテル

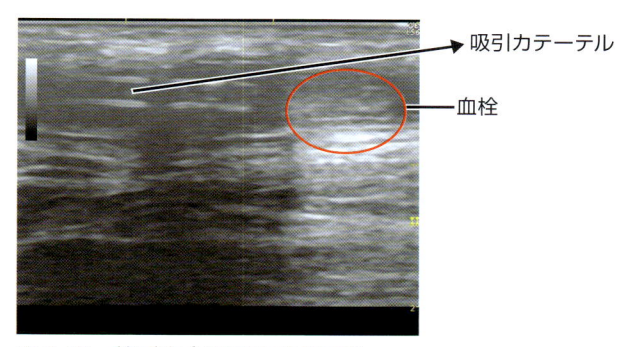

図 9-28 静脈吻合物の血栓の画像

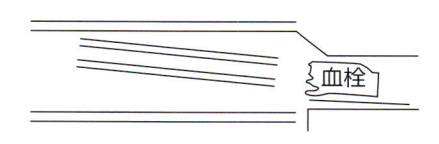

図 9-29 静脈側吻合部とグラフト内の吸引カテーテル
吻合部静脈側に血栓が確認できる

の先端を誘導しにくい場合があるためである．血栓に応じて直上または斜め方向からのプローブ操作も加える（**図 9-32, -33**）．

吸引時の圧迫は，プローブ操作以外に，用手による圧迫を加えることで吸引効率は上がる

> **ONE POINT ADVICE**
> ドプラ，圧迫による血栓確認，選択的吸引．

2 動脈側血栓吸引

静脈側の血栓吸引に次いで動脈側吻合部までの吸引を行う．人工血管内の吸引は静脈側と同じであるが，血流再開のタイミングを考慮しながら吸引を行う必要がある．吸引の際，同時に血液を吸引することから，出血量が多くなりやすい．必要以上の出血を予防するため，指先を使い吸引カテーテルの圧迫をすることで吸引制御を行うとよい．

①滅菌ターニケット

当院では，動脈側を吸引する前に，血流を遮断するターニケットを使用する．動脈吻合部の手前までの吸引を行う場合，ある程度の吸引が終了したあと，血流再開前にターニケットを中枢側へ装着する．血流再開時の血栓流入予防対策である．

9：超音波ガイド下PTA

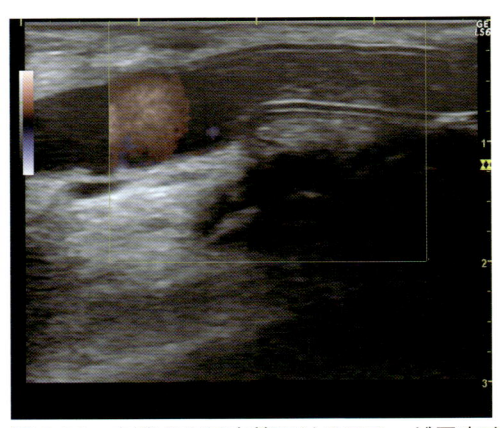

図 9-30 血流のある血管ではBフローが反応するが，閉塞血管では血栓のため反応はない

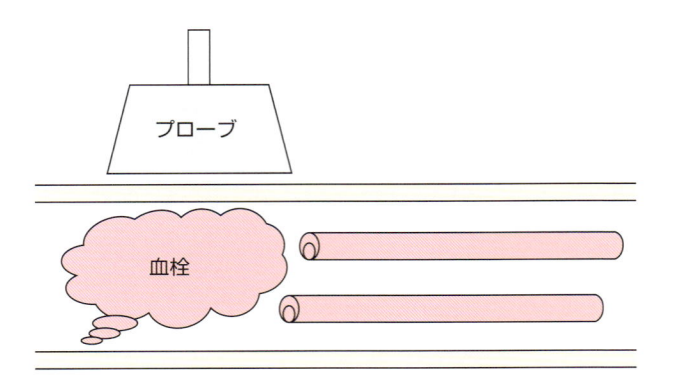

図 9-31 目標血栓の吸引を行う

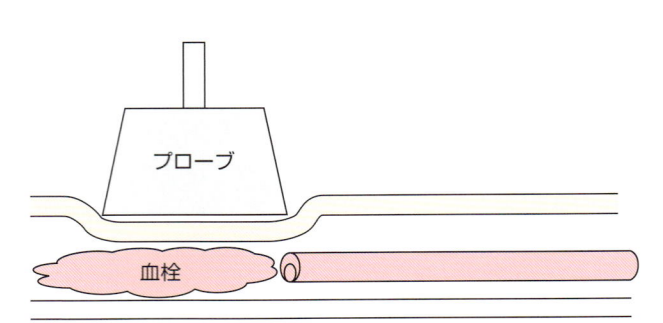

図 9-32 吸引困難時はプローブを用い，血栓を吸引カテーテルの先端に誘導する

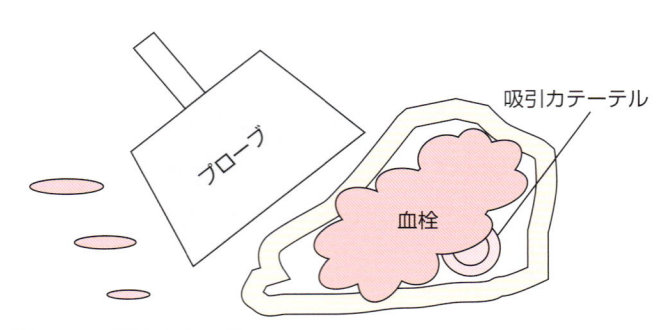

図 9-33 斜め方向から

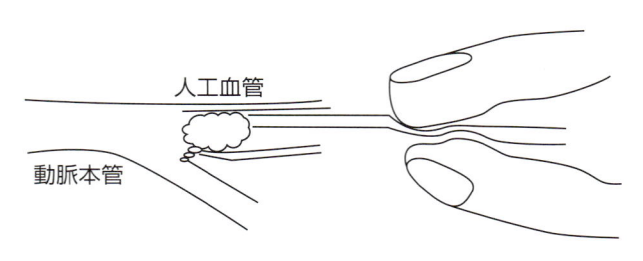

図 9-34 器質化血栓除去カテーテル

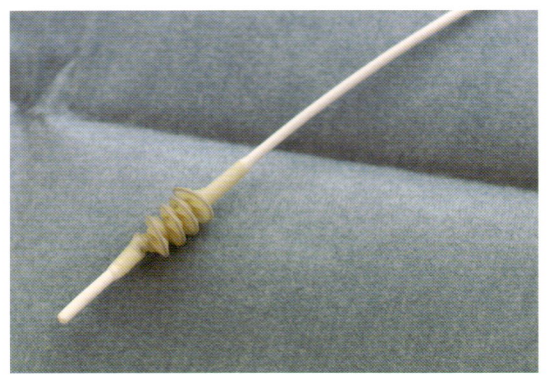

図 9-35 器質化血栓除去カテーテルの操作時

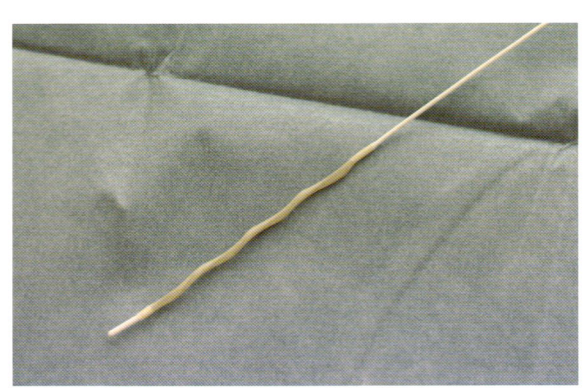

図 9-36 器質化血栓除去カテーテルの挿入時

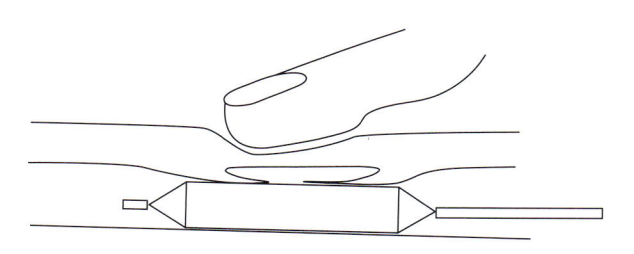

図 9-37　リーク（血管外漏出）時のバルーン使用止血法

②器質化血栓除去カテーテルの使用（図 9-34 〜 -36）

　このデバイスを使用する際に，外科的処置のスタンバイで行うのが望ましい．器質化した血栓は人工血管内の壁にこびりつき，吸引だけでは除去は困難である．動脈吻合部を含めた人工血管内に対して使用するのであるが，使用に先立ち，あらかじめ装着したターニケットで血流を遮断しておく．ターニケット使用により血流を遮断した状態で，こそぎ取った器質化血栓の吸引を行う．その他，血流遮断には駆血帯によるもの，用手圧迫によるものがあるが，駆血帯使用では完全遮断ができない症例もあり，用手圧迫による血流遮断を併用するなど状況に応じた対応が必要になる．

③血栓吸引

　動脈吻合部からこそぎ取った器質化血栓を対側のシースから吸引する．

　器質化血栓は吸引困難なことがあり，吸引カテーテルの吸引性を高めるためガイドワイヤーを使用せずに行うことがある．

> **ONE POINT ADVICE**
> **血栓吸引時の注意：**
> 　右心系から左心系への短絡をきたしうる症例は意外に多く（卵円孔開存は実に成人の20％前後といわれている），静脈中枢への血栓流入は極力少なくするよう努めるべきである．
> 　対策としては，術前の心機能評価に超音波を使用した短絡疾患の有無の確認を行い，短絡疾患が疑われる症例には術中フィルトラップなどの血栓流入予防，または血栓除去術への手技変更を考慮しなければならない．今後，短絡疾患の術前検査（マイクロバブル法など）の確立が望まれる．

4　血管拡張

　血栓閉塞の原因は静脈側吻合部から中枢側の間に生じた狭窄が主と思われる．

　超音波使用下で進めるならば，中枢側へガイドワイヤーを通過させ，中枢から近位に向けて順にバルーンを拡張させ，返血路の拡張を行う．拡張時に血管壁に多少の残存血栓が確認されても，拡張後は粉砕されるのか，超音波上では観察されることは少なくなる．

5　血流確認

　血栓吸引，バルーンによる拡張が終了後，血流確認を行う．ここで気をつけなければいけないのは，血液の血管外漏出である．通常，静脈側の吸引に伴うスパスムと残存血栓により，静脈圧は高いことが多く，リークが広がりやすい．血流再開後，急激に出現する血流と同時に起こる血管外漏出を見逃してはならない．もし血管外漏出が確認されたならば，超音波にて漏出口を確認し，ただちにバルーンと用手圧迫にて漏出口を閉鎖させる（図 9-37）．多くは 5 〜 10 分間の圧迫で止血が確認できる．

　漏出口がリアルタイムに確認可能であり，早急に対処が可能なのも，超音波使用下での特徴である．

〔渡邉麻奈夫〕

VA 索引

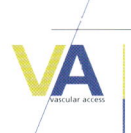

和文索引

あ
アーチファクト		11
アクセス		
──の開存率		98
──トラブル		97,98
アレンテスト		91,94
圧較差		65
後負荷上昇		106

い
インターベンション		208
──デバイス		205
──治療		159
インデフレータ		205
イントロデューサカテーテル		220
位相反転法		21
異所性石灰化		149

う
うっ滞		34
ウォーターカプラ		28,59

え
エコーガイド下穿刺（法）		140,184
エコーゲイン		19
エコー（用）ゼリー		47,58,93,142,179
易感染性		89
腋窩静脈		39,164
炎症マーカー		132

お
横断面		9
折り返し現象		15,100
音響インピーダンス		11
音響カプラ		19
音響陰影		11,13

か
カーブ型		42
カテーテル挿入		2
──術		1
カドリニウム造影剤		78
カラースムージング		24
カラードプラ		9,75,94,164
──断層法		15
──法		30
カラーフレーム相関		24
カラーマッピング法		97
ガイドライン		153
ガイドワイヤー		152,159,205,221
仮性瘤		115,171,172,177
過剰血流		3,53,100,163,173,191,194
──シャント		191
過大シャント		47,53,161,163,168,169
開存率		2,98
解離		188
外シャント		1
外筒		188
外膜		9
角度補正		28,58
拡張末期血流速度		49,60,101
合併症		2,47,130,144
間接所見		149
感染		3,47,89,128,129,132,172,197,200
──自己血管の		197
──シャント瘤の		198
──人工血管の		198
──動脈表在化の		198

き
キシロカインゼリー		142
基準値		60
機能のモニタリング		120
機能評価		1,28,47,48,53,120,121,163,172,186
──法		28,63
器質化血栓除去カテーテル		222
逆流		149,159,194
吸引カテーテル		220
虚像		11
狭窄		101,118,131,145,149,182
──音		122,146
──径		2
──後波形		130
──好発部位		66,121
──発生部位		99
──頻度		99
──病変		51
──病変の評価		75
──病変部位		149
──部位		149
──部血管径		101
──率		69,101
仰臥位		35
局所麻酔		205

く
クリアランスギャップ		107
クリットライン		117
グラフト		
──感染		200
──血流量		194
──周囲低エコー域		202
──瘤		170
グラシル		115
駆血帯		93

駆出率		133

け

外科的血栓除去術		159
外科的再建術		97
形態評価	28,47,48,49,53,120,121,163,172,186	
経過観察		121
経皮的血管形成術	2,135,152,164,177,210	
血液浄化療法		1
血液透析		1,5
血管		
──の構造		9
──の蛇行		10,186
──エコー		9
──拡張		223
──径		2,127,186
──走行		9
──蛇行		182
──内圧		172
──内隔壁		183,186
──内腔の狭小化		186
──評価		1
──評価（術前の）		89
──壁		9
血管造影		73
──検査		168
血管抵抗		8,97
──指数		2,48,53,60
──指数増大		101
血行動態		149,182,194
血腫		133,183,188
血清腫		115,177
血栓		97,131,158,177,186
──吸引		220
──形成		145
──除去法		159
──静脈炎		148,155
──性閉塞		75,99,147,155
──溶解療法		159
血流		
──イメージング法		108
──確認		223
──低下		53
──動態		97
──不全のリスク因子		101
──不良		180,185,186
血流速度		97
──の呼吸性変動		94
──比		101
血流速波形パターン		48
血流量	8,28,53,56,75,97,98,100	
──算出		49,56
──測定（上腕動脈の）		66
検査		
──の簡便性		73
──の再現性		73
──の侵襲度		74
──手順		186
──報告書		63

こ

コンベックス型プローブ		18
呼吸変動性		94
交通枝		149
高位分岐例		39
高精細血流イメージング法		17
高速フーリエ変換法		14
高齢者		191
後壁損傷		189
絞扼術		168

さ

サーモグラフィ		193
サイドローブ		11
サンプルボリューム		29,49,57,58
鎖骨下静脈		39,140,166
──狭窄		67
鎖骨上窩		167
再開通		156
再建術		156
再現性		63
再循環		3,8,107,117,146,211
──率上昇		122
再吻合部位		156
最大計測可能速度		16,17
最低検出可能速度		16

し

シースイントロデューサ		220
シェーマ		63
シャント		7
──の観察		197
──の機能評価		8
──の原理		7
──トラブル		73
──感染		197
──狭窄		149
──作製初期		182
──肢腫脹		124
──静脈		191
──図		124
──造影		73
──閉鎖術		194
──閉塞		155
拡大した──		82
複雑な──		82
シャント音		2,106,122,123
──減弱		97
シャント血流量		2,160,191,194

──過剰		161
シャント瘤		81
──の感染		198
止血困難		47,51,122,146
止血不良		211
指尖脈波		193
視診		47,89,103,128,149,172
自己血管		185
──の感染		197
──内シャント		6,37,48,53,130,163
自己動静脈内シャント		2
時間積分値		29
実血流測定装置		106
尺側皮静脈		2,37,39,42,46,87,90
尺骨神経		88
尺骨動脈		2,37,50,85,91,127
手根管症候群		193
手掌動脈弓		54,94
腫脹		132,163
収縮期最高血流速度		49,60,101
収縮期最大流速		109
重拍切痕		130
縦断面		10
術前超音波検査		93
術野		206
助手		206
上肢の神経		88
上腕静脈		37,42,46,87
上腕動脈		2,37,42,46,53,85,91,127,130,191
──表在化		1,85
上腕動脈血流量		2,48,54,63,66,97,164,165,194
──測定		66
静脈		
──の評価		93
──バンディング		193
──圧亢進		67
──圧上昇		3,47,51,122,146,149
──高血圧症		3,47,51,82,159,160,163
──側血栓吸引		221
──側吻合部		43,46
──吻合部狭窄		68
──弁		183,186
──縫縮術		194
触診		47,65,90,104,129,149
心負荷		8
信頼性		63
深部静脈		85,87
──交通枝		39
深部走行		182,186
神経		37,88
上肢の──		88
人工血管		43,46,85,185
──の感染		198

──メンテナンスシート		118
──延長術		159
──内シャント		2,6,42,49,53,118,130,164
──内狭窄		153
──内血栓		68
す スキャンマーク		10
スクリーニング（超音波）検査		97,108
スチール症候群		3,47,94,133,191,194
ステント		177
ストレート型		42
スペクトラム表示		15
スラント機能		31,58
スリル		2,99,116
せ セクタ型プローブ		18,167
正中神経		88
静的静脈圧		117
──測定法		67
石灰化		50,94,127,172,183,186,194
切迫破裂		172
穿孔		124
穿刺		
──アダプター		141
──トラブル		180
──技術		183,185
──困難		3,47,51,123,131,135,146,158,172,180,185,211
──範囲		158
──部位		2,149
──部狭窄		182
──部血腫		200
──部瘤		173
穿通枝		93
全身性エリテマトーデス		191
前腕ループ型AVG		42,165
そ ソアサム症候群		163,193
僧帽弁閉鎖不全症		133
側々吻合		42,50,164
側副血行路		149
側副動脈		86
側方陰影		13
た タバコ窩		42,90,91
タバチエール		42,94
ダイナミックレンジ		20
多重反射		12,34
蛇行		94
体位		35
大腿静脈		140
脱血		1
──穿刺部位		149

	──不良	1,3,47,51,66,73,99,122,146,149,211		──状況	149
				疼痛	124,132
	──量	97		橈骨神経	88
	短軸像	9,36		橈骨動脈	2,37,50,85,91,127,191
	端側吻合	42,43,50		橈側皮静脈	2,39,87,90,94
	端々吻合	42		糖尿病	191,194
				同一部位	153
ち	中心静脈	35,149		動静脈マッピング	93
	──カテーテル留置	211		動静脈吻合部	36
	──狭窄	82,104,162		動的静脈圧	116
	──領域	164		動脈	
	中膜	9		──の性状	127
	肘窩部内シャント	92		──の走行形態	127
	肘部静脈	90		──の評価	94
	超音波			──狭窄	194
	──ドプラ法	14		──血流量	194
	──パルスドプラ法	28,130		──硬化	127,194
	──検査	1,118		──側血栓吸引	221
	──装置	205		──側吻合部	43,46
	──断層法	11		──側吻合部破裂	82
	──補助下	212		──内径	127
	超音波ガイド	135		──瘤	129,131
	──下の治療	211		動脈表在化	2,6,46,49,51,127,130,175
	──下PTA	214,220		──の感染	198
	──下穿刺	137			
	長期透析患者	194	な	ナイキスト周波数	15
	長軸像	10,36		内シャント	1,85
	聴診	47,128,149		内腔狭窄	189
				内頸静脈	39,140
て	手関節内シャント	92		内膜	9
	低エコー域	132		内膜肥厚	50,131,145,149,153,183,186
	定期検査	120		──狭窄	75
と	トラブル時検査	120,122	に	二酸化炭素ガス	74
	ドプラ			入射角度	58
	──ゲイン	22		ビームの──	28
	──サンプルボリューム	27			
	──フィルタ	23,30	の	膿瘍	200
	──効果	14			
	──掃引速度	27	は	ハーモニックイメージング	21
	──入射角度	24		バスキュラーアクセス	1,5,118,135
	──法の原理	14		──の管理法	97
	──流速レンジ	22		──の合併症	197
	ドライウェイト	100		──の機能評価法	100
	ドレープ	205		──の作製	89
	透視下PTA	212		──の種類	6
	透析			──の日常管理	97
	──アクセス	5		──の評価	73
	──カテーテル	140		──エコー	35
	──スタッフ	3		──トラブル	135,140,214
	──効率	53		──診断	79
	──効率の低下	122,211		──超音波検査	47
	──上の支障	211		バスキュラーカテーテル	6

Index

	バルーンカテーテル	205
	バルーンPTA	156
	バルサルバ手技	142
	バンディング手術	193,194
	パルス	15
	──ドプラ法	14
	──繰り返し周波数	15
	配置（インターベンションデバイスの）	206
	拍動係数	49
	発熱	132
	瘢痕	145
	晩期グラフト感染	200
ひ	ビームステアリング機能	24
	ピロー	6,106
	皮下組織灌流圧	193
	皮静脈	85
	皮膚の状態	89
	非シャント静脈	182
	非血栓性閉塞	75,148,155
	肘正中静脈	149
	肘正中皮静脈	39
	表在化	46,130
	──動脈	127,189
	表在静脈	90
	病変部拡張	213
	頻回穿刺	153
ふ	フィルタ法	21
	フォーカス	21
	フラッシング	221
	ブルーミング	30
	プラーク	94
	プローブ	18,28
	──の選択	18,28
	──の使い分け	9
	──の方向	10
	──走査	36
	コンベックス型──	18
	セクタ型──	18,167
	マイクロコンベックス型──	167
	リニア型──	18,28,167
	腹膜透析	5
	吻合部	149
	──位のバリエーション	93
	──瘤	172,173
	分岐異常	94
へ	ペースメーカ	161,163
	ペリトニールアクセス	5
	平均血流速度	57
	閉塞	68,97,128,129,131,147,157,191
	──範囲	156
	──病変の評価	75
	壁在血栓	75,131
	返血	1
	──圧上昇	51
	──静脈	131
	──穿刺部位	149
	──側静的静脈内圧/動脈圧	208
	弁性狭窄	75
	弁膜様狭窄	30,149
ほ	縫縮術	168
	発赤	132
	本幹閉塞	155
ま	マイクロコンベックス型プローブ	167
	マッピング	2,95
	前負荷上昇	106
	末期腎不全	89
	末梢血管	9
	末梢循環	89
	──血流量	196
	──障害	194
	末梢動脈抵抗	191
	慢性完全閉塞	105
	慢性腎不全	97
め	滅菌ターニケット	221
も	モザイクパターン	94
	モニタリング	53
	問診	47,128
よ	ヨード造影剤	74
ら	ランドマーク穿刺	144
り	リアルタイム	79,142
	リニア型プローブ	18,59,167
	理学的観察	47,163,172
	理学的所見	97
	瘤	3,47,128,169
	──形成	10
	自己血管内シャントの──	169
	人工血管内シャントの──	170
	表在化動脈の──	171
	瘤化シャント	79
	過伸展型	169
	穿刺部瘤	170
	吻合部瘤	169
	流出路静脈	159
	流速レンジ	28
	留置カテーテル	6
	臨床症状	149

る	ループ型	42
れ	レポート	63
	——作成	51
	冷感	124
	連続波ドプラ（法）	15, 167
わ	腕頭静脈	35, 39, 166

英文索引

A	ABF	112
	acoustic shadow	13
	AcT	94, 102
	ADF	99
	Advanced Dynamic Flow	50, 99
	aliasing	10, 15, 23, 100
	arteriovenous fistula	48
	arteriovenous graft	49
	AVF	2, 6, 37, 48, 53, 108, 110, 130, 163, 164
	——の開存率	111
	AVG	2, 6, 42, 49, 53, 115
B	B-Flow color	50
C	CAS	149
	CDI	108
	cephalic arch	39, 51, 149, 167
	——stenosis	149
	CO_2ガス	74
	collateral血管	99
	CTO	105
D	DcT	102
	dialysis access	5
	dicrotic notch	130
	Directional-eFlow	50
E	EDV	49, 60
	EF	133
	ePTFE	167, 179
	expanded polytetrafluoroethylene	167
F	FFT法	14
	Fine Flow	50
	focus	21
G	gain	19, 22
	GPI	67, 208
	graft pressure index	67

H	HD02	117
L	lateral shadow	13
M	mean trace	29
	motion artifact	99
	MR	133
	MRSA	198
	multiple reflection	12
N	NASCET	51
P	peak trace	29
	peritoneal access	5
	perivascular artifact	31
	PRF	15
	PI	49, 102, 109
	post stenotic pattern	130
	PSV	49, 60, 94, 109
	PTA	2, 97, 135, 152, 164, 177, 186, 194, 214
	——の適応	211
	PTFE	115
	pulsatility index	49
Q	QB	97
R	RCAVF	191, 194
	resistance index	48, 98
	RI	48, 53, 60, 63, 75, 98, 102, 109
S	Sao_2	193
	scale	22
	side lobe	12
	SLE	91
	snuffbox	42, 94
	sore thumb syndrome	162, 163, 193
	STC	20
T	TGC	20
	Trendelenburg体位	141
V	VA	1, 118, 135
	——トラブル	3, 47, 140, 149
	——機能不全	118
	VAIVT	118, 159
	vascular access	1, 5
	velocity range	22

数字

3D-CT（3D-CTA）	79, 168
3次元画像	79

【編者所属】

春口 洋昭
飯田橋春口クリニック院長

【著者所属】

春口 洋昭
上記

小川 智也
埼玉医科大学総合医療センター 腎高血圧内科／
血液浄化センター講師

小谷 敦志
近畿大学医学部附属病院 中央臨床検査部

小林 大樹
独立行政法人 労働者健康安全機構 関西労災病院 中央検査部

山本 裕也
大川バスキュラーアクセス・腎クリニック

小野塚 温子
東京医科大学病院 血管外科 Vascular Laboratory

渡邉 麻奈夫
葵 美合クリニック 放射線科／
(株) アフェレーシス サポート 代表取締役

河村 知史
蒼龍会井上病院臨床検査科

壷井 匡浩
大崎市民病院診療部副部長／
第一放射線科科長

高瀬 圭
東北大学病院 放射線診断科准教授

廣谷 紗千子
東京女子医科大学 腎臓病総合医療センター外科准講師

赤松 眞
あかまつ透析クリニック院長

尾上 篤志
高橋計行クリニック 超音波室長

深澤 瑞也
山梨大学医学部附属病院 泌尿器科病院准教授／
血液浄化療法部部長

村上 康一
誠仁会みはま成田クリニック院長

中村 順一
大阪バスキュラーアクセス 天満中村クリニック院長

佐藤 純彦
クレドさとうクリニック院長

内野 敬
松圓会東葛クリニック病院副院長

中山 祐治
大阪バスキュラーアクセス 天満中村クリニック副院長

下池 英明
高橋内科クリニック内科

大谷 正彦
社会保険直方病院 検査科

真崎 優樹
高橋内科クリニック 血管診療部

室谷 典義
千葉社会保険病院副院長／臨床工学部長

若林 正則
駿東育愛会望星第一クリニック院長

バスキュラーアクセス超音波テキスト　ISBN978-4-263-22594-3

2011年 3月 1日 第1版第1刷発行
2017年 6月10日 第1版第5刷発行

編 者　春口 洋昭
発行者　白石 泰夫
発行所　医歯薬出版株式会社

〒113-8612　東京都文京区本駒込1-7-10
TEL　(03)5395-7620(編集)・7616(販売)
FAX　(03)5395-7603(編集)・8563(販売)
http://www.ishiyaku.co.jp/
郵便振替番号　00190-5-13816

乱丁，落丁の際はお取り替えいたします　　印刷・教文堂／製本・皆川製本所

© Ishiyaku Publishers, Inc., 2011. Printed in Japan

本書の複製権・翻訳権・翻案権・上映権・譲渡権・貸与権・公衆送信権（送信可能化権を含む）・口述権は，医歯薬出版㈱が保有します．
本書を無断で複製する行為（コピー，スキャン，デジタルデータ化など）は，「私的使用のための複製」などの著作権法上の限られた例外を除き禁じられています．また私的使用に該当する場合であっても，請負業者等の第三者に依頼し上記の行為を行うことは違法となります．

JCOPY ＜㈳出版者著作権管理機構 委託出版物＞

本書をコピーやスキャン等により複製される場合は，そのつど事前に㈳出版者著作権管理機構(電話 03-3513-6969，FAX 03-3513-6979，e-mail : info@jcopy.or.jp)の許諾を得てください．